소아물리치료

Pediatric Physical Therapy

소아물리치료

Pediatric Physical Therapy

2018년 2월 10일 1판 1쇄 발행
2026년 1월 15일 1판 7쇄 발행

지은이 | 고주연 외
펴낸이 | 김진환
펴낸곳 | 학지사메디컬 HAKJISA MEDICAL
04031 서울특별시 마포구 양화로 15길 20 마인드월드빌딩
대표전화_ 02-330-5188 팩스_ 02-326-0338
등 록 | 2010년 2월 8일 제313-2010-36호
메 일 | hakjisamd@hakjisamd.co.kr
홈페이지 | http://www.hakjisamd.co.kr

ISBN 978-89-6069-680-8 93510

가 격 | 40,000원

소아물리치료

Pediatric Physical Therapy

고주연 외 공저

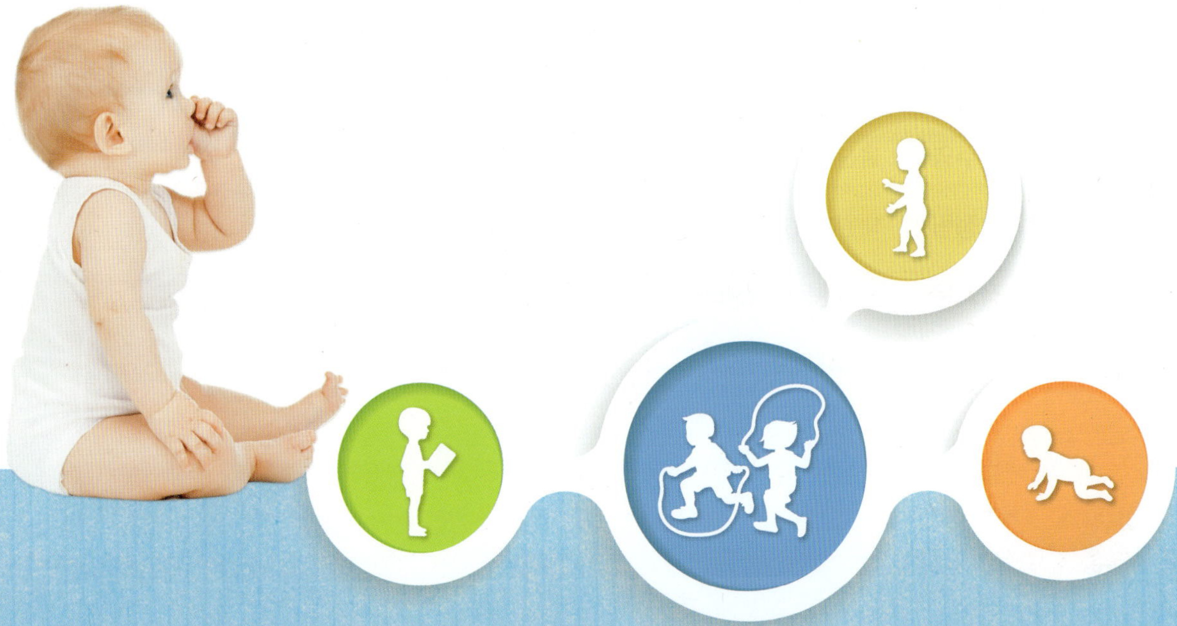

Pediatric
Physical Therapy

학지사메디컬
HAKJISA MEDICAL

저자소개

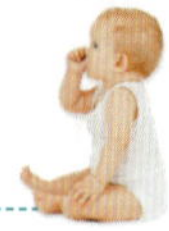

대표저자

고주연 대구보건대학교

집필진

김경훈 대전보건대학교

김신영 안산대학교

김희수 한림성심대학교

송주영 울산과학대학교

오정림 대원대학교

정지운 노리운동발달센터

최영은 가야대학교

머리말

소아물리치료는 제1, 2, 3, 4 그리고 5부로 구성되어 있다. 제1부는 현재 소아치료의 경향, 소아치료 임상의사결정, ICF-CY 장애모델, 환자관리모델, 운동조절, 운동학습, 정상발달 등 소아치료의 기본 이론과 발달에 대해 소개한다. 제1부의 키워드는 가족중심치료(family-centered approaches), 근거중심소아치료(evidence-based pediatric physical therapy) 그리고 활동중심접근법(activity-centered approaches)이다. 아이의 문제점을 과학적인 관점에서 바라보고 해결의 실마리를 찾을 수 있는 의사결정 알고리즘에 대해서도 쉽게 설명되어 있다.

제2부와 3부는 아동의 발달과 평가 부분에 관해서이다. 소아치료사가 평가를 하는 목적은 아이의 현재의 상태를 확인하고 연령과 환경에 적합한 중재를 제공하기 위해서이다. 물론 정기적으로 발달의 변화를 추적할 목적도 있다. 이때 사용하는 표준화된 평가도구 자체가 근거중심소아치료를 수행하는 방법이라 할 수 있다.

제4부는 운동기능향상을 위한 소아치료중재와 보조도구에 관해서이다. 한 아이에게 가장 적합한 중재를 선택하기 위해서는 역사적으로 다양한 중재법의 발전에 대한 이해를 바탕으로 아이마다 가장 적합한 중재를 고민, 선택, 적용, 결과평가를 할 수 있어야 한다. 제4부에서는 전통적인 신경발달촉진접근법에서 현재의 과제중심접근법, 로봇보조보행연습 등 최대한 넓은 시각에서 다양한 중재방법을 소개하고 있다.

마지막으로 제5부는 소아치료과 가장 밀접한 질환들에 관해서이다. 뇌성마비, 다운증후군, 기운목(사경), 듀센형근이영양증 등은 물론 현재 소아치료의 새로운 치료대상으로 자리잡아 가고 있는 조산아(이른둥이)와 발달성협응장애까지 포함하였다. 특히 각 질환들의 기능장애(fuctional disability)를 ICF-CY 장애모델의 관점에서 포괄적으로 이해하고 문제해결전략을 제시하고 있으며 질환마다 사례를 제시해 환자관리모델의 과정에 따라 실제로 소아치료를 수행하는 과정을 보여주고 있다.

저자 일동은 이 책이 소아치료에 관심이 있는 학생과 임상선생님들이 소아치료를 공부하거나 실제로 아이들을 치료할 때 관심을 가져야 하는 범위와 수행과정에 대해 약간의 지침서의 역할을 할 수 있기를 기대한다.

대표저자

고주연

차례

CHAPTER 02

소아치료 임상의사결정

Clinical decision making in pediatric physical therapy

차례

UNIT 2 아동발달

CHAPTER 03 발달의 이해
Understanding of the development

CHAPTER 04 운동발달
Motor development

CHAPTER 05

유아반사

Infant reflex

차례

UNIT 3 아동평가

CHAPTER 06

유아 및 아동의 발달평가
Developmental assessment of infant and child

차례

UNIT 5 질환별 소아물리치료 중재

CHAPTER 09

조산아-고위험군 아기

Preterm baby-high risk baby

CHAPTER 10

뇌성마비
Cerebral palsy

차례

CHAPTER 11

선천성근성기운목

Congenital muscular torticollis

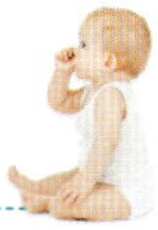

CHAPTER 12

다운증후군
Down syndrome

차례

CHAPTER 13

발달성협응장애

Developmental coordination disorder, DCD

CHAPTER 14

듀센형근이영양증
Duchenne muscular dystrophy

01

소아치료의 경향 및 이론적 틀

Trends and theoretical frames of the pediatric physical therapy

학습목표

1. 소아치료의 핵심개념으로 가족중심케어의 의미와 적용방법에 대해 이해한다.
2. 활동중심중재의 의미와 적용방법에 대해 이해한다.
3. 운동조절이론에 따라 움직임을 이해하는 관점이 다르고, 이를 평가와 중재에 어떻게 적용할 수 있는지 이해한다.
4. 운동학습의 정의, 방법, 원칙, 수행계획 등을 이해한다.
5. 자세조절의 정의와 형태를 이해한다.
6. 뇌의 발달과 움직임 발달 간의 관계를 이해한다.
7. 감각계통의 발달과 움직임 발달 간의 관계를 이해한다.
8. 힘, 근력, 관절, 뼈 등의 신체역학에 관여하는 요인과 움직임의 발달 간의 관계를 이해한다.
9. 문화적 배경이 움직임에 영향을 미친다는 점을 이해한다.

핵심단어

가족중심케어 Family-centered care
활동중심중재법 Activity-focused intervention
과제지향적접근법 Task-oriented approach
목표지향적접근법 Goal-directed approach
신경성숙이론 Neuromaturational theory
역동체계이론 Dynamic system theory
환경 Environment
신경집단선택이론 Neuronal group selection theory
운동발달 Motor development
운동조절 Motor control
운동학습 Motor learning
운동패턴 Motor pattern
운동기술 Motor skill
자세조절 Postural control
신경증식 Neural proliferation
신경이주 Neural migration
신경조직화 Neural organization
신경수초화 Neural myelination
신경가소성 Neuroplasticity
안뜰감각 Vestibular input
고유수용감각 Proprioception

1. 소아치료의 최신경향 Trends of the pediatric physical therapy

1) 가족중심케어

소아치료의 큰 관점이 이전의 아동중심케어(child-centered care)에서 가족중심케어(family-centered care) 또는 가족중심치료(family-centered therapy)로 달라졌다. 가족중심케어가 처음 소개된 것은 1960년대 중반이지만 집중적인 조명을 받기 시작한 것은 약 20년 전부터이다. 지금은 만성적 기능장애아동과 그 가족에 대한 케어 방법으로 자리를 잡았다. 가족중심케어는 일생에 걸친 접근법(life-long approach)으로 아동, 가족 그리고 아이가 주로 생활하는 환경까지 포함하는 전체적인 접근법(holistic approach)이다.

가족중심케어의 기본 전제는 사람은 혼자서는 살아갈 수 없는 존재로 가족 내에서 기능을 영위하고 나아가서는 가족이 포함되는 한층 복잡한 사회체계 속에서 어울려 살아가게 된다는 것이다. 사회체계는 개인의 기능에 영향을 미치고, 이는 다시 그 개인이 속한 사회체계의 기능에 영향을 미치게 된다(그림 1-1).

가족중심케어에 영향을 미치는 요인은 가족요인과 서비스요인으로 나뉜다. 가족요인에는 가족의 구조, 기능, 라이프스타일, 문화, 스트레스, 자원 그리고 적응양식 등이 있고 서비스요인으로는 치료사의 성격, 경제적 지원 그리고 행정정책 및 이슈 등이 있다.

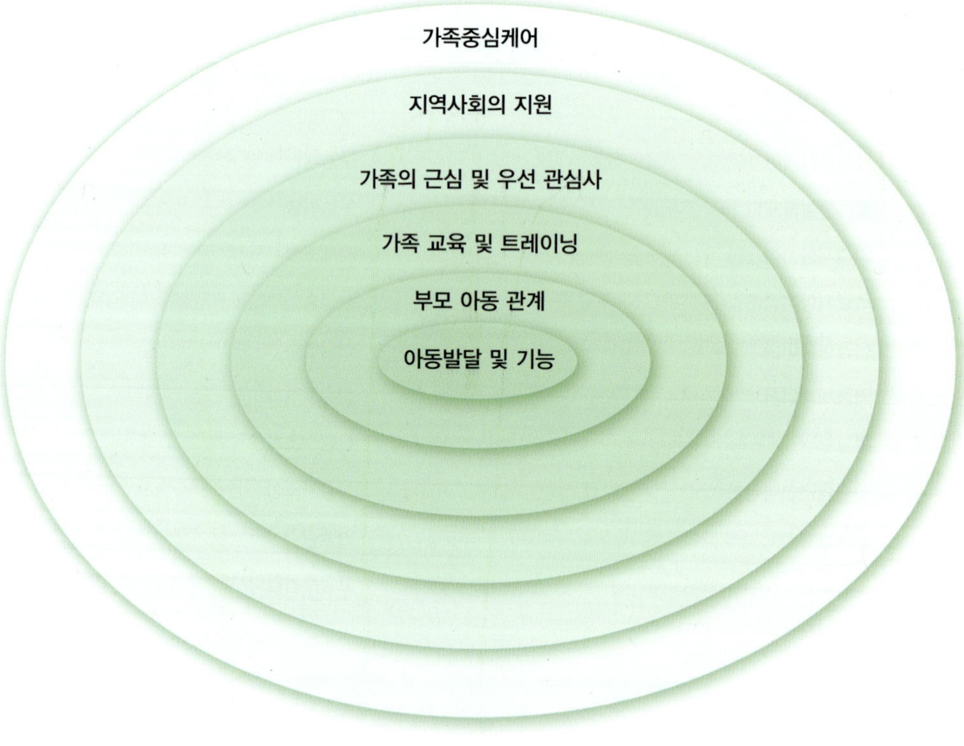

그림 1-1 가족중심케어

가족중심케어를 실천하기 위해서는 가족을 치료의 전 과정을 계획하고 실행하는 과정에서 함께 협력하고 소통해야 할 전문가로 보고, 각 가족의 고유 가치와 선호도를 고려해야 한다. 2011년 네덜란드에서 Tineke Dirks 박사와 그 연구팀은 가족중심케어의 개념에 기초한 'COPCA (coping with and caring for infants with special needs)'라는 가족중심치료 프로그램을 개발하였다. COPCA 프로그램은 기존의 촉진기법보다 부모 스스로 자녀의 운동발달학적 문제점을 해결할 수 있도록 가족교육(family education)을 강조한다.

치료의 결과평가에서도 기능향상은 물론 치료결과에 대한 가족의 만족도와 삶의 질을 함께 평가한다. 가족중심케어의 개념 하에 제공된 소아치료의 결과로써 서비스 만족도, 가족구성원들의 정신건강 그리고 치료 관련 행정 절차로부터 받는 부모의 스트레스 등이 감소했다는 긍정적인 결과들이 다수 보고되고 있다. 가족중심케어의 핵심내용을 정리하면 다음과 같다.

- 아이와 평생을 함께 할 사람은 가족이며, 서비스 체계와 보건의료전문가들은 유동적으로 관여한다.
- 소아치료 과정(검진, 평가, 물리치료진단, 예후 및 치료계획, 중재 그리고 결과평가)에서 부모와 소아치료사는 협력적인 관계에 있다.
- 사회문화적 신념, 종교, 윤리, 양육방식 그리고 문제해결형태 등 가족 고유의 가치를 반드시 존중해야 한다.
- 긍정적인 마음가짐과 태도로 아이에 대한 정보(예: 현재상태)를 공유한다.
- 소아치료사는 기능장애를 가진 자녀를 둔 가족 간에 사회적 관계망을 형성하고 교류할 수 있도록 중간매개자로서의 역할을 수행한다.

소아치료사는 장애아동에 대한 정부정책 및 지원방안에 늘 관심을 가져 아이가 성장함에 따라 필요한 상담과 자문의 역할을 한다. 박스 1-1에서 가족중심케어의 간단한 사례를 알아본다.

2) 개별 아동 발달에 적합한 케어

기능장애를 가진 아동 및 가족에 대한 지지와 더불어 인내심을 갖고 실제 연령 및 발달수준을 고려하여 적합한 치료목표를 수립한다. 직접중재에 대해 설명이나 부모교육을 할 때는 이해하기 쉽고 간단한 용어를 사용한다. 필요한 경우, 목표로 한 운동과제를 여러 단계로 세분화하여 학습시킨다. 아동/부모의 참여가 클수록 치료에 대한 만족도가 높아지며(그림 1-2), 중재의 내용은 또래친구 또는 형제자매와 사회관계를 형성하는데 도움이 되고 일상생활활동에 의미 있는 활동들로 구성되어야 한다.

박스 1-1 **사례 AA를 통해 배우는 가족중심케어**

AA는 5살 된 남자아이로 진단명은 전반적 발달지연(global developmental delay)이다. 운동기능은 12개월 수준으로 선 자세에서 균형잡기에 제한이 있고 독립보행이 어려우며 표현언어에도 제한이 있다. 현재 아파트에 살고 있고, 엄마와 아빠 모두 직장에 다니며 2명의 형이 있다. AA의 경우 다음과 같이 3단계에 걸쳐 가족중심케어를 수행할 수 있다.

- **제1단계:** 먼저 인터뷰를 통하여 가족의 치료목표를 정한다. 가족들은 AA에게 다음과 같은 4가지 운동기술이 필요하다고 한다.

  ① 어린이 변기에서 스스로 일어서기

  ② 욕조에 혼자 들어가기

  ③ 집안과 아파트 마당에서 안전하게 걷기

  ④ 악수하기

- **제2단계:** 가족과 함께 중재방법을 논의한다. 가족들은 치료실에서 치료를 받는 것과 더불어 식구들이 모이는 저녁 또는 주말에 식구들이 AA와 함께 집에서 할 수 있는 홈프로그램을 배우고 싶어한다. 물리치료사는 이 같은 요구를 반영한 중재법을 계획한다.
- **제3단계:** 치료사는 중재내용이 일상생활과 통합될 수 있도록 가족의 일상에 대한 정보를 수집한다. AA의 식구들은 모두 바쁘지만 토요일 오전은 엄마, 아빠에게 비교적 여유 있는 시간이라서 아이들이 침대로 올라와 장난도 치고 즐거운 시간을 갖는다고 한다. 바로 이 시간을 활용하면 AA는 오르고 내리기 연습을 할 수 있을 것이다. 치료실에서는 계단 오르기, 욕조와 비슷한 구조의 치료기구에 들어가고 나오기 그리고 다양한 환경에서 걷기 등의 기능적 기술을 연습할 것이다.

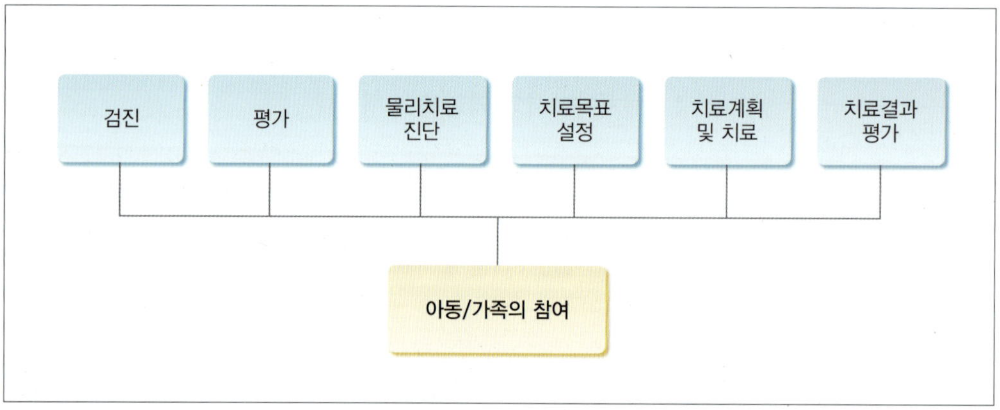

그림 1-2 소아치료와 아동/가족의 참여

3) 환경의 중요성

ICF 장애모델의 관점에서 운동기능을 비롯해 장애아동들의 신체계통(body system)의 문제점을 '신체기능 및 구조'의 문제, 즉 '손상(impairment)'이라고 한다. 전통적인 운동조절의 관점에서는 장애를 다음과 같이 이해한다. 손상(예: 근력약화, 타이트니스, 경직, 관절가동범위 제한, 비정상적 정렬상태, 통증 등)이 향상되거나 해결되면 활동 수준이 향상되어 일상에서 '참여' 수준도 높아질 것이라는 전제하에 신체기능 및 구조의 손상을 해결하는데 치료의 초점을 맞췄다. '환경'은 전체적인 치료접근에서 매우 중요한 요인이지만 자칫 주의를 놓치기 쉬운데 환경요인을 고려할수록 아동/가족에게 유용하고 실제적인 조언과 도움을 줄 수 있다. 환경을 고려할 때 다음의 세 가지 측면을 생각한다.

첫째, 기능적 자세/움직임과 환경의 관계를 인식한다. 환경은 내적 환경과 외적 환경으로 나뉜다. 내적 환경은 움직임을 수행하는 주체가 갖는 요인으로 아이의 성별, 나이 그리고 성격 등이 포함된다. 외적 환경은 아이가 움직이는 주변의 모든 환경을 포함하므로 예를 들어 집, 어린이집/학교, 놀이터, 장애복지정책, 부모, 보조 테크놀로지 그리고 소아치료사 등을 들 수 있다. 소아치료의 목표는 아이가 주로 생활하는 환경에서 자연스럽게 이동하고 움직일 수 있도록 하는 것으로 아이가 실제로 생활하는 환경에 필요한 기능적 자세와 움직임을 다양한 조건에서 경험하고 반복해서 연습하는 운동학습이 최상의 목표해결 전략이다. 가족중심케어가 물리치료를 포함한 재활치료영역에서 가장 중요한 개념으로 대두되면서 환경이 움직임에 미치는 영향에 대한 가족들의 인식과 경험에 따라 치료서비스에 대한 만족도가 달라진다.

둘째, 장애아동과 환경 간의 관계에서 '능력(capacity)'과 '수행력(performance)'의 차이를 구별해야 한다. 능력이란 잘 조절된 환경(예: 치료실)에서 '할 수 있다(can do)'는 뜻이지만, 수행력은 아이가 주로 생활하는 익숙한 환경에서 '일상적으로 한다(usually do)'의 의미이다. 걷기를 예로 들어 능력과 수행력을 비교해 보자. 먼저 편평한 바닥, 가구배치를 최대로 제한한 한산한 복도 같은 잘 조직화되고 폐쇄된(closed) 환경에서는 걸을 수 있지만, 집이나 놀이터로 환경이 달라졌을 때는 걸을 수 없다면 걸을 수 있는 '능력'이 있는 것으로 본다. 반면, 편평한 치료실 바닥은 물론 동네 놀이터의 울퉁불퉁한 바닥 또는 학교의 복잡한 복도처럼 다양한 환경에서도 걷기를 할 수 있을 때는 '수행력'이라고 하며 걷기라는 운동과제를 획득한 것으로 본다.

대부분의 운동장애아동은 능력과 수행력에서 분명한 차이를 보인다. 치료실에서 촉진을 통해 보여지는 운동기술이나 부모가 전하는 최상의 운동기능이 아이의 일상적인 수행력은 아니다. 물론, 치료의 목표는 수행력을 획득하는 것이라야 한다.

셋째, 위에서 말했듯이 평가와 중재를 계획할 때 아이가 실제로 생활하는 익숙하고, 자연스런 환경에서 수행력을 향상시키는 것을 목표로 한다. 집, 놀이터 그리고 학교 등 아이가 실제로 생활하는 환경에서 운동기능의 향상을 촉진 및/또는 억제하는 요인을 확인한다. 요약하면, 소아치료사는 치료의 초점을 치료실 안에서 신체기능 및 구조의 손상을 조절하는 것에 국한시키지 말고 가정과 지역사회에서의 활동과 참여라는 관점으로 넓혀나가야 한다.

4) 기능적 목표 및 결과평가

소아를 포함한 물리치료 전반에 걸쳐 기능적 목표(functional goals)의 중요성은 근래에 역동체계모델과 ICF 장애모델의 개념이 임상으로 적용 및 그 활용이 확산되면서 더욱 강조되고 있다. 기능적 기술에 필요한 과제나 활동을 완전히 익히는 아이가 있는 반면, 기능장애가 심한 아이라면 과제에 일부만 참여하거나 과제의 일부분 밖에 수행하지 못할 것이다. 예를 들어, 휠체어에서 침대로 독립적으로 이동하는 기능적 기술을 완전히 수행하는 아이가 있다면 휠체어에서 좌석벨트를 풀고 최소한의 보조를 받아 일어서는 것까지 전체 과제의 일부만 수행하는 아이도 있다.

중재의 결과평가에는 특정 기능적 기술이 필요한 일상의 참여수준의 변화를 측정하는 평가가 포함되어야 한다. 자세반응, 관절가동범위, 근력, 행동수준을 짐작하는 간단한 발달평가 같이 손상(impairments) 수준의 향상만을 목표로 해서는 의미있는 기능적 기술의 향상을 기대하기 어렵다.

소아치료는 '톱-다운(top-down)'접근법과 '버텀-업(bottom-up)'접근법으로 나뉜다(그림 1-3A, B). 톱-다운접근법은 과제지향적 접근법으로 아동/가족을 치료에 적극적으로 참여시키는 가족중심케어의 개념 아래 아이가 속한 가정, 학교, 지역사회에서 요구되는 역할 수행에 초점을 두고 수집한 정보를 바탕으로 중재를 계획한다. 기대되는 역할을 수행하기 위하여 그에 필요한 활동과 과제를 잘 수행해야 하므로 톱-다운접근법에서는 기능적 기술을 직접 훈련하고 과제중심접근법과 인지전략을 사용한다. 인지전략이란 아이에게 특

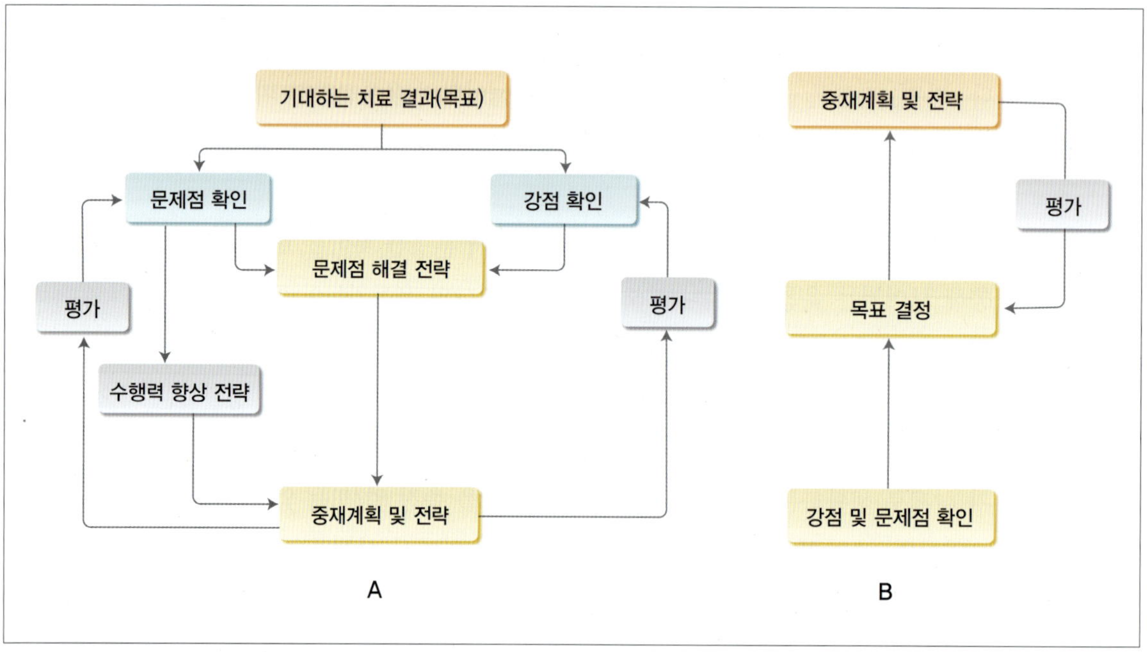

그림 1-3 기능적 목표설정 및 결과평가의 두 가지 접근법. A: 톱-다운접근법, B: 버텀-업접근법

정 운동과제 수행과 관련된 문제해결기법을 가르치는 데 중점을 둔다. 반면, 버텀-업접근법은 신체기능중심접근법(body-function-oriented approach)으로 계급이론(hierarchical theory)을 바탕으로 기능적 기술 향상을 위하여 감각운동손상의 치료에 초점을 둔다. 이 분야의 여러 연구결과에 의하면 버텀-업접근법은 기능적 기술 향상에 제한적으로 감각운동계통의 손상 수준의 향상과 일상활동 및 참여 간에 연관성이 분명치 않다.

결과평가에도 톱-다운접근식 평가에서는 아동/가족의 만족도를 평가에 포함한다. 개별 아동의 기능장애 정도에 따라 버텀-업접근법과 톱-다운접근법을 상호보완적으로 사용하는 것이 바람직하다. 버텀-업접근식 평가에서는 조직화된 환경(예: 치료실)에서 기능적 기술을 구성하는 작은 혹은 개별 요소의 변화를 측정한다.

5) 과제지향적 접근법

과제지향적 접근법(task-oriented activity)은 활동중심(activity-oriented), 목표지향적(goal-directed) 접근법과 같은 의미로 과제, 환경 그리고 아동 요인 간에 상호작용의 관점에서 기능적 기술(functional skills)의 향상을 목적으로 이를 구성하는 기능적 활동이나 과제를 다양한 조건과 상황에서 반복적으로 직접 연습하거나 과제를 여러 단계로 쪼개어 연습한 후 전체 과제로 통합하는 형태로 궁극적으로는 아동의 일상생활로의 활동과 참여를 높여주는 것을 목표로 한다. 기능적 기술이란 아동 및 가족의 필요(needs)와 관심(interests)을 반영하는 연령에 적합한 활동이나 과제로 정의된다. 과제 또는 활동중심중재법에 대하여 7장 '운동기능 향상을 위한 소아치료중재' 부분에 자세하게 나와 있다.

2. 소아치료를 가이드해주는 이론 Pediatric physical therapy guided by theories

운동발달이란 한 개인의 일생에 걸쳐 연령별로 나타나는 자세와 움직임의 변화 과정(그림 1-4)으로 정의되며, 외적 및 내적 요인의 영향을 받는다. 내적 요인은 성장(growth)과 성숙(maturation)으로 요약되고, 외적 요인은 특정 기술의 학습 또는 문화적 기대 같은 환경 요인을 뜻한다.

운동발달은 운동조절(motor control)과 운동학습(motor learning)에 대한 지식이 뒷받침될 때 그 이해의 폭이 넓고 깊어지며, 이를 바탕으로 운동기능장애아동의 평가, 중재 그리고 기록의 과정을 보다 원활히 수행할 수 있다.

1) 운동조절

매일 일상을 살아가는데 필요한 다양한 자세와 움직임을 수행하기 위하여 많은 근육과 관절들이 역동적으로 조화를 이루며 작용하고, 요구되는 자세와 움직임에 따라 근육과 관절의 조합이 달라진다. 의자에서 일어나고 휠체어에 앉는 움직임을 수행할 때는 몸통, 팔 · 다

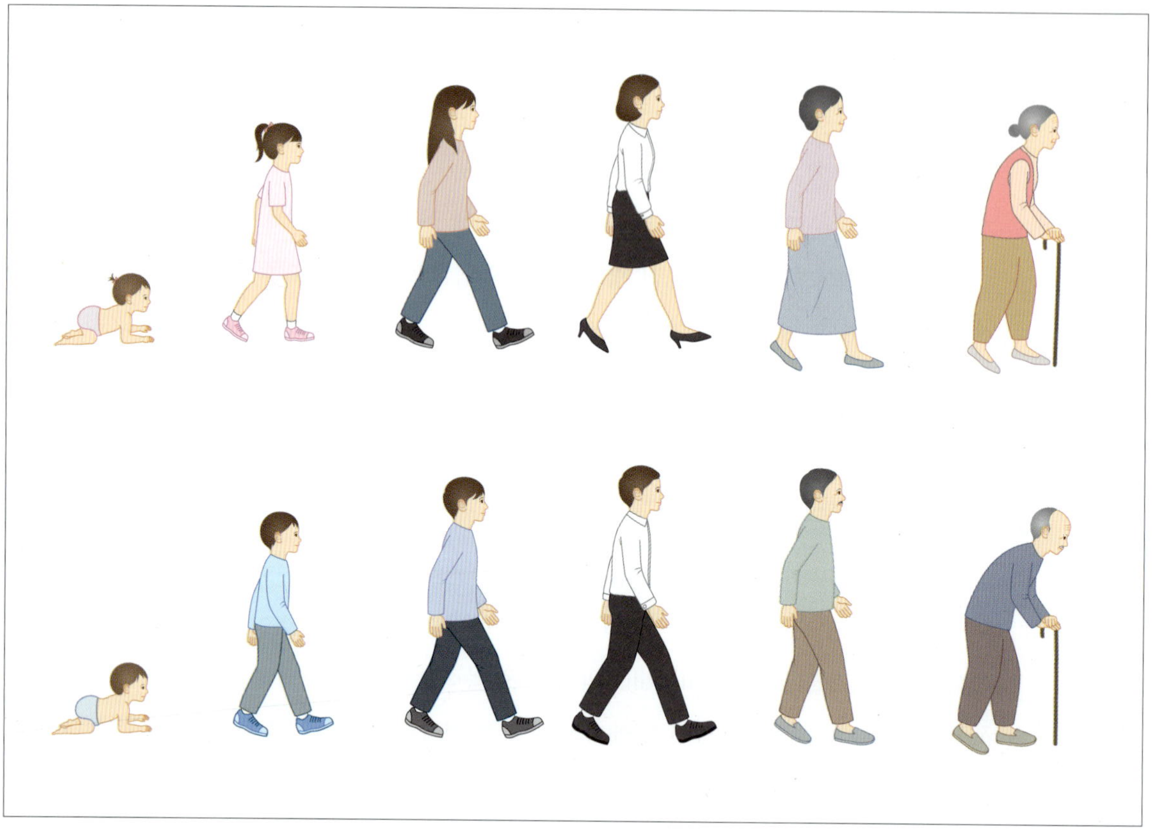

그림 1-4 일생에 걸친 운동발달(자세와 움직임의 변화)

리의 근육과 관절들이 참여하고, 키보드를 치거나 핸드폰을 잡을 때는 팔, 손 그리고 손가락의 협응된 움직임이 필요하다.

운동조절(motor control)이란 자세를 취하고 움직이는데 필수적인 여러 기전(mechanisms)들을 조절하는 능력이다. 과학에서 이론이 현상을 이해하고 설명하는데 유용하듯이 운동조절이론은 정상적인 자세와 움직임이 어떻게 만들어지고 발달하는지에 관해 특정 관점(perspectives)에서 기술하고 설명한다. 소아치료사는 움직임들을 구성하는 다양한 기전이 조직화되는 방법과 발달에 대한 이해를 바탕으로 미성숙한(immature) 또는 비정상적인(abnormal) 자세와 움직임을 조절할 수 있다. 한마디로, 운동조절이론은 소아치료를 가이드해주는 지침이다(그림 1-5). 다양한 운동조절이론 중에서 현재는 '역동체계이론(dynamic system theory)'과 '신경집단선택이론(neuronal group selection theory)'을 바탕으로 움직임을 이해하고 치료에 적용하는 경향이 두드러지지만 신경성숙이론에서 발달한 운동발달 이정표(motor milestone)는 소아치료에서 여전히 중요한 평가 및 치료의 도구이다. 언급한 세 가지 운동조절이론에 대해 각각 알아보자.

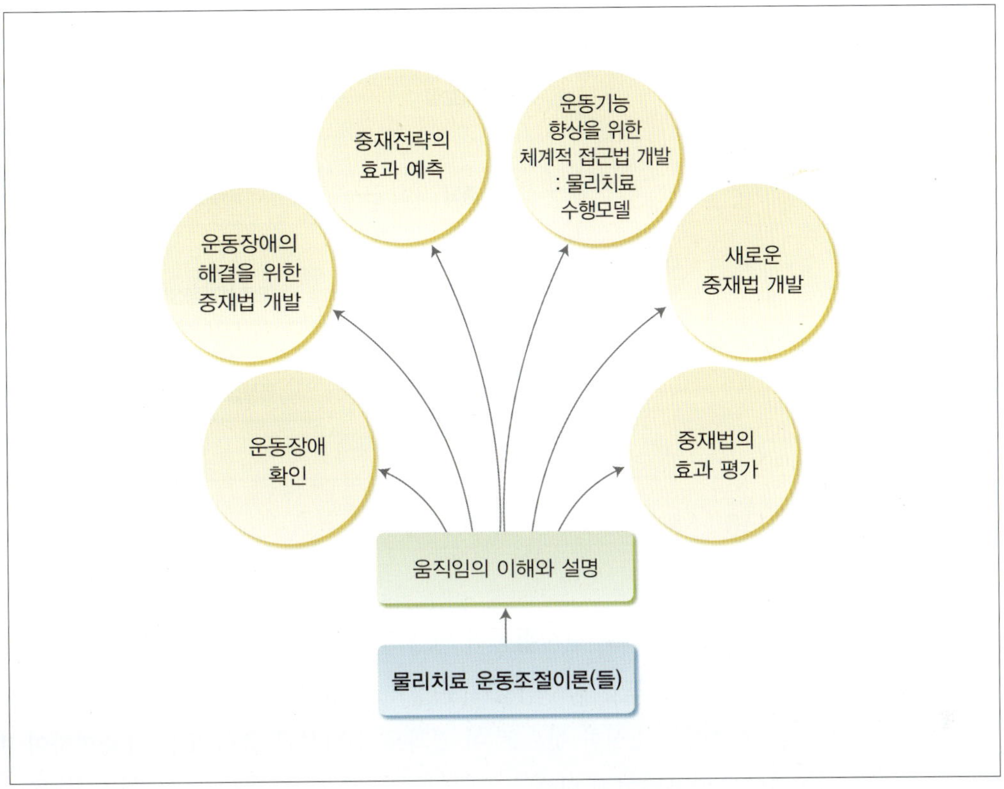

그림 1-5 소아치료의 가이드 역할을 하는 운동조절이론(운동조절이론의 역할)

(1) 신경성숙이론

신경성숙이론(neuromaturational theory)은 계급이론 또는 계층이론이라 한다. 신경성숙이론의 핵심은 유아기의 대운동기술의 변화는 전적으로 중추신경계의 신경학적 성숙에서 비롯된다는 것이다. 신경성숙이론에서는 반사를 움직임의 기본단위(basic unit)로 본다. 운동발달의 궁극적인 목표는 생후 2~18개월에 걸쳐 발달하는 자세와 움직임(뒤집기, 앉기, 배밀이, 네발기기, 서기, 걷기 등)을 조절하며 평형반응의 발달에 있다. 신경성숙이론에서 반사검사는 신경계의 성숙을 확인하는 한 방법이다. 그림 1-6에서 보는 바와 같이 척수수준에서는 굽힘회피반사(flexor withdrawal reflex) 같이 가장 간단한 반사가 일어난다. 그 다음 상위수준인 뇌줄기에서 긴장성 반사(tonic reflex)가 나타난다. 긴장성 반사는 긴장도의 변화로 마치 자세와 움직임이 달라지는 것처럼 보여지지만 목적지향적(purpose-oriented), 수의적(voluntary) 움직임이 아닌 반사일 뿐이다. 뇌줄기수준의 대표적인 반사로 비대칭성긴장성목반사(asymmetrical tonic neck reflex, ATNR)가 있다. 이어서 또 보다 상위수준인 중뇌수준이 성숙되면 바로잡기반응(righting reactions)이 발달하고 대뇌겉질이 성숙되면서 평형반응과 수의적 움직임이 발달(무게중심점이 차차 높아짐)한다. 대뇌겉질이 발달하면 하위 중추를 억제지배(inhibitory

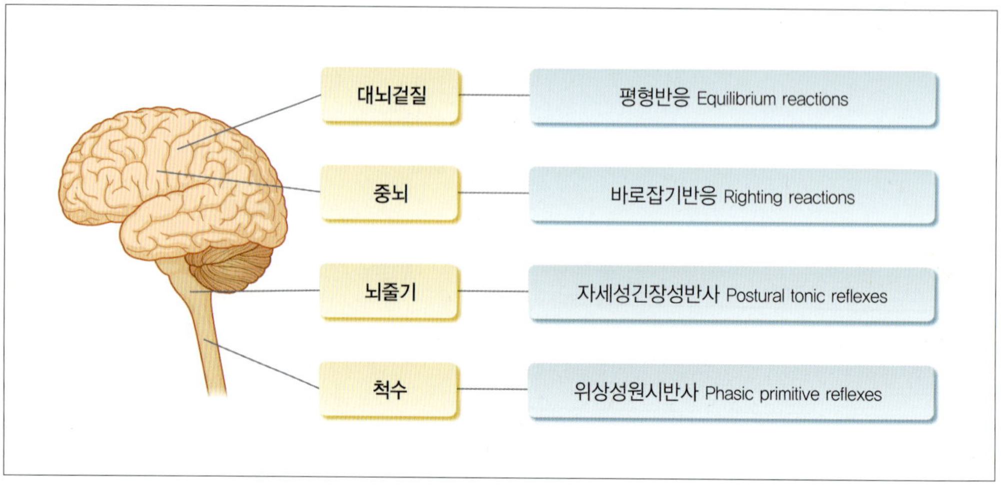

그림 1-6 중추신경계의 성숙과 운동조절

control)하게 되므로 반사활동이 억제조절되면서 수의적 움직임이 발달한다. 이러한 하향식이론에 따르면, 중추신경계 손상에 따른 운동장애는 보다 고위중추에서 억제지배 또는 조절력을 소실한 것으로 이 결과로써 반사가 출현 또는 재출현하여 비정상적 움직임패턴이 우세해지게 된다.

신경성숙이론에서 행동은 개인의 내재적 속성으로, 운동발달은 신경계가 성숙함에 따라 미리 정해진 패턴대로 진행되는 것으로 이에 환경이 아무런 영향을 미치지 못하는 것으로 본다. 하지만, 대뇌겉질의 성숙에 따른 반사 통합과 억제에 대해서는 여전히 논의가 한창이다. 1972년 Philip R. Zelazo와 연구진들은 신생아 걷기(primary stepping reflex)를 꾸준히 연습시키면 걷기 패턴이 생후 1개월 이후에도 유지된다는 연구결과를 발표하였다. 부모가 아기의 몸을 잡아주면서 하루에 8분씩 걷기 연습을 한 아기들이 수동운동 또는 전혀 운동을 하지 않은 비교군에 비해서 신생아 걷기가 오래 지속된 것이다. 연습을 통해 신생아 걷기가 유지되었다는 이 연구결과는 신생아 걷기의 소실은 전적으로 대뇌겉질의 성숙에 의한 것만은 아니며 '연습'이라는 '환경요인'이 운동발달에 영향을 미친다는 점을 지지해준다.

신경성숙이론을 바탕으로 한 소아치료의 가정은 중추신경계가 발달하면서 뇌의 보다 하위중추를 억제하고 이에 따라 수의적 움직임이 발달한다는 관점에서 비롯된 것으로 치료방법에서도 그 관점에 따라 원시반사를 억제하고 바로잡기반응과 평형반응의 촉진을 강조한다. 소아치료사들에게 익숙한 반사검사, 발달방향(원칙) 그리고 운동발달이정표가 바로 이 신경성숙이론을 바탕으로 나온 것이다.

(2) 역동체계이론

신경성숙이론이 중추신경계라는 하나의 요인으로 운동발달을 설명했다면, 역동체계이론(dynamic system theory)은 아동(child), 과제(task) 그리고 환경(environment) 등 3가지 체계(systems) 사이의 역동적 상호작용의 관점에서 운동발달을 이해한다. 각 체계는 많은 하위체계(subsystem) 또는 요인들로 구성된다(그림 1-7). 역동체계이론에서 중추신경계는 아동체계를 구성하는 하나의 하위체계(요인)이다. 역동체계이론은 역동행위체계(dynamic action system), 체계이론(system theory), 역동패턴발생(dynamic pattern generation), 역동체계접근법(dynamic system approach) 그리고 역동운동이론(dynamic motor theory) 등 다양한 용어로 쓰인다.

신경성숙이론에서는 운동기술이 출현하기 전에 움직임 조절에 필요한 명령이 중추신경계에 부호화(coding)되어 있고, 보다 고위 중추가 '피드백시스템(feedback system)'으로 움직임을 조절한다고 가정하는 반면, 역동체계이론은 '피드포워드시스템(feedforward system)'의 전형적인 예로 대뇌겉질에서 절대적으로 움직임을 조절하는 방식이 아닌 자율조정(self-correcting) 방식의 관점에서 운동발달을 설명한다. 즉, 과제 맥락에서 여러 다양한 요소들이 협력적으로 상호작용을 한 결과로써 새로운 움직임이 발달하는 것으로 본다.

소비에트 출신의 신경생리학자 Nikolai Bernstein(1967)은 뇌는 개별 단위보다는 그룹 단위로 근육을 조절하며 더 나아가서 근육 시너지 그 자체로, 완전히 독립적이지는 않더라도 중추신경계의 고위 중추의 조절에서 벗어나서 움직임을 조정할 수 있다고 하였다. 이는 근육(군), 뼈, 건 등이 대뇌겉질의 명령 없이도 운동행위를 조절할 수 있다는

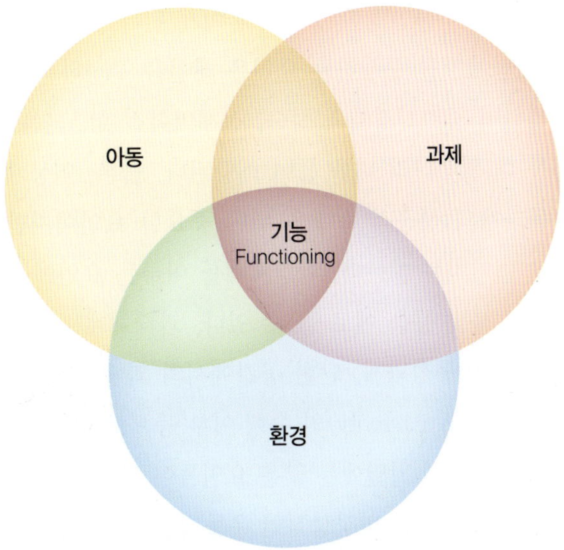

그림 1-7 역동체계이론의 아동, 과제, 환경체계의 상호작용의 결과인 기능(운동기능)

의미로 계급적, 본질적 성향의 신경성숙모델의 개념과 대조를 이룬다.

역동체계이론에는 다음과 같은 3가지 원칙이 있다.

- 첫째, 움직임은 매우 다양한 하부체계 또는 요인(factors) 간의 긍정적 상호작용의 결과로 일어난다.
- 둘째, 움직임은 수행과제의 영향을 받는다. 같은 운동기술이라도 과제의 속성(난이도)에 따라 여러 가지 수행형태가 나타날 수 있다. 예를 들어, 의자에 앉기라는 운동과제에서 의자 모양과 높이에 따라 앉기를 수행하는 전략이 달라진다.
- 셋째, 체계마다 자기조직(self-organizing) 및 자율조정(autonomous adjustment)의 특성을 갖는다. 각 체계를 구성하는 하부체계 또는 요소마다 발달하는 속도가 다르므로, 비동기(asynchronous), 비대칭(asymmetrical) 그리고 비선형(nonlinear) 패턴으로 움직임이 발달한다. 어떤 요인이라도 속도제한요인(time-limiting factor)으로 작용할 수 있고, 그 결과 새로운 기술의 출현이 늦어질 수 있다.

자율조정체계에서 발달하는 움직임은 체계에 변화를 일으키는 변수가 작용하면 재조직화되거나 변경된다. 이러한 변수에는 아이의 각성상태, 움직이는 속도, 부하, 체중이동 그리고 팔·다리의 뻣뻣함 등이 포함된다. 움직임에 따라 작용하는 조절변수가 다르며 운동패턴은 변수들을 조절하여 재조직화된다. 특정 운동패턴에서 또다른 특정한 운동패턴으로 옮겨가는 것을 운동 단계의 이행(phase shift)이라 한다. 예를 들어, 한 손으로 가볍게 가구를 잡고 잘 걷던 아이가 혼자 걷기 시작하면서 두 팔을 위로 올리고 발끝에 힘을 주고 걷는 것처럼 운동 단계의 이행이 일어나는 동안에는 새로운 운동패턴이 확립될 때까지 불안정한 상태에 놓이게 된다.

사람체계를 구성하는 요인은 개인을 구성하는 해부학적 계통과 그 기능의 측면에서 이해하며 중추신경계의 성숙, 신체역학적 힘, 근육 길이, 불균형적인 머리 크기 그리고 몸통 대 팔·다리 비율 등이 해당된다. 물론, 역동체계이론에서도 중추신경계의 성숙은 운동과제의 성공적 수행을 위한 중요한 요인이지만, 신경성숙이론에서처럼 유일한 요소로 여기지는 않는다. 환경체계를 이루는 요인에는 중력, 온도, 꽉 끼는 옷, 소음 수준 그리고 불빛 등을 예로 들 수 있다. 과제체계는 과제의 난이도를 말하는 것으로 안정성과제 대 이동성과제, 닫힌 공간에서의 과제 대 열린 공간에서의 과제 그리고 조작활동(manipulative activity)의 수행 여부 등으로 나뉜다.

운동기술의 발달에는 많은 요인들이 작용하므로 역동체계이론의 관점에서 보면 치료사는 미성숙 또는 비정상적인 운동패턴이나 운동기술의 지연을 보이는 아이를 검사하고 평가할 때 전통적인 신경성숙 검사와 비교해서 다양한 전략을 사용할 수 있다.

이제, 역동체계이론을 치료에 실제로 적용하는 사례를 알아보자(박스 1-2). 사례의

박스 1-2 사례 BA를 통해 배우는 역동체계이론을 적용한 소아치료

사례 BA는 K-GMFCS (Korean version of Gross Motor Function Classification System, 한국판대동작기능분류체계) 제1단계, 5살, 경직형편마비의 남자아이다. BA의 부모와의 인터뷰와 의무기록지를 통해 확인한 과거력은 다음과 같다. 엄마가 임신 34주 경에 자간증(eclampsia)으로 재왕절개를 하여 BA를 낳았다. B의 출생 시 체중은 2,700g이었다. 출생 후 8일간 신생아집중치료실(neonatal intensive care unit, NICU)에 입원했고, 신생아황달을 앓았다. 유아기 때 경기가 시작되어 현재 레비티라세탐(levetiracetam)을 복용하고 있다. 의무기록지상의 컴퓨터단층촬영검사(computed tomography, CT) 소견은 우측반구분열뇌증(schizencephaly)과 무뇌량증(coallosal agensis)이다. BA는 왼쪽다리에 다이나믹단하지보조기(dynamic ankle-foot orthosis, DAFO)를 그리고 오른쪽 발에는 발 보조기를 착용하고 있다. 사시(crossed-eye)가 있고 교정안경을 쓰고 있다. 현재 물리치료, 작업치료 그리고 언어치료를 받고 있으며 4개월 후에는 유치원에 입학할 예정이다. BA의 부모님은 유치원 놀이터에서 안전하게 미끄럼을 탈 수 있을지를 걱정하고 있다. 물리치료 목표 중 하나는 BA가 안전하고 효과적으로 미끄럼틀 사다리를 올라가는 것이다. 다른 목표로는 마룻바닥에서 팔 짚지 않고 일어서기, 점프, 한발로 깡충 뛰기 그리고 달리기를 하는 도중 멈춰서 돌아오기 등이 있다. 여기서는 놀이터에서 미끄럼틀 사다리에 올라가는 것과 관련된 목표에 초점을 맞춰 설명하도록 한다.

검사

역동체계이론을 구성하는 과제, 환경, 아동의 측면에서 볼 때, 과제와 환경은 집에서 걸어서 1분 거리에 있는 유치원 놀이터의 미끄럼틀이다.

- **과제(놀이터 미끄럼틀 사다리 올라가기) 분석**
  - 상지를 사용하는 이동성과제
    - 사다리 계단 오르기에 필요한 상지와 하지의 상호교대적 움직임
    - 열린사슬과 닫힌사슬활동의 교대적인 움직임
    - 신체양측의 협응성
  - 하지 관절범위
    - 과제의 열린사슬활동에서 능동 엉덩 및 무릎관절 굽힙 90°<, 발등굽힘 0°<
    - 과제의 닫힌사슬활동에서 능동 엉덩 및 무릎관절 폄 및 발등굽힘
  - 하지 근육활동
    - 과제의 열린사슬활동에서 중력에 대하여 움직일 수 있는 최소 'MMT: 3'의 구심성수축
    - 과제의 닫힌사슬활동에서 사다리를 기어올라갈 수 있는 엉덩 및 무릎관절 폄근과 발등굽힘근의 근 파워
  - 상지의 기능
    - 사다리를 올라갈 때 반복적으로 손으로 사다리를 잡았다 놓기
    - 사다리 형태에 맞게 손 모양 취하기
    - 사다리를 올라가는 동안 신체의 안정성 제공
    - 손을 적절한 위치에 놓는데 필요한 날개위팔리듬(scapula-humeral rhythm)
  - 몸통조절
    - 과제를 수행하는 동안 몸통 똑바로 유지하기
    - 과제의 열린사슬활동에서 움직이는 팔 · 다리 쪽 몸통 가쪽굽힘
    - 과제의 열린사슬활동에서 체중을 지지하는 팔 · 다리 쪽 몸통 가쪽굽힘

박스 1-2 계속

- 과제의 열린사슬활동에서 하부몸통의 약간의 돌림운동
- 자세조절과 인지능력(미끄럼을 타는 다른 아이들과의 안전문제 및 사회관계)이 필요한 이중과제

• 감각계통
- 주변의 아동 및 장애물 파악을 위한 환경을 둘러보는 시각 및 지각기술
- 공간에서 몸과 팔 · 다리의 위치에 대한 인식
- 감각 및 온도 인식

• 집중력
- 다른 아동들과의 안전문제
- 분산집중력

■ **환경분석**

• 소음과 시각적 주의분산이 있는 일반 놀이터 상황

• 사다리 계단 간의 거리, 움직이는 속도, 사다리의 경사도

• 놀이터의 다른 아동들

■ **아동(개인)분석**

• K-GMFM (Korean version of Gross Motor Function Measure, 한국판대동작기능평가), PEDI (Pediatric Evaluation of Disability Inventory, 소아장애평가), 관절각도, 기능적 근력평가, 기능적 이동성평가, 임상적 움직임의 질 평가 결과 계단보행 및 그 이상의 운동기술의 레퍼토리를 갖고 있음

역동체계이론에 근거한 평가, 진단 그리고 예후

놀이터의 미끄럼틀 사다리 오르기는 기능적 활동으로 다양한, 열린 그리고 변화하는 환경에서 수행되는 이동성 과제이다. 움직임은 개인, 과제, 환경 간의 상호작용의 결과라는 이론적 원칙에 따라서 BA의 사다리계단 올라가기 기능에 영향에 줄 특별한 개인적 요인을 고려한다면 신경 · 근육계통, 근육 · 골격계통 그리고 심폐계통 등이다. 예를 들어 신경 · 근육계통에서는 좌측 하지를 수동으로 움직이면 경직이 높아지고 자세와 움직임에서 뚜렷한 비대칭성이 나타나고 좌측 상지의 분리 및 조절력이 감소되어 있으며 양측 협응력기술이 부족하고 고정한 먼쪽 사지에 대한 체중이동이 어렵다는 점이다. 지각적인 측면에서도 왼쪽 상지의 촉각구별능력이 감소되어 있고, 공간에서의 신체인식력이 감소되어 있다. 인지적인 면에서는 주변의 다른 사람들에게 쉽게 주의를 빼앗기고 스스로 활동을 수행하지 못할 경우 좌절한다. 과제와 환경에 대한 평가에서는 BA의 개인적인 요소와 연결해서 안전문제가 우려된다.

위와 같은 요인들을 바탕으로 그리고 가족들의 선호도와 유치원 입학시기를 고려해서 중재기간과 빈도를 결정하였다.

중재

BA가 활동수행을 통한 성공을 경험하게 함으로써 치료에 대한 참여가 높아지도록 과제를 구성한다. 치료공간의 세팅과 참여하는 사람의 수를 조절하여 환경적 주의분산요소를 최소화하였다. 중재의 예를 한 가지 소개하면, BA로 하여금 운동성과제로 작은 벤치에 발을 교대로 올리고 내리게 하였다. 이

박스 1-2 계속

때 환경 세팅은 치료실의 독립적인 공간에서 최대한 주변환경에 주의를 빼앗기지 않도록 하였다. 사용한 벤치의 높이는 미끄럼틀을 타는 데 필요한 높이로 늘려나갔고, 계단의 폭은 줄여나갔다. 경사는 차차 가파르게 하였다.

결과평가

BA가 유치원에 입학했을 때, 놀이터에서 환경적 주의분산이 최소화 된 상황에서 아이들이 몇 없을 때 기능적이고 안전한 움직임패턴으로 미끄럼틀 사다리를 올라갈 수 있었다.

뇌성마비아동 BA는 운동장애뿐 아니라 신체의 여러 계통의 손상을 동반하고 있으며 기능적 활동 및 참여를 높이기 위하여 과제 및 환경요인의 조절이 요구된다. 이런 문제점을 해결하기 위해서는 여러 요인들의 상호작용을 강조하는 역동체계이론의 관점에서 BA를 바라볼때 치료의 전체적인 방향에 대한 가이드를 구할 수 있다. 특히 과제를 분석할 때 유용하다. 과제분석을 통해 그 수행에 필요한 최소의 필요조건을 파악할 수 있고 아이가 과제를 수행하지 못하는 원인을 추론할 수 있다.

(3) 신경집단선택이론

미국 생물학자 Gerald M. Edelman은 신경발달에 관한 새로운 이론적 개념을 전개시켰다. 신경집단선택이론(neuronal group selection theory, NGST)은 신경성숙이론과 역동체계이론의 균형을 이룬 것으로 운동장애아동의 중재를 효과적으로 조직하는데 유용하다. 신경집단선택이론에서는 정상발달의 주요특징으로 '변이(variation)'를 강조한다. 변이는 게놈(genome)에 의해 정해진 레퍼토리(repertories) 안에서 다양한 운동전략이 발달한다는 의미이다. 아이의 운동수행력, 운동이정표의 순서적 발달 또는 발달단계의 지속기간 등과 같은 발달지표에서 아이마다 차이가 날 수 있다는 점을 강조한다. 이와 더불어 신경집단선택이론에서는 '일차다양성', '선택' 그리고 '이차다양성' 단계 등으로 운동발달 단계를 설명한다.

① 일차다양성 Primary variability

태아기 초기부터 유아기에 걸쳐 일차다양성이 발달한다. 유전적으로 결정된 특정화된 일차신경레퍼토리가 발달한다. 신경계통이 자기조정식으로 활동하고 이에 따른 구심성 정보를 통합하여 아이마다의 신경계통과 신체역학적 특성에 따라 움직임이 발달한다. 일차다양성시기에는 상황에 가장 적합한 수행전략을 선택하지 못하고 차차 적응전략을 선택하는 능력이 발달하게 된다.

일차다양성의 특성은 GM (general movement, 제네럴 무브먼트)으로 설명된다. GM은 태아와 신생아에서 나타나는 가장 대표적인 움직임패턴이다. 다양한 속도와 범위를 갖는 일련의 큰 움직임으로 신체의 모든 부분이 참여하지만 뚜렷한 연결동작은 결여되어 있다. 또한, 근육의 협응패턴은 참여근육과 활성화되는 근육의 타이밍과 정도에 따라 달라진다. GM은 생후 약 4개월까지 나타난 다음 차차 목표지향적인 움직임으로 대체된다. 신경망을 생각해보면, GM에서 목표지향적인 행위로 차차 달라지는 것은 커다란 GM 신경망이 여러 개의 보다 작은 신경망으로 분화 발전되었다는 의미이다. 이런 작은 신경망은 일차신경레퍼토리를 구성하여 팔과 다리의 목표지향적인 움직임과 자세조절 같은 특정 운동행위를 조절한다.

② **선택** Selection

유아기에 기능에 맞는 선택의 과정이 이루어진다. 선택과정은 능동적 시행착오에 따른 경험과 관련된 감각정보를 바탕으로 발달한다. 신경집단선택이론에서는 움직임을 운동단위(motor unit)로 설명한다. 예를 들어, 성인의 팔 뻗기는 보통 1개의 운동단위로 구성되어 움직임을 수행할 때 한 번의 가속기와 감속기를 선택한다. 반면, 생후 4~5개월 된 유아가 손을 뻗어 잡기를 시작할 때는 다양한 뻗기의 레퍼토리가 나타나는데 1~2개의 운동단위를 선택하여 팔을 쭉 뻗거나 여러 개의 운동단위를 선택하여, 즉 팔을 여러 차례 돌리면서 뻗는 등 다양하다. 생후 7~8개월이 되면 2개의 단위, 즉 크게 팔을 뻗는 단위와 작게 조정하는 단위를 선택하여 팔을 뻗는다. 두 살이 되어서야 비로소 어른과 같은 1개의 운동단위로 팔을 뻗게 된다.

배밀이를 하는 동안 팔과 다리의 움직임은 매우 다양하다. 양손과 양 무릎으로 네발기기를 하게 되면 변이가 급격히 감소하면서 효율적인 패턴으로 상호교대적인 패턴의 네발기기가 발달한다. 이후 몇 주에 걸친 연습을 통해 차차 능숙하게 네발기기를 하게 된다. 여기서 분명한 것은 배밀이를 한 아기가 배밀이 단계를 건너뛴 아기보다 능숙하게 네발기기를 한다는 점이다. 배밀이 시기의 경험이 일차신경레퍼토리를 탐색하는 최적의 조건을 제공하고 신경활동패턴을 선택하여 가장 효율적으로 네발기기를 하게 된다. 다른 예로써, 초기 보행이 시작될 때 발딛기 패턴은 발가락, 발바닥 또는 발뒤꿈치가 먼저 닿는 식으로 다양하다. 발뒤꿈치가 먼저 닿는 것이 가장 효율적인 패턴으로 보행이 시작되고 약 4개월 후부터 다수의 아이가 이 패턴을 선택하며 생후 2년이 되면 거의 모든 아동에서 발뒤꿈치 닿기 패턴이 발달한다.

선택과정에서 운동행위의 변이가 감소되고 움직임의 이행단계가 유도된다. 예를 들어, 자세조정의 다양성은 약 1년 6개월에서 2년 정도 계속되지만 네발기기에 필요한 협응력의 변이가 감소되는 기간은 짧은 편으로 일차다양성 단계에서 순식간에 이차다양성 단계로 이행된다. 자세조절에서 변이감소단계가 비교적 오래 지속되는 것은 서기와 걷기가 처음 나타나는 단계에서 신체의 균형을 유지해야 하는 과제의 어려움(속성)과 연관 있다. 일시적인 변이의 감소단계를 거쳐 이차다양성 단계가 시작된다.

③ 이차다양성Secondary variability

이차적 겉질 및 겉질하(subcortical) 레퍼토리가 발달하는 시기이다. 이차다양성은 광범위한 시냅스재구성, 시냅스배출(synapse elimination)과 연관이 있다. 겉질 및 겉질하레퍼토리가 형성되는 시기는 비교적 긴 편으로 이차적 신경망이 각 특정 상황에 맞는 효율적인 움직임을 발달시키기 위해서는 수 년의 시간에 걸쳐 많은 경험과 연습을 필요로 하기 때문이다. 예를 들어, 한 아이의 특정 운동행위를 새로운 상황에 완전히 전이(transfer) 및 적응시키려면 많은 양의 경험과 연습이 필요하다. 이차다양성 또는 적응다양성 시기가 시작되면 단일운동과제에 대한 효율적인 운동레퍼토리가 다양하게 발달한다. 즉, 요구되는 기능과 유사한 연습이 이루어졌을 때 가장 효율적인 운동 전략을 이끌어낼 수 있다. 기능에 따른 움직임의 레퍼토리는 생후 2~3년 사이에 폭발적으로 발달하기 시작하여 성인기가 될 때까지 계속해서 성숙된다.

신경집단선택이론에서 발달은 전적으로 유전적으로 정해진 신경학적 지배만 받는다거나 전적으로 환경의 지배를 받는 것이 아니라는 점을 강조한다. 그 대신 발달은 유전적 코딩과 환경 간의 복잡한 작용의 결과로 본다. 신경집단선택이론에서는 초기발달시기의 뇌병변에 따른 비정상적인 운동발달을 운동전략적 레퍼토리와 상황에 맞는 다양한 운동행위가 제한적이라는 관점으로 본다. 특히, 운동행위가 제한적이므로 감각정보의 처리능력이 감소되고 레퍼토리가 감소되므로 상황에 맞는 최상의 운동해결전략을 선택할 수 없게 된다. 이처럼 초기 뇌 손상으로 인해 최상의 움직임을 수행하지 못하는 유아들은 정상적으로 발달하는 아기들과는 다른 형태의 운동전략을 선택할 수밖에 없다. 감각정보처리에 손상이 있는 유아들이 일상에서 요구되는 적합한 운동전략을 선택하기 위해서는 정상유아에 비해 수백, 수천 배의 능동적인 운동경험이 필요하다.

앞에서 소개했던 네덜란드의 UMCG (University Medical Center Groningen)에서 개발한 COPCA는 가족중심의, 조기중재프로그램이다. COPCA는 가족참여, 가족교육 그리고 신경집단선택이론의 원칙을 기본으로 하며 그 기본 개념은 다음과 같다. 첫째, 장애아동의 운동패턴, 즉 질적인 부분은 정상아동과 다르지만 기능적 수행력이 보다 중요하므로 큰 문제로 여기지 않는다. 둘째, 발달은 능동적 움직임에서 나오는 시행착오의 결과이다. 여기서 '시행착오'는 실패가 아닌 능동적인 학습과정으로 본다. 셋째, 보호자의 구두적 격려 또는 비구두적 표현(안아주기, 터치하기) 같은 되먹임은 운동학습능력의 향상에 매우 유용하다.

이상의 내용을 정리해보면, 앞에서 설명한 각 3가지 이론별로 소아치료의 평가 및 중재의 근거를 찾을 수 있다. 신경성숙이론에서 유아의 운동발달이정표의 가이드라인과 유용한 반사검사가 발달하였고, 역동체계이론에서는 사람체계의 한 요소인 중추신경계 이외의 환경과 과제요소들을 평가함으로써 치료사는 치료전략을 확대해 나갈 수 있다. 마지막으로, 신경집단선택이론은 유전적 코드와 환경의 중요성이 적절히 조화된 것으로 자가-탐색, 도전 그리고 시행착오 등을 강조한 운동학습이 이루어져야 한다.

(4) 현재의 운동조절에 대한 견해

현재의 운동조절에 관한 연구들의 공통적인 전제는 움직임의 시작과 실행에 여러 가지 요인들이 서로 영향을 미친다는 것이다. 움직임에 영향을 미치는 주요 변수는 감각운동변수(sensorimotor variables), 역학변수(mechanical variables), 인지변수(cognitive variables) 그리고 과제난이도 등이다.

① 감각운동변수

신경계통에서 이루어지는 생리적 기전 또는 과정을 말한다. 중추유형발생기(central pattern generators, CPGs)는 대표적인 감각운동변수의 예이다. 중추유형발생기는 단일운동신경의 활동타이밍을 선택함으로써 움직임이 일어나는 동안 근육 활동패턴을 결정하는데 핵심적인 역할을 한다. 예를 들어, 중추유형발생기는 보행의 입각기와 유각기에 어떤 근육을 활성화시킬지 결정한다. 중추유형발생기는 감각정보가 주어지지 않더라도 정상운동행위에서 발생되는 것과 유사한 운동패턴이나 시너지를 발생한다. 하지만, 중추유형발생기가 리드미컬한 움직임을 결정하는 시너지를 결정하는 유일한 요소는 아니다.

② 역학변수

아이가 자라면서 신체 부위의 길이와 신체분절별 무게중심점이 달라진다. 이러한 변화는 움직이는 동안 중력과 마찰력에 따른 힘의 발생에 영향을 미쳐 움직임을 보조하기도 하고 방해요인으로 작용하기도 한다. 근육 · 골격조직의 점탄성(viscoelastic properties)도 움직임을 조절하는 중요한 역학 변수이다. 전문적인 견해에 의하면, 수동탄성은 에너지를 흡수하고 분배하는 식으로 움직임에 작용하며 움직임 실행에 필요한 신경프로그램의 요건들을 줄여준다.

③ 인지변수

수행력을 최적화하기 위한 추론, 기억 또는 판단과 같은 의식 및 무의식적 과정에 의존하는 변수들을 말하며 각성수준, 동기, 예측적 자세조정(anticipatory postural adjustment, APA) 또는 피드포워드 전략, 피드백의 선별능력, 연습, 주의력 그리고 기억 등이 포함된다.

④ 과제난이도

안정성 과제 대 운동성 과제, 개방과제 대 폐쇄과제, 동작과제 중에 물체조작의 유무, 동작과제와 주의력의 연관성 그리고 불연속 동작과제 대 연속 동작과제 등으로 분류된다.

2) 운동학습

운동학습(motor learning)은 움직임을 획득하거나 수정하는 것이다. 운동기술을 일정한 기간에 걸쳐 제대로 학습하는 데는 많은 요인들이 영향을 미친다. 특히 유아에 있어서는 동기와 각성수준이 매우 중요하다. 동기는 움직임을 실행하기 위한 선행적 필수요인이다. 유아의 각성수준은 환경에 주의를 기울여 움직이고 탐색할 수 있는 동기가 유발될 수 있는 정도여야 한다. 하지만 각성수준이 지나치게 높으면 짜증을 내기 쉽다. 각성수준이 적절할 때 주변에 대한 호기심이 생기고 신체조절에 대한 의지 그리고 운동기술이 효율적이고 자동화될 때까지 반복하면서 즐거움을 느낄 수 있다.

현재까지 나와 있는 연구결과들을 바탕으로 운동학습의 정의, 운동학습의 전이(transfer), 운동학습의 단계, 연습방법(practice method), 되먹임전략(feedback strategies) 그리고 임상에서 유용한 운동학습 원칙 등에 관해 알아보도록 한다.

(1) 운동학습의 정의

운동학습은 다음과 같은 네 가지 개념을 포함한다. 첫째, 운동학습의 대상은 일상생활에서 의미있는 운동과제(자세와 움직임)를 학습하는 것이다. 둘째, 운동학습에는 경험과 연습이 필요하다. 셋째, 운동학습 성취의 여부는 직접적으로 측정할 수 있는 것이 아니라 일상의 요구(맥락)에서 이루어지는 행위를 통해 확인한다. 예를 들어, '앉은 자세에서 일어서기' 운동과제가 학습되었는지 일상의 맥락에서 확인할 수 있다. 아이가 놀이터 벤치, 식당의 의자 또는 화장실 변기에서 필요에 의해 자동적으로 앉은 자세에서 일어서기를 수행한다면 이는 운동학습이 되었다고 볼 수 있다. 넷째, 운동학습은 평생에 걸쳐 영구적인 변화(학습)가 일어나는 것이다. 즉, 특정 운동과제를 일상의 맥락에서 필요할 때 마다 자동적, 습관적으로 수행할 수 있게 되는 것이다.

실제 소아치료 사례에서 손을 뻗을 때 어깨가 뒤로 당김(retraction)되는 아이를 어깨 내밈(protraction)이 되도록 핸들링하는 것은 학습이 아니다. 치료사의 보조 없이 필요한 순간마다 자연스럽고 자동적으로 어깨를 내밈하여 팔 뻗기를 할 때 운동학습이 된 것으로 본다.

또 다른 예로, 가위보행(scissoring gait)을 하는 뇌성마비아동을 생각해 보자. 보행훈련에서 흔히 골반을 손으로 가이드하면서 엉덩관절 벌림근의 촉진과 함께 체중이동을 촉진하는 중재전략을 사용한다. 치료시간에만 치료사의 손에 의한 가이드에 따라 보행패턴이 달라지고 혼자 걸을 때는 다시 가위보행패턴이 나타난다면 치료시간 동안 운동능력이 변화한 것일 뿐 다른 환경에서도 사용할 수 있는 수행력이 학습된 것은 아니다.

(2) 운동학습의 전이

운동학습의 전이(transfer)란 이전에 연습하거나 수행한 기술(들)이 새로운 환경 또는 새로운 기술의 학습에 미치는 영향을 말한다. 소아치료에서 운동학습의 전이가 중요한 이유는 운동기술의 학습과 조절의 근본과정을 이해하는데 유용하기 때문이다.

운동학습 전이의 종류는 다양한데 여기서는 긍정적 전이(positive transfer)에 관해서 알아본다. 긍정적 전이란 이전의 경험이 새로운 운동기술의 학습이나 수행 또는 새로운 환경에서 운동기술을 수행할 때 좋은 영향을 미치는 것을 말한다.

대표적인 운동학습이론인 슈미트 도식이론(Schmidt schema theory)을 개발한 Richard A. Schmidt에 의하면 전이의 정도는 과제의 유사성에 의해 결정되므로 과제가 비슷할수록 전이의 정도가 커진다(그림 1-8).

전통적 신경촉진접근법(neurofacilitation approaches)에서는 한 자세에서 학습한 운동기술이 다른 자세의 운동기술로 긍정적 전이가 일어난다고 가정한다. 예를 들어, 엎드려 누운 자세에서 몸통 폄을 연습하면 앉은 자세나 선 자세에서 몸통 폄에 도움이 된다

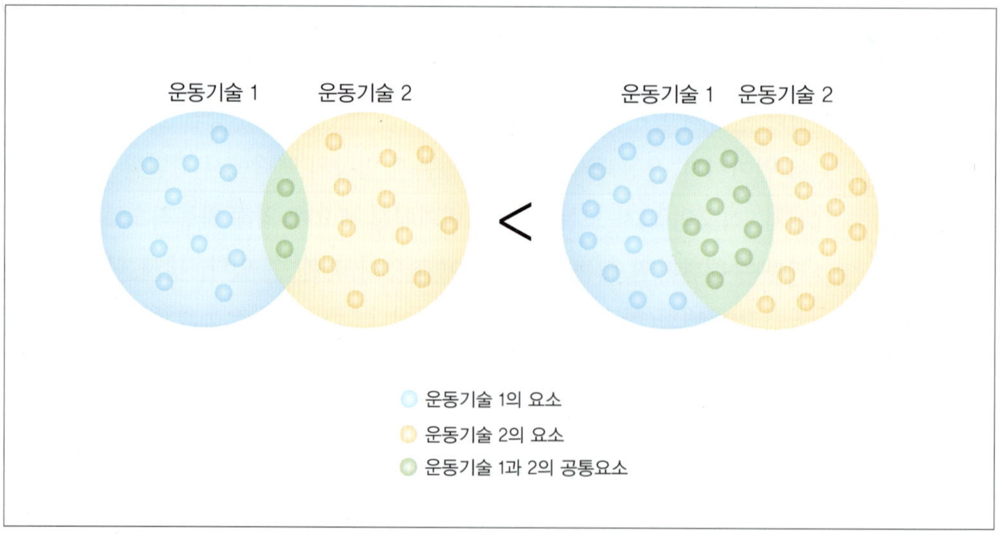

그림 1-8 운동기술 1과 2의 유사성에 따른 운동학습 전이량 비교

는 가정이다. 하지만, 역동체계이론의 관점에서 보면 엎드린 자세, 앉은 자세 그리고 선 자세에서 몸통 폄이라는 운동패턴은 유사하지만 운동과제의 다른 요소인 개인(신경 · 근육계통, 근육 · 관절계통, 감각 · 지각계통의 작용), 환경(중력의 작용), 과제 난이도 등은 매우 다르다(그림 1–9).

앞서 설명했듯이, 운동학습에서 목표하는 운동과제, 수행 환경 그리고 요구되는 인지과정 등이 유사할수록 긍정적 전이의 양이 크다.

다른 예로, 치료용 볼 위에서 균형반응을 촉진하면 마루바닥에 앉기라는 운동과제에서도 균형능력이 향상될 것이라는 가정을 들 수 있다. 외부적으로 발생된 자세동요에 대한 중추신경계의 반응은 아동 스스로 앉은 자세에서 균형을 조절하는 것과 다르며, 공 위에 앉은 자세와 마루바닥에 앉은 자세의 역학적 측면도 다르다.

미국의 유명한 발달심리학자 Karen Adolph는 경사로를 이용한 네발기기와 걷기의 운동기술 전이에 대한 실험에서 경사로를 기어서 오르고 내려올 수 있었던 유아들도 선 자세에서는 다시 경사로 걷기를 학습해야 경사로에서 보행이 이루어진다는 점을 관찰하였다. 즉, 네발기기에서 걷기로의 운동학습의 전이는 실제 과제의 연습 없이는 일어나지 않는다는 것을 증명한 것이다.

다시, 아래의 그림 1–9를 예로 들면, 앉은 자세 혹은 선 자세에서 몸통 폄의 발달을 목표로 엎드려 누운 자세에서 몸통 폄을 연습하는 것은 과제 간에 유사성이 매우 낮기 때문에 목표로 하는 앉은 자세 혹은 선 자세에서 아이의 능동참여와 함께 몸통 폄을 연습해야 한다.

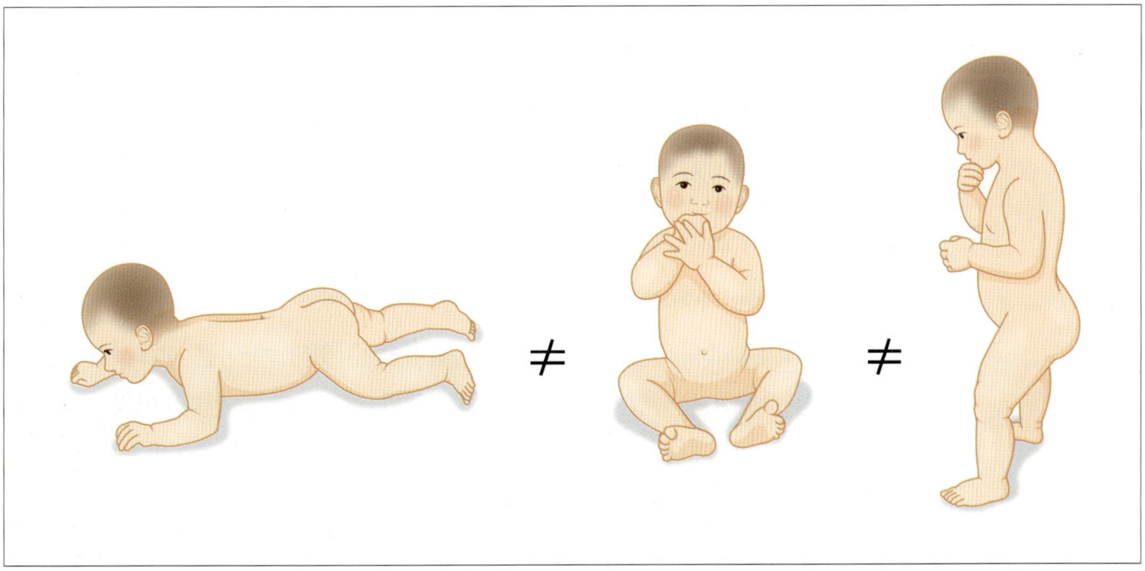

그림 1–9 엎드린 자세, 앉은 자세, 선 자세에서의 몸통 폄: 근육 · 골격계통의 요구와 중력의 작용이 상이하므로 과제 간에 유사성이 거의 없음

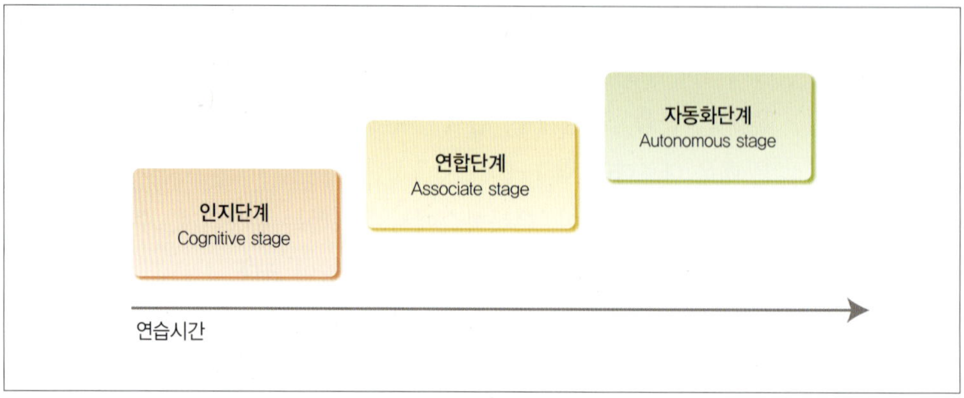

그림 1-10 Fitts와 Posner의 운동학습 3단계 모델

(3) 운동학습의 3단계 모델

운동과제 학습의 중요한 특징은 뚜렷한 운동학습 단계를 거쳐 운동과제를 습득한다는 것이다. 그 단계를 분류하는 대표적인 방법은 1967년 Fitts와 Posner의 인지단계, 연합단계 그리고 자동화단계의 3단계 모델이다(그림 1-10).

① 인지단계 Cognitive stage

학습의 초기단계로 학습할 활동의 특성과 목표를 이해하기 위하여 의식적 처리과정이 집중적으로 일어난다. 활동 목표에 관한 정보를 수집하고 목표를 달성하기 위하여 문제 해결을 시작한다. 보행을 처음 학습하는 경우 '왼발을 움직일 때 왼팔을 움직여야 하는가, 오른팔을 움직여야 하는가?', '다리는 얼마나 구부려야 하는가?'에 관한 것이다. 인지단계의 학습은 조절된 또는 폐쇄환경(closed environment)에서 하는 것이 좋다. 이 단계에서는 잦은 실수, 수행 전략 향상을 위한 반복적 노력, 관찰, 시범 모방, 피드백 처리 등 고강도의 인지작용이 요구된다. 인지단계에서는 여러 감각정보 중에서 특히 시각적 정보에 주로 의존하다.

② 연합단계 Associate stage

학습의 중간단계이다. 이전 단계에 비해 성공적인 수행과 에러를 구별할 수 있어 어느 정도는 아이 스스로 운동학습의 전략을 결정할 수 있다. 아이는 치료사가 제공하는 되먹임과 수행한 움직임 및 궁극적 활동목표와 연결지을 줄 안다. 아직은 조절된 환경에서 연습하는 것이 좋겠지만, 이 단계가 되면 이전보다 덜 구조화된 또는 보다 개방된 환경에서 운동학습이 진행된다. 연합단계에서는 인지단계에 비해 새로운 운동과제를 수행할 때 실수가 줄어들고 활동에 대한 주의력(attention)이 감소되며 반복적인 연습을 통해 활동에 필요한 운동프로그램이 정교화된다. 이 단계에서는 주로 고유수용감각에 의존한다.

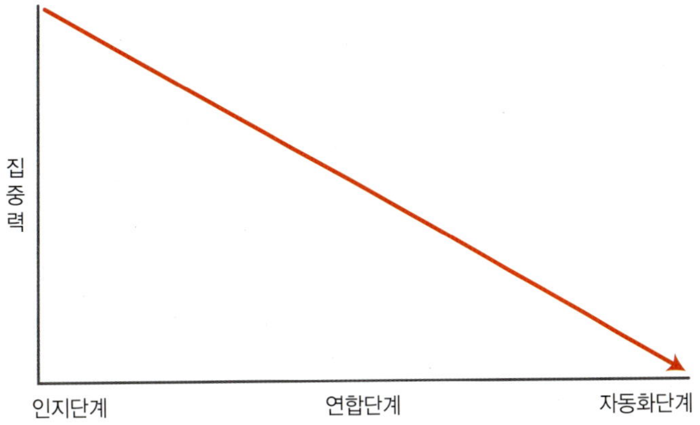

그림 1-11 운동학습 단계와 집중력의 관계

③ 자동화단계Autonomous stage

운동학습의 마지막 단계로 다양한 환경에서 과제에 대해 주의력을 기울이지 않고서도 자연스럽고 자동적으로 운동과제를 수행한다. 일상의 맥락에서 자동적으로 움직임을 수행하므로 주변의 자극들이 운동과제의 수행에 영향을 미치지 않는다. 대부분의 환경에서 거의 실수 없이 과제를 수행한다. 내재성 되먹임(intrinsic feedback)에 의존해 움직이거나 자가평가(self-assessment)가 일어난다.

그림 1-11에서 처럼 인지단계에서 자동화단계로 옮겨가면서 운동과제를 학습할 때 요구되는 주의집중력이 급격히 감소한다.

(4) 되먹임의 종류

되먹임은 운동과제를 학습하는 과정에서 중요한 작용을 하는 요인 중 하나다. 운동학습에 긍정적 영향을 미치는 동기를 유발하고 정보를 제공하는 기능을 한다. 사람은 주로 되먹임에 의해 움직임을 수정하고 적응해나간다. 물론 운동조절에는 피드백과 함께 피드포워드 기전이 작용한다. 이 부분에 대해서는 다음에 이어지는 자세조절부분에서 알아볼 것이다. 지금은 운동기능의 장애가 있는 아동과 정상발달을 하는 아동에서 되먹임의 작용이 차이가 나는지 알아본다. 2014년 뉴멕시코대학교 Patrica A. Burtner 교수 연구팀은 경직형뇌성마비아동과 정상아동 간에 되먹임이 운동학습에 미치는 영향을 비교하였다. 그 결과 뇌성마비아동도 정상아동과 비슷한 방식으로 되먹임기전이 작용하였다. 되먹임의 종류는 다음과 같이 4가지로 나뉜다.

① 내재성 되먹임Intrinsic feedback

개인의 움직임의 결과로 시각, 안뜰감각, 고유수용성감각 그리고 체성감각 등 감각

기관으로부터 제공되는 되먹임이다. 예를 들어, 한발로 섰을 때의 느낌이다.

② 외재성 되먹임Extrinsic feedback

외부에서 제공되는 되먹임으로 물리치료사가 치료시간에 제공하는 되먹임이 외재성 되먹임의 대표적인 예가 된다. 눈으로 보고 듣는 형태로 주어지며 내재성되먹임을 보조한다. 외재성되먹임은 아직 움직임에 대한 느낌을 갖기 전의 인지단계나 운동학습을 시작하는 단계에서 중요하다. 주로 구두(verbal) 및 손 접촉(manual contact) 되먹임의 형태로 이루어진다.

③ 결과지식Knowledge of result, KR

외재성되먹임에 해당하며 목표와 관련해서 수행한 움직임의 결과에 관한 정보이다. 예를 들어 '어제보다 오늘 더 잘 걸었어요'라고 운동과제의 수행 끝 부분에 성공의 여부를 알려준다. 결과지식을 바탕으로 가장 효율적인 움직임을 인식하고 수행할 수 있다.

④ 수행지식Knowledge of performance, KP

외재성되먹임으로 목적있는 움직임의 수행을 위해 사용한 운동패턴이 얼마나 정확했는가에 관한 것이다. 운동형상학적(kinematic) 되먹임과 운동학적(kinetic) 되먹임으로 나뉜다. 운동형상학적 되먹임이란 움직임의 자세, 시간, 속도, 가속도 그리고 협응패턴 등 움직임의 질적인 부분에 대해 구두로 설명하는 것이다. '우측 무릎을 과다폄(hyperextension)하지 말고 우측 발에 체중을 실으세요', '안전을 위하여 계단을 천천히 내려가세요'라고 피드백을 주는 것을 예로 들 수 있다. 운동학적 되먹임은 근육에서 발생하는 힘에 관한 것으로 '종이컵으로 물을 마실 때는 종이컵을 가볍게 잡으세요', '평행봉을 잡고 걸을 때는 손에 힘을 단단히 쥐세요'라는 식으로 되먹임을 준다.

1980년대 이전의 전통적 관점에서는 되먹임을 자주, 즉시, 정확하게 제공해야 운동학습에 긍정적인 영향을 미치는 것으로 보았다. 되먹임과 운동학습의 관계에 대한 연구에 따르면 되먹임을 자주 제공하면 움직임의 질, 즉 운동수행은 향상될 수 있지만 운동학습에는 부정적 영향을 미칠 수 있다. 아이에게 너무 빈번히 되먹임을 제공하면 아이가 실수를 감지하고 수정하는데 방해요인이 된다는 것이다. Schmidt를 인용하면 복잡한 운동과제는 보다 많은 구두 또는 손 접촉에 의한 되먹임이 필요하겠지만, 단순한 과제일 경우 되먹임을 줄여야 한다. 소아치료의 목표는 치료시간 동안 최상의 운동수행을 끌어내는 것이 아니라 학습이 최대로 일어나도록 운동과제의 연습을 구조화하는 것이라는 점을 기억한다.

(5) 운동학습방법

연습방법(methods of practice)은 운동학습에서 가장 중요한 조건이다. 연습이란 기술을 학습하거나 완벽하게 수행하기 위하여 활동을 반복해서 수행하는 것이다. 신체적 연습(physical practice)은 직접적인 신체경험과 운동감각을 자극하여 운동기술을 획득하는 데 유용하다. 정신적 연습(mental practice)은 신체적 움직임 없이 이루어지는 인지리허설(cognitive rehearsal)로 운동과제를 수행하는 모습을 상상 또는 시각화(visualization)하는 것이다.

연습방법은 다음과 같이 5가지로 나눌 수 있다.

① 집중연습 Massed practice

치료시간에 운동과제를 연습하는 시간이 휴식시간보다 길게 구성된다. 단순 운동기술의 향상을 목표로 할 때 적합하다.

② 분산연습 Distributed practice

치료시간에 휴식시간이 운동과제를 연습하는 시간보다 길거나 같다. 복잡한 형태의 운동과제를 연습할 때 에너지 소비가 크기 때문에 피로를 줄이기 위해 휴식시간이 길어야 한다.

③ 랜덤연습 Random practice

다양한 운동과제를 복합적으로 연습한다. 다양한 운동과제의 연습은 운동학습에 긍정적인 영향을 준다. 특히, 아동은 이전에 연습한 과제를 똑같이 반복하기 보다는 새로운 과제일 때 보다 관심을 갖고 참여한다. 과제의 다양성과 여러 환경에서의 연습이 단일움직임이나 동일한 환경에서 반복하는 것보다 운동학습에 효과적이다.

④ 지속연습 Constant practice

단일과제를 지속적으로 연습하는 것으로 학습에 있어서 결코 좋은 방법은 아니지만 운동연습 초기 단계에 단일한 움직임이나 기본 운동기술을 배우기에 좋은 방법이다.

⑤ 부분–전체연습 전이 Part-whole transfer

특정 운동과제 전체를 연습하기 전에 과제를 분석하여 부분으로 나누어 연습한다. 예를 들어 걷기 전에 선 자세에서 균형을 조절하고 공차기를 통해 하지를 조절하는 연습을 먼저 한다. 하지만, 이 방식이 늘 효과적인 것은 아니다. 과제의 부분을 연습하는 것도 전체 과제와 연관성이 있어야 하므로 부분–전체연습 전이의 효과는 과제의 성질에 따라 달라진다.

(6) 소아치료사를 위한 일반적 운동학습원칙

운동학습단계에 따라 전략을 다르게 한다.

① 아동이 운동학습을 할 준비가 되었는지 확인한다.

- 각성수준: 각성수준이 너무 높거나 낮으면 운동학습에 방해요인으로 작용하므로 적절한 각성수준을 유지한다.
- 인지기능: 주의집중력 및 기억력은 운동학습의 촉진요인이다.
- 아동과 소통, 격려 그리고 지지를 통해 과제 시작 및/또는 실패에 대한 두려움과 걱정을 줄여준다.

② 아동과 부모에게 학습할 운동과제에 대해 미리 알기 쉽게 설명한다.

- 왜 학습할 운동기술이 중요하며 기능적 독립성과 치료목표와는 어떻게 연관되는지 강조한다.
- 과제의 부분과 전체 간의 연관성, 현재 학습하는 것과 이전에 학습한 것 사이의 연관성을 충분히 이해시킨다.

③ 연습할 운동기술에 대한 시범(demonstration)을 보인다.

- 아이에게 연습하는 운동기술의 가장 이상적인 공간 및 시간적 수행기준을 알려준다.
- 정확한 수정기준을 제공한다.

④ 환경을 조절한다.

- 운동학습 초기에는 폐쇄환경이 중요하다. 아이의 주의를 빼앗을 만한 주변의 자극들을 줄여준다.
- 운동학습이 진행되면서 점차 열린 환경에서 다양한 주변환경을 제공하고 아이의 주의를 끌 만한 시각적, 청각적 자극들도 제공하면서 자동화단계로 학습될 수 있게 한다.

⑤ 연습시간을 적절히 계획한다.

- 운동과제에 다양한 변화를 주어 일반화(generalization) 및 장기기억화(long-term memory) 되게 한다.
- 연습하는 운동과제를 상황이 바뀌더라도 지속적으로 수행할 수 있도록 다양한 환경에서 과제를 학습시킨다.
- 지구력이 낮고 주의집중력이 떨어지는 인지손상이 있는 아이는 자주 쉬게 하면서 분산학습을 시킨다.

(7) 효과적인 운동학습을 위한 계획

운동학습에 영향을 미치는 요인은 과제, 아동 그리고 환경 등이다(그림 1-12). 운동학습의 성공은 이 3가지 각 요인의 특성에 의해 좌우되며 "모든 아동에게 적용되는 통일된 한 가지의 접근법(one size fits all approach)"은 없다.

사람요인으로는 해부학적 손상처럼 구조적 제한이나 운동손상, 동기유발 감소 같은 기능적 제한이 있다. 환경요인에는 물리적, 사회적 환경이 포함된다. 아동과 환경은 연결되어 있다. 환경 속의 물건이나 대상은 어포던스(affordances)로 아동의 움직임을 유도한다. 여기서 어포던스는 움직임을 유도하는 물건이나 사람으로 정의된다. 예를 들어, 배밀이를 하는 생후 7개월의 아기를 가정해보자. 거실 소파 위에 인형이 놓여 있더라도 소파의 높은 높이로 인해 손을 뻗거나 잡으려는 시도를 하기 어렵지만 바닥 쿠션 위에 놓인 인형이라면 손을 뻗어 잡으려고 할 것이다. 여기서 소파는 어포던스로 작용하지 못하였다. 소아치료사는 아이가 기능적 움직임을 수행할 수 있도록 환경 내에서 어포던스를 잘 조직화해야 한다.

과제요인이란 목표지향적 연습과 반복을 통해 획득 가능한 기능적 과제를 말한다. 아이 스스로 움직임을 시작하고 조절하여 능동적으로 참여할 때 만족감과 함께 기능적 과제의 학습이 이루어진다. 또한 환자중심적 목표설정이야말로 운동학습의 성공을 위한 핵심전략이다. 아이가 5살 정도라면 치료 목표와 우선순위 그리고 가장 어려운 과제가

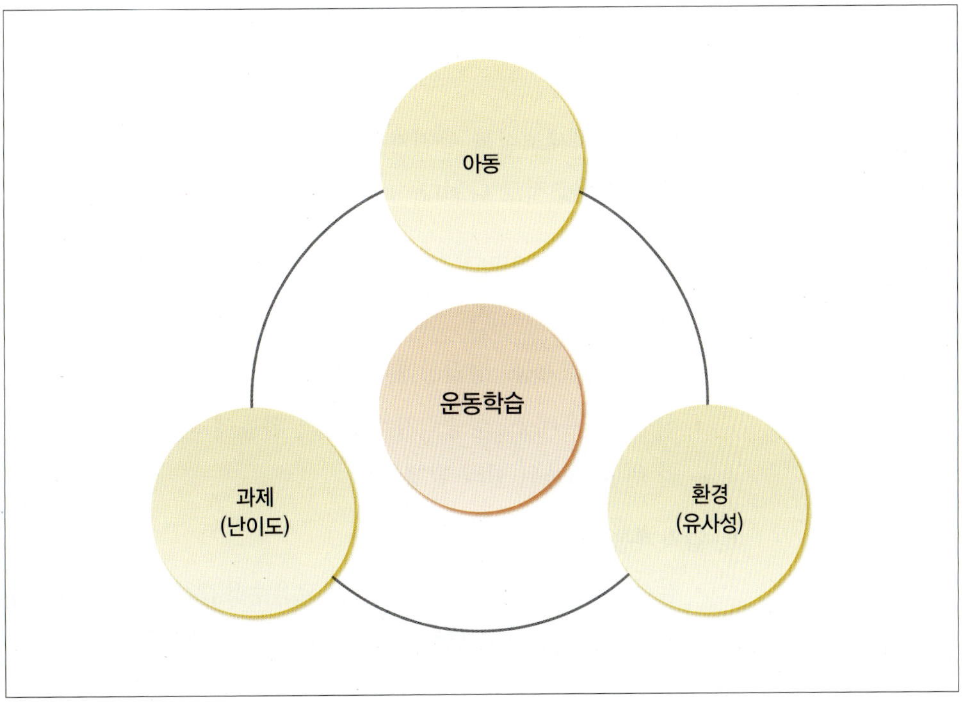

그림 1-12 운동학습에 영향을 미치는 3가지 요인

무엇인지에 관해 함께 이야기 할 수 있다.

위의 세 가지 요인들은 상호 간에 영향을 주고 받아 한 요인에 변화가 생기면 나머지 두 요인에도 작용하므로 전체 학습과정에 영향을 미친다. 이것은 반가운 소식으로 치료사가 조절할 수 있는 요소가 아동뿐 아니라 환경, 과제(난이도)까지 포함되며 그 세부구성요소까지 생각한다면 치료적 전략을 위한 아이디어와 접근방법이 매우 다양해진다.

3) 자세조절

(1) 자세조절의 정의

일상생활에 필요한 운동기술의 획득과 수행을 위한 자세조절은 공간에서 신체를 조절하기 위한 오리엔테이션(orientation)과 안정성(stability)으로 구성되며 아동의 능력, 과제요구 그리고 환경적 제한이나 어포던스와의 상호작용으로 나타난다. 자세조절을 이해하기 위하여 다음의 용어에 익숙해지도록 한다.

- 안정성(Stability): 항중력적 자세를 유지하는 능력
- 오리엔테이션(Orientation): 효율적 자세와 움직임에 필요한 신체분절들 간에 그리고 신체와 환경 간에 관계를 유지하는 능력
- 무게중심(Center of Mass, COM): 몸 전체의 무게중심점
- 중력중심(Center of Gravity, COG): 수직선상의 무게중심점
- 기저면(Base of Support, BOS): 지지면과 접촉하는 신체부분으로 정의됨
- 압력중심(Center of Pressure, COP): 지지면에 적용하는 전체 힘이 분배되는 중심

(2) 자세조절의 타입

자세조절은 정적자세조절과 동적자세조절로 나뉜다. 동적자세조절은 다시 반응성자세조절과 예측성자세조절로 나뉜다.

① **정적자세조절** Static postural control

a. **운동계통**

- 근육 · 골격계통: 정렬상태, 근력, 관절가동범위
- 신경 · 근육계통: 항중력자세근육의 활동에 의한 자세긴장도, 자세조절의 유지를 위한 협응된 힘의 발생

b. **감각계통**

- 감각통합: 중추신경계에서 시각, 고유수용감각 그리고 안뜰감각 등에서 전달된 정보를 조직화하고 통합

c. **인지계통**

- 집중력: 자세조절을 위하여 어느 정도의 집중력이나 정보처리능력이 요구됨

- 이중과제: 한 가지 이상의 과제를 동시에 수행하는 것으로 예를 들어, 걷기 훈련이라는 운동과제를 수행하면서 치료사가 전화번호를 물어볼 때 정확하게 답을 할 수 있는 인지과제를 동시에 수행하는 것
- 기능적 과제는 다중과제의 수행이 요구됨

② 반응성자세조절 Reactive postural adjustments, RPAs

반응성자세조절은 피드백기전(feedback mechanism)이라고도 한다. 집안의 히터를 피드백시스템으로 작동시킨다면 실내온도가 일정 온도 아래로 내려갔을 때 히터가 작동하게 된다. 운동조절에서는 주로 진행 중인 움직임에서 반응성자세조절이 이루어진다(그림 1-13). 고유수용감각은 되먹임의 중요한 정보로 움직이는 동안 정확하게 조화로운 방식으로 타이밍 맞게 움직임을 수정할 수 있다. 피드포워드기전으로 움직임이 빠르게 수행될 때도 고유수용감각이 피드백되지만 시간적인 제한으로 움직임을 수정하는 데는 작용하지 못 한다. 운전은 반응성자세조절의 대표적인 예이다.

a. 운동계통

- 시너지: 중추신경계의 역할을 간략화하기 위하여 함께 작용하는 근육군의 기능적 커플링(coupling)으로 작용한다.
- 기저면 고정전략
  - 발목: 무게중심의 전방 또는 후방 이동이 일어난다.
  - 엉덩이: 무게중심의 전방 또는 후방 이동이 일어난다.
- 기저면 변화전략: 발목이나 엉덩이 무게중심을 전방이나 후방으로 이동시키면서 기저면을 고정시키는 전략 대신에 발걸음을 떼거나 손을 뻗어 균형을 유지

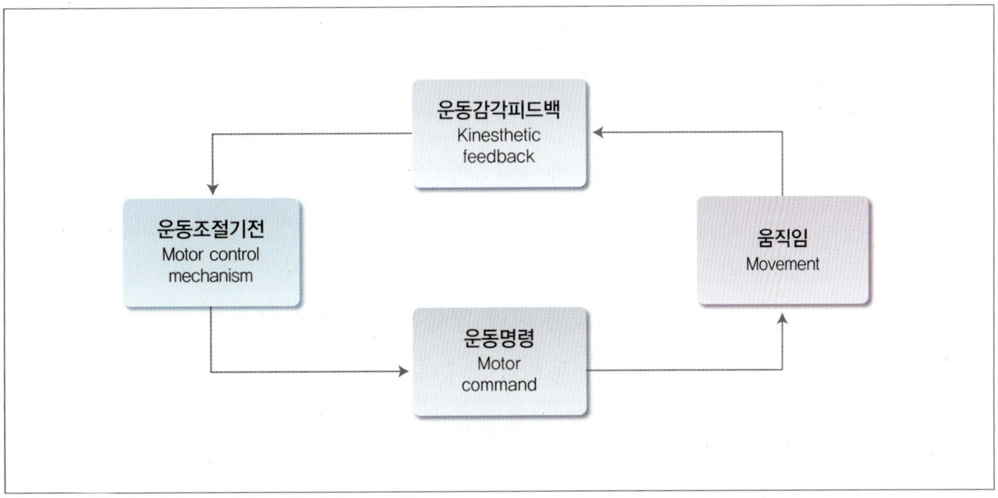

그림 1-13 반응성자세조절기전

하는 것으로 기저면이 달라지며 발걸음을 떼어 중심을 잡는 전략은 젊은 성인보다는 노인인구에서 보다 빈번히 사용하는 전략이다.

- 전방-후방 안정성: 주로 발목 및 엉덩관절에서 조절된다.
  - 발목전략: 먼쪽에서 몸쪽으로 근육이 활성화되는 패턴으로, 발목에서의 자세 동요에 따라 엉덩관절과 무릎관절이 비교적 펴된 자세를 취한다. 고정된 바닥에서 작은 자세동요에 대한 반응이다.
  - 힙전략: 몸쪽 근육들이 먼저 활성화되며, 엉덩관절에서 크고 빠른 움직임이 일어난다. 평균대 위와 같이 좁은 기저면이나 푹신한 표면 위에 섰을 때 또는 크고 빠른 자세동요에 대한 반응이다.
- 내측-외측 안정성: 주로 엉덩관절 외측과 몸통의 움직임으로 조절되며 몸쪽에서 먼쪽으로 근육이 활성화된다. 엉덩이와 발목의 움직이는 반대방향으로 머리의 움직임이 일어난다.
- 다중방향안정성: 앞뒤좌우의 자세동요를 복잡한 패턴의 근육활동으로 조절하므로 단일한 발목 또는 힙전략으로 설명할 수 없다.

b. **감각계통**

- 감각정보는 개인의 능력과 과제요구 및 환경에 기초한 정보에 따라 달라진다.
- 반응성자세조절은 주로 고유수용감각에 의존한다.
- 학습 및 신경손상 후에는 시각에 대한 의존도가 높아진다.

c. **인지계통**

- 적응(Adaptation): 자세동요가 반복적으로 일어나면 반응성 흔들림과 진폭이 감소한다.
- 예상(Anticipation): 반응은 자세동요의 크기와 방향에 대한 예측에 따라 수정된다.

③ **예측성자세조절** Anticipatory postural adjustments, APAs

예측성자세조절은 예측적자세조정이라고도 하며 피드포워드기전으로 자세가 조절된다(그림 1-14). 수의적 움직임에 앞서 자세반응이 먼저 나타나므로 움직이는 동안 안정성을 유지할 수 있다. 집안의 히터 작동기를 피드포워드방법으로 설명하면, 실내온도에 상관없이 미리 정해놓은 시간에 무조건 히터가 작동하는 식이다. 예측성자세조절은 자세동요가 클수록 증가하므로 움직임이 어느 정도 빠른 속도로 수행되고 부하가 클수록 작용빈도가 커진다. 연습은 예측성자세조절의 타이밍에 영향을 미치는데 예를 들어 어린이 축구클럽에 참여하는 아이가 축구 경험이 없는 아이에 비해 공 차기 과제에서 예측성자세조절기전이 더 빨리 작용한다. 그리고 예측성자

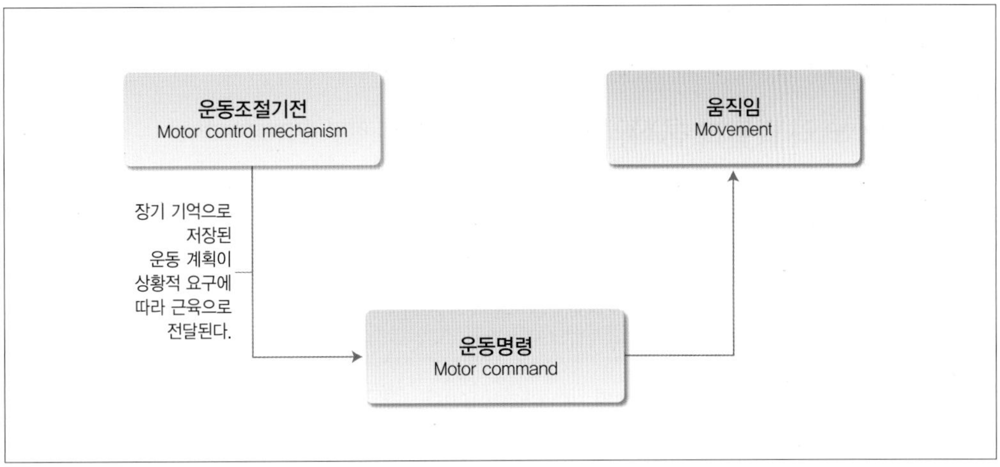

그림 1-14 예측성자세조절기전

제조절력은 지지(보조)가 제공되면 감소하는 특성을 가지므로, 임상에서 균형훈련을 할 때 항상 평행봉처럼 무엇인가를 잡고 연습한다면 균형능력은 결코 향상되지 않는다.

a. **운동계통**
- 근육활동은 반응성자세조절의 근육활동과 유사하다.
- 예측성자세조절에 관여하는 근육, 주로 자세근육은 일차주동근이 수축하기에 앞서 수축한다.
- 근육활동의 패턴은 방향, 속도, 계획된 움직임 방향, 속도 그리고 힘 등에 의해 좌우된다.

b. **감각계통**
- 시각정보로 예상되는 움직임에 대한 동요 및 힘의 정도를 예측한다.

c. **인지계통**
- 예측성자세조절은 연습을 통해 보다 빠르게 일어난다.

감각계통은 자세조절 발달에 중요한 역할을 한다. 유아들은 생후 1년 동안 주로 시각정보를 통해 앉은 자세에서 네발기기로 이행, 네발자세에서 선 자세로 이행 그리고 걷기와 같은 자세와 움직임을 조절한다. 어린 유아에서 시각을 차단하면 안뜰계통이 활성화되어 자세오리엔테이션에 대한 되먹임으로 작용한다. 고유수용성감각은 팔 · 다리의 위치에 대한 정보를 신경계로 전달한다. 생후 1~7세까지는 자세동요가 일어났을 때 먼쪽 근육들, 특히 발목 근육들이 몸쪽 근육에 앞서 반응한다. 7세 이후로는 자세를 유지하기 위하여 몸통 폄근이 먼저 수축하여 어른과 같은 자세조절

패턴이 나타난다.

3. 뇌의 발달과 움직임 Brain development and movement

뇌의 발달은 내적 발달과 외적 발달로 나뉜다. 여기서는 뇌의 네 단계에 걸친 내적 발달의 주요 내용과 내적 발달이 이루어지는 시기별로 발생 가능한 질환에 대하여 알아보자.

1) 내적 발달

뇌의 내적 발달(internal development), 즉 기능의 발달은 크게 신경증식(neural proliferation), 신경이주(neural migration), 신경조직화(neural organization) 그리고 신경수초화(myelination) 등의 네 단계로 이루어진다. 그림 1-15에서 임신에서부터 출생 후까지 각기 어느 시기에 뇌의 특정 발달이 이루어지는지 그 시기를 확인해 보자.

(1) 신경증식

최초의 겉질신경세포는 뇌기질(germinal matrix)에서 임신 6.5주경에 출현한다. 뇌기질은 신경모세포가 분열하고 뇌실질로 이동해가는 신경세포가 증식하는 곳으로 임신 20주경에 신경세포의 증식이 완성되고 임신 23~24주에 뇌기질의 크기가 줄어들기 시작하여

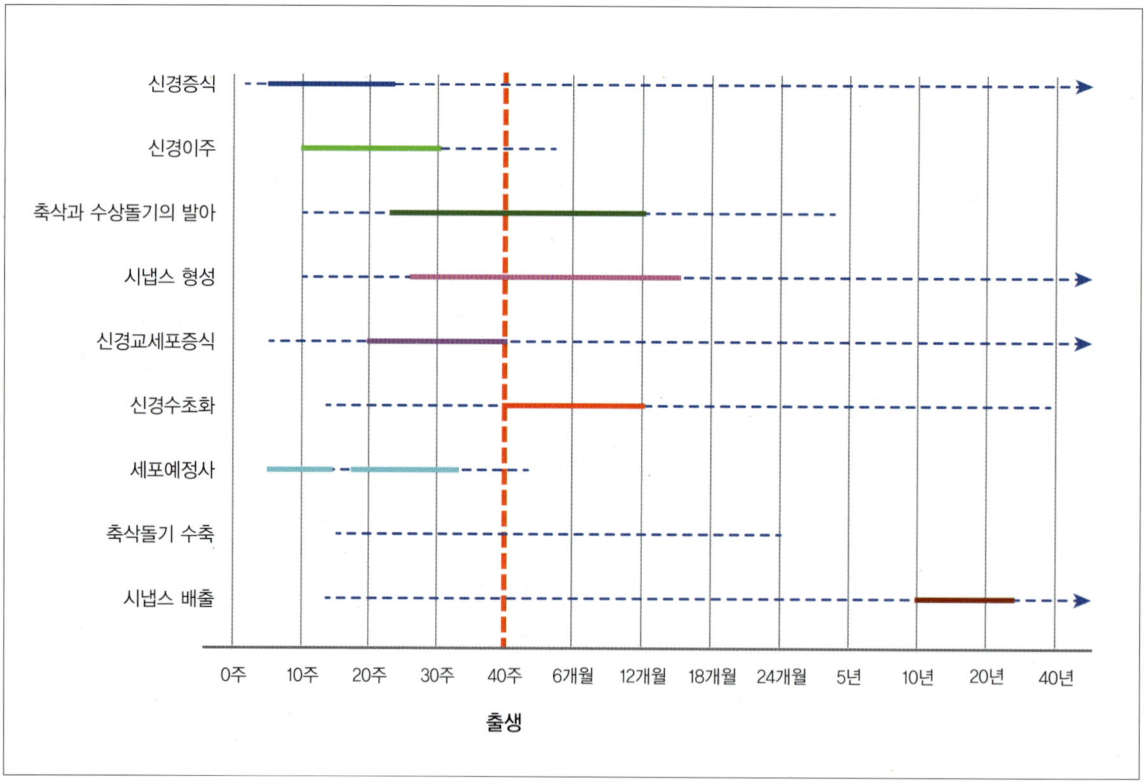

그림 1-15 뇌의 내적 발달

36주경에는 완전히 사라진다.

(2) 신경이주

수백만 개의 신경세포가 중추신경계 내의 발생지로부터 평생토록 기능을 해야 할 곳으로 이동하는 것을 신경이주라 한다.

(3) 신경조직화

인간의 뇌는 다음의 여섯 단계의 복잡한 과정을 거쳐 정교한 회로를 조직한다. 특히 생후 2~3살 경에 성인기에 필요한 시냅스의 약 2배가 생성된다. 시냅스는 발생 초기에는 유전자에 의해 새롭게 생성된 신경세포의 조절 하에 있지만, 이후에는 반복적인 경험에 의해 시냅스가 강화되고 영구화된다.

① 축삭과 수상돌기의 발아(Axon and dendrite sprouting)

② 시냅스 형성(Synapse formation)

③ 신경교세포증식(Glial cell proliferation)

④ 세포예정사(Programmed cell death)

⑤ 축삭돌기 수축(Axon retraction)

⑥ 시냅스배출(Synapse elimination)(그림 1-16)

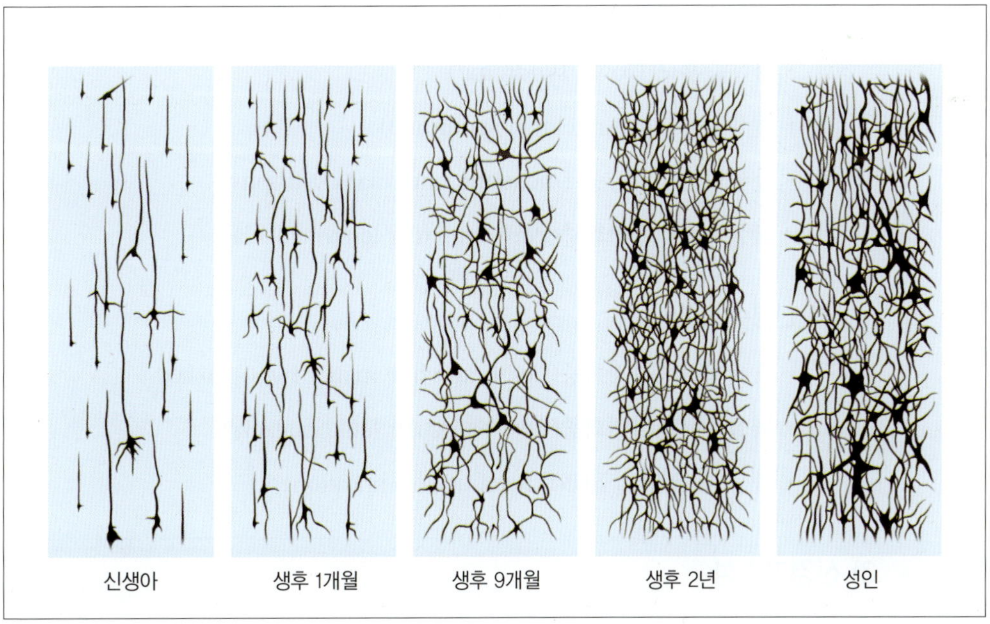

그림 1-16 시냅스배출

(4) 신경수초화

신경조직화를 바탕으로 매우 특수한 수초막이 축삭주변을 감싼다. 신경수초화는 출생 전부터 시작되어 출생 후 12개월까지 가장 활발히 진행되지만, 그 이후에도 성인기를 지난 시기까지도 지속된다.

2) 뇌의 내적 발달 시기별 질환

(1) 신경증식

- 대뇌증(Macrencephaly)
- 취약X증후군(Fragile X syndrome)
- 클라인펠터증후군(Klinefelter syndrome)

(2) 신경이주

- 분열뇌증(Schizencephaly)
- 뇌이랑없음증(Lissencephaly)
- 다소뇌회증(Polymicrogyria)

(3) 신경조직화

- 정신지체(Mental retardation)
- 취약X증후군(Fragile X syndrome)
- 레트증후군(Rett syndrome)
- 다운증후군(Down syndrome)
- 엔젤만증후군(Angelman syndrome)
- 듀센형근이영양증(Duchenne muscular dystrophy)
- 뇌실주위백질연화증(Periventricular leukomalacia)

(4) 신경수초화

- 대뇌백질형성저하증(Cerebral white matter hypoplasia)
- 뇌실주위백질연화증(Periventricular leukomalacia)
- 출생 후 영양결핍(Postnatal under-nutrition)

3) 신경가소성

신경가소성(neuroplasticity)은 신경계의 중요한 특징 중 하나로, 경험의 결과로써 뇌가 재조직화(reorganization)되는 능력을 말한다. 정상발달에서 운동기술을 학습함에 따라 신경로가 발달하며, 뇌가 손상을 입어 운동기능이 비정상적으로 발달할 경우 기능의 소실을 보상하거나 기능이 남아있는 부분이 최대로 기능을 하게 된다. 뇌는 변화에 반응하여 수정되고 경험은 이런 가소성의 촉진을 가속화시킨다. 특히 신경가소성은 뇌성마비아동, 자폐아동 그리고 주의력집중장애아동의 운동학습에서 중요한 개념이다. 현재 뇌의 자극부위, 변화에 민감한 시기, 경험의 형태와 구조적 가소성 등에 관한 연구들이 활발히 이루어지고 있다.

4. 감각계통과 움직임Sensory system and movement

우리가 물잔에 손을 뻗어 입으로 가져와 마실 때 시각, 안뜰감각 그리고 고유수용감각 등이 작용한다. 시각으로 내가 잡고자 하는 물잔을 확인(모양, 위치, 색깔, 물이 담긴 정도 등)하고 안뜰감각은 물잔을 향해 손을 뻗을 때 머리와 몸통을 똑바른 자세로 유지시켜주고 고유수용감각은 물잔을 들어 놓치지 않고 입으로 가져오는데 필요한 정보를 제공해준다. 위의 세 가지 움직임에 중요한 감각정보를 사용하는데 문제가 생기면 물 마시기를 비롯하여 핸드폰 사용하기, 사람이 붐비는 도로 걷기 또는 운전하기와 같은 일상의 기능적 기술과 축구, 탁구와 같은 일반적인 스포츠기술 등 다양한 운동기술을 실수없이 성공적으로 수행하는데 큰 어려움이 따른다.

1) 시각

시각은 자세조절을 유지하는데 매우 중요한 감각정보이다. 특히 안뜰계통에 문제가 있을 때 주로 시각에 의존해 자세를 조절한다. 시각은 생후 3세까지 협응된 자세조절 패턴의 발달에 큰 기여를 한다.

(1) 시각의 역할

첫째, 시각은 주변 상황에 관해 즉각적, 동시적 정보를 제공한다. 공간에서 물건과 사람의 위치를 파악할 수 있어 개개인의 행위 목표에 맞게 안전하게 움직일 수 있게 도와준다. 시각은 자조활동, 요리, 일 그리고 여가활동 같은 일상활동에서 대상의 위치를 파악할 수 있는 일차정보원이다.

둘째, 시각은 환경적 맥락에서 어떤 일이 일어날지 예측하게 해준다. 예를 들어, 손을 뻗어 악수를 하거나 아이가 달려올 때 다정하게 안아줄 수 있다. 시각은 움직임을 가이드해주는 감각으로 위험을 피하거나 감정을 표현하거나 일상의 활동을 수행하는 데 필요한 많은 정보를 제공한다.

셋째, 시각은 움직임을 조절하는 작용을 한다. 예를 들어 아이가 손을 뻗어 장난감을 잡을 때 공간에서 팔–손의 작용뿐 아니라 시간상으로 장난감을 잡을 손의 모양을 취하는 정확한 타이밍을 결정하는 데도 작용한다.

넷째, 시각적 피드백에 따라 움직임을 수행한 이후 그리고 수행하는 도중에도 에러를 수정할 수 있다. 예를 들어, 글씨를 쓰거나 키보드를 칠 때 읽기에 쉽고 오타는 없는지 확인할 수 있다.

다섯째, 시각은 다른 감각정보 특히 운동감각과 연관이 있다. 시각, 안뜰감각 또는 고유수용감각 중 어느 한 감각의 기능이 소실되면 나머지 두 감각들이 보상적으로 작용한다.

(2) 시각발달의 여러 측면

① **시력** Visual acuity

생후 초기에 발달하며 세밀한 공간패턴을 감지하는 능력이다. 출생 시기에는 초점거리가 10~25cm 정도지만 생후 1년 내에 빠른 속도로 성인의 시력 수준으로 발달한다. 초점거리가 길어지면서 먼 곳을 볼 수 있게 된다.

② **원근순응** Accommodation

물체의 거리에 따라 수정체의 모양을 조절하여 망막에 물체의 초점이 맺히게 되는 일련의 과정이다. 가까운 곳의 대상(물)을 볼 때 수정체에 붙은 모양체근이 수축하고 수정체가 두꺼워진다. 평소에는 이와 반대로 모양체근이 이완되어 수정체가 얇은 상태로 있다.

③ **전경–배경지각** Figure-ground perception

복잡한 지각과정이지만 어린 유아에서도 지각이 충분히 발달하므로 배경으로부터 사람과 물체를 구별할 수 있다.

④ **깊이 지각** Perception of depth

시지각분야에서 많은 연구가 이루어지고 있는 부분이다. 시지각이 작용하는 예를 들면 다음과 같다. 탁자 위의 물잔을 잡기 위해 팔을 어느 정도 뻗어야 할지(절대거리판단) 또는 2명의 친구가 저 멀리 서 있는 경우 나를 기준으로 누가 더 멀리 서 있는지를 파악(상대거리판단)하는 것이다. 생후 4개월이 되면 가까운 물체에 대한 절대거리판단 능력이 발달한다.

(3) 시각을 통한 정보전달방법

중심시야와 주변시야는 움직임의 조절에 각기 다른 정보를 제공한다. 중심시야는 시야에서 중간 2~5° 범위에 해당하는 환경 내의 정보를 감지하고 주변시야는 수평 200° 그리고 수직 160° 범위의 시각적 정보를 뇌로 전달한다. 중심시야와 주변시야 모두 걷기와 같은 일상활동의 수행에 영향을 미치는데 중심시야는 정확한 경로로 움직이게 해주고 주변시야는 주변 환경에서 일어나고 있는 일들을 모니터링하는 데 중요하다.

2) 안뜰감각

안뜰계통을 구성하는 내이의 미로(labyrinth)는 머리의 위치에 민감하다. 눈도 안뜰계통에 정보를 전달해 균형을 유지하고 몸 또는 다른 대상(물)이 움직일 때 이를 감지할 수 있다. 아기는 안뜰감각 정보의 작용으로 머리와 몸을 똑바로 유지한 상태로 움직여 환경을 탐색하고 적응하면서 기본적인 기능을 발달시켜나간다. 안뜰감각은 자세, 근육긴장도, 안구-운동조절, 반사 통합 그리고 평형반응 등의 발달에 영향을 준다. 아이가 중력에 대해 자세불안감 없이 움직일 수 있는 것도 안뜰감각의 중요한 기능으로 안정감, 균형, 자세기전, 공간지각의 발달을 비롯하여 감정적으로도 안정감을 갖게 한다. 안뜰감각이 제대로 기능을 하지 못하는 아이는 몸을 움직일 때 불안감을 느끼며 무서워한다. 예로써, 땅에서 발을 떼려 하지 않는다. 이러한 불안감은 감정의 불안정성으로 이어지기 쉽다.

일상생활에서 안뜰감각의 작용을 생각해보자. 빙판길을 걷다 균형을 잃어 머리가 뒤로 젖혀진 다음 넘어지기 직전에 몸을 똑바로 한 경험이 있다면, 균형을 유지하기 위해 안뜰감각이 작용한 것이다. 가만히 서서 위를 쳐다보면 머리 위가 위쪽이고 발 아래가 아래라는 것을 인식할 수 있는가? 당연하다고 생각하겠지만 역시 안뜰감각정보로 공간오리엔테이션이 제대로 작용한 결과이다. 소아치료 중재를 통해 제공되는 안뜰감각은 자극의 특성에 따라 자세 폄근의 활동과 각성상태를 높여주기도 하고 낮춰줄 수도 있다. 느리게, 리듬에 맞춰, 반복적으로 흔들고 뒤집는 동작은 이완과 진정의 효과가 있다. 보채는 아동을 담요로 따뜻하게 감싸고 천천히 흔들어주면 잠이 들기 쉽다. 빠르고, 불규칙한 리듬으로 자극을 주며 다양한 방향으로 움직임을 주면 각성상태와 자세긴장도가 높아진다.

3) 고유수용감각

고유수용감각은 흔히 운동감각과 같은 뜻으로 쓰이며 나와 공간, 물체 사이의 관계를 이해하고 안전하게 움직일 수 있게 해준다. 고유수용감각기는 근육, 건 그리고 인대에 위치해 있으며 관절의 움직임과 근육 길이 및 긴장도에 변화가 생기면 자극으로 작용해 관절의 위치와 움직임(방향, 속도, 기간) 그리고 근육 길이와 긴장도에 관한 정보를 뇌로 전달한다. 고유수용감각은 체중지지와 중력에 대한 움직임을 통해 발달한다. 고유수용감각은 바로잡기반응과 평형반응의 발달, 공간에서 그리고 중력에 대하여 몸의 자세와 움직임에 대한 지각 그리고 아이가 환경 속에서 움직일 때 자세 안정성을 제공한다. 자세와 움직임을 모니터링하는데 시각적 되먹임이 중요한다는 것은 이미 잘 알려진 사실이며 공간개념과 신체지각의 발달에 시각/고유수용감각 통합이 필수적인 기전으로 작용한다. 고유수용감각의 기능 장애는 안뜰감각의 기능이상과 밀접한 관계가 있는데 이것은 뇌의 정보처리 부위가 두 감각 간에 많이 겹치기 때문으로 본다. 고유수용감각의 기능장애는 아이의 운동행위를 통해 추정할 수 있다. 팔 · 다리의 움직임이 목표지점을 지나가거나(overshot) 미치지 못하고(undershot), 안정성을 갖기 위해 관절을 잠금(locking) 자세로 유지하고, 체중지지 자세에서 기저면을 넓게 갖거나 손등으로 체중을 지지하고, 근육 동시수축력, 바로잡기반응과 평형반응, 단계적 움직임의 조절 등이 부족하다면 고유수용감각정보의 처리능력에 문제가 있을 수 있다. 움직이는 것을 불안해하는 것도 안뜰-고유수용감각 처리과정의 문제와 연관이 있어 땅에서 발을 떼는 것을 두려워하고 높은 곳에 올라가지 못하고 움직일 때 감정적으로 불안해한다.

5. 신체역학과 움직임 Biomechanics and movement

1) 힘

유전적, 화학적으로 가해지는 기계적 힘은 임신 초기에서부터 발달에 큰 영향을 미친다. 근육세포는 근육에 가해지는 힘(force)의 방향대로 발달하며 근섬유의 크기와 타입은 유전암호, 나이, 성별, 움직임 패턴 그리고 근육과 관련된 다른 신체계통의 영향을 받는다. 뼈에 가해지는 근육의 인장력(tension force)은 뼈의 발달과 관절의 정렬상태에 필수적이다. 한 조직의 성장속도, 형태 그리고 부피는 이웃 조직에 가해지는 힘의 크기와 방향을 결정한다. 힘은 상지보다는 하지의 발달에 훨씬 큰 영향을 미치는 것으로 여겨진다. 자궁 내에서 다리는 팔에 비해 제한을 받기 쉽다. 하지는 성장시기에 체중을 지지하고 똑바른 자세를 유지하는 역할을 하므로 잘못된 체중지지로 지나친 힘이 가해지면 시간이 지남에 따라 자세 부정렬(malalignment) 상태가 된다. 부정렬이 있는 관절의 주변관절에 미치는 부정적 영향은 닫힌운동사슬(closed kinetic chain)에서 더욱 커진다.

2) 근력

근력은 해부학적 단면적(cross-sectional area, CSA)으로 측정하며 근 부피의 증가가 근력 발달의 중요한 요인이다. 남자는 14세 여자는 10세가 되면 성인 크기의 근 섬유가 발달한다. 근력은 두 가지 측면에서 측정할 수 있다. 첫째, 동력계(dynamometer)에 힘을 주거나 일정한 무게의 중량을 들어 직접 측정한다. 둘째, 두 명의 아동이 달리기를 할 때 누가 더 빨리 달리는지 또는 줄다리기를 할 때 누가 더 큰 힘으로 줄을 당기는지처럼 최대수행력이 기능적으로 작용할 때 운동기술의 일부로 근력을 이해할 수 있다. 이와 같이 두 가지 측면 모두에서 근력이 발달해야 악력(grip force) 점수가 높아지고 달리기 속도가 빨라지며 더 멀리 그리고 높이 점프할 수 있다.

3) 관절의 발달

관절의 유연성이 발달하는데는 기능적 움직임이 필수적인 작용을 한다. 엄마 뱃속에서 움직임의 경험이 부족하거나 전혀 없을 경우 관절에 전달되는 스트레스가 감소되어 관절이 비정상적으로 발달하기 쉬워 구축이나 탈구가 올 수 있다. 하지마비가 있는 아동의 사례에서 알 수 있듯이 오랜 기간에 걸쳐 관절에 가해지는 스트레스가 감소될 경우 다리 길이와 신장의 발달에 부정적인 영향을 미친다.

표 1-1
하지 주요관절의 발달과정

	연령	평균각도	범위
넙다리뼈-줄기 (Femoral neck-shaft) 각도	재태기간 16주	140°	130~150°
	재태기간 32주	128°	112~143°
	출생	135°	118~144°
	1~3세	145°	131~148°
	4~5세	135°	123~143°
	9~13세	135°	121~148°
	15~17세	130°	121~148°
	성인	125°	114~140°
넙다리뼈돌림 (Femoral version) 각도	재태기간 16주	12° 전경	15° 후경~30° 전경
	재태기간 32주	28° 전경	10~55° 전경
	출생	30° 전경	15~55°
	1~3세	35° 전경	20~50°
	4~5세	25° 전경	19~38°
	10~12세	25° 전경	10~35°
	13~20세	14° 전경	5° 후경~33° 전경
	성인	15° 전경	25° 후경~35° 전경
정강넙다리 (Tibiofemoral) 각도	출생	16° 안굽이무릎	34° 안굽이무릎~0° 밖굽이무릎
	6개월	12° 안굽이무릎	-
	1세	10° 안굽이무릎	21° 안굽이무릎~13° 밖굽이무릎
	20개월	0°	-
	3세	2° 밖굽이무릎	-
	30개월	8° 밖굽이무릎	20° 안굽이무릎~20° 밖굽이무릎
	3세	10° 밖굽이무릎	-
	4세	9° 밖굽이무릎	-
	5세	7° 밖굽이무릎	13° 안굽이무릎~19° 밖굽이무릎
	6세	6° 밖굽이무릎	4° 안굽이무릎~17° 밖굽이무릎
	7~13세	5° 밖굽이무릎	0° 안굽이무릎~11°(14°) 밖굽이무릎

4) 뼈의 발달

뼈는 매우 역동적인 조직으로 약간 고강도로 일정한 수준으로 기계적 스트레스가 가해졌을 때 밀도가 증가된다. 매우 고강도 또는 저강도의 힘에 대해서는 뼈 내부적으로 재흡수가 이루어지므로 뼈의 밀도는 오히려 감소한다. 막내골화(intramembranous ossification) 또는 연골에서 뼈로 발달하기 위해서는 긴장감(tension), 압박, 특히 근육이 가하는 염전력(torsional force)이 중요하다. 즉, 체중지지는 뼈의 발달과 정렬에 영향을 주며, 뼈의 밀도를 유지하기 위하여 능동적인 근육의 수축력이 뼈에 전달되어야 한다.

위와 같이 근육, 관절 그리고 뼈의 복합적인 작용에 따른 하지 주요관절의 발달과정은 표 1-1에서 보는 바와 같다.

6. 문화적 차이와 움직임 Cultural differences and movement

발달은 개인, 가족 더 나아가서는 아동이 성장하는 사회공동체의 영향을 받는다. 간단히 말해서 생물학적 차이와 양육방식은 운동발달에 큰 영향을 미치며 생후 첫 2년 동안은 특히 그렇다. 양육방식에 따라 유아의 발달속도가 느려지기도 빨라지기도 한다. 아프리카출생 유아들은 태어날 때부터 운동반응이 빠르고 근긴장도가 상대적으로 높고 굽힘근의 조절력이 우세하며 항중력 활동을 강조하는 양육방식으로 인해 대운동기술의 발달이 촉진된다. 아시아유아들은 출생 시 근긴장도가 상대적으로 낮고 이동능력기술이 다양한 편이다. 약 12%의 유아에서 네발기기나 배밀이단계를 거치지 않고 바로 보행을 하며 운동손상이 없는 경우에도 앉아서 엉덩이로 밀고 이동하거나 낮은 포복형태로 기기를 하는 운동전략을 사용한다.

요점정리

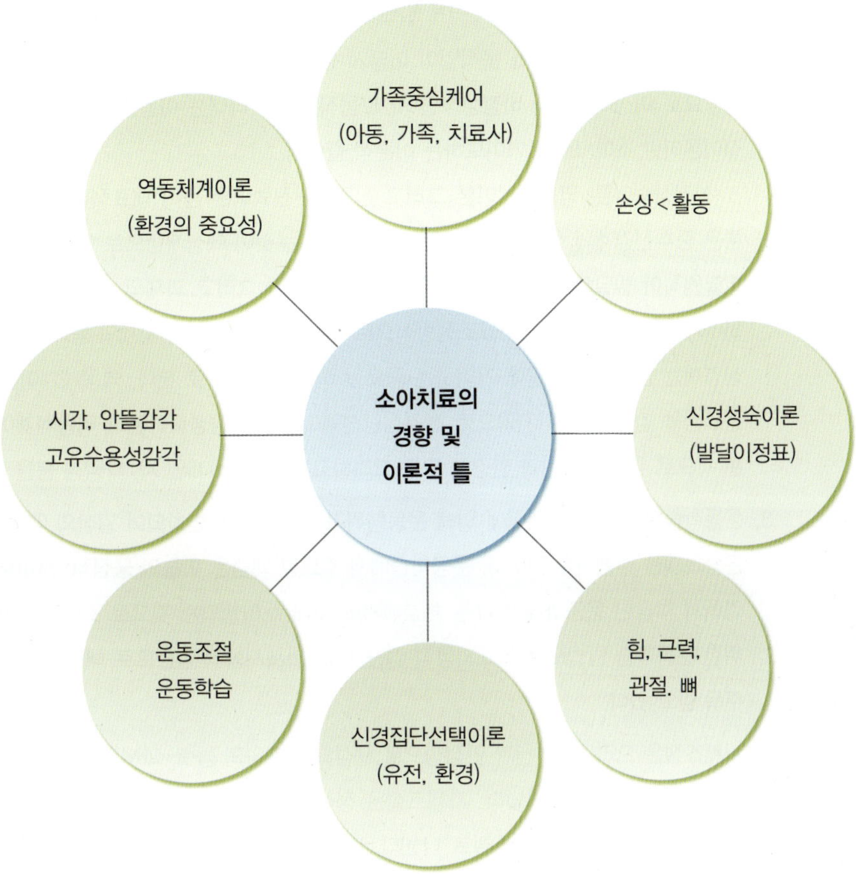
소아치료의
경향 및
이론적 틀
가족중심케어
(아동, 가족, 치료사)
손상 < 활동
신경성숙이론
(발달이정표)
힘, 근력,
관절, 뼈
신경집단선택이론
(유전, 환경)
운동조절
운동학습
시각, 안뜰감각
고유수용성감각
역동체계이론
(환경의 중요성)

1. 소아치료 키워드는 가족중심케어이다. 가족중심케어의 기본 개념은 아이와 평생을 함께 할 사람은 치료사가 아닌 가족이며, 소아치료 과정(검진, 평가, 진단, 예후 및 치료계획, 중재, 결과평가)에 걸쳐 내내 치료사와 가족의 협력이 클수록 치료에 대한 만족도가 높아진다는 것이다.

2. 운동조절이론이란 자세와 움직임이 어떻게 만들어지고 발달하는지에 관한 것으로 정상 운동조절이론을 바탕으로 미성숙하거나 비정상적인 자세/움직임을 나타내는 아동을 평가 및 치료한다. 한마디로 운동조절이론이란 소아치료를 가이드하는 이론적 틀이다.

   신경성숙이론, 역동체계이론 그리고 신경집단선택이론 등이 대표적인 운동조절이론이다. 신경성숙이론은 중추신경계의 성숙으로 움직임이 발달한다는 것이 핵심개념으로 이 이론으로부터 발달이정표, 운동발달원칙이 발달하였다. 역동체계이론은 아동, 환경 그리고 과제의 세 체계와 각 체계를 구성하는 많은 하부체계 또는 요인들이 자율조정방식으로 서로 영향을 미치며 자세와 움직임이 발달한다는 것으로 중추신경계는 움직임의 발달에 기여하는 중요한 하나의 요인으로 본다. 역동체계이론에서는 환경(예: 연습)의 중요성을 강조한다. 마지막으로 신경집단선택이론은 신경성숙이론과 역동체계이론이 적절히 조화를 이룬 것으로 유전적 영향과 환경을 모두 고려하고 발달 상의 개인 차, 다양성 등을 강조한다.

3. 운동학습은 연습이나 경험에 의해 운동행위가 영구적으로 변화되어 일상의 맥락에서 자동적, 습관적으로 운동과제를 수행하는 것이다. 운동학습에서 주요한 개념은 학습의 긍정적 전이이다. 긍정적 전이란 한 환경에서 학습한 운동과제가 다른 환경에서도 그대로 이행되는 것으로 소아치료의 목적이기도 하다. 이를 위한 운동학습 방법으로 목표지향적 접근 또는 과제지향적 접근으로 대표되는 활동중심중재의 중요성이 주목 받고 있다.

4. 자세조절은 오리엔테이션과 안정성으로 구성되며 개인의 능력, 과제요구 그리고 환경적 제한이나 어포던스의 상호작용으로 나타난다. 자세조절은 정적자세조절과 동적자세조절로 나뉘고, 동적자세조절은 반응성자세조절과 예측적자세조절로 나뉜다. 반응성자세조절은 피드백기전으로 예측적자세조절은 피드포워드기전으로 자세를 조절하며 운동계통, 인지계통 등이 통합적으로 작용한다.

5. 뇌의 발달은 그 자체로 또는 한 요인으로 움직임의 발달에 영향을 미친다. 뇌의 발달은 구조의 발달과 기능의 발달 즉, 외적 발달과 내적 발달로 나뉜다. 내적 발달은 크게 신경증식, 신경이주, 신경조직화 그리고 신경수초화 등 4단계로 이루어진다. 각 뇌의 발달시기에 따라 정신지체, 다운증후군 또는 뇌이랑없음증 같은 운동기능장애를 동반하는 선천성신경질환이 발달한다.

6. 감각계통 중에서 시각, 안뜰감각 그리고 고유수용감각은 움직임의 발달과 매우 밀접한 연관이 있다. 특히 출생 초기에는 주로 시각에 의존하고 연령이 높아짐에 따라 고유수용감각에 의존하여 일상의 움직임을 수행한다. 안뜰감각은 몸을 똑바른 자세로 유지하여 균형조절에 기여하고 움직이면서도 두 눈으로 초점을 맞춰 대상을 응시할 수 있게 해준다.

7. 근육 · 골격계통의 기능, 특히 근육의 힘 발생, 관절의 유연성 그리고 뼈의 정렬상태 등은 움직임의 발달에 직접적인 영향을 미친다.

연습문제

1. 가족중심케어에 대해 설명하시오.

2. 생후 4개월 유아의 치료를 위한 반사검사와 발달상태를 평가하려고 한다. 이의 수행을 위하여 주로 의존해야 하는 운동조절이론은 무엇인가?

3. 역동체계이론을 바탕으로 뇌성마비아동의 치료를 계획할 때 아동, 과제 그리고 환경체계를 구성하는 각 하위체계 또는 요인을 기술해보시오.

4. 운동학습에서 긍정적 전이가 이루어지기 위한 운동학습 방법에 대해 설명하시오.

5. 뇌의 내적 발달과 움직임의 발달 간의 관계를 설명하시오.

참고문헌

1. AdolphKE. Learning in the development of infant locomotion. MonogrSoc Res Child Dev. 1997;62:1–158.
2. Bobath B, Bobath K. (1975) Motor Development in the DifferentTypes of Cerebral Palsy.Clinics in Developmental Medicine No.75. London: Spastic International Medical Publications.
3. Burtner PA, Leinwand R, Sullivan KJ, Goh HT, Kantak SS. Motor learning in children with hemiplegic cerebral palsy: feedback effects on skill acquisition. Dev Med Child Neurol. 2014;56(3):259–266.
4. Cohen H. Neuroscience for rehabilitation. 2nd. Lippincott Williams & WilKins
5. Dirks T, Blauw–Hospers CH, Hulshof LJ, Hadders–Algra M. Differences between the family– ventered "COPCA" program and traditional infant physical therapy based on neurodevelopmental treatment principles. Phys Ther. 2011;91(9):1303–1322.
6. Effgen SK. Meeting the physical therapy needs of children.2nded. F.A. Davis Company. Phildelphia, PA
7. Hadders–Algra M. The neuronal group selection theory: a framework to explain variation in normal motor development. Dev Med Child Neurol. 2000;42:566–572.
8. Hadders–Algra M. The neuronal group selection theory: promising principles for understanding and treating developmental motor disorders. Dev Med Child Neurol. 2000;42:707–715.
9. Haywood and Getchell in Life Span Motor Development, 2009
10. Kenyon LK, BlacKinton MT. Applying Motor–Control Theory to PhysicalTherapy Practice: A Case Report. Physiotherapy Canada. 2010;63(3):345–354.
11. King G, King S, Rosenbaum P, Goffin R. Family–centered caregiving and well–being of parents of children with disabilities: linKing process with outcome. J Pediatr Psychol. 1999;24:41–52.
12. Missiuna C, Pollock N. Perceived efficacy and goal setting in young children. Can J OccupTher. 2000;67(2);101–109.
13. Rosenbaum P. Family and quality of life: Key elements in intervention in children with cerebral palsy. Dev Med Child Neurol. 2011;53(Suppl 4):68–70.
14. Schmidt RA, Lee TD. Motor control and learning.A behavioral emphasis. 3rd ed. Champaign, III: Human Kinetics; 1999.
15. Valvano J, Rapport MJ. Activity–focused motor interventions for infants and young children with neurological conditions.Infants & Young Children. 2006;19(4):292–307.
16. Woollacott MH. Postural control and development. In: Whiting HTA, Wade MG, eds. Themes in motor development. Boston, Mass: MartinusNijhoff; 1986.
17. Zelazo PR, Zelazo NA, Kolb S. 'Walking' in the newborn. Science. 1972;176:314–315.

02

소아치료 임상의사결정

Clinical decision making in pediatric physical therapy

학습목표

1. 임상의사결정의 정의와 소아치료 임상의사결정 과정을 이해한다.
2. 아동의 기능장애를 ICF-CY 장애모델의 신체기능 및 구조의 손상, 활동제한, 참여제한, 환경 및 개인요인 영역별로 구별하여 포괄적으로 이해함으로써 아동의 주된 문제점을 찾는 방법을 학습한다.
3. ICF-CY 장애모델을 활용하여 아동 맞춤형으로 필요한 평가도구, 진단, 목표설정, 중재법 선택 등을 이해한다.
4. 소아물리치료모델로써 환자관리모델의 제6단계를 이해한다.
5. 기능상의 문제점을 확인하고 해결하는 과학적인 임상추론 방법으로 가설지향알고리즘의 단계와 흐름을 이해한다.
6. 근거의 3대 구성요소와 근거중심물리치료의 단계를 이해한다.
7. 근거중심물리치료의 수행을 위하여 논문의 활용과 함께 근거를 만드는 방법으로 사례보고 및 단일사례 연구의 기본 틀과 방법을 이해한다.
8. 소아치료에서 평가, 치료와 더불어 중요한 기록의 중요성을 이해하고 대표적인 문제해결양식으로 S.O.A.P.에 대해 학습한다.

핵심단어

임상의사결정 Clinical decision making

ICF-CY 장애모델 ICF-CY disablement model

환자관리모델 Patient/client management model

검진 Examination

평가 Evaluation

진단 Diagnosis

예후 Prognosis

중재 Intervention

결과평가 Outcomes

아동중심 가설지향알고리즘 Hypothesis-oriented pediatric focused algorithm, HOP-FA

근거 Evidence

논문근거 Paper evidence

사례 보고 Case reports

Subjective information 주관적 정보단락

Objective information 객관적 정보단락

Assessment 사정단락

Plan 치료계획단락

1. 소아치료를 위한 임상의사결정

Clinical decision making for pediatric physical therapy

'학교에서 소아치료를 배운다' 또는 '임상에서 소아치료를 한다'는 뜻은 소아치료 임상의사결정(clinical decision making)에 관해 학습하거나 실제로 수행하는 것을 의미한다. 장래에 훌륭한 소아치료사를 희망하는 학생 또는 임상치료사들이 갖춰야 하는 임상의사결정 역량으로 ICF–CY 장애모델, 아동중심 가설지향알고리즘, 환자관리모델, 근거중심물리치료, 표준화된 평가도구의 사용 그리고 기록 등에 관한 최신의 지식과 실제 적용 능력이 요구된다(그림 2–1).

2. ICF–CY 장애모델

2001년 세계보건기구에서 개발한 ICF (International Classification of Functioning, Disability and Health disablement model) 장애모델은 건강과 장애를 이해하는 국제 공통의 플랫폼으로 기능(functioning)과 장애(disability)를 기술하는 포괄적인 분류체계이다. 미국물리치료사협회에서는 ICF 장애모델을 물리치료에 통합적으로 적용하도록 하고 있다.

2007년 개발된 아동과 청소년을 위한 ICF 장애모델인 ICF–CY (International Classification of Functioning, Disability and Healthfor Children and Youth) 장애모델은 장애아

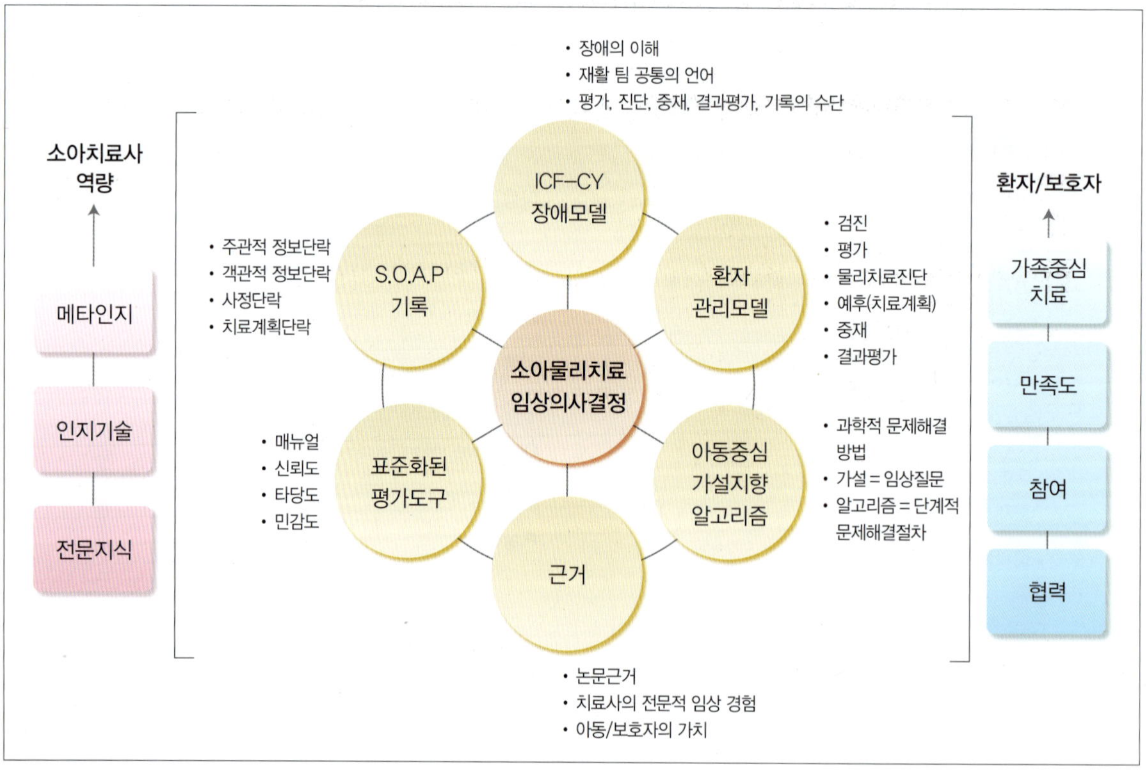

그림 2–1 소아치료임상의사결정 모델

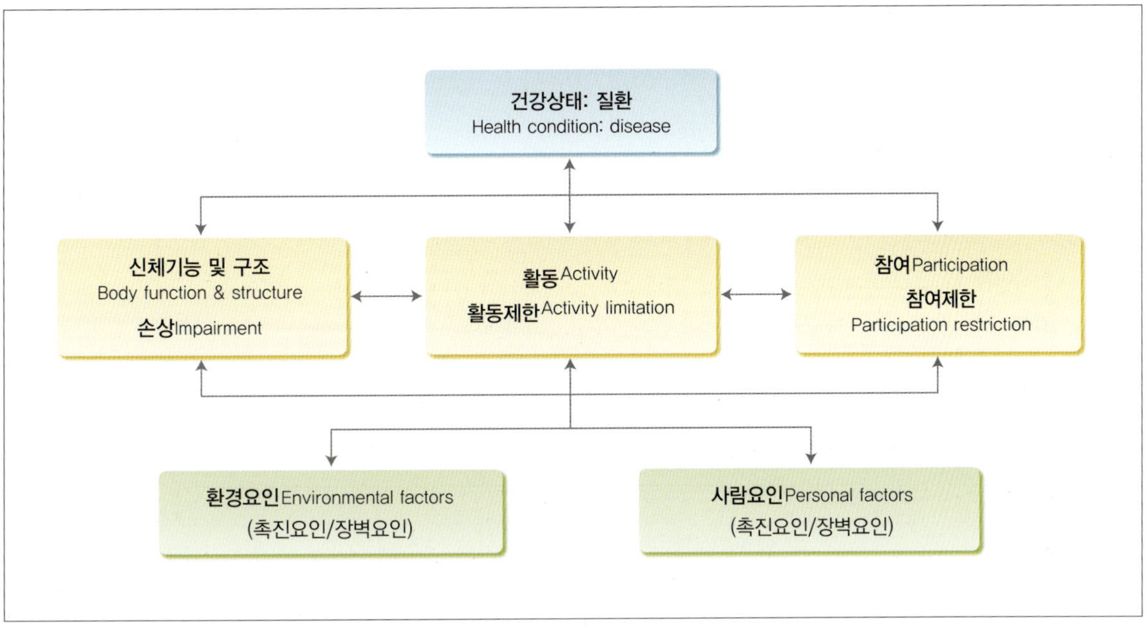

그림 2-2 ICF-CY 장애모델 영역 간의 상호작용

동이 의미있는 활동에 참여하는 수준을 높여주기 위한 임상의사결정 지침이다. 먼저, ICF-CY 장애모델의 기본 영역과 구조를 알아보자. ICF-CY 장애모델은 신체기능 및 구조의 손상, 활동제한, 참여제한 그리고 상황요인(환경요인, 사람요인) 등의 영역으로 구성되고 영역 간에 상호작용이 일어나는 양방향성(bidirectional) 모델이다(그림 2-2). ICF-CY 장애모델의 용어에 대한 설명은 표 2-1에 나와 있다.

소아치료사가 ICF-CY 장애모델을 사용하는 목적은 다음과 같다.

첫째, 운동장애아동의 기능을 유지 및 향상시키기 위한 팀 접근의 방법으로 기록과 사례 컨퍼런스(case conference)를 위하여 ICF-CY의 용어(신체기능 및 구조의 손상, 활동제한, 참여제한, 아동요인, 환경요인 등)를 사용하여 의사소통을 한다.

둘째, 운동기능장애를 포괄적이고 분석적 관점에서 이해할 수 있다.

- 기능장애를 신체계통, 사람 그리고 사회수준에서, 즉 ICF-CY 장애모델의 신체기능 및 구조의 손상, 활동제한 그리고 참여제한 영역으로 분류하여 전체적인 관점에서 바라보게 해준다.
- 치료사와 보호자가 협력적으로 아이의 기능 문제를 체크한다. 예를 들어, 신체기능 및 구조의 손상영역에서 근력약화, 활동제한 영역에서 독립적 앉기의 제한 그리고 참여제한영역에서 유치원 수업참여 제한 등을 들 수 있다. 주로 문제가 되는 부분을 바탕으로 소아치료의 방향을 정할 수 있다.

생후 14개월 된 뇌성마비아동 DA의 사례와 함께 ICF-CY 장애모델이 임상의사결정에 어떻게 적용되는지 알아보자(그림 2-4).

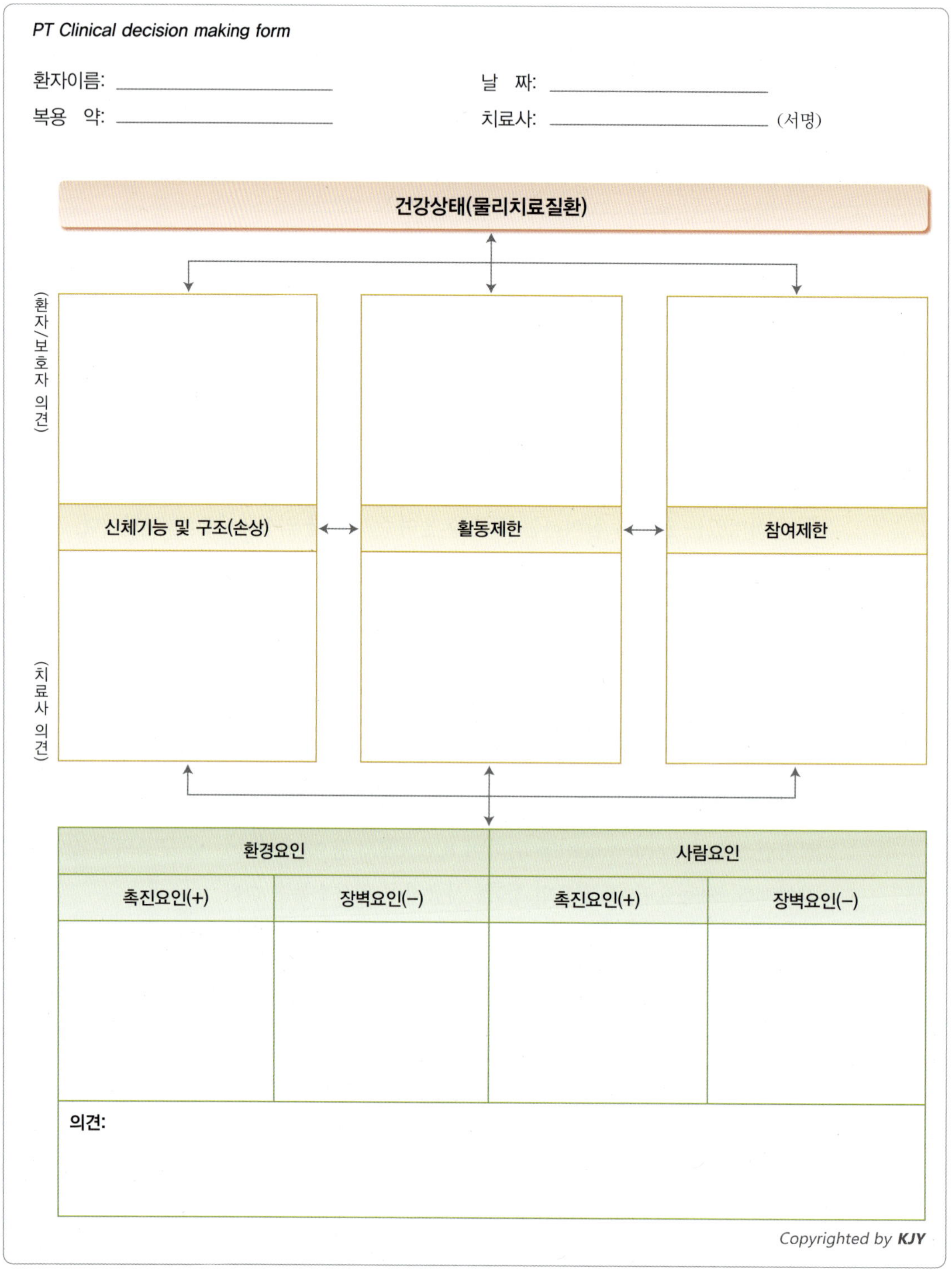

그림 2-3 ICF-CY 틀을 활용한 소아물리치료임상의사결정 초기평가양식

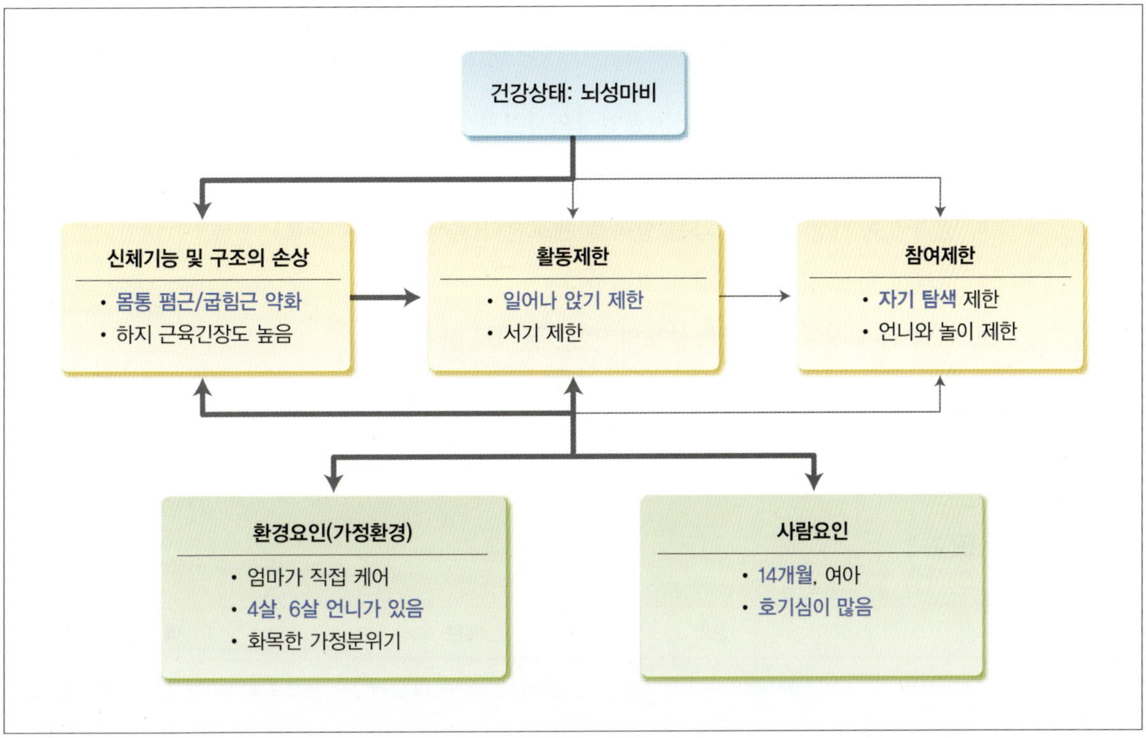

그림 2-4 ICF-CY 장애모델을 이용한 연령별 운동장애의 포괄적 이해(뇌성마비아동 DA, 14개월)

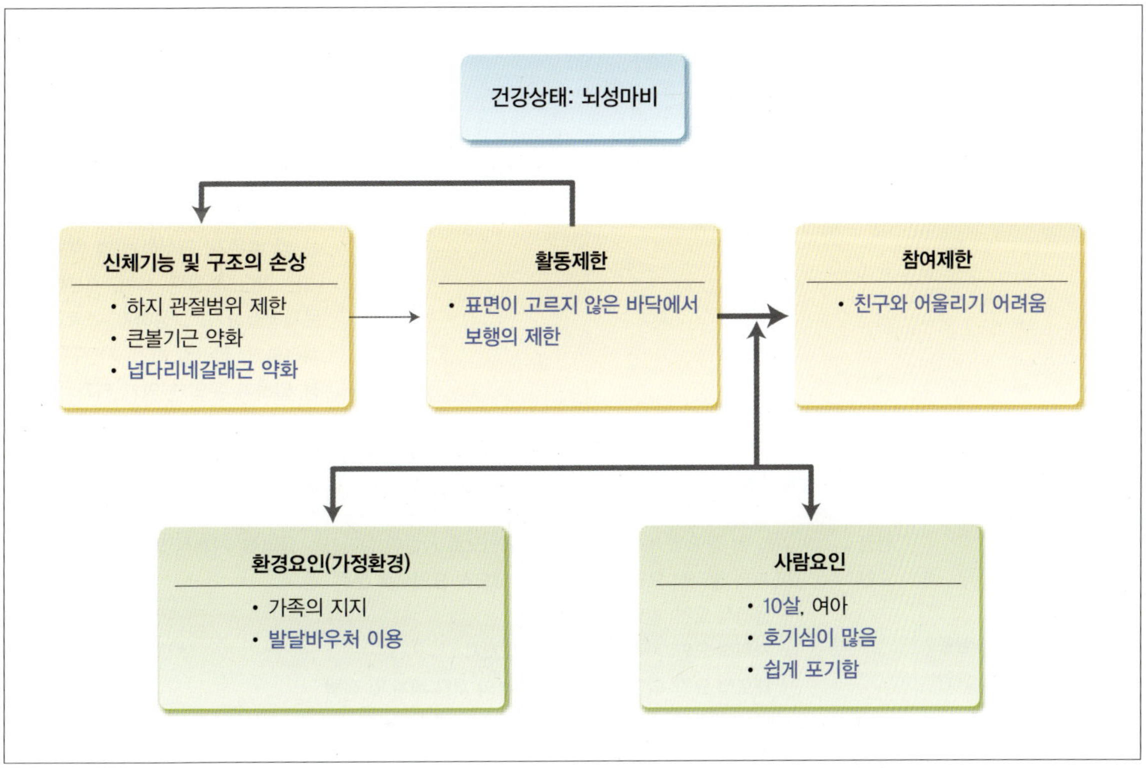

그림 2-5 ICF-CY 장애모델을 이용한 연령별 운동장애의 포괄적 이해(뇌성마비아동 DA, 10살)

- 건강상태는 뇌성마비이다. 뇌성마비는 운동기능장애가 주된 문제점으로 소아치료가필요한 대상이다.
- ICF-CY 틀을 활용한 소아치료임상의사결정 초기평가양식(그림 2-3)을 이용하여 ICF-CY 장애모델의 영역별로 문제점을 분류하여 기록한다.
- 영역별로 가장 문제가 되는 항목을 체크한다(음영 처리한 항목).
- 체크한 항목 간의 연관성을 고려한다.
- 영역 간에 상호작용을 화살표의 방향, 굵기로 표시한다.

DA의 경우 14개월이라는 뇌의 초기발달시기를 고려하면 건강상태(뇌성마비), 환경요인

표 2-1
ICF-CY 장애모델의 용어

		정의	제한	예
신체기능		신체계통의 생리적 기능	손상은 신체기능의 문제	눈으로 따라가기, 청각, 정신기능, 감각기능 및 통증, 음성 및 언어기능, 심폐계통기능, 움직임과 관련된 기능, 피부기능, 관절가동범위, 근육긴장도
신체구조		신체의 해부학적 부분(기관, 팔·다리·몸통)	손상은 신체구조의 문제	신경계통구조, 눈, 귀의 관련 구조, 음성과 언어관련 구조, 피부 및 관련 구조
활동		개인이 수행하는 과제나 행동	활동제한은 개인이 활동을 수행하는 데 어려움이 따르는 것	자세유지, 이동성(예: 뒤집기, 네발기기, 걷기, 계단 보행 등), 보기, 듣기, 대처기술, 정보 획득, 개념 획득, 읽는 법 배우기, 계산하는 법 배우기, 기본 학습, 집중력, 쓰기, 계산하기, 문제해결하기, 결정하기, 스트레스 처리하기, 집안일 하기, 사람관계형성, 말하기, 옷입기, 먹기, 타자치기
참여		삶의 다양한 상황에서 역할을 수행하는 것	참여제한은 역할수행에 어려움이 따르는 것	관계유지, 여가활동에 참여, 놀이에 참여
상황요인	환경요인	• 기능 및 장애에 미치는 외부적인 요인으로 사람이 살아가는 물리적, 사회적 또는 태도적 환경에 따라 물리적 요인, 사회적 요인, 태도적 요인으로 분류 – 물리적 요인: 빌딩의 구조, 장비 – 사회적 요인: 가족, 건강전문가의 지지 – 태도적 요인: 타인, 지역사회, 정부의 지원 체계 및 정책		
	사람요인	기능 및 장애에 미치는 개인적 요인으로 성별, 인종, 연령, 대처기술, 교육, 정신·심리적 측면, 음식 선호도, 사회적 배경 등		

(어린 언니 2명: 4살, 6살), 개인요인(연령, 호기심) 등이 신체기능 및 구조의 손상영역(몸통 근육 약화)에 영향을 미치고 이러한 손상은 활동제한에 큰 영향을 미친다. 이와 같이 아동에 대한 큰 그림을 바탕으로 필요한 평가도구, 평가결과에 따른 주된 기능장애 진단, 치료의 방향을 설정할 수 있다.

DA가 10살이 되면 소아치료의 초점은 지금과 달라질 것인가? 10살이라는 나이는 건강상태(뇌성마비)의 초기 뇌의 발달시기의 병변이라는 정의에 부합되지 않으므로 더 이상 신체기능 및 구조의 손상, 활동제한, 참여제한에 영향을 주지 않을 것이므로 화살표로 표시하는 상호작용 관계가 사라졌다. 이제 활동제한이 참여제한과 신체기능 및 구조 손상에 영향을 미친다는 개념으로 DA의 기능장애를 이해해야 하는 시기로 환경요인과 사람요인은 활동과 참여제한에 크게 작용한다(그림 2-5). 그림 2-4와 그림 2-5를 비교함으로써 알 수 있듯이 DA가 14개월이었을 때와 10살이 되었을 때 치료의 초점이 달라지므로 평가와 중재의 방향도 달라져야 할 것이다.

3. 소아치료모델: 환자관리모델을 중심으로
Pediatric physical therapy model: patient/client management model

과학적이고 근거중심적 소아치료는 다른 학문과 마찬가지로 개념적 모델을 바탕으로 수행된다. 여기서 소개할 소아치료모델은 환자관리모델이다. 환자관리모델은 미국물리치료사협회에서 ICF 장애모델을 기초로 하여 모든 치료환경과 물리치료가 제공되는 대상자에게 적용하도록 개발되었다. 그 구체적인 목적은 다음과 같다.

- 치료의 질 향상
- 환자의 만족도 향상
- 물리치료서비스의 활성화
- 효율성 향상 및 비공인된 치료 억제
- 예방 및 건강관리를 통한 비용 감소 촉진

환자관리모델은 소아치료를 여섯 단계에 걸친 과정으로 수행하는 실제적인 활용 모델로 검진(examination), 평가(evaluation), 물리치료진단(physical therapy diagnosis), 예후(prognosis) 및 치료계획(plan of care), 중재(intervention) 그리고 결과평가(outcomes) 등으로 구성된다(그림 2-6).

1) 제1단계: 검진

검진(examination) 단계는 병력청취, 신체계통문진 그리고 특정 검사와 측정의 선택 및 수행과정으로 이루어진다. 그림 2-3의 'ICF-CY 틀을 활용한 소아물리치료임상의사결정 초

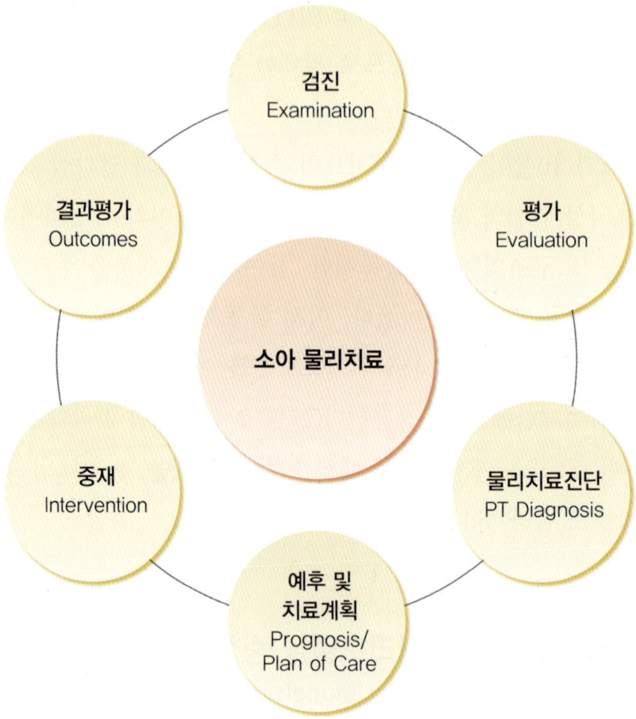

그림 2-6 소아치료수행모델: 환자관리모델

기평가양식'을 활용하여 검진을 진행하면서 그 내용을 신체기능 및 구조의 손상, 활동제한 그리고 참여제한으로 분류하여 기록한다.

① **병력청취** History-taking

아동/부모와의 인터뷰와 의무기록지 조사로 정의하며, 크게 다음의 4가지가 포함된다.

- 과거병력(Past medical history)
- 현재 건강상태(Present health status)
- 사회이력(Social history)
- 환자가 기대하는 치료결과(Patient's desired outcomes)

병력청취는 검사의 핵심요소이자 가족중심치료를 실현하는 첫걸음이다. 아동/가족, 다른 전문분야의 치료사들의 치료목표, 아동/가족의 일상생활활동 및 취미활동, 이전에 받은 치료 및 경과, 현재 받고 있는 치료, 복용 약, 수술, 집안 분위기 그리고 진단과 관련된 부모의 지식수준 등을 집중적으로 인터뷰한다.

② 신체계통문진Systems review

아동의 건강상태와 다른 의료 및 치료적 진단이나 치료가 필요한지 여부를 알아본다. 근육 · 골격계통, 신경 · 근육계통, 심폐계통, 피부계통, 발달영역계통(의사소통 수준 및 방법, 언어, 시각 및 청각, 인지발달, 운동발달, 학습스타일 그리고 놀이수준 및 형태 등) 등을 스크리닝(screening)한다. 신체계통문진을 통해 이어지는 검사와 측정에서 평가할 부분을 확인할 수 있다.

- 근육 · 골격계통: 근력, 관절가동범위, 정렬/자세
- 신경 · 근육계통: 균형, 운동학습, 운동기능, 근육긴장도, 움직임 패턴
- 심폐계통: 지구력, 심박수, 호흡수, 걷기 검사
- 피부계통: 피부상태
- 발달영역계통: 인지, 놀이, 의사소통, 사회-정서, 행위, 동기수준

③ 검사와 측정Tests and measures

인터뷰와 신체계통문진의 결과를 바탕으로 필요한 검사와 측정을 실시한다. 소아치료와 관련된 검사와 측정은 24개 범주로 이루어진다. 검진단계에서 평가(assessment)는 중재계획을 가이드하기 위한 정보를 수집하는 지속적인 과정으로 정의된다.

2) 제2단계: 평가

평가(evaluation) 단계는 검진 단계에서 수집한 정보를 바탕으로 문제점을 추론하는 비평적 사고과정으로 임상판단(clinical judgement)의 단계이다. 구체적으로, 검진단계에서 수집한 자료를 신체기능 및 구조의 손상, 활동제한 그리고 참여제한으로 조직화하여 상호영역 간에 연관성을 판단한다. 예를 들어, 초등학교에 입학 예정인 뇌성마비 AB의 독립적 앉기의 제한이라는 결과가 AB의 현재의 기능장애, 즉 손상, 활동제한 그리고 참여제한 등에 어떤 영향을 미치며 가장 상호작용이 큰 부분이 무엇인지 숙고하는 과정이다.

평가한 각각의 내용들을 위와 같이 연결지어 생각해보면 진단, 예후, 치료계획을 세우기에 매우 유용하다. 뒤에 나오는 사례 KZ에서 '평가' 단계를 어떻게 기술하는지 알아본다.

3) 제3단계: 진단

물리치료진단(physical therapy diagnosis) 단계로 아동의 운동기능장애 여부를 결정한다. 이 단계에서 기능장애가 확인된다면 소아물리치료의 대상이 된다. 물리치료진단은 의학적 진단명에 이어 손상, 활동제한, 참여제한의 수준에서 가장 문제가 되는 기능장애를 기술하는 형태를 취한다. 예를 들어, 뇌성마비(의학적 진단명)로 인한 보행장애(활동제한), 다운증후군(의학적 진단명)으로 인한 학교수업제한(참여제한) 형태로 구두로 표현 또는 기술한다.

4) 제4단계: 예후 및 치료계획

예후(prognosis) 단계에서 중재를 통한 기능향상의 수준 정도와 도달에 걸리는 시간을 결정한다. 치료계획에서는 치료목표와 예상되는 치료결과를 예측한다. 치료목표는 연령과 환경요인을 고려하여 활동 및 참여 수준에서의 기능향상을 바탕으로 신체기능 및 구조의 손상을 조절할 수 있도록 설정한다.

5) 제5단계: 중재

중재(intervention)는 치료사와 아동/보호자 간의 목적지향적이고 전문적인 상호작용이어야 한다. 소아치료 중재는 '아동/보호자, 재활 팀 간에 원활한 의사소통 및 기록', '중재(절차적 중재)' 그리고 '부모교육' 등 3가지 요소로 구성된다(그림 2-7).

6) 제6단계: 결과평가

결과평가(outcomes) 단계에서는 일정기간의 중재가 제공된 이후에 초기평가에서 검사 및 측정했던 항목, 평가도구 그리고 적용방법 등을 동일하게 하여 기능적 향상과 치료의 효능을 객관적으로 재평가한다.

7) 사례 KZ로 익히는 환자/고객관리모델의 소아치료 적용

사례 KZ는 24개월 된 오른쪽 편마비아동이다. 환자관리모델의 여섯 단계에 따라 소아치료가 어떻게 수행되는지 알아보자. 특히 다음의 내용에 중점을 두고 학습한다.

- KZ의 문제점은 무엇이며 어떻게 해결할 것인가?
- 제1단계인 검진에서 필요한 검사와 측정도구를 어떻게 선택할 것인가?

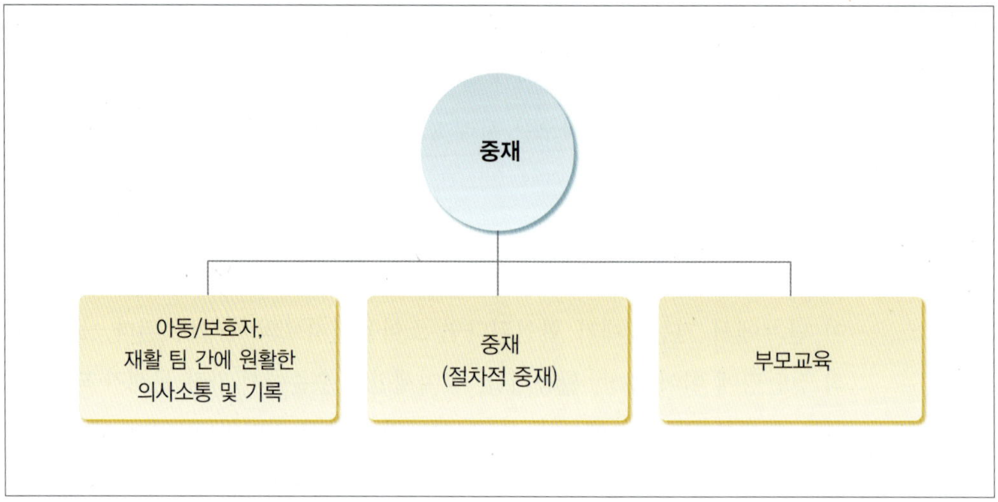

그림 2-7 중재의 3대 구성요소

■ KZ가 뇌성마비로 인한 운동장애와 감각통합에 문제가 있다는 물리치료진단은 어떻게 내릴 수 있는가?

(1) 검진

① 병력청취

먼저 KZ의 의무기록지를 검토한 다음, 부모와의 인터뷰에서 다양한 발달학적 정보를 수집한다. KZ의 부모가 주로 염려하는 부분은 무엇인지 그리고 기능장애의 원인에 대하여 대략적으로 생각해볼 수 있다. 박스 2-1은 KZ에 대한 기초정보이다.

② 신체계통문진

- 근육 · 골격계통
  - 관절가동범위: 왼쪽 정상범위, 오른쪽 약간 제한적
  - 근력: 오른쪽 근력 감소
  - 대칭성: 오른쪽 비대칭적 자세
- 신경 · 근육계통: 전체적으로 협응된 움직임; 비규칙적인 움직임; 움직임의 인식,

박스 2-1 사례 KZ의 기초정보

- **일반적 정보:** 남아, 24개월
- **사회적 이력:** 부모와 함께 살고 있음, 형이 1명 있음
- **놀이:** 연령에 적합한 놀이를 수행함
- **성장과 발달:** 생후 6개월 때 신장반사의 항진 및 팔 · 다리의 비대칭적 움직임이 뚜렷했음
- **주거환경:** 연립 1층에 거주
- **건강상태:** 가끔 감기에 걸리지만 양호함; 15개월 때 걷기 시작함; 수면 양호; 밝은 성격; 또래와 어울리지만 신체활동이 뒤쳐지거나 의사소통이 잘 안 될 경우 실망함
- **가족력:** 특이사항 없음
- **의학적 정보:** 쌍둥이 중에서 둘째로 태어났고 출생 시 체중은 1,720g이었음; 아프가스코어는 1분, 5분에 각기 1점, 9점; 신생아집중치료실 40일간 입원; 생후 2개월 때 신경학적 검사소견은 정상; 생후 6개월 때 후속검사에서 신장반사 항진과 팔 · 다리의 비대칭적 움직임이 뚜렷함
- **현재상태 및 주 호소:** KZ의 부모는 전반적 발달지연과 놀이와 자조활동에서 오른쪽 팔 · 다리를 잘 사용하지 않는 것을 걱정함; KZ는 현재 1주일에 2회 외래로 물리치료를 받고 있음; 부모는 KZ가 넘어지지 않으며 걷고, 형과의 놀이활동에서 뒤쳐지지 않고, 다른 사람들과 원활한 의사소통이 이루어지기를 바람
- **기능적 상태 및 활동수준:** 부모 보고에 의하면 KZ는 옷을 입고 벗을 때 협조하기 시작함; 화장실 사용법 훈련에 흥미를 보임; 매우 활동적이지만 형의 놀이수준에 미치지는 못 함; 가족들은 활발한 성격으로 야외활동을 즐김
- **약 복용:** 없음

타이밍, 연속동작의 어려움

- 심장혈관계통: 혈압 75/130; 심박수 100bpm; 호흡수 25bpm; 부종 없음
- 피부계통: 반흔조직 없음, 피부색깔 정상
- 발달영역계통: 의사소통, 인지, 언어, 학습방식: 표현언어발달 지연으로 주로 제스처로 의사소통함; KZ의 어머니는 홈 프로그램을 배우고 싶어함

③ 검사와 측정

인터뷰와 신체계통문진 결과를 바탕으로 어떤 검사와 측정이 필요한지 결정한다. KZ의 경우 다음과 같다.

- 신체계측학적 특성: KZ는 오른쪽 팔이 왼쪽에 비해 가늘고 작다. 키와 몸무게는 정상범주에 속한다.
- 정신기능: 인지수준 정상, 표현언어의 발달지연으로 제스처로 의사를 소통하며, 촉각자극에 대한 반응으로 활동수준이 증가한다.
- 보조도구 테크놀로지: 현재는 필요 없다.
- 환경요인: 장벽요인으로 아파트 입구에서 현관까지 계단 3개, 집안에 방문턱이 있고 놀이터에 모래가 깔려 있다.
- 보행 및 이동성: PEDI (Pediatric Evaluation of Disability Inventory, 소아장애평가) 평가 결과, KZ는 욕조에 들어가고 나오기, 집안에서 걸어서 이동하다 방향 바꾸기, 집 밖 편평하지 않은 바닥에서 보행 그리고 몸통을 똑바로 펴고 계단 오르고 내리기 등에 어려움이 있다.
- 피부통합성: 특이사항 없다.
- 운동기능(운동조절 및 운동학습): PEDI의 운동성 영역검사 결과에서 KZ는 움직임을 시작할 수는 있지만 특히 오른쪽으로 움직임을 조절하고 목적에 맞게 멈추는데 어려움이 있다. 자조활동에서 오른팔과 오른손을 움직이는 타이밍과 연결동작에 어려움이 있었다. 두 단계로 이루어지는 운동명령을 이해는 하지만, 과제의 운동요소들을 완전히 수행하지는 못한다.
- 근육수행력: 연령을 고려하여 기능적 근육검사를 하였다. 오른쪽 상지 특히 아래팔 세갈래근과 뒤침근에 뚜렷한 근육약화가 있다.
- 신경운동발달 및 감각통합: 대운동기술영역에서 보행이 가능하지만 집 안이나 집 밖의 다양한 환경에서는 안전사고를 고려해야 한다.
- 통증: 없다.
- 자세: 선 자세에서 골반이 지나치게 앞쪽 기울임되어 있고, 어깨는 뒤당김(retraction)되어 있다. 오른쪽 팔꿈치, 손목, 손가락 굽힘, 아래팔 엎침되어 있다.

- 관절가동범위: 능동적으로 움직임 수행을 관찰하고 기능적 관절가동범위를 측정하였다. 뻗기, 잡기, 엉덩관절 펴기, 몸통 돌림과 굽힘 등에서 수동적 움직임은 정상범위에 속했지만 능동적 움직임을 관찰했을 때는 제한이 있다. 능동움직임의 제한으로 양손 활동(bimanual activities)이나 오른손 사용에 어려움이 있다.
- 반사통합성: 반사용 망치로 신장반사 검사에서 오른쪽 발목, 무릎, 팔꿈치는 항진된 반응이 나타났고 왼쪽은 정상이었다.
- 자조활동 및 가정 내 활동: PEDI 자조활동영역 검사 결과, 컵을 포함한 식기 사용, 양손 씻기, 옷 입기 그리고 화장실 사용에 어려움이 있다. KZ는 집중이 요구되는 활동을 할 때 가끔씩 침을 흘리기도 한다.
- 감각통합성: PEDI 자조활동영역 검사 결과, 오른팔에 대한 인식이 부족하고 이따금씩 촉각방어적인(tactile defensive) 행동을 한다.
- 놀이: 24개월인 KZ는 형과 다른 또래와 함께 놀이활동에 참여할 수 있었지만 PEDI 사회성영역 검사 결과, 의사표현에 어려움이 있고, 동네 놀이터에서 다른 아이들보다 안전에 유의해야 한다.

(2) 평가

검진 내용에 대한 비평적 사고가 요구되는 임상판단의 단계이다. 검진단계에서 수집한 KZ에 관한 다양한 자료를 신체기능 및 구조의 손상, 활동제한 그리고 참여제한 등으로 분류하고 영역을 구성하는 항목 간에 연관성을 비교 분석하여 KZ의 문제점을 파악한다. KZ의 부모가 생각하는 치료목표가 실현 가능한 것인지 고려하여 물리치료진단, 예후, 치료계획 등을 수립한다.

KZ는 운동기능손상, 근육약화 그리고 감각인식손상 등의 문제가 있고 대운동기술과 표현언어발달에 지연이 있어 주로 제스처로 의사소통을 한다. KZ는 옷을 입고 벗을 때 협조하기 시작한 수준이고 화장실을 사용하는 방법에 관한 훈련을 재미있어 한다. 독립적으로 걸어 다닐 수 있지만, 방향을 바꾸거나 적절한 타이밍에 맞춰 움직임을 멈추는데 어려움이 있어 자주 넘어진다.

(3) 진단

제2단계의 평가를 바탕으로 '뇌성마비로 인한 운동기능 및 감각통합능력 장애'라는 물리치료진단을 할 수 있다. KZ는 분명한 운동기능장애가 있는 소아치료 대상자이다.

(4) 예후 및 치료계획

앞으로 기대되는 기능향상 수준의 예측, 이를 위해 필요한 치료기간 그리고 구체적 치료목표 등에 관한 것이다. KZ의 기능장애(손상, 활동제한, 참여제한)를 포괄적으로 고려해 보면 지난 12개월 동안 최대의 운동발달이 이루어진 것으로 보인다. KZ의 물리치료의 장기목표는 걷다가 방향을 바꾸거나 집 밖의 다양한 환경에서 넘어지지 않고 걷는 것이다. 주 2회, 3개월 간 외래물리치료와 홈 프로그램을 통해 이와 같은 치료목표를 달성할 수 있을 것이다.

(5) 중재

① 아동/보호자, 재활 팀 간에 원활한 의사소통 및 기록

손의 사용과 표현언어 발달지연과 관련해 작업치료사, 언어치료사와 함께 팀 접근이 중요하다.

② 중재

치료적 운동, 자조활동 및 가정생활, 집과 놀이터 활동에 필요한 기능적 훈련, 도수치료, 손 보조기, 기능적 전기자극치료 등이 가장 적합할 것이다.

③ 부모교육

KZ와 부모는 홈 프로그램에 대한 주기적 교육과 평가가 필요하다.

(6) 결과평가

검진 단계에서 수행한 평가를 다시 한번 재평가하고, 그 결과를 의미 있게 해석하여 KZ의 치료에 참여한 치료사, KZ의 부모와 결과를 공유하고 이어지는 치료계획의 자료로 활용한다. 아동/부모의 치료에 대한 만족도를 확인한다.

4. 아동중심 가설지향알고리즘
Hypothesis-oriented pediatric focused algorithm, HOP-FA

가설(hypothesis)이란 어떤 문제의 원인을 추측하는 것으로 과학적 사고방식과 검증이 필요하다. 예를 들어, 앉은 자세를 유지하기 어려운 뇌성마비아동이 있다면 '몸통 폄근의 경직으로 인해 독립적으로 앉은 자세를 유지하기 어려울 것이다'라는 가설을 세울 수 있다. 알고리즘(algorithm)이란 임상 알고리즘을 말하며, 물리치료과 학생이나 임상새내기선생님들이 임상추론과정을 통해 환자를 체계적 접근법으로 케어하게 된다. 아동중심 가설지향알고리즘은 소아치료 의사결정이 필요한 문제에 대해 '가설'을 세우고 절차적 · 체계적으로 문제를 해결해 나가는 방법으로 아동 및 가족중심접근법이다.

아동중심 가설지향알고리즘은 총 12단계로 구성되며, ICF-CY 장애모델의 개념을 바탕으로 한다(표 2-2).

표 2-2
아동중심 가설지향알고리즘의 제12단계

단계	핵심 내용
제1단계	초기 가설 설정
제2단계	초기 자료 수집
제3단계	문제 진술
제4단계	목표의 가설화
제5단계	검사 계획
제6단계	검사
제7단계	평가
제8단계	진단 및 예후
제9단계	전반적 중재계획
제10단계	치료 회기별 중재계획
제11단계	자기성찰
제12단계	정기적 재검사

1) 제1단계: 초기 가설 설정

검사를 하기에 앞서 아동의 연령을 고려하여 초기 가설(initial hypotheses)과 이후의 아동중심 가설지향알고리즘의 단계들이 어떻게 진행될지 머릿속으로 이미지화 해본다. 연령을 고려할 때 특정연령에서 기대되는 대운동기능뿐 아니라 해당 나이에 맞는 사회적 · 교육적 그리고 가족활동까지 생각함으로써 검사와 중재 참여에 관한 내용이 통합되어야 한다는 점을 다시 한번 상기하게 될 것이다.

또한 의학적 진단명과 관련하여 예상되는 일차적 그리고 이차적 손상에 대해 생각한다. 예를 들어, 다운증후군이라면 심장질환, 저긴장증(hypotonia)과 관련된 문제, 근육 · 골격계통 및 팔 · 다리 길이 같은 신체역학적 문제 등을 고민해야 할 것이다. 이처럼 앞으로 발생할 수 있는 문제들을 예측해 보는 것은 검사과정의 기본 틀을 계획하고, 아이에 대한 전체적인 그림을 시각화(visualization)하는 데 유용하다.

2) 제2단계: 초기 자료 수집

의무기록지, 아동 및/또는 가족과의 인터뷰에서 다양한 초기 자료(initial data)를 수집한다. 아이의 의학적 진단명과 과거 병력에 대해 필요한 정보를 구하고, 병력청취에서 아이와 부모를 관찰하여 앞으로 어떻게 발달해 나갈지 예상해 본다. 이 단계에서 수집한 자료를 바탕으로 제1단계에서 예상했던 아이의 기능수준을 좀 더 구체화할 수 있어 무슨 검사와 측정이 필요할지 가정할 수 있게 된다.

부모와의 인터뷰에서 치료와 연관된 환경적인 부분과 치료를 받으려는 이유, 즉 아동/가족 관점에서의 치료목표와 기대하는 기능적 결과를 분명히 파악한다. GAS (Goal Attainment Scale, 목표달성평가척도) 또는 COPM (Canadian Occupational Performance Measure, 캐나다작업수행평가) 같은 평가도구를 사용하면 아동/가족이 기대하는 치료적 목표를 더욱 잘 이해할 수 있다.

3) 제3단계: 문제 진술

문제 진술(problem statement) 단계에서는 부모가 자녀에게 소아치료를 시키려는 이유가 구체화 된다. 검사를 시작하기 전에 아동의 문제점을 정확히 파악하고, 아동/가족의 치료목표를 분명히 이해할 수 있는 단계이다.

4) 제4단계: 목표의 가설화

이전 단계에서 확인한 문제점을 바탕으로 기능적 수준의 단기 및 장기목표를 가정하고 필요한 검사를 진행한다. 이 단계에서 가정한 치료목표가 반드시 실제 치료목표가 되는 것은 아니다. 목표를 가정함으로써 검사와 측정의 우선순위를 정하기 쉽고, 아동/가족의 치료목표에 초점을 두고 검사가 진행될 것이라는 점을 확실히 할 수 있다.

5) 제5단계: 검사 계획

이제 구체적인 검사 계획(examination planning)을 세우는 단계로 신체계통문진, 표준화된 평가도구를 이용한 검사, 보행분석, 골격계통의 정렬상태, 관절가동범위, 균형/자세조절, 근력 그리고 움직임의 여러 질적인 면 등에 대한 검사 계획을 세운다.

6) 제6단계: 검사

검사(examination) 단계에서는 실제 검사와 측정이 이루어진다. 아이와 가족에게 미리 어떤 검사를 할 것인지 설명하고 검사 후에는 결과에 대해 간략하게라도 설명함으로써 공감대를 형성한다.

7) 제7단계: 평가

평가(evaluation) 단계에서는 검사 단계에서 수집한 자료를 비평적 · 통합적으로 해석한다. 평가과정이 효율적으로 진행될 수 있도록 다음과 같은 질문들을 사용할 수 있다.

- 아동의 강점(strengths)은 무엇인가?
- 손상, 활동 또는 참여수준에서 나타나는 문제점은 무엇이며, 전반적 기능에 각기 어떠한

영향을 미치는가?

- 아동의 문제점들이 연령에 적합한 참여활동에 어떤 식으로 영향을 미치는가?
- 현재의 문제점들이 잠재적으로 더 큰 문제를 가져올 가능성이 있는가? 그럴 경우 예방은 가능한가? 구체적으로 어떤 중재법이 예방적 조처가 될 것인가?
- 아동과 가족의 환경에 변화가 있는가? 그렇다면 아동의 기능에 어떤 영향을 미칠 것인가?
- 아동의 기능은 1년 후에 어떻게 달라질 것인가?
- 현재 무엇에 초점을 두어야 앞으로 독립성과 기능을 극대화시킬 수 있는가?

위와 같은 질문들을 잘 활용하기 위하여 제1단계에서 가졌던 아동의 이미지를 떠올려 보는 것이 도움이 된다.

8) 제8단계: 진단 및 예후

제8단계는 물리치료 진단(diagnosis) 및 예후(prognosis)의 단계이다. 물리치료 진단에서 통증의 여부 및 정도, 특정 자세와 움직임의 장애를 확인한다. 제6~8단계를 거쳐 수집한 정보를 근거로 아동의 기능적 발달에 대한 이미지를 구체화시켜 가정한 목표가 달성 가능할 것인지 결정한다. 목표를 달성하기가 힘들 것으로 판단된다면 목표를 수정해야 하며, 이때도 여전히 아동의 독립성 획득 및 최대화라는 기본 목표 아래 가족의 목표와 검사결과를 복합적으로 반영하는 노력이 필요하다.

이 단계에서 아동 및 가족의 치료결과에 대한 기대와 실제로 성취 가능한 기능의 향상 사이의 간격을 줄여 최대한 실현 가능한 목표를 세운다. 아동의 건강(wellness), 움직임의 양과 질의 문제로 발생할 수 있는 문제점(들)의 예방 그리고 체중관리에도 신경을 써야 한다. 예를 들어, 성장으로 작아진 보조장비의 조정이나 교체, 건강상태 변화에 따른 홈 프로그램의 재교육 등이다. 이 과정에서도 마찬가지로 가족과 함께 협력적으로 진행한다.

9) 제9단계: 전반적 중재계획

전반적 중재계획(general intervention planning)은 '아동/보호자, 재활 팀 간에 원활한 의사소통 및 기록', '중재(절차적 중재)' 그리고 '부모교육' 등 세 부분으로 구성된다. 중재단계에서는 다음의 질문들이 유용할 것이다.

- 특별히 고려할 안전사고 또는 주의사항이 있는가?
- 치료 목표 달성에 현재 아동의 장점을 활용할 수 있을 것인가?
- 치료환경을 어떻게 구성해야 최적의 중재가 이루어질 것인가?
- 아동에게 필요한 동기유발 및 놀이전략은 무엇인가?

- 주로 어떤 자세와 움직임이 치료에 효과적일 것인가?
- 치료시간에 피해야 할 자세와 움직임이 있다면 무엇인가?
- 다른 치료전문가들의 목표가 고려된 치료인가?
- 치료를 통해 아동 및 가족이 특별히 기대하는 것은 무엇인가?
- 치료효과가 일상생활 속으로 이행(carryover)될 수 있도록 어떤 전략을 사용할 것인가?
- 가정에서 아동 스스로 또는 가족이 제공할 수 있는 중재 및 주의점은 무엇인가?

10) 제10단계: 치료 회기별 중재계획

이 단계에서는 치료 시간대별 치료계획을 세운다. 치료목표는 제8단계에서 계획한 기능적 목표를 성취하는 것이다. 다음 질문을 고려하여 아동 별로 중재를 계획한다.

- 기능적 목표를 구성하는 과제의 구성요소 및 난이도의 수준은 어떠한가?
- 과제를 수행할 환경의 구성요소는 무엇인가?
- 목표 달성에 긍정적 영향을 미칠 수 있는 아동의 강점은 무엇인가?
- 목표 과제를 기준으로 아동의 움직임 레퍼토리에서 결여된 요소는 무엇인가?
- 과제를 수행할 기능적 환경에서 고려할 점은 무엇인가?

아무리 구체적으로 치료계획을 세웠더라도 계획대로 되지 않을 때가 있다. 주변의 아이들을 떠올려보자. 아이들은 관심이 옮겨가는 대로 움직인다. 기능적 목표를 바탕으로 수립된 치료계획 하에 아동이 관심을 갖는 활동 속에서 치료를 진행해야 한다. 예를 들어, 독립보행을 하는 아이의 평가 결과, 한 장소에서 다른 장소로 이동할 때 앞정강근(tibialis anterior)의 편심성 수축(eccentric contraction) 요소가 결여되어 있다고 가정해보자. 보행에서 발끝 떼기를 할 때 앞정강근의 편심성 수축이 일어나야 발목의 안정성을 유지할 수 있으므로 이 요소는 보행이라는 기능적 활동을 구성하는 필수 요소이다. 따라서, 치료사는 이 요소를 연습 및 훈련시킬 목적으로 뒤꿈치 들고 걷기활동을 계획했지만, 아이는 전혀 관심이 없는 상황이다. 이제 어떻게 해야 하겠는가? 이때는 치료목표가 포함된 아이가 흥미를 느낄 수 있는 다른 활동으로 자연스럽게 관심을 유도해야 한다. 아이가 관심을 갖고 참여할 수 있는 활동 속에서 치료가 이루어져야 한다.

11) 제11단계: 자기성찰

중재의 효과를 평가하고 치료계획 내에서 전반적인 향상이 있었는지 고려한다. 이 단계가 아동중심 가설지향알고리즘의 가장 중요한 부분으로 자기성찰을 통해 아이의 기능적 향상과 치료의 필요성을 지속적으로 모니터링한다. 다음과 같은 질문들이 유용할 것이다.

- 이번 치료 회기의 효과는 무엇인가? 지난 시간에 비해 나아진 점은 무엇인가?

- 중재 효과를 높이기 위해 다음 치료 시간에 수정할 점은 무엇인가?
- 목표 및 치료결과가 예상한 방향대로 진행되고 있는가? 긍정적 방향이라면 그 원인이 무엇인가? 부정적 방향이라면 또 그 원인은 무엇인가? 최적의 효과가 나타나고 있는가?
- 목표 달성 및 향후 아이의 기능적 독립성을 극대화하기 위해 치료계획을 수정할 필요가 있는가? 재검사 계획은 정해져 있는가? 치료종결계획에 변화가 있는가?

12) 제12단계: 정기적 재검사

초기에 실시했던 검사와 측정을 주기적으로 재실시해 운동기능의 향상을 모니터링하고 재검사 결과에 따라 중재를 수정 또는 조정한다.

5. 근거중심소아치료 Evidence-based pediatric physical therapy

근거중심소아치료는 더 이상 새로운 개념이 아니며 의사결정이 필요한 순간에 마치 밥을 먹듯이 소아치료사라면 습관화되어야 하는 필수 역량이다.

1) 근거란 무엇인가?

근거란 연구결과, 전문적 임상경험 그리고 아동/가족의 선호도 등을 모두 고려하여 통합적으로 도출된 결과물이다(그림 2-8). 연구결과를 선택할 때는 검사의 정확성, 예후의 지표, 치료중재와 예방적 조처의 유효성과 안전성, 연구방법의 우수성 등을 고려한다. 치료사의 전문임상경험이란, 임상적 기술과 과거의 경험을 바탕으로 의사결정을 할 내용(평가, 진단, 중재 등)에 대해 활용할 수 있는 연구결과가 효과적으로 작용할 것인지 판단하는 것이다. 마지막으로 아동/가족의 가치/관점에서는 아이와 가족이 특별히 선호하는 것, 걱정 및 기대 등을 고려한다.

연구결과는 주로 논문을 말하는 것으로 논문에 대하여 알아보자.

(1) 논문의 종류

연구결과, 즉 논문마다 근거수준이 있다. 그림 2-9의 근거수준피라미드에서 확인할 수 있듯이 피라미드 가장 아래쪽의 전문가 의견에서부터 맨 위쪽의 가이드라인에 이르기까지 위로 갈수록 보다 양질의 논문이다. 소아치료에서는 메타분석, 체계적 고찰, 무작위대조군연구, 코호트연구, 성과연구, 환자대조군연구 그리고 사례보고 등을 주로 근거로 사용한다. 논문이라는 근거를 통해서 소아치료 의사결정(검진, 평가, 진단, 예후, 중재, 결과평가) 등에 대한 객관적인 해결방법을 찾아나갈 수 있다.

① 체계적 고찰 Systematic review

관심주제에 대한 무작위대조군논문, 코호트연구, 환자-대조군연구 등 질 높은 논문

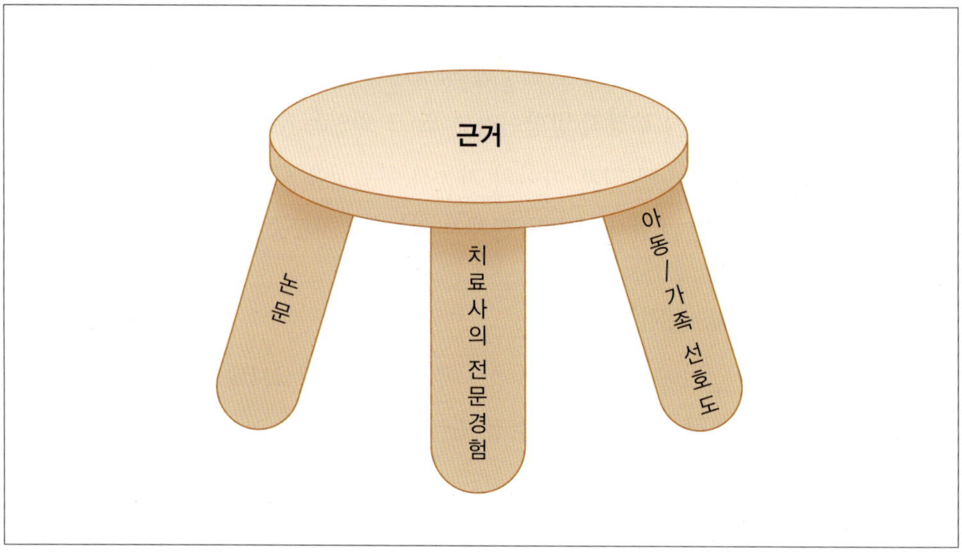
근거
논문
치료사의 전문경험
아동/가족 선호도

그림 2-8 근거의 구성 및 이해

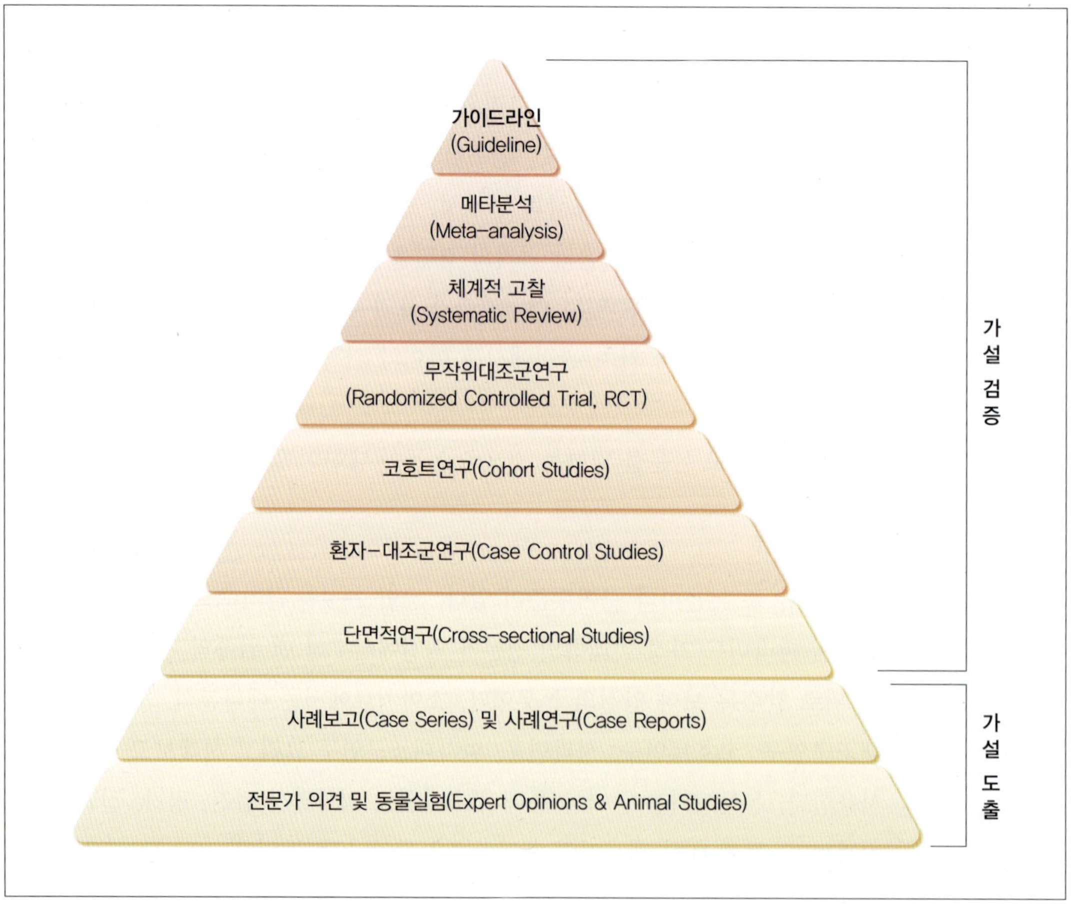
가이드라인
(Guideline)
메타분석
(Meta-analysis)
체계적 고찰
(Systematic Review)
무작위대조군연구
(Randomized Controlled Trial, RCT)
코호트연구(Cohort Studies)
환자-대조군연구(Case Control Studies)
단면적연구(Cross-sectional Studies)
사례보고(Case Series) 및 사례연구(Case Reports)
전문가 의견 및 동물실험(Expert Opinions & Animal Studies)
가설 검증
가설 도출

그림 2-9 근거수준 피라미드

을 검색하여 기준에 맞는 논문들을 대상으로 체계적으로 분석하여 정리한 논문(그림 2-10)으로 통계검증 과정이 포함되지 않은 것이 다음에 설명할 메타분석과의 차이점이다. 체계적 고찰 논문을 통해 최신의 근거를 배울 수 있다. 잘 구성된 체계적 고찰논문은 명확한 임상질문, 고찰 대상 논문의 선정조건, 포괄적인 문헌조사, 각 연구결과의 내적타당도 분석, 연구결과의 분석방법 그리고 임상에 적용할 수 있는 연구결과 등의 요소를 갖추고 있다.

'뇌성마비아동에게 운동치료가 효과적인가?'란 임상질문에 관한 체계적 고찰 논문을 예로 들어보자. 핵심단어(뇌성마비, 운동치료)를 이용해 PubMed, PEDro, ScienceDirect 등의 사이트에서 해당 주제에 관한 논문이 34편 검색되었고, 그 중에서 2세 미만의 뇌성마비로 진단을 받았거나 위험성이 있는 아동을 연구대상으로 한 무작위 대조군 연구는 10편이었다. 이 10편의 논문을 분석한 결과 운동중재에 따른 긍정적 결과가 확인되었다. 근래에 들어서는 메타분석과 체계적 고찰이 함께 이루어지고 있다.

② 메타분석 Meta-analysis

유사한 주제를 가진 2개 이상의 무작위대조군연구(randomized controlled trial, RCT)의 각 연구대상자를 하나의 새로운 연구대상자로 묶어 통계검증 절차를 거쳐 치료효과를 입증하는 연구이다(그림 2-11). 메타분석에 주로 사용되는 통계량은 effect size, odd ratios 그리고 weighted mean differences이다. 특히 odd ratio가 많이 쓰인다. 값 1.0은 아무런 효과가 없다는 뜻이며, 2.0 이상일 때 중재효과가 강하다는 뜻이다. 즉, 특정 중재를 받은 연구대상자가 그 중재를 받지 않은 사람에 비해 기능이 2배 향상될 것이라는 의미이다.

③ 무작위대조군연구 Randomized Controlled Trial, RCT

근거중심치료에서 유효성(efficacy)과 효과(effectiveness)는 같은 의미가 아니다. 유

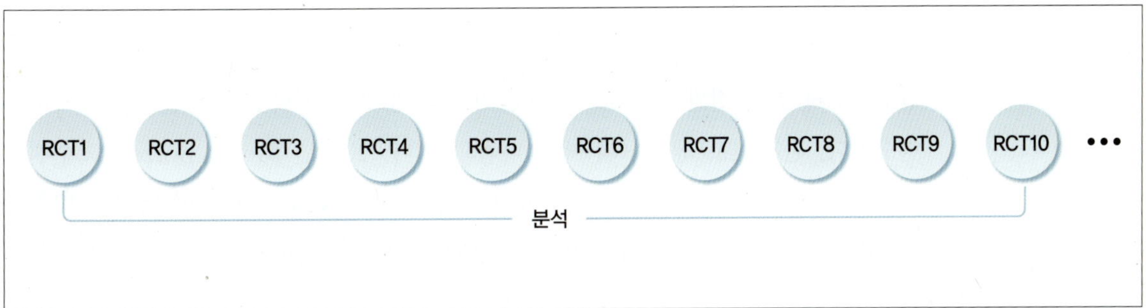

그림 2-10 체계적 고찰

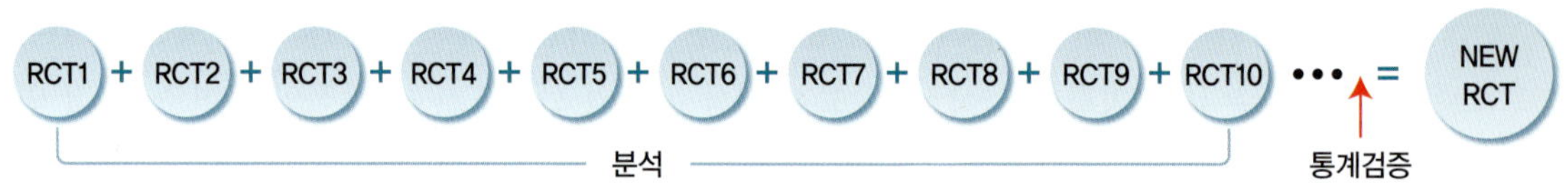

그림 2-11 메타분석

효성은 통제된 실험환경에서 제공된 중재의 결과인 반면, 효과는 임상 환경에서 제공된 중재의 결과이다. 무작위대조군연구는 유효성의 근거를 제공하는 실험설계로 연구대상자는 실험군과 대조군으로 무작위로 배치되고, 연구자는 구체적으로 명시한 중재법을 제공하여 실험중재가 정량적으로 측정한 결과의 원인이었다는 분명한 인과관계를 추론한다. 무작위대조군연구는 잘 통제된 실험조건에서 이루어진 것으로 유효성연구 결과를 환자에게 적용할 때는 논문의 연구대상자 특성이 일반화될 수 있는지 여부와 사용한 중재법이 해당 임상환경에서 적용될 수 있는 것인지 먼저 생각한다.

④ **코호트연구** Cohort study

위험요인에 노출된 대상을 전향적(prospective) 방법으로 추적 조사하여 위험요인에 노출되지 않는 대상과 비교하는 연구이다. 여기서 코호트란 동일한 특성을 갖는 연구대상자를 뜻한다. 2008년 Marc Campo 교수진은 치료사 882명을 대상으로 직업에서 기인한 근육 · 골격계통 질환에 관해 1년 동안 전향적 코호트연구를 실시하였다. 여기서 882명의 치료사가 바로 코호트이다. 다시 말해서, 882명의 치료사들을 1년 동안 관찰하면서 근육 · 골격계통 질환을 일으키는 특정 위험요인들이 무엇인지 조사한 것이다.

⑤ **환자–대조군연구** Case-control study

연구하고자 하는 질환을 먼저 정하고, 이 질환과 관련된 다양한 요인들을 조사하는 연구이다. 환자–대조군연구의 예는 다음과 같다. 2014년 Samira Borzoo 교수진은 42개 가정을 대상으로 자녀가 뇌성마비일 때 가족의 삶의 질에 어떤 영향을 미치는지 환자–대조군연구를 실시하였다. 뇌성마비자녀를 둔 엄마(환자군) 그리고 정상자녀를 둔 엄마(대조군) 각 21명(총 42명)에게 삶의 질에 관한 설문조사를 실시한 결과, 뇌성마비자녀를 둔 가족의 삶의 질이 정상자녀를 둔 가족의 삶의 질에 비해 매우 낮아 이에 대한 중재계획이 필요한 것으로 나타났다. 이 연구는 뇌성마비질환과 가족의 삶의 질 요인 간의 관계를 조사한 것이다.

⑥ 다양한 사례연구 및 사례보고 Case report and case series

특정 질환의 (소아)치료에 관해 심도 있게 기술한 논문으로 사례연구를 통해 상위 수준의 연구를 수행할 수 있는 '가설'을 제공할 수 있다. 사례보고는 환자 1명 이상의 유사한 사례들을 종합적, 체계적으로 기술한 것이다. 해당 사례의 사전 · 사후 치료 결과에 대해 통계분석을 할 수 있고 표와 그래프로 나타낼 수 있다. 무작위대조군연구를 수행할 수 없는 환경이라면 사례보고와 사례연구가 소아치료의 효과를 증명할 수 있는 최상의 방법이라 할 수 있다.

⑦ 단일사례연구 Single case study

현재 소아치료 의사결정에 유용한 체계적 고찰, 메타분석 또는 무작위대조군연구 논문이 충분하지 않기 때문에 근거중심접근을 위한 '치료중심근거(practice-based evidence, PBE)'를 만들어나가야 한다. 이의 방법으로 앞에서 설명한 사례연구 및 사례보고와 더불어 단일사례연구방법으로 훌륭한 근거들을 정립할 수 있다. 단일사례연구는 실험대상자나 실험군 자체가 비교의 대상이 되거나 비교군이 되는 연구방법이다.

(2) 근거수준과 권고등급

논문의 수준은 근거수준과 권고등급으로 표시하는데 현재는 주로 권고등급만 표시하고 있다. 근거수준(level of evidences)이란 임상시험(clinical trial)이나 실험연구 결과의 강점에 순위를 매기는 분류체계로 IA, IB, IIA, IIB, III, IV 그리고 V 등으로 나뉜다. 권고등급(grades of recommendation)은 연구디자인(study design)과 연구방법(study method)의 질(quality)을 기준으로 논문의 내적 타당도(internal validity)에 따라 분류하는 SORT (Strength of Recommendation Taxonomy) 등급체계로 A, B 그리고 C 등급으로 분류한다(표 2-3). 근거수준과 권고등급이 높을수록 양질의 논문이다. 표 2-4는 근거수준과 권고등급에 따라 논문을 분류한 것이다.

2) 근거중심소아치료

근거중심소아치료는 그림 2-12와 같이 다섯 단계로 이루어진다.

(1) 제1단계: 임상질문 작성

분명하고 간결하게 작성된 임상질문(clinical question)은 근거를 수집하기 위한 첫 단계이다. 특정 문제에 초점을 맞춘 임상질문을 작성한다. 임상질문은 크게 소아치료진단을 위한 평가, 예후 그리고 치료법/예방 등 세 부분으로 나눌 수 있다. 잘 작성된 임상질문

표 2-3
SORT 등급체계

등급	특징	해당 논문의 종류
A	일관된, 양질의 환자지향적 근거	체계적 고찰, 양질의 메타분석논문, 양질의 무작위대조군논문, 양질의 진단적 코호트연구
B	일관되지 않거나 제한적 수준의 환자지향적 근거	낮은 수준의 체계적 고찰이나 메타분석논문, 결과가 일관되지 않은 연구논문
C	전문가 합의, 질환지향적 근거, 통상적 임상수행방법, 전문가 의견, 사례보고	합의 지침

표 2-4
근거수준과 권고등급

근거수준	논문 종류	권고등급
IA	무작위대조군연구 결과들의 메타분석	A
IB	개별 무작위대조군연구	A
IIA	코호트연구에 대한 체계적 고찰 또는 메타분석	B
IIB	코호트연구 또는 연구대상자 수가 작은 무작위대조군연구	B
IIC	결과평가 연구(outcome research)	B
IIIA	환자-대조군연구의 체계적 고찰 또는 메타분석	B
IIIB	개별 환자-대조군연구	B
IV	사례보고와 질이 낮은 코호트연구 및 환자-대조군연구	C
V	비평적 분석이 배제된 전문가 의견	D

은 환자의 문제점과 직접 연결되므로 문헌검색을 통해 적합한 답을 구할 수 있는 안내자 역할을 한다. 제대로 작성된 임상질문은 독립변수(independent variable)와 종속변수(dependent variable)로 구성되고, 이것이 그대로 문헌검색에 사용될 핵심단어가 된다.

임상질문은 대체로 P-I-C-O의 4가지 요소를 포함한다. P-I-C-O가 무엇을 나타내는 약어인지 알아보자(박스 2-2).

실제로 다음과 같은 임상질문들을 예로 들 수 있다.

예 1)

- P: 뇌성마비아동의 운동치료의 효과를 알기 위하여

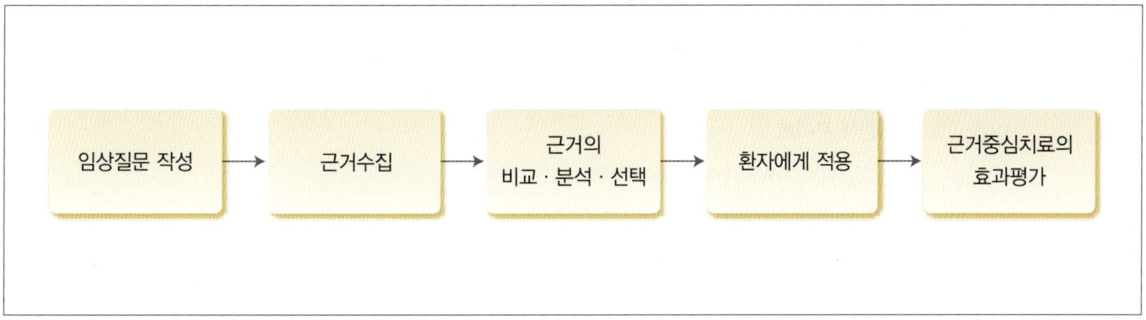

그림 2-12 근거중심소아치료의 단계

박스 2-2 P-I-C-O 약어의 뜻

- P (Patient, Problem 또는 Population): 환자, 문제점 또는 대상자가 누구인가?
- I (Intervention, Indicator 또는 Tools): 중재, 지표 또는 평가도구를 뜻한다. 어떤 중재를 제공할 것인가? 무슨 지표를 사용할 것인가? 또는 어떤 평가도구를 사용할 것인가?
- C (Comparison, 비교): 비교 가능한 다른 치료법 또는 평가도구는 무엇인가?
- O (Outcome, 결과): 기대하는 치료결과는 무엇인가?

- I: 대동작기능평가로 결과평가를 하는 것이
- C: 베일리영유아발달검사와 비교하여
- O: 향상수준을 민감하게 측정하는가?

예 2)

- P: 다운증후군 아동을 대상으로
- I: 트레드밀 훈련이
- C: 하지근력훈련과 비교하여
- O: 보행능력 향상에 효과적인가?

(2) 제2단계: 근거수집

박스 2-3에 소개된 검색사이트에서 작성한 핵심단어로 문헌 검색을 한다. 검색결과 중에서 임상질문과 관련된 논문들을 수집한다.

(3) 제3단계: 수집한 근거의 비교 · 분석 · 선택

이제 검색한 논문근거들을 아동/가족의 선호도와 치료사의 전문적인 임상경험을 고려하여 비평적인 비교 · 분석의 과정을 거쳐 아이에게 가장 적합한 논문을 선택한다. 이의 수

박스 2-3 근거검색 사이트 및 소아치료관련 저널목록

■ **근거검색 사이트**

- Riss: http://www.riss.kr/index.do
- PEDro: http://www.pedro.org.au/
- PubMed: http://www.ncbi.nlm.nih.gov/pubmed
- Google Scholar: http://scholar.google.co.kr/
- Physiopedia: http://www.physio-pedia.com/Main_Page
- Physical Therapy: http://ptjournal.apta.org/
- AACPDM: http://www.aacpdm.org/
- ScienceDirect: http://www.sciencedirect.com/science/journals/all

■ **소아치료관련 저널목록**

- 대한물리치료학회지
- Advances in Physiotherapy
- Archives of Physical Medicine and Rehabilitation
- Australian Journal of Physiotherapy
- Hong Kong Physiotherapy Journal
- Journal of Physical Therapy Science
- Journal of Rehabilitation Medicine
- Journal of Rehabilitation Research and Development
- Journal of the Japanese Physical Therapy Association (English version)
- Physical Therapy
- Pediatric Physical Therapy
- Physiotherapy
- Physiotherapy Research International
- Physiotherapy Singapore
- Physiotherapy Theory and Practice
- Developmental medicine and child neurology
- Research in developmental disabilities

행을 위해 요구되는 소아치료사의 전문적인 역량에 대해 Gail M. Jensen 교수는 근거이론(grounded theory)을 바탕으로 환자-중심적 다차원적 지식과 자기성찰을 통한 업데이트, 임상추론과정을 통한 아동/가족과 협력적 문제해결, 기능을 중심으로 한 움직임의 이해 그리고 배려와 사랑의 마음가짐 등을 꼽았다. 또한 Cheryl Mattingly에 따르면 최적의 연구결과를 선택하기 위하여 다음의 5가지 영역에 대한 지식을 사고과정에 통합해야 한다: 아동의 동기, 장점, 인내의 한계; 과제가 수행되는 환경에 대한 평가; 아동의 신체 및 인지장애와 장점; 치료적 관계에 대한 인식; 단기목표 및 장기목표.

다음은 중재를 위한 근거를 선택할 때 중요한 질문들이다. 선택한 중재법에 대해 한 가지 이상의 질문에 부정적으로 답한다면 근거중심중재로 보기 어렵다.

- 제시된 중재법의 바탕이 되는 이론이 현재의 소아치료 전문지식에 해당하는가?
- 중재를 적용한 연구대상자의 특성이 잘 제시되어 있는가?
- 중재의 목표와 치료결과가 임상질문과 일치하는가?
- 중재를 통해 발생할 수 있는 부작용에 대해 언급하고 있는가?
- 중재의 제한점에 대한 논의가 이루어져 있는가?

적합한 근거를 선택하는 과정의 한 부분으로 아동/가족의 선호도를 고려해야 한다. 수집한 정보를 아동/가족이 이해할 수 있는 형태로 공유할 때, 참여와 치료 만족도가 모두 높아진다. 다음의 다섯 가지 질문에 대해 모두 '그렇다'라고 답한 경우라면 아동/가족의 가치와 선호도가 충분히 반영되었다고 할 수 있다.

- 성취한 목표가 아동과 가족의 일상생활에 의미 있는 변화를 가져왔는가?
- 중재 후에 아이의 기능에 아무런 향상도 없다면 중재의 중단 및 수정 또는 다른 중재를 계획할 준비가 되어있는가?
- 중재의 내용이 기능적 기술 또는 그 일부로 구성되어 일상 속으로 통합될 수 있는 것인가?
- 의미있고 실현 가능한 홈 프로그램을 제공하였는가?
- 아이의 담당치료사는 이전에도 비슷한 장애를 가진 아동에 대한 경험 및/또는 치료적 역량을 갖추고 있는가?

(4) 제4단계: 아동에게 선택한 근거의 적용

해결해야 할 문제점에 대한 최상의 근거가 마련되면 대상 환아에게 실제로 적용한다.

(5) 제5단계: 근거중심치료의 효과평가

수행한 각 단계에 대하여 효과평가와 자기성찰을 한다.

3) 사례 AK를 통해 배우는 근거중심소아치료

사례 AK는 다운증후군으로 24개월이며 엄마 손을 잡고 걸을 수 있지만 아직 혼자 걷지 못해 1주일에 3번씩 외래로 물리치료를 받고 있다. AK의 담당치료사는 뇌성마비아동에게 트레드밀 훈련 후 보행기능이 향상되었다는 최근의 근거를 바탕으로 AK의 중재로 트레드밀 훈련을 고려하고 있다. 근거로 삼은 논문에서는 뇌성마비아동에게 8주간 트레드밀 훈련을 시킨 후에 GMFM으로 운동기능의 향상을 평가했지만 다운증후군아동도 트레드밀 훈련의 결과를 GMFM으로 평가할 수 있는지 AK의 치료사는 확실히 결정을 내리기가 어렵다.

GMFM 평가에는 익숙하므로 평가를 수행하는 데는 아무 문제가 없지만 실제 적용에 앞서 다음과 같이 몇 가지 확인할 점이 있다. 다운증후군아동을 대상으로 GMFM의 신뢰도가 연구되어 있는가? 다운증후군아동의 시간의 경과에 따른 운동기능의 변화를 GMFM으로 평가한 연구결과가 있는가? GMFM으로 중재 후에 임상적으로 중요한 변화를 확인할 수 있는가? 등이다. 활용할 수 있는 근거를 바탕으로 이런 질문들에 대한 답을 구해야 한다.

(1) 제1단계: 임상질문 작성

다운증후군아동의 대운동기능 향상에 트레드밀 훈련의 효과를 평가하는데, GMFM이 적절한 것인가?

(2) 제2단계: 근거 수집

먼저, GMFM 매뉴얼을 읽어보고 근거검색 사이트(예: PubMed, google scholar)에 'Down syndrome', 'GMFM' 그리고 'gross motor function' 등의 핵심단어로 문헌을 검색한다. GMFM 매뉴얼을 통해 다운증후군아동에게 GMFM-88 버전을 사용해야 한다는 것을 알 수 있었고, 다운증후군의 운동기능과 관련해서 논문 세 편을 찾을 수 있었다.

(3) 제3단계: 수집한 근거의 비교 · 분석 · 선택

GMFM 매뉴얼과 세 편의 논문을 비교 · 분석한 결과는 다음과 같다. 첫 번째, GMFM-66 버전은 다운증후군아동에게 적합하지 않은데, 그 이유는 GMFM-66 항목들의 난이도는 다수의 뇌성마비아동을 대상으로 구한 것으로 다운증후군아동에게 그대로 적용할 경우 항목의 가중치가 완전히 달라져 사용할 수 없다. 두 번째, 다운증후군아동을 대상으로 한 GMFM-88의 타당도 조사 결과에 따르면, 뇌성마비아동의 경우에 사용한 표준 채점 방식보다는 보호자의 보고점수를 사용하는 것이 신뢰도, 타당도 그리고 민감도가 높다. 세 번째, 다운증후군아동은 같은 연령의 뇌성마비아동에 비해 잘 움직이고 물리치료를 받지 않는 경우도 빈번하므로 물리치료 평가환경에 익숙하지 않아 평가의 진행이 어려울 수 있다는 점을 고려하여 GMFM 평가를 유연하게 진행하려면 GMFM 각 항목의 평가방법을 충분히 숙지해야 한다. 마지막으로, GMFM의 전체영역을 평가할 필요 없이 현재 AK의 기능수준을 고려하여 목표가 되는 걷기, 달리기 그리고 깡충 뛰기 영역만 평가하는 것이 효율적이다.

이상의 내용을 종합하여 GMFM-88로 평가하며 '걷기, 달리기 그리고 깡충 뛰기 영역'만 평가하기로 한다.

(4) 제4단계: 선택한 근거의 적용

구체적으로 트레드밀 훈련을 시작하는 시점과 4주 동안 훈련을 마친 후에 GMFM '걷기, 달리기 그리고 깡충 뛰기 영역'을 재평가하였다.

(5) 제5단계: 근거중심치료의 효과평가

다운증후군아동의 대운동기능 향상을 위해 실시한 트레드밀 훈련의 효과를 평가하는 데 GMFM이 적절한 것인지에 대한 임상질문을 해결하기 위한 각 단계의 수행에 대해 자기 성찰과 함께 실제로 중재 전·후의 GMFM '걷기, 달리기 그리고 깡충 뛰기 영역'의 점수 변화를 확인하여 사례아동 AK의 운동기능에 의미 있는 변화가 있었는지 확인한다.

4) 중재효과 평가에 유용한 사례보고 및 단일사례연구

운동발달장애가 있는 아동을 케어하는 치료사는 임상치료를 연구로 연결지어 치료의 효과를 입증한다. 예를 들어, A라는 치료법이 운동기능에 긍정적인 변화를 가져올 것인가? 기능회복을 위하여 현재 하고 있는 치료를 계속하는 것이 옳은가? 부모교육에 집중치료가 도움이 될까? 등의 다양한 임상질문에 대한 답을 구하는 것이다. 꾸준한 자기개발로 지속적으로 최신 소아치료 전문지식과 기술이 업데이트된 치료사들은 치료에 더욱 보람을 느끼고 자신감을 갖게 된다. 여기서 그치지 않고 이런 주관적 느낌을 객관적, 정량적으로 검증하고 기록한다면 보다 많은 유용한 근거가 하나씩 정립되어 갈 것이다.

그렇다고는 해도 연구라는 단어를 떠올리면 복잡한 실험실에서 진행되는 실험을 생각하기 쉬워 '난 못할 거야'란 생각에 미리 포기하고 싶어질 수 있다. 매우 구조화된 실험실에서 이루어지는 실험을 그대로 일상에 적용하기도 어렵겠지만 설사 적용한다 해도 기능적 연관성을 찾기란 쉽지 않다. 흔히 연구라고 하면 많은 수의 연구대상자, 시간, 돈이 필요하고 자료분석과 통계가 복잡할 것이라고 오해하기 쉽다. 실제로 사람을 대상으로 하는 연구에서 많은 수의 대상자를 구하기란 쉽지 않고 임상 실정을 고려할 때 연구에 많은 시간을 할애할 수 없다. 따라서 간단하지만 근거중심물리치료를 위해 유용한 연구의 형태를 활용하면 될 것이다.

소아치료분야의 연구도 다른 분야와 마찬가지로 기초연구와 응용연구로 나뉜다. 기초연구는 새로운 이론이나 모델을 형성하기 위하여 매우 엄격히 통제된 실험실에서 이루어진다. 응용연구는 기능과 관련된 실제적인 임상질문에 대한 답을 탐구하는 것으로 임상환경에 적합하다. 기초연구와 응용연구 모두 중요하지만, 여기서는 응용연구에 속하는 사례보고와 단일사례연구를 들어 중재의 효과를 확인할 수 있는 전략에 대해 알아보자.

(1) 사례보고

사례보고(case report)는 다른 말로 '증례보고'라고도 한다. 1~2명의 아동을 대상으로 사례보고를 작성하는 것이 중재의 결과를 평가하는 가장 손쉬운 방법이다. 사례보고에서는 대조군이 없기 때문에 원인과 결과의 관계(cause and effect)를 규명하지는 못하지만 임상가설을 이끌어낼 수 있다. 'Writing case reports: a how-to manual for clinicians'의 저자 Irene McEwen에 의하면 사례보고는 치료과정을 기술하는 것으로 연구방법은 따로 정해진 것이 없다. 고려하는 관점에서 적용할 때 치료적 접근이 보다 완전해진다.

사례보고를 작성하려면 문헌고찰, 환아별 측정 가능한 치료목표의 설정, 결과평가도구의 신뢰도 조사, 아동의 병력, 이전 치료이력, 검사결과 그리고 의학적 특성 등에 대한 자세한 정보가 필요하다.

사례보고의 예를 들면, GMFCS 제5단계의 어린 경직형 사지마비아동 2명에게 하루에 2시간 주 5일 4주 동안 운동학습원칙에 기초한 물리치료를 실시하고, 이 집중치료가 기능수준이 낮은 어린 뇌성마비아동의 기능 향상을 가져오는지를 연구한 논문이 있다. GMFM, BSID−3(Bayley scales of infant development, 3rd edition, 베일리영유아발달검사−3)를 이용한 중재 전 · 후의 평가에서 운동기능, 언어 그리고 인지기술이 향상되었고, 이 결과를 바탕으로 GMFCS 제5단계의 어린 뇌성마비아동에게 운동학습원칙에 기초한 4주에 걸친 집중치료는 전반적 발달에 향상을 가져올 수 있다는 결론을 내렸다. 이 사례보고의 결론에 따라 GMFCS 제5단계의 어린 뇌성마비아동에서 매일 2시간씩 운동학습원칙에 따른 집중적 물리치료는 기능의 전반적 향상을 가져오는가?라는 가설을 생성하고 보다 상위수준의 연구를 계획할 수 있다.

이 외에도 다수의 사례보고가 보고되어 있다. 사례보고를 근거로 선택할 때는 사례보고 대상자의 특성과 적용을 고려하는 아이의 특성을 꼭 비교 · 분석해보아야 한다.

(2) 단일사례연구

단일사례연구(single subject study)는 중재의 효과를 집중적으로 연구하고자 할 때 유용하다. '단일사례'라는 뜻에는 한 개인 또는 동일한 특성으로 하나로 묶을 수 있는 집단의 개념도 포함되므로 연구의 목적에 따라 지역사회도 단일사례로 볼 수 있다. 그리고 연구대상자 자체가 중재 전 · 후에 비교 대상의 역할을 하므로 대조군이 따로 없다.

단일사례연구는 1980년대 이후로 세계 여러 나라의 소아치료 전문가들 사이에서 소아치료에서 사용한 중재의 효과를 평가하는 최상의 전략으로 꼽힌다. 그 수행단계는 다음과 같다.

- 아동의 문제점, 즉 중재를 통해 긍정적인 변화를 이끌어내고자 하는 종속변수를 확인한다.
- 문제점에 대한 기초선(baseline) 자료를 최소한 세 차례 수집한다. 일정한 기간을 두고 중재를 시작하기 전에 일정한 간격으로 적어도 세 번에 걸친 기초선 평가를 실시해 중재 이전에는 일정 기간 동안 기능에 변화가 없었음을 입증한다.
- 치료계획을 수립하고 실행한다. 단일사례연구에는 중재가 제공되지 않는 기간(withdrawal period), 즉 "A단계"와 중재 적용기간(application period), 즉 "B단계"가 있다. A단계와 B단계를 다양한 형태로 설계하여 치료효과를 비교하는 것이 단일사례연

구의 주요 특징이다.

- 문제점의 변화를 평가한다. 각 단계마다 반복평가를 통해 연구대상자의 수행력 변화를 측정한다.
- 데이터의 수집절차를 시간의 경과에 관계없이 반복할 수 있고 일관성 있는 결과를 기대할 수 있다. 2명 이상의 평가자들 간에 점수측정의 일관성을 알아보고자 할 때는 주로 % 일치도(percentage agreement)를 구한다.

단일사례연구의 형태는 다양하지만 대표적으로 A-B 설계, A1-B1-A2 설계, A1-B1-A2-B2 설계 그리고 교대-처치설계(alternating treatment design) 등이 있다.

- A-B 설계: 단일사례연구의 가장 기본적인 형태로 '단순 기초선 설계(simple baseline design)'라고도 하며 중재 전과 후에 측정하는 평가설계이다. A단계 또는 기초선 시기(baseline period), 즉 중재나 치료적 변수가 제공되기 전의 상태를 측정하고 '대조군'의 역할을 한다. B단계에서 중재가 제공되고 목표하는 기능 수준의 변화를 지속적으로 측정한다. 원칙적으로 각 단계마다 최소한 3회씩 측정한다. AB 디자인은 시간의 경과에 따른 성숙(maturation)이라는 변수를 조절하지 못하므로 실험연구디자인으로 보기 어렵다. 대신, 향후 연구를 위한 아이디어를 내는 사례보고로는 유용하다.
- A1-B1-A2 또는 A1-B1-A2-B2 설계: A1-B1-A2 설계에서는 외생변수(extraneous variables)를 조절하기 위하여 "A2 단계"에서 다시 중재를 제공하지 않음으로써 실험 전 상태로 돌아간다. 아동을 대상으로 한 치료(연구)에서 일정기간 중재를 제공하지 않는 것은 윤리적으로 문제가 될 수 있고, 이러한 점을 보완하기 위하여 A1-B1-A2-B2 설계에서는 B2단계에서 다시 중재가 이루어진다. 매 단계마다 종속변수를 적어도 세 번씩 측정한다.

  예로써, 다운증후군 PL의 대운동기술(GMFM-88 '서기'영역으로 측정) 향상을 위하여 다이나믹단하지보조기와 슈어스텝(Surestep)보조기의 효과를 비교하는 단일사례연구에 대해 소개한다. 이 경우 A1(신발만 착용한 첫 번째 기간), B1(첫 번째 중재기간: 다이나믹단하지보조기 착용), A2(신발만 착용한 두 번째 기간) 그리고 B2(두 번째 중재기간: 슈어스텝보조기 착용) 등의 조건이 필요하므로 A1-B1-A2-B2 설계에 해당한다(표 2-5). 실험기간 동안 측정한 GMFM-88의 횟수와 원점수는 그림 2-13과 같다.
- 교대-처치설계(Alternating treatment design): 앞에 소개한 형태만큼 일반적이지는 않지만 두 가지 이상의 중재를 제공하고 그 효과를 비교 조사할 때 사용한다. 일정기간의 기초선 단계 이후로, 두 가지 이상의 중재를 빠르게 바꿔서 제공하고 마지막 단계에서 가장 효과적일 것으로 가정하는 중재가 제공된다.

표 2-5
A1–B1–A2–B2 설계

기간	단계	대상자(다운증후군 아동)
1~4주	A1	신발
5~12주	B1	다이나믹단하지보조기
13~16주	A2	신발
17~24주	B2	슈어스텝보조기

A1: 첫 번째 기초선(신발만 착용), B1: 첫 번째 중재, A2: 두 번째 기초선(신발만 착용), B2: 두 번째 중재

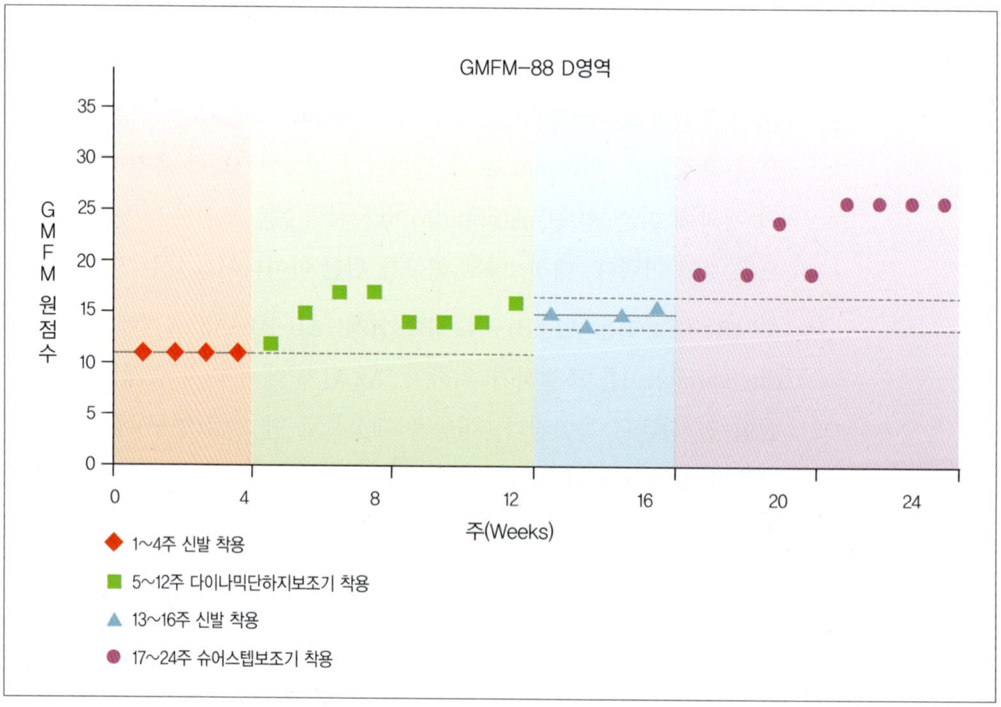

그림 2-13 다운증후군 아동 PL의 치료결과

6. 소아치료기록 Documentation in pediatric physical therapy

기록은 소아치료의 전 과정을 문서화하는 매우 중요한 부분으로 치료사의 성실한 역량이 요구된다. 기록은 재활 팀 구성원 간에 의사소통의 주된 수단이며, 법적인 문제가 발생할 경우 치료사를 보호해주는 객관적인 근거가 된다.

소아치료기록은 초기기록을 활용한 문제점 확인과정을 거쳐 S.O.A.P. 노트 형태로 치료의 전 과정을 작성하는 두 단계에 걸친 과정이다.

1) 초기기록

치료가 시작되는 검진단계(환자관리모델 제1단계)에서부터 각 아동에게 필요한 치료의 초점, 즉 문제점을 파악해서 치료의 전체적인 방향을 정한다면 목표달성 및 아동/보호자의 만족도는 물론 치료사의 전문성도 높아질 것이다. 아동/부모에게 담당치료사라고 소개하고 인사를 나눈 후 병력청취를 시작할 때 "ICF-CY" 틀을 활용한 소아물리치료임상의사결정 초기평가양식(그림 2-3)을 사용해서 인터뷰에 방해가 되지 않도록 그리고 환자의 주의를 분산시키는 일 없이 검진단계의 내용을 기록하고 환자의 문제점을 확인한다.

2) S.O.A.P. 노트 기록

S.O.A.P. 노트의 'S'는 Subjective information(주관적 정보단락), 'O'는 Objective information(객관적 정보단락), 'A'는 Assessment(사정단락) 그리고 'P'는 Plan(치료계획 단락)을 뜻하는 첫 글자가 조합된 것이다. 주관적 정보단락과 객관적 정보단락에 기록하는 내용은 정보의 근원(sources)에 따라 분류한 것이다. 환자/보호자로부터 구한 정보는 주관적 정보단락에 기입하고 같은 내용이라도 치료사관점에서 구한 정보는 객관적 정보단락에 기록한다. 이렇게 수집한 주관적 및 객관적 정보를 바탕으로 사정단락에서는 문제리스트를 작성한 후 물리치료 진단, 예후, 목표를 기록하고 마지막으로 치료계획 단락에서 앞의 세 단락에서 수집한 정보를 바탕으로 중재계획을 세운다. 치료계획 단락에는 기능적 치료목표 성취에 필요한 구체적 치료의 빈도, 기간, 치료법 그리고 홈 프로그램 등을 기록한다.

표 2-6은 9세 된 듀센형근이영양증(Duchenne muscular dystrophy) 남아 HN의 S.O.A.P. 노트를 작성한 예시이다.

표 2-6
HN의 S.O.A.P. 노트

Name	HN	ID	0000000	Sex/Age	M/9
Medical diagnosis	Duchenne muscular dystrophy	Date	2016. . .	PT ______ (signature)	

Subjective information(주관적 정보단락)	
Present complaint	HN은 학교에서 쉬는 시간에 친구들과 농구를 하고 싶지만 할 수 없다.
Present status	혼자 걸어 다닐 수 있다.
Social history	엄마의 보고에 따르면 HN은 부모와 1명의 남동생과 함께 살고 있다. 엄마와 아빠는 홈 프로그램(능동 및 수동 관절운동, 유산소운동)을 열심히 수행하면서 매우 적극적으로 HN의 치료에 참여하고 있다.
Medical history	3일 전 폐렴으로 입원하였다.
Medications history	폐렴 치료 항생제, 근육병 처방약 Prednisone
pt/caregiver's goals	친구들과 농구를 하고 싶다.

Objective information(객관적 정보단락)

I. System review(신체계통 문진)	
Communication/Cognition	Talktive, IQ = 80
Cardiopulmonary	BP = WNL, HR = WNL, RR = 20
Integumentary	Intact
Musculoskeletal	• Passive ROM 및 active ROM 제한 • 몸쪽 근력 약화
Neuromuscular	운동 협응력 감소

II. Tests and Measures(테스트 및 측정)

Pain area(VAS)	Uncheckable	0	1	2	3	4	5	6	7	8	9	10

Anthropometrics	Height	128cm	Weight	24kg	Pseudohypertrophy in calf	(+/+)

Sensory: proprioception	UE	Shoulder abd.	Intact	Impaired	Absent
		Elbow flex. + wrist flex.	Intact	Impaired	Absent
		Elbow exten. + wrist exten.	Intact	Impaired	Absent
	LE	Hip, knee and ankle 90° flex	Intact	Impaired	Absent

Sensory: light touch	Intact	
Cranial nerve	주변시야(+); 수평, 수직, 사선방향 눈동자 움직임(+); 얼굴감각(+); 얼굴 움직임(+); 혀의 신체중심선 위치(+)	
DTR & pathological reflex	Rt.	Patellar (2+), Achilles (1+)
	Lt.	Patellar (2+), Achilles (1+)
	Babinski sign (+/−)	

Medical diagnosis(의학적 진단명), Present complaint(현재 주호소), functional status(현재기능상태), Medical history(의학적 이력), Medication history(복용약 이력), pt/caregiver's goals(환자/보호자의 치료목표), UE: Upper extremity, LE: Lower extremity, DTR: Deep tendon reflex, BP: Blood pressure(혈압), HP: Heart rate(심박수), RR: Respiration rate(호흡수), WNL: Within normal limit(정상범위)

표 2-6
HN의 S.O.A.P. 노트(계속)

Functional ability						
Rolling		Independent	Minimal	Moderate	Maximal	Unable
Supine to sit		Independent	Minimal	Moderate	Maximal	Unable
Sit to stand		Independent	Minimal	Moderate	Maximal	Unable
Transfer		Independent	Minimal	Moderate	Maximal	Unable
Gait	Indoor	Independent	Minimal	Moderate	Maximal	Unable
	Outdoor	Independent	Minimal	Moderate	Maximal	Unable
	Stair	Independent	Minimal	Moderate	Maximal	Unable
Balance	선 자세 또는 보행 시에 균형을 잃을 경우 protective step으로 균형을 회복할 수 있음					
ROM/MMT						
			Passive ROM		MMT	
		정상범위	Rt.	Lt.	Rt.	Lt.
Shoulder	Flex.	0°~180°	WNL	WNL	G	G
	Abd.	0°~180°	WNL	WNL	G	G
Elbow	Flex.	0°~150°	WNL	WNL	N	N
	Exten	0°	WNL	WNL	G+	G+
Wrist	Flex.	0°~80°	WNL	WNL	N	N
	Ext.	0°~70°	WNL	WNL	N	N
Hip	Flex.	0°~120°	10° contracture	10° contracture	G	G
	Ext.	0°~30°	WNL	WNL	F−	F−
	Abd.	0°~45°	WNL	WNL	G−	G−
Knee	Flex.	0°~135°	WNL	WNL	G	G
	Exten.	0°	WNL	WNL	P	P
Ankle	DF	0°~20°	WNL	WNL	G+	G+
	PF	0°~50°	WNL	WNL	F−	F−
Active ROM	발바닥굽힘 5° 구축과 발등굽힘 15° 구축을 제외하고는 모두 WNL					
Diaphragm strength	Fair, 기능적 기침					
Movement patterns						
Rolling	분절적 회전이 매우 결여되어 있음					
Lying to standing	누운 자세에서 일어날 때 Gowers' sign이 나타나며 50초 소요됨					
Standing	머리를 전방돌출, 허리 앞굽이증, 체중은 전방으로 발가락에 실리고, 발뒤꿈치는 바닥에서 들린 자세로 서 있음; 지지 없이 선 자세를 10분 정도 유지함					
Gait	독립보행을 하지만 쉽게 피로를 호소함; 보행 시 팔 흔들기가 없음; 학교, 집, 지역사회에서 하루 평균 1시간 30분 정도 걸어서 생활함					
Stair gait	한 손으로 난간을 붙잡고 한 계단에 두 발을 하나씩 올려 놓은 형태로 계단을 올라가고 내려옴					

W/C wheelchair, ROM: Range of motion(관절운동범위), MAS: Modified Ashworth Scale(수정된 애쉬워스 척도), MMT: Manual Muscle Test(도수근력검사), Flex(굽힘), Abd(벌림), Exten(폄), Add(모음), ER(가쪽돌림), IR(안쪽돌림), DF(발등굽힘), PF(발바닥굽힘), WNL: Within normal limit(정상범위 내), Diaphragm(가로막)

표 2-6
HN의 S.O.A.P. 노트(계속)

<table>
<tr><td>Self care activities</td><td colspan="7">옷 입기, 먹기, 화장실 사용을 독립적으로 수행함</td></tr>
<tr><td>Play</td><td colspan="7">주로 집에서 컴퓨터 게임을 즐기고, 놀이터 활동은 제한적인 편임</td></tr>
<tr><td rowspan="2">Standardized assessment tool test</td><td rowspan="2">PEDI</td><td colspan="3">Functional skills scale</td><td colspan="3">Caregiver assistance scale</td></tr>
<tr><td>63.2</td><td>79.8</td><td>65.1</td><td>57.9</td><td>58.8</td><td>55.3</td></tr>
<tr><td rowspan="2">Gait analysis</td><td rowspan="2">CHQ</td><td colspan="3">PHS</td><td colspan="3">PSS</td></tr>
<tr><td colspan="3">51.36</td><td colspan="3">46.29</td></tr>
<tr><td>Other Technologies</td><td colspan="7"></td></tr>
<tr><th colspan="8">Assessment(사정단락)</th></tr>
<tr><td colspan="8">HN은 9세 된 남아로 4세 때 듀센형근이영양증 진단을 받았으며 다음과 같은 장애목록이 확인되었다.</td></tr>
<tr><td>Problem lists</td><td colspan="7">• 하지 구축 → 손상
• 근력 및 지구력 감소 → 손상
• 폐 기능 감소 → 손상
• 이동능력 감소의 위험성이 높음 → 활동 및 참여제한</td></tr>
<tr><td>Diagnosis</td><td colspan="7">HN은 듀센형근이영양증으로 운동기능 및 호흡기능의 장애가 있다.</td></tr>
<tr><td>Prognosis</td><td colspan="7">HN은 현재의 손상, 활동 및 참여제한 수준이 나빠지지 않도록 유지할 수 있을 것이다.
HN은 단 · 장기 치료목표를 달성할 수 있을 것이다.</td></tr>
<tr><td>Short-term goals</td><td colspan="7">• HN은 4개월 안에 발등굽힘 능동관절가동범위가 20°로 증가하여 수업시간에 일어서서 발표할 수 있을 것이다. → 손상 및 활동
• HN은 4개월 안에 놀이터에서 친구들과 안전하게 놀 수 있을 것이다. → 활동
• HN은 4개월 안에 호흡운동을 혼자서 할 수 있을 것이다. → 손상
• HN은 4개월 안에 선 자세의 유지시간이 10분에서 15분으로 늘어날 것이다. → 활동
• HN의 가족은 4개월 안에 정확한 체위배담법을 실시할 수 있게 되어 HN이 효율적으로 기침할 수 있도록 도울 수 있을 것이다.</td></tr>
<tr><td>Long-term goals</td><td colspan="7">• HN은 1년 동안 하지 근력이 더 이상 나빠지지 않게 유지할 것이다. → 손상
• HN은 1년 동안 호흡능력이 더 이상 나빠지지 않게 유지할 것이다. → 손상
• HN은 1년 안에 선 자세의 유지시간이 10분에서 30분으로 늘어날 것이다. → 활동</td></tr>
<tr><th colspan="8">Plan(치료계획단락)</th></tr>
<tr><td>Treatment schedules</td><td colspan="7">• 2 times/week, 30 min/session, 16 weeks
• 하지 스트레칭, 근력운동, 호흡운동, 홈 프로그램 교육 실시
• 치료를 시작하고 필요한 경우 환자/보호자와 상의하여 치료계획 변경</td></tr>
<tr><td>Searching evidences</td><td colspan="7">HN에게 필요한 스트레칭, 호흡운동, 근력운동에 관한 근거 검색</td></tr>
<tr><td>Interventions</td><td colspan="7">• 포지셔닝
1. 종아리근육의 신장을 위하여 wedge에 서는 시간을 차차 늘려나간다.
2. 엉덩관절 및 무릎관절의 굽힘근, 발등굽힘근의 신장을 위하여 가정에서 prone stander에 하루 2회 30분씩 세운다.
3. 척추측만증 발달 가능성을 모니터링 한다.
• 근력운동
1. 넙다리네갈래근, 뒤넙다리근, 발등굽힘근 등의 동심성 수축활동을 한다.
2. 발바닥으로 힘차게 쿵쿵 소리내어 걷기, 공차기, 발뒤꿈치로 걷기 활동 등을 한다.
3. 근력저하의 가능성을 모니터링 한다.
4. 탄력밴드를 이용하여 어깨, 팔꿉, 등 근육에 저항운동을 실시한다.</td></tr>
</table>

표 2-6
HN의 S.O.A.P. 노트(계속)

	• 유산소 및 기능적 활동 1. 하루 30분씩 놀이터에서 친구들과 함께 활동한다. 2. 매일 20분씩 자전거를 탄다. 3. 일주일에 한 번 수영을 한다. 4. 발등 굽힘 각도를 늘리기 위하여 하루 10분 경사로를 걸어다닌다.
Patient/caregiver education	• 놀이터에서 안전하게 활동하는 방법을 교육한다. • 보호자로 하여금 HN이 하루 1시간 30분씩 선 자세로 활동하거나 보행하는지 모니터링하게 한다. • 가슴 스트레칭, 횡격막호흡, 체위배담법 등을 교육한다.

PEDI: Pediatric evaluation of disability inventory, CHQ: Child health questionaire

요점정리

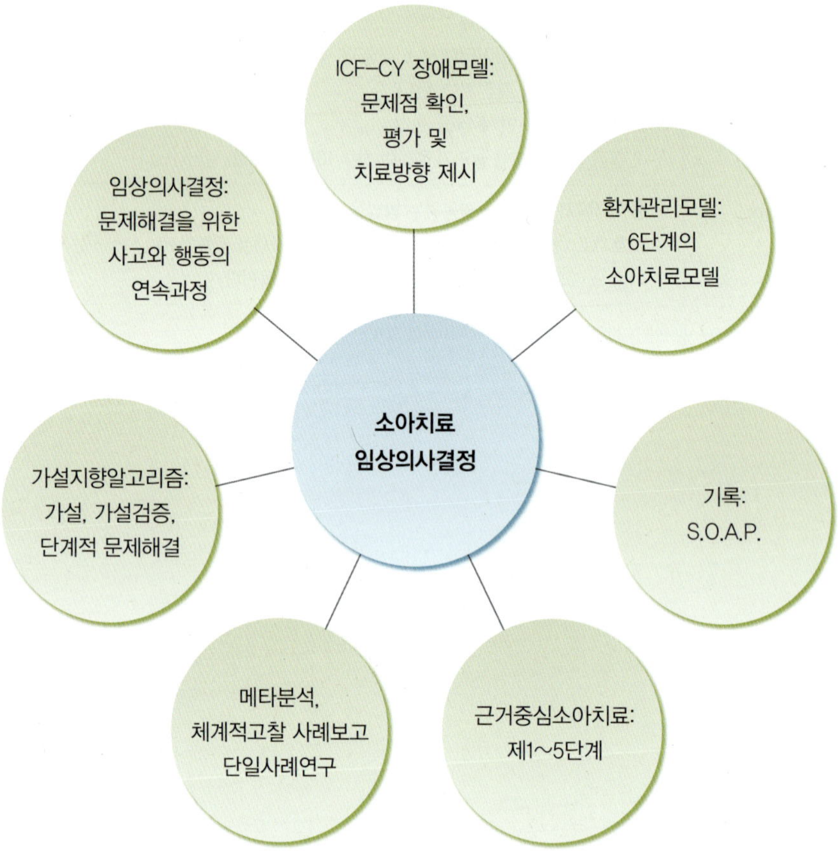
ICF-CY 장애모델:
문제점 확인,
평가 및
치료방향 제시
임상의사결정:
문제해결을 위한
사고와 행동의
연속과정
환자관리모델:
6단계의
소아치료모델
소아치료
임상의사결정
가설지향알고리즘:
가설, 가설검증,
단계적 문제해결
기록:
S.O.A.P.
메타분석,
체계적고찰 사례보고
단일사례연구
근거중심소아치료:
제1~5단계

1. 소아치료임상의사결정은 소아치료모델(환자관리모델), ICF-CY 장애모델, 아동중심 가설지향알고리즘, 근거, 표준화된 평가도구를 사용하여 환자의 문제를 해결하기 위한 과학적 사고와 행동의 연속 과정이다. 이를 위하여 소아치료사는 전문지식, 인지기술(분석, 비교, 비평, 논문의 연구결과표 이해), 메타인지(자기성찰) 등의 역량을 갖춰야 하고 환자/보호자와의 협력, 참여를 통해 치료의 만족도를 높이고 나아가 가족중심치료를 실현할 수 있다.
2. ICF-CY 장애모델은 아동과 청소년을 위한 ICF 장애모델로 임상의사결정을 위한 개념적 틀이자 도구이다. 가장 대표적인 특징은 구성영역(신체기능 및 구조의 손상, 활동제한, 참여제한, 환경요인, 개인요인) 간에 서로 영향을 주고 받는 상호작용이 있어 장애를 다양한 관점에서 생각하게 한다. ICF-CY 장애모델의 활용은 크게 두 가지로 요약할 수 있다. 첫 번째, 장애와 기능에 대하여 ICF-CY 장애모델의 구성용어를 사용하여 재활팀 간에 의사소통(대화, 컨퍼런스) 및 기록(S.O.A.P. 노트)을 작성한다. 두 번째, ICF-CY 장애모델 영역별로 기능장애를 분류함으로써 포괄적으로 장애를 이해하고 영역 간에 연관성을 통해 주된 문제점을 찾게 되고 이를 바탕으로 평가, 치료의 큰 그림을 구상할 수 있다.
3. 환자관리모델은 실제적인 소아치료수행모델이다. 소아치료가 필요한 아동을 환자관리모델의 여섯 단계로 치료한다: 제1단계(검진); 제2단계(평가); 제3단계(물리치료진단: 신체기능 및 구조의 손상, 활동제한, 참여제한); 제4단계(예후 및 치료계획); 제5단계(중재); 제6단계(결과평가)
4. 아동중심 가설지향알고리즘은 학생이나 임상새내기 치료사가 의사결정이 필요할 때 사용하는 후향적(backward) 임상추론(clinical reasoning) 방법이다.
5. 근거는 논문근거, 치료사의 전문경험, 아동/보호자의 선호도(가치) 등의 세 가지 요소가 조화롭게 통합된 결과물로 정의한다.
6. 근거중심소아치료는 임상질문 작성, 근거수집, 수집한 근거 비교 · 분석 · 선택, 선택한 근거 적용 그리고 근거중심치료의 효과평가 등의 단계로 이루어진다.
7. 질 높은 논문근거로써 메타분석과 체계적 고찰이 있고, 치료를 바탕으로 근거를 만들어 가는 방법으로 사례보고와 단일사례연구방법이 있다.
8. 소아치료모델에 따라 제6단계의 과정으로 수행한 치료의 내용을 기록할 때는 정보의 근원(sources)에 따라 문제 해결식 기록방법으로 S.O.A.P. 노트를 주로 사용한다.

연습문제

1. 다음은 선천성심장질환과 청력장애를 가진 아동 CY의 사례이다. ICF-CY 장애모델의 영역으로 분류해 CY의 장애를 포괄적으로 이해해보자.

> CY는 36개월 된 여아로 정상분만으로 태어났지만, 선천성심장질환을 앓고 있어서 이미 두 번의 수술을 받은 적이 있다. 지금도 상기도 감염과 중이염을 자주 앓고 청력에 영향을 미치는 것 같다. CY와 엄마는 도시에서 아파트 생활을 하며 근처 병원에 다닌다. CY의 아빠는 현재 같이 살고 있지 않으며 재정적 도움도 주지 않고 있다. CY는 엄마가 일을 하는 낮 시간에는 이웃이 돌봐주고 있다. 엄마가 주말에 일을 할 때는 할머니와 함께 지낸다. CY는 웃는 법이 거의 없다. CY는 대부분의 시간을 혼자서 간단한 물건을 가지고 놀 뿐 다른 아이들과 어울리려 하지 않는다. CY는 소리가 나는 물건을 좋아해서 밀거나 당기기 놀이를 하면서 오랫동안 혼자 논다. 하지만 평소에는 쉽사리 다른 것에 주의를 빼앗긴다. 무엇인가에 집중을 하지 않을 때면 몸을 흔드는 경향이 있다. 3개월 전부터 걷기 시작했고 손을 잡아주지 않으면 계단을 올라가지 못 한다. 언어는 약 20개의 단어를 사용한다. 예를 들어, '내 꺼', '더', '블록', '주스' 등이다. 이 보다 길게 발음하는 단어는 알아듣기 힘들다. 엄마의 무릎에 앉아서 이야기책 듣기를 좋아한다. 익숙한 그림은 손가락으로 가리키지만 그림 속 물체의 이름을 학습시키기가 어렵다. CY의 이름을 부르면 반응이 없을 때가 많고 주변에서 말을 시킬 때도 인식하지 못할 때가 있다. 왜 이러한 행동이 나타나는지 뚜렷한 이유를 찾을 수 없지만 잦은 중이염에 의한 청각소실 때문인 것 같다. 24개월 때 받은 평가에서 발달 수준이 17개월 수준으로 나왔었다. 수용언어와 표현언어에서 특히 지연이 있었다. 청각검사에서는 경미한 양측성 청각소실이 확인되었다.

2. 환자관리모델의 여섯 단계를 기술하시오.

3. 가설과 알고리즘의 정의를 기술하시오.

4. 근거중심소아치료의 단계를 기술하시오.

5. S.O.A.P.의 각 단계에 기록할 정보를 기술하시오.

참고문헌

1. Borzoo S, Nickbakht M, Jalalian M. Effect of child's cerebral palsy on the mother: a case control study in Ahvaz, Iran. Scientific Journal of the Faculty of Medicine in Niš 2014;31(1):75–79.
2. Campo M, Weiser S, Koenig KL, et al. Work-related musculoskeletal disorders in physical therapists: a prospective cohort study with 1-year follow-up. Phys Ther. 2008;88(5):608–619.
3. McEwen I. (Ed.). (2009). Writing case reports: a how-to manual for clinicians (3rd ed). Alexandria, VA: American Physical Therapy Association.
4. Heathcoc JC, Baranek, Ferrant R, et al. Daily intervention for young children with cerebral palsy in GMFCS level V: a case series. Pediatr Phys Ther. 2015;27:258–292.
5. Mattingly C. In Search of the Good: Narrative Reasoning in Clinical Practice. International Journal for the Analysis of Health. 1998;12(3):273–297.
6. Pradhan S, Scherer R, Matsuoka Y, et al. Grip force modulation characteristics as a marker for clinical disease progression in individuals with Parkinson disease: case-control study. Phys Ther. 2015;95(3):369–379.
7. Tamminga JS, Martink ZS, Mille EW. Single-subject design study of 2 types of supramalleolar orthoses for young children with down syndrome. Pediatr Phys Ther. 2012;24:278–284.
8. Resnik L, Jensen GM. Using Clinical Outcomes to Explore the Theory of Expert Practice in Physical Therapy. Phys Ther. 2003;83(12):1090–1106.
9. Kenyon LK. The hypothesis-oriented pediatric focused algorithm: a framework for clinical reasoning in pediatric physical therapist practice. Phys Ther. 2013;93(3):413–420.

03

발달의 이해

Understanding of the development

학습목표

1. 발달이란 일생에 걸친 진행(progression)과 퇴행(regression)의 과정으로 운동(대운동 및 소운동), 인지, 언어, 사회/정서 그리고 신체성장 영역 등 포괄적 관점에서 이해한다.
2. 여러 발달영역 간에 긍정적인 상호작용이 이루어질 때 아이들이 정상적으로 '기능(functioning)'을 할 수 있고, 부정적으로 작용할 경우 '기능장애(functional disability)'가 나타나므로 대운동기술의 발달은 인지, 언어, 사회/정서 그리고 신체성장 영역의 영향을 받는다는 개념을 이해해야 한다.
3. 출생 후 만 6세까지의 영역별 발달 상의 특징을 이해한다.
4. 출생(임신)에서 19세까지의 아동기를 발달학적으로 구분하는 법을 이해한다.
5. 운동발달의 특성을 움직임의 구성요소(움직임의 양, 질, 균형, 공간 · 시간 · 신체 · 방향인식, 근육긴장도 그리고 기능적 근력)의 측면에서 이해한다.
6. 정상적인 근육긴장도와 비정상적인 근육긴장도에 따른 자세와 움직임을 이해한다.
7. 운동면과 생리적 움직임의 발달순서를 학습하고 움직임을 운동형상학적으로 기술하는 법을 이해한다.

핵심단어

대운동발달 Gross motor development

소운동발달 Fine motor development

인지발달 Cognitive development

언어발달 Language development

사회/정서발달 Socio/emotional development

신체성장 Physical development

발달의 진행 Developmental progression

발달의 퇴행 Developmental regression

움직임의 양 Movement quantity

움직임의 질 Movement quality

운동면 Motor plane

생리적 움직임 Physiological movement

성장과 성숙 Growth and maturation

공간인식 Spatial awareness

시간인식 Temporal awareness

신체이미지 Body awareness

방향인식 Directional awareness

근육긴장도 Muscle tone

기능적 근력 Functional strength

운동형상학 Kinematics

1. 발달영역의 이해 및 아동기의 분류

Understanding of developmental domains and classification of childhood

발달, 특히 운동발달이란 사람의 일생에 걸쳐 일어나는 자세와 움직임의 변화(진행 및 퇴행) 과정으로, 내 · 외적인 환경요인과의 상호작용이 운동발달을 비롯한 다른 영역(인지, 언어, 사회/정서)의 발달에 큰 추진력으로 작용한다.

아이를 전체적인 시각에서 바라볼 때 강점과 문제점을 제대로 파악할 수 있으므로 전인적 발달(holistic development)의 개념에서 운동발달을 이해한다. 이를 위하여 첫째, 개인(아동)을 구성하는 다양한 발달영역과 영역 간의 상호작용에 대해 알아본다. 둘째, '아이들은 성장한다'는 특성에 따라 특정한 연령시기별로 발달의 특성을 이해하고 정상 기능과 기능장애를 구별하는 기초를 익힌다.

1) 발달영역 간의 연관성 이해

아동(사람)의 발달은 대운동, 소운동, 언어, 인지, 사회/정서 그리고 신체성장 등의 하위발달영역으로 나뉘며 영역간 상호작용의 관계이다. 그림 3-1A처럼 하위발달영역 간에 긍정적인 영향이 미치면 아이의 연령에 적합한 그리고 아이가 속한 사회적 · 환경적 요구 및 기준에 맞는 정상적인 기능(functioning)으로 삶을 영위할 수 있다. 하지만 그림 3-1B처럼 한 영역이라도 부정적으로 작용하면 전체적인 발달을 방해하고 기능장애(신체기능과 구조의 손상, 활동제한 및/또는 참여제한)가 발생한다. 운동영역의 모든 행위는 감정, 사회작용

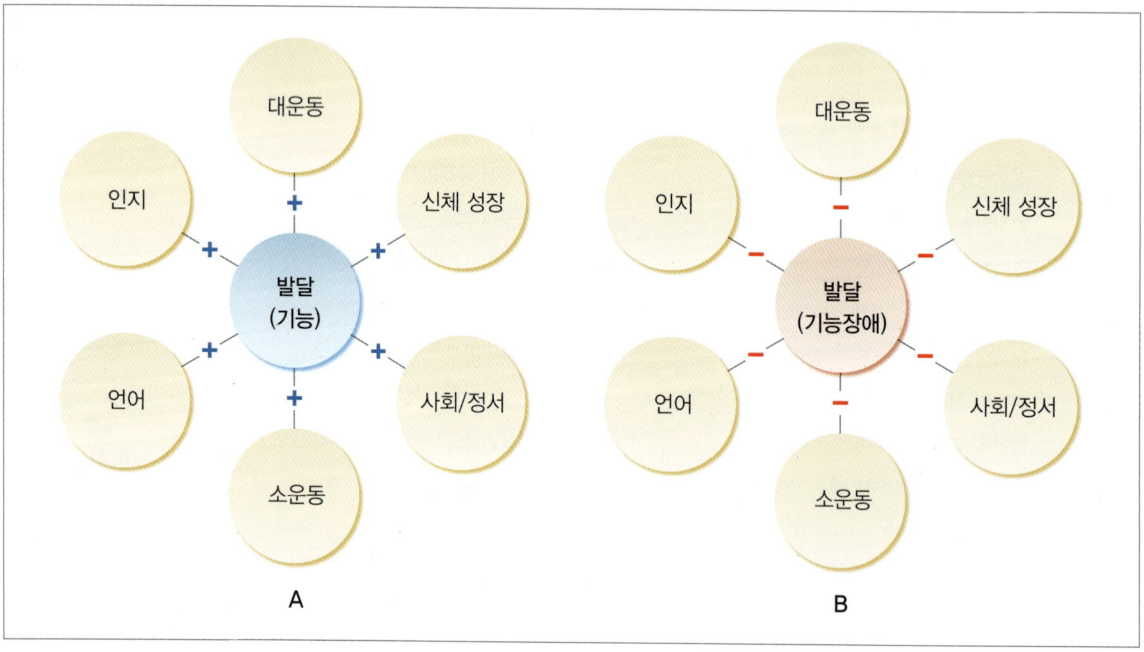

그림 3-1 발달(기능 대 기능장애). A: 하위발달영역 간의 긍정적(+) 상호작용의 결과로써 발달, 즉 기능
B: 하위발달영역 간의 부정적(–) 상호작용의 결과로써 발달, 즉 기능장애

그리고 인지발달의 영향을 받는다.

영역별로 발달을 이해한 다음, 통합시키는 과정을 통해 운동 기능장애가 있는 아동을 좀 더 포괄적인 관점에서 이해할 수 있다.

이제, 소아치료사 관점에서 이 개념에 따라 어떻게 아동의 기능과 기능장애를 이해하고 접근해야 할 것인가? 이른 아침 길에서 한 손으로 연필을 만지작거리며 등교하는 옆집 사는 초등학교 3학년 여학생 KZ를 만났다고 생각해보자. 아마 KZ는 미소를 지으며 '안녕하세요?'라고 인사하며 간단한 이야기를 건넬 수 있을 것이다. 이 아이가 정상적으로 발달, 즉 기능한다는 것을 어떻게 설명할 수 있을 것인가? 먼저 발달영역별로 다음과 같은 발달내용을 확인할 수 있다. 대운동영역에서는 보행능력, 소운동영역에서는 연필을 만지작거리는 능력, 언어영역에서는 인사할 때의 말(speech)과 언어(language)능력, 인지영역에서는 KZ의 연령에 맞게 상황을 해결해나가는 정신기능, 사회/정서영역에서는 상대에 대하여 미소를 지어 관계형성을 하려는 능력 그리고 신체성장은 초등학교 3학년 여학생에 맞는 신장, 체중, 체격 등이다. 이상의 내용을 종합해보면, KZ의 여러 발달영역은 문제없이 서로 긍정적으로 영향을 주고 받아 전체적인 발달이 정상, 즉 연령과 환경에 맞게 기능하고 있으며 이럴 경우, 우리는 '정상'이라고 한다.

계속해서, 운동장애가 있는 아동을 이해하고 치료적 접근에 대한 계획 및 실행에 있어서도 같은 개념이 적용된다. 정상아동에서는 개별발달영역을 통합하여 전체적 발달이 정상이라는 결론에 도달하지만, 이와 달리 장애아동은 전체기능에서 개별영역의 기능을 분류하여 문제점을 파악하고 해결하는 식이다. 먼저, 아이의 기능장애를 영역별로 분류한다. 소아치료사의 초점은 대운동기능의 장애에 맞춰져 있으므로 신체계통, 사람 그리고 사회수준에서 신체기능 및 구조의 손상, 활동제한, 참여제한을 파악하고 문제리스트를 정한다. 그 다음 다른 발달영역과의 긍정적 혹은 부정적 연관성을 고려하여 현재의 기능장애를 이해한다.

아동초기(0~만 6세)의 여러 발달영역을 문헌과 연구결과를 바탕으로 연령별로 정리하면 표 3-1과 같다.

2) 아동기의 분류

아동기는 주로 인지 및 심리사회적 발달에 따라 그 시기를 나눈다. 인지발달단계는 사고의 패턴이 형성되어가는 일련의 과정에 초점을 둔 것으로 피아제의 인지발달단계(Piaget's stages of cognitive development)가 대표적이다. 피아제의 인지발달단계는 피아제의 자녀 3명의 발달을 관찰한 내용을 바탕으로 개발된 것으로 현재 아동기의 사고과정의 변화를 이해하는 가이드로 널리 인정받고 있다. 인지발달은 아이의 이동성 수준에 크게 좌우되고, 지적 호기심이 다시 움직임을 가이드한다. 정신지체아동이 정상 아동에 비해 운동발달 속도가 현저히 느리다는 것은 이미 잘 알려진 사실이다. 이와 같이 운동발달과 인지발달은 연쇄작용 관계에 있으므로 피아제의 인지발달단계는 운동발달을 이해하는 데 도움이 될 것이다.

표 3-1
아동 초기의 영역별 발달

연령	대운동발달	소운동발달	자조활동	사회/정서	언어
1개월	• 누운 자세에서 고개돌리기	• 주먹 쥔 손을 얼굴 가까이 가져옴	• 빨기	• 엄마 목소리를 구별함 • 울음으로 불편함을 표현	• 목소리/소리에 놀람 • 목이 쉰 듯한 소리를 냄
2개월	• 엎드린 자세에서 가슴 들기 • 몸통을 잡고 앉히면 고개를 까딱거림	• 양손을 모음 • 50%에서 주먹 쥔 손이 펴짐	• 젖병(젖꼭지)을 보면 입을 벌림	• 어른 목소리에 반응하고 미소를 지음	• 소리를 냄
3개월	• 엎드린 자세에서 팔꿈치 지탱하고 고개들기	• 장난감을 손으로 침	• 손을 입으로 가져옴	• 방을 지나가는 사람을 눈으로 따라감	• 말하는 사람에 주의를 기울임 • 말을 걸면 목소리를 냄
4개월	• 끌어당겨 앉히기에서 머리가 뒤로 쳐지지 않음	• 딸랑이를 가지고 놈	• 젖병을 잠깐 잡음	• 흥미로운 것을 보거나 소리를 들으면 미소지음 • 부모 목소리를 듣고 울음을 멈춤	• 목소리가 나는 쪽으로 고개를 돌림 • 크게 소리내어 웃기
5개월	• 양팔로 지탱하고 앉기	• 손의 파악반사 • 장난감을 옮김: 손-입-손	• 퓌레(과일이나 삶을 채소로 걸쭉하게 만든 음식)를 먹음	• 양육자와 애착관계 형성	• 이름을 부르면 반응하기 시작함 • 화가났을 때 우는 것 외에 소리로 표현함
6개월	• 양손 짚고 잠깐 동안 혼자 앉기	• 장난감 옮김: 손-손	• 손을 젖병에 가져감	• 낯선 사람을 보면 낯을 가림	• "안 돼"라고 말하면 잠깐 하던 것을 멈춤 • 거울을 보고 미소짓고 소리를 냄
7개월	• 지지없이 앉기	• 노측 손바닥으로 잡기(radial-palmar grasp)	• 배가 부르면 음식을 거절함	• 도움이 필요할 때 장난감과 부모를 번갈아 쳐다 봄	• 음악에 관심을 가짐 • 소리내는 음절 수가 많아짐
8개월	• 배밀이	• 컵에서 블록도형을 꺼냄	• 스스로 젖병잡기 • 손가락으로 먹기	• 기분이 좋을 때와 화가 났을 때가 분명해짐	• "이리와"라는 뜻을 알고 반응함 • 머리를 흔들어 "싫어"라고 표현함
9개월	• 네발기기를 시작함	• 블록 2개를 맞대어 소리를 냄	• 과자씹기	• 눈으로 익숙한 사람을 보고 알 수 있음	• 제스처 게임을 좋아함 • '엄마' 소리를 흉내내기
10개월	• 두 손으로 가구 잡고 옆으로 이동하기	• 검지손가락으로 가리키기	• 컵으로(잡아주면) 마시기	• 이름을 부르면 쳐다봄	• 까꿍놀이를 좋아함 • 손을 흔들어 안녕하기

표 3-1
아동 초기의 영역별 발달(계속)

연령	대운동발달	소운동발달	자조활동	사회/정서	언어
11개월	• 한 손으로 가구잡고 옆으로 이동하기 • 몇 초 동안 혼자서기	• 장난감 던지기 • 숟가락으로 음식 휘젓기	• 옷 입을 때 협조함	• 어른이 보여준 행동을 따라함 (예: 엄마에게 장난감 주기)	• "안 돼"라는 소리에 스스로 하던 짓을 멈춤 • 첫 단어 시작 • 노랫가락에 소리내기
12개월	• 하이가드자세(High guard position)로 서기 • 독립적 발떼기	• 정교한 족집게잡기(pincer grip) • 크레용을 쥠 • 블록 2개를 쌓으려 시도함	• 식사 중 일부를 손가락으로 먹을 수 있음 • 모자를 벗을 수 있음	• 부모에게 장난감을 보여주어 관심을 공유함 • 원하는 물건을 손가락으로 가리킬 수 있음	• 간단한 지시를 제스처와 함께 보여주면 따라함 • 손 흔들기, 뻗기 같이 다양한 제스처와 함께 소리를 냄
13개월	• 팔을 하이가드 자세로 보행	• 병에 든 작은 구슬을 꺼내려고 시도함	• 약간 흘리지만 컵으로 마심	• 양육자 즐겁게 해주기 • 혼자 놀기 • 기능적 놀이	• "사과가 어디 있지?" 하고 물으면 사과를 쳐다 봄 • 3개 단어 사용
14개월	• 잘 걸음	• 낙서하기 • 블록 3개 쌓음	• 양말/신발 벗기 • 숟가락을 입으로 가져감	• 시행착오를 거쳐 관심 있는 장난감을 탐색	• 제스처 없이 간단한 지시에 따름 • 사물 1개 이름대기
15개월	• 장난감을 집기 위해 몸을 구부림 • 계단 기어오르기 • 뻣뻣한(다리) 자세로 뛰기 • 장난감 들고 걷기 • 가구 기어오르기	• 블록 3~4개 쌓기 • 컵에 블록 10개 넣기 • 병에 든 작은 구슬을 꺼냄	• 흘리지 않고 숟가락질 하기 • 머리 빗기 시도	• 장난감이 작동하지 않으면 어른에게 도움을 청함	• 다른 방에 있는 장난감을 가져오게 하면 가져올 수 있음 • 3~5개 단어 사용
16개월	• 약간의 지지대로 한 발로 서기 • 뒤로 걷기 • 한 손 잡아주면 계단 오르기	• 혼자서 낙서놀이하기	• 컵을 들어서 마시기 • 장난감 가지러 가서 가져오기	• 사람들이 쳐다보는 것을 인식함	• "아빠에게 갖다드려"와 같이 지시사항을 이해함 • 5~10개 단어 사용
18개월	• 계단 기어서 내려가기 • 달리기 • 작은 의자에 스스로 앉음 • 선 자세에서 공 던지기	• 블록 4개 쌓기 • 서툰 형태로 수직선 긋기 모방	• 옷 벗기 • 도움 없이 어른 의자에 앉기 • 어른 없이 집안 돌아다니기	• 생일파티 같은 가장놀이하기 • 부끄러움을 표현하기 시작함	• 몸의 세 부분을 가리킬 수 있음 • "내 것"을 이해함 • 10~25개 단어 사용
20개월	• 놀이를 위해 쪼그리고 앉기 • 큰 장난감 옮기기 • 한 손 잡아주면 계단 내려가기	• 블록 5~6개 쌓기 • 사각 페그보드(peg board) 완성	• 먹을 수 있는 것과 없는 것을 구별하여 입으로 가져감 • 수저를 사용해 스스로 식사하기	• 감정에 대한 사고가 시작됨 • 인형놀이를 함	• 이름을 대면 3개의 물건을 가리킬 수 있음 • 단어 2개를 종합해서 사용

표 3-1
아동 초기의 영역별 발달(계속)

연령	대운동발달	소운동발달	자조활동	사회/정서	언어
22개월	• 난간을 잡고 계단을 오르고, 두 발이 한 계단에 함께 놓임 • 공차기 시범을 보여주면 따라함	• 상자 뚜껑 닫기 • 수직선 긋기 모방 • 서툰 형태의 원그리기 모방	• 수저를 잘 사용함 • 컵으로 잘 마심 • 지퍼 내리기 • 양말 신기의 일부를 혼자 할 수 있음	• 다른 아동을 뚫어지게(관심있게) 쳐다봄 • 반항적인 행동이 나타나기 시작	• 몸의 5~6 부분을 가리킬 수 있음 • 25~50개 단어 사용 • 주 별로 1~2개 단어를 배우고 사용
24개월	• 난간을 잡고 계단을 내려오고, 두발이 한 계단에 함께 놓임 • 시범 없이 공차기 • 머리 위로 공 던지기	• 원 그리기 모방 • 수직선 그리기 모방	• 빨대 빨기 • 단추 없는 옷 벗기 • 바지 벗기	• 사회적 예절을 익혀 감정을 직접적으로 드러내지 않기 시작함	• 2단계 지시사항을 따라함 • 자신/상대방을 이해함 • 명사+동사 문장을 사용함 • 50단어 이상 사용
28개월	• 마지막 계단에서 양 발이 엇갈리는 형태로 아래로 점프 • 시범에 따라 발끝으로 걷기 • 뒤로 10걸음 걷기	• 큰 구슬 서툴게 끼우기 • 한 번에 책장 여러 페이지 넘기기	• 대소변을 참을 수 있고, 화장실에 가고 싶다고 표현함 • 도와주면 바지를 올림	• 분리불안이 감소함	• "딱 한개"의 의미를 이해 • 2자리 수를 반복 • 대명사를 사용하기 시작
30개월	• 난간을 잡고 발을 번갈아 계단을 오름 • 제자리에서 점프 • 평균대 위에 양발로 서기 • 평균대 위를 한 발씩 걷기	• 블록 8개 쌓기 • 블록으로 기차연결하기	• 손 씻기 • 물건 정리하기 • 도움을 받아 양치질하기	• 전화하기 같은 어른 활동 따라하기	• 놀기, 씻기와 같은 행위를 나타내는 동사 이해 • 알고 있는 이야기를 의사표현에 사용
33개월	• 팔 · 다리를 교대로 흔들며 걷기	• 블록 9~10개 쌓기	• 화장실 사용이 능숙해짐 • 혼자 겉옷 입기	• 친구와 교대로 활동을 할 수 있음 • 집안 일을 도우려고 함	• 숫자 3까지 셀 수 있음 • 과거형을 쓰기 시작 • 짧은 동화책 듣기를 좋아함
3세	• 한 발로 서서 3초간 균형유지 • 난간 잡지 않고 한 발씩 교대로 계단 오르기 • 세발자건거 페달 돌리기 • 발뒤꿈치-발가락 패턴으로 걷기 • 자연스럽지는 않지만 팔로 공 잡기 (뻣뻣한 팔 자세)	• 선을 따라 원을 그림 • 서툴지만 가위질을 함 (옆-옆) • 작은 구슬을 잘 꿤	• 스스로 먹기 • 용기에 들어있는 물을 컵에 따름 • 끈 없는 신발은 혼자 신을 수 있음 • 단추풀기	• 상상으로 두려움을 느낌 • 상상놀이 • 다른 사람의 생각을 표현하는 단어를 씀 (예: 엄마는 내가 잠들었다고 생각했다)	• 차의 문, 돼지의 코와 같이 전체의 일부분을 가리킬 수 있음 • 신체부위의 명칭을 말하고 기능을 이해함 • 200단어 이상 사용 • 3단어로 된 문장 사용 • 복수형 단어 사용 • 책을 읽어달라고 표현
4세	• 한 발로 서서 4~8초간 균형 유지 • 한 발로 깡충뛰기 2~3회	• 선을 따라 네모 그리기 • 매듭 한 번 묶기	• 혼자 화장실가기 • 대변 후 위생처리 (닦기) • 얼굴과 손 씻기	• 친구를 놀리고 놀림당하는 것에 관심을 가짐 • 단짝친구관계 형성	• 3단계 지시사항 이해 • 용도를 말하면 사물의 이름을 댐(예: 색종이 자를 때 쓰는 것은?)

표 3-1
아동 초기의 영역별 발달(계속)

연령	대운동발달	소운동발달	자조활동	사회/정서	언어
	• 3m 거리의 상대방에게 머리 위로 공 던지기 • 바닥에 튕긴 공 잡기	• 13cm 동그라미 그리기 • 자르기 • 이름의 일부 쓰기	• 혼자 양치질하기 • 버튼 잠그기 • 포크를 잘 사용함	• 그룹놀이	• 300~1,000단어 사용 • 줄거리를 이야기함 • 감정을 나타내는 단어 사용 • 시간 관련 단어 사용
5세	• 난간을 잡고 한 발씩 교대로 계단 내려가기 • 한 발로 서서 8초 이상 균형 유지 • 한 발로 깡충뛰기 15회 • 발뒤꿈치-발가락 패턴으로 뒤로 걷기 • 뒤로 점프	• 선을 따라 삼각형 그리기 • 가위질하기 • 이름쓰기 • 모형 계단 만들기	• 혼자 옷 입기 • 혼자 샤워하기	• 친구그룹 형성 • 실수에 대해 사과함 • 타인의 좋은 일에 대해 말로 감정을 표현함	• 자기 몸의 오른쪽과 왼쪽을 인식함 • 6~8개 단어로 된 문장을 따라함 • 2,000단어 사용 • 전화번호 사용 • "왜"라는 질문에 생각을 말함
6세	• 탠덤보행 (Tandem walk)	• 다이아몬드 도형 그리기 • 이름과 성 모두 쓰기 • 짧은 문장 생각해서 쓰기	• 신발끈 묶기 • 머리 빗기 • 길을 걸을 때 좌우 살피기 • 소지품 챙기기	• 동성의 단짝 친구가 생김 • 공상 세계와 현실을 구별함 • 친구를 따라함 • 유치원 가기를 좋아함	• 모르는 단어의 뜻을 물어봄 • 8~10개 단어로 된 문장을 따라함 • 시간의 순서에 따라 있었던 일을 이야기함 • 10,000단어 사용

표 3-2
피아제의 인지발달단계

단계	연령	특징
감각운동기 (Sensory motor)	0~2세	• 반사단계: 출생 후 원시적인 생존행위가 나타남 • 감각운동단계: 유아는 직접적인 감각 및 운동반응으로 환경과 상호작용을 시작하고 탐색한다. 이 시기에 순환반응(우연히 일어난 유아의 신체적 또는 환경 내 사물과의 반응 자체가 흥미를 유발하여 동일한 행동을 반복하게 되는 것), 대상영속성(눈앞에 있던 물체가 보이지 않아도 계속 존재한다는 것을 아는 것) 그리고 분리불안이 발달한다.
전조작기 (Preoperational)	2~7세	• 표상과정(mental representation)을 통해 단어와 이미지 같은 상징을 사용해 물체를 표현하지만 논리적이지는 않다. • 물체에 대한 인식과 공간적 속성에 관심을 갖는다. • 가장놀이를 하며, 자기중심적 성향(egocentricity)이 강하다.
구체적 조작기 (Concrete operational)	7~11세	• 구체적 물체에 대해 이성적으로 생각하며 덧셈과 뺄셈을 한다. 대화를 이해할 수 있다.
형식적 조작기 (Formal operational)	11세 이상	• 직접적인 경험 없이도 새로운 상황을 일반화할 수 있다. • 시행착오를 통해 가설을 세우고 검증하다. • 추상적 사고를 하고 미래에 대해 생각한다.

피아제의 인지발달단계(표 3-2)에 따르면 감각운동기, 전조작기, 구체적 조작기 그리고 형식적 조작기 등 4단계를 거쳐 인지발달이 이루어진다. 물론 개인차가 존재하겠지만 대개는 이 네 단계를 거쳐 인지가 발달하는 것으로 본다. 특히 생후 2년까지의 감각운동기는 일생에 걸쳐 운동과 인지발달의 상호작용이 가장 활발한 때로 이 시기의 인지는 움직임의 결과로써 발달한다.

소아치료분야에서 연령의 분류는 출생(임신)에서 19세까지의 신체적, 사회적으로 발달상에 주요한 변화가 있는 시기별로 분류한다. 크게 출생전기, 출생 시 그리고 출생후기로 분류하고 다시 약 7세까지의 아동기 초기(배아기, 태아기, 신생아기, 유아기 포함), 아동기 중기, 아동기 후기 그리고 청소년기 등으로 나눈다. '출생 시(perinatal stage) 시기'는 출생 직전과 직후가 되겠지만 또 다른 관점에서는 임신 20~28주부터 출생 후 1~4주까지의 시기로 정의하기도 한다. 이 장에서는 그림 3-2의 연령 분류 기준에 따라 정상/비정상 운동발달, 운동기능을 동반한 아동기 질환에 대하여 다룰 것이다.

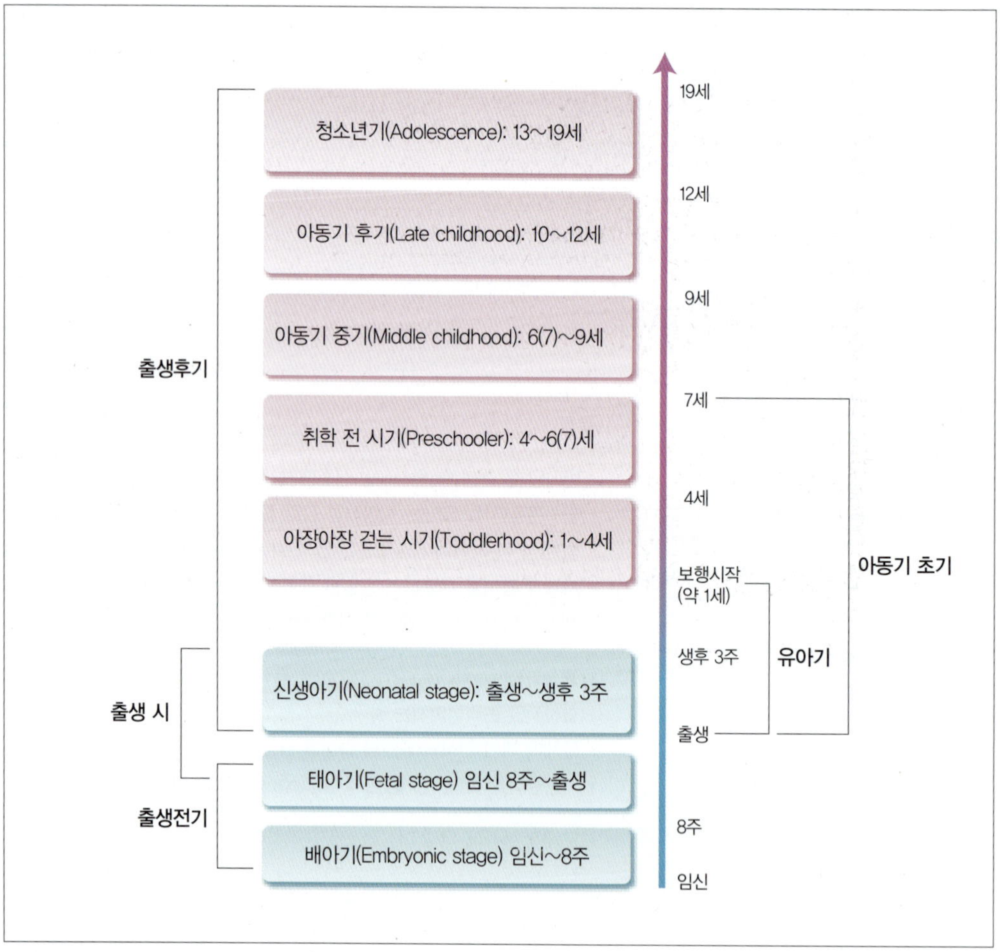

그림 3-2 아동기의 연령 분류

2. 운동발달의 특성 Characteristics of motor development

임상관찰, 검사/측정 그리고 중재의 기본이 되는 운동발달의 특성을 깊이 있게 이해하기 위하여 움직임을 기술하고 의사소통에 필수적인 용어와 개념을 정립해야 한다. 이제부터 움직임의 이해를 돕는 용어, 운동면의 발달과 그에 따른 생리적 움직임의 발달순서 등에 대해 알아본다.

1) 움직임의 이해를 돕는 용어

소아치료 학습을 통하여 운동현실학적 관점에서 자세와 움직임의 각 구성요소(components)를 파악하고 평가와 치료에 적용할 수 있다. 각 요소들이 서로 긍정적으로 작용할 때 연령과 상황에 적합한 운동기능을 수행할 수 있다. 운동발달의 궁극적인 목표는 다음과 같다.

- 중력에 대하여 몸을 조절함: 항중력 자세와 움직임의 발달
- 균형능력의 발달: 지지면적 안에 무게중심점의 유지
- 움직임의 다양성 획득: 일상생활에 필요한 다양한 기능적 자세와 움직임을 자동적으로 수행하기 위하여 신체분절 간 분리동작, 돌림 운동 그리고 체중이동이 필요함
- 목적지향적, 과제지향적 움직임의 발달

지금부터 위와 같은 운동발달을 위하여 고려해야 할 움직임의 요소들을 알아본다.

(1) 움직임의 '양' 그리고 '질'

자세와 움직임을 관찰, 평가 그리고 조절하기 위하여 두 가지 측면을 생각한다. 정상적으로 발달하는 5살 아동과 GMFCS 제1단계의 같은 연령의 5살 뇌성마비아동의 걷기를 예로 들어보자. 두 아동 모두 '걸을 수 있다'라는 '양적인(quantitative)' 측면의 평가에서는 '걸을 수 있다'라는 같은 결과가 나오겠지만, 어떻게(how) 걷느냐 혹은 얼마나 자연스럽게 걷느냐에 대한 '질적인(qualitative)' 측면의 평가에서는 매우 다른 결과가 나올 것이다. 움직임은 양과 질의 요소를 갖추고 있다. 양적인 관점은 '자세와 움직임의 수행여부(can do or cannot do)'에 관한 것이고, 질적인 관점은 각 자세와 움직임을 이루는 요소들이 '어떻게 자연스럽게 작용하는지(how they work together)'에 관심을 갖는 것이다. 그리고 질적인 요소는 다시 운동요소(motor component)와 감각요소(sensory component)로 나뉜다(표 3-3).

기능수준이 아주 높거나 낮은 아동들은 양적인 접근보다는 질적인 평가와 접근이 필요하다. 예를 들어 GMFCS 제1단계의 아동은 큰 공을 두 손으로 들고 눈으로 발을 쳐다보지 않고서도 계단을 오를 수 있다. 즉, 시각적 정보에 의존하지 않고 고유수용감각정보처리에 따라 계단 오르기 과제를 수행할 정도로 대운동기술이 높은 것이다. 하지만,

표 3-3
움직임의 질

운동요소	감각요소
생리적 움직임(굽힘/폄, 모음/벌림, 안쪽돌림/가쪽돌림)	시각
체중지지 및 체중이동	안뜰감각
자세정렬	고유수용성감각
균형 및 안정성	피드백
분리움직임	피드포워드
협응력	–

정상적으로 발달하는 아이에 비해 움직이는 속도, 협응력, 힘 조절, 분절의 정렬상태, 분리 움직임 그리고 안정성 등에서는 차이가 난다.

(2) 발달의 이해

발달은 성장(growth)과 성숙(maturation)의 두 관점에서 이해한다. 성장은 발달의 구조적인 면으로 체중, 신장 그리고 머리둘레같이 양적으로 측정할 수 있다. 성숙은 사람의 발달에 있어 기능적 변화로 운동, 인지, 사회 그리고 정서 등의 발달영역이 연령에 맞게 '~답다'라는 개념으로 질적인 발달을 말한다.

발달은 일생에 거쳐 일어나는 진행(progression)과 퇴행(regression)의 과정으로(그림 3-3) 모든 발달영역은 태어나서 일정 시기까지 성장과 성숙에 긍정적 변화가 일어나며 이때를 '진행'의 시기라 하고 이후의 운동능력, 인지수준, 사회성 그리고 신장 감소 등과 같이 부정적 변화가 일어날 때를 '퇴행'의 시기라고 한다. 소아치료의 대상은 출생

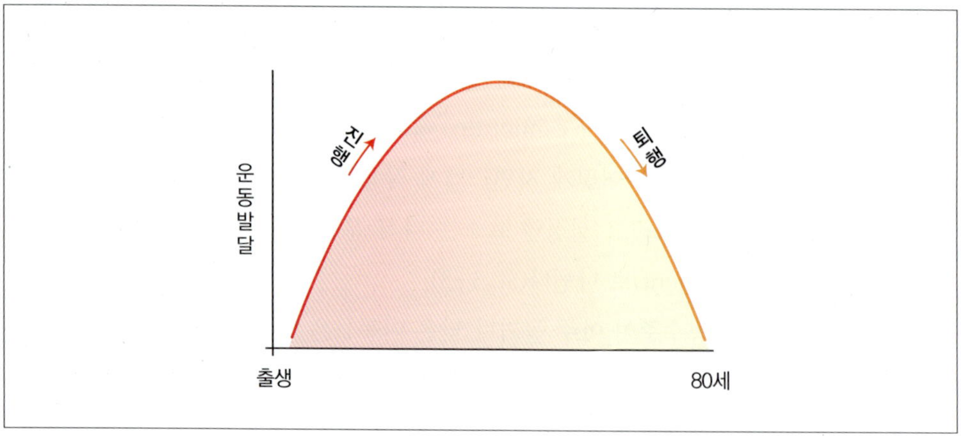

그림 3-3 발달(진행과 퇴행의 연속과정)

(임신)에서부터 18(9)세까지이므로 진행시기의 운동발달을 조절한다. 정상 운동발달을 하는 아이뿐 아니라 미성숙하거나 비정상적인 운동발달을 하는 아이들도 고유의 발달이 진행된다는 점을 기억하자.

(3) 균형

주로 자세조절과 같은 의미로 쓰이며 지지면(base of support, BOS) 내에 무게중심(center of gravity, COG)을 유지하는 균형이 깨졌을 때 회복할 수 있는 능력으로 정의한다. 바로잡기반응(righting reaction), 경사반응/평형반응(tilt/equilibrium reaction) 그리고 보호 폄 반응(protective extension reaction) 등으로 구성된다(그림 3-4). 균형은 시기별로 일련의 과정을 거쳐 발달한다(표 3-4).

① 바로잡기반응 Righting reaction

바닥에 대하여 입은 수평 코는 수직인 상태를 유지하는 것으로 정의된다. 바로잡기반응은 그림에서와 같이 정적인 자세에서뿐 아니라 동적으로 움직일 때도 유지되어야 한다. 움직임 없이 자세를 유지할 때는 정의대로 입과 코를 관찰하면 된다. 움직일 때는 몸통에서 축회전(axial rotation)이 함께 일어나야 바닥을 기준으로 입은 수평 코는

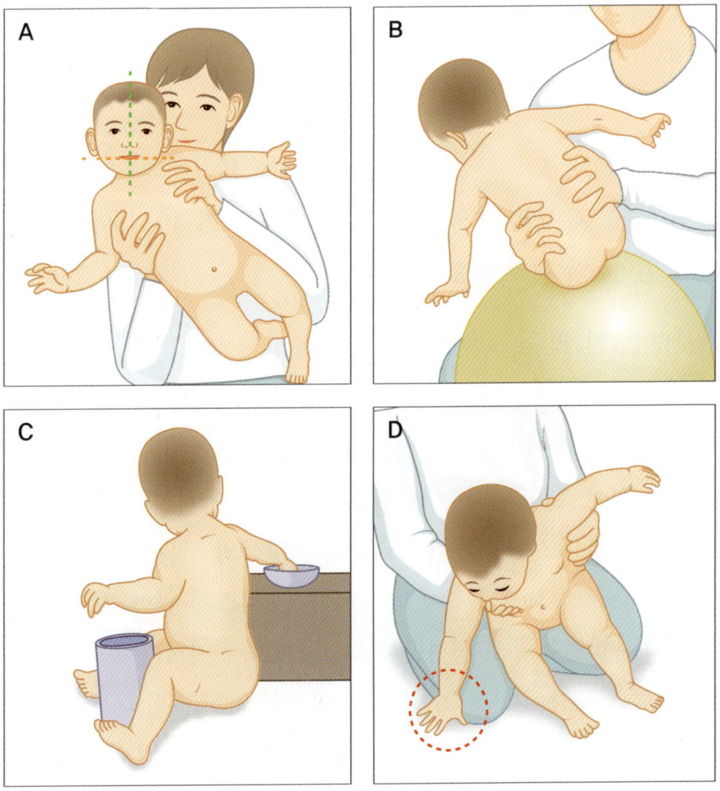

그림 3-4 균형기술의 발달. A: 바로잡기반응, B: 경사반응, C: 평형반응, D: 보호 폄 반응

표 3-4
바로잡기반응 및 평형반응

반응	출현시기	통합시기
머리바로잡기반응		
목(미성숙한)	임신 34주	4~6개월
안뜰	출생~2개월	평생지속
시각	출생~2개월	평생지속
목(성숙된)	4~6개월	5세
몸통바로잡기반응		
몸(미성숙한)	임신 34주	4~6개월
몸(성숙한)	4~6개월	5세
란다우반응	3~4개월	1~2세
보호 폄 반응		
다리로 아래쪽	4개월	평생지속
팔로 앞쪽	6~7개월	평생지속
팔로 옆쪽	7~8개월	평생지속
팔로 뒤쪽	9개월	평생지속
다리로 걸음떼기	15~17개월	평생지속
평형반응		
엎드린자세	6개월	평생지속
바로누운자세	7~8개월	평생지속
앉은자세	7~8개월	평생지속
네발자세	9~12개월	평생지속
선 자세	12~24개월	평생지속

수직상태를 유지할 수 있다. 바로잡기반응은 기저면 내에서 무게중심의 이동이 매우 작게 일어났을 때의 균형반응이다.

② 경사반응/평형반응 Tilt/equilibrium reaction

경사반응과 평형반응의 차이는 다음과 같다. 버스를 탔을 때 흔들림 또는 복도에서 친구와 우연히 어깨를 부딪혔을 때 발생하는 신체 동요(body sway) 같이 흔들림의 근원이 외부로부터이다. 평형반응은 스스로 움직일 때 지지면적 내에서 무게중심을 유지하는 것으로 체중이동이 요구되는 일상의 모든 자세와 움직임에 적용된다. 예를 들어, 버스정류장에서 집까지 걸어가기, 버스에 앉아 있다 일어서기와 같이 우리는 일상의 움직임을 주로 평형반응으로 균형을 유지하며 수행한다.

그림 3-4B는 치료사가 공 위에 아기를 앉히고 한쪽 방향으로 기울일 때(외부신체 동요) 중심을 잡는 경사반응이고, 그림 3-4C는 아기 스스로 몸통을 돌릴 때 지지면적 내에서 무게중심을 이동시키며 균형을 유지하는 평형반응이다.

정상발달하는 유아에서 뒤집기, 기기, 잡고 일어서기 그리고 걷기 등 모두 아이 스스로 지지면은 좁아지면서 무게중심점은 높아지는 형태로 평형반응을 발달시켜 성인처럼 걷게 되는 것이다. 임상적으로 경사반응과 평형반응은 매우 유용한 치료전략이다. 무게중심점은 지지면 한계 가까이로 이동하지만 지지면적을 넘어가지는 않는다.

③ 보호 폄 반응 Protective extension reaction

무게중심점이 지지면적 밖으로 이동할 때 팔과 다리를 이용해서 중심을 잡는 균형반응이다. 아래, 앞, 양 옆 그리고 뒤쪽으로 일어난다. 보호 폄 반응에 대하여 5장의 유아반사에서 자세하게 소개한다.

(4) 공간인식

움직임을 이해하는 데 필수적인 개념이다. 공간인식(spatial awareness)이란 개인을 둘러싸고 있는 외부공간을 이해하고 그 속에서 안전하게 움직일 수 있는 능력이다.

(5) 시간인식

시간인식(temporal awareness)이란 움직임과 시간의 연관성을 이해하는 능력이다. 예를 들어, 친구가 사탕을 건네줄 때 언제 팔을 뻗어야 사탕을 떨어뜨리지 않고 잡을 수 있는지 친구가 손을 뻗는 속도, 범위, 사탕의 크기 등에 대한 속성을 자동적으로 파악하고 손을 뻗는 타이밍(timing)에 대한 개념이다.

(6) 신체 및 방향인식

신체인식(body awareness)은 신체이미지(body image)와 같은 의미로 쓰인다. 우리 몸을 이루는 부분의 이름과 기능을 알고 이해하여 특정 운동과제(예: 앉기, 걷기 등)에 적합한 신체 부위를 사용해서 공간에서 움직이는 능력이다.

모든 움직임은 방향성을 갖고 있다. 방향인식(directional awareness)이란 위, 아래, 앞, 뒤, 왼쪽 그리고 오른쪽 등의 개념을 이해하고 특정 운동과제의 수행에 적합한 방향으로 자동적으로 움직이는 능력이다. 신체인식과 방향인식은 매우 밀접하므로 함께 생각하도록 한다. 엘리베이터를 타고 가고자 하는 층의 버튼을 누르는 운동과제를 생각해 보자. 버튼을 누를 때는 팔을 사용한다는 신체이미지와 함께 버튼의 위치에 따라 팔을 위, 아래 또는 옆으로 뻗어야 할 것이다. 물론 이때 다른 사람에게 방해가 되지 않도록 움직이는 공간인식과 타이밍도 같이 작용한다. 정상적인 운동발달을 하는 경우라면 너무도 당연하게 여기는 일상의 모든 행위들이 위와 같은 다양한 지각활동이 통합적으로 작용한 결과물이다.

(7) 근육긴장도

근육긴장도(muscle tone)는 근육을 움직일 때 느껴지는 긴장감이나 저항의 정도를 말한다. 흔히 근육긴장도를 고무줄과 비교한다. 고무밴드는 얼마나 쉽게 늘어나느냐에 따라 탄성이 약한 것도 있고 센 것이 있는 것처럼 정상 근육긴장도 역시 일정한 범위를 가지며 사람마다 다르다. 근육긴장도는 이 책의 뒷부분에서 자세히 설명한다.

(8) 기능적 근력

근육에서 발생하는 장력(tension)이나 힘(force)은 근력, 파워 그리고 지구력 등의 형태로 쓰인다. 이 중에서 근력은 가장 대표적인 것으로 소아에서는 주로 기능적 근력(functional strength)을 평가하고 치료전략에 활용한다. 기능적 근력은 아동의 놀이 속에서 행위를 관찰하는 것으로 중력에 대항하는 움직임이 관찰되면 "Fair(3)" 이상으로 평가한다. 소아를 대상으로 하는 일반적인 도수근력측정법으로는 근력을 측정하기 어려운 경우가 많다. 예를 들어, 도수근력 측정에 필요한 의사소통이 어려운 5살 된 다운증후군 남아가 있다고 생각해보자. 이 아이가 몸통을 바로 세운 상태에서 치료사와 두 손으로 공 던지기를 할 수 있다면 아이는 양쪽 어깨 굽힘근을 중력에 대하여 움직일 수 있는 것이므로 앞에서 말한 대로 기능적 근력을 "Fair(3)" 이상으로 평가하고 기록할 수 있다.

2) 운동면의 발달과 자세정렬

사람의 몸은 매우 다양한 움직임을 조화롭게 조합한다. 이러한 조합의 결과로 공간에서 균형을 잃지 않고 안전하게 생활할 수 있다. 움직임은 기본적으로 시상면(sagittal plane), 이마면(frontal plane) 그리고 수평면(transverse plane) 등 3개의 운동면(motor plane)에서 일어난다. 시상면은 몸을 왼쪽과 오른쪽으로 나눠주고 관상면은 앞쪽과 뒤쪽 그리고 수평면은 위쪽과 아래쪽으로 나눠준다. 시상면에서 일어나는 생리적 움직임(physiological movement)은 폄과 굽힘, 이마면에서는 가쪽 굽힘(또는 벌림, 모음) 그리고 수평면에서는 신체의 축에 대한 가쪽 돌림과 안쪽 돌림이 일어난다. 각 운동면에서 일어나는 생리적 움직임을 관찰할 때, 시상면의 폄과 굽힘은 옆쪽에서 관상면의 가쪽 굽힘(벌림/모음)은 앞 또는 뒤쪽에서 그리고 수평면의 가쪽/안쪽 돌림은 위쪽에서 바라본다. 특정 운동과제의 수행에 참여하는 분절(관절)별로 어떤 생리적 움직임이 일어나는지 관찰하고 기술하는 것을 '운동형상학적(kinematic) 관찰 및 기술'이라 하고 이런 임상관찰 기법(clinical observation technique)은 움직임의 패턴을 분석하고 기록하는데 유용하다. 예를 들어, 바로 선 자세를 운동형상학적 관점에서 관찰하고 기술한다면 다음과 같을 것이다: 목 폄, 어깨 내밈과 당김의 중간자세, 몸통 폄, 힙 폄, 무릎 폄, 발목 발등굽힘 0°

발달학적으로 운동면의 발달에는 순서가 있다. 먼저 시상면에서 폄근과 굽힘근의 안정성이 발달한 다음 폄과 굽힘 동작이 발달하고 폄근과 굽힘근 사이에 균형 잡힌 발달이 이루어지면 이마면에서 가쪽 굽힘근의 작용으로 가쪽 굽힘이 발달한다. 폄근, 굽힘근 그리고 가쪽 굽힘근 등이 균형 있게 발달함에 따라 수평면에서 가쪽/안쪽 돌림이 일어난다(그림 3-5).

목 들기(head-up)는 유아에서 볼 수 있는 최초의 항 중력적 움직임이다. 출생 후 생리적 굴곡기에 따른 굽힘근의 타이트니스로 굽힘근의 근 길이는 상당히 짧은 상태에 있다. 반면, 폄근은 중력의 영향으로 굽힘근에 비해 근 길이가 신장되어 근 활동이 우세하다. 이 결과 시상면에서 목의 폄이 굽힘보다 먼저 발달한다.

일상생활에 필요한 움직임은 어느 한 분절의 일차원적(unidimensional) 움직임만으로 일어나는 것이 아니다. 목적하는 운동과제에 참여하는 분절(관절)별로 고유의 운동면에서 일어나는 생리적 움직임들이 삼차원적으로 조합되어야 자연스런 신체 정렬, 돌림 동작 그리고 분리(선택적) 움직임 등이 가능하고 사람의 움직임의 최대 특성이라 할 수 있는 '다양성'이 발달할 수 있다.

분절 별로 운동면에서 자연스러운 (생리적) 움직임이 일어나기 위해서는 근긴장도가 정상범위에 있어야 한다. 근긴장도는 근육을 만지거나 수동적으로 움직일 때 느껴지는 긴장감으로 근긴장도의 질(긴장감 또는 저항감의 정도)의 정도에 따라서 분절 및 전체적인 몸의 자세, 관절 운동범위 그리고 근육의 느낌 등이 달라진다.

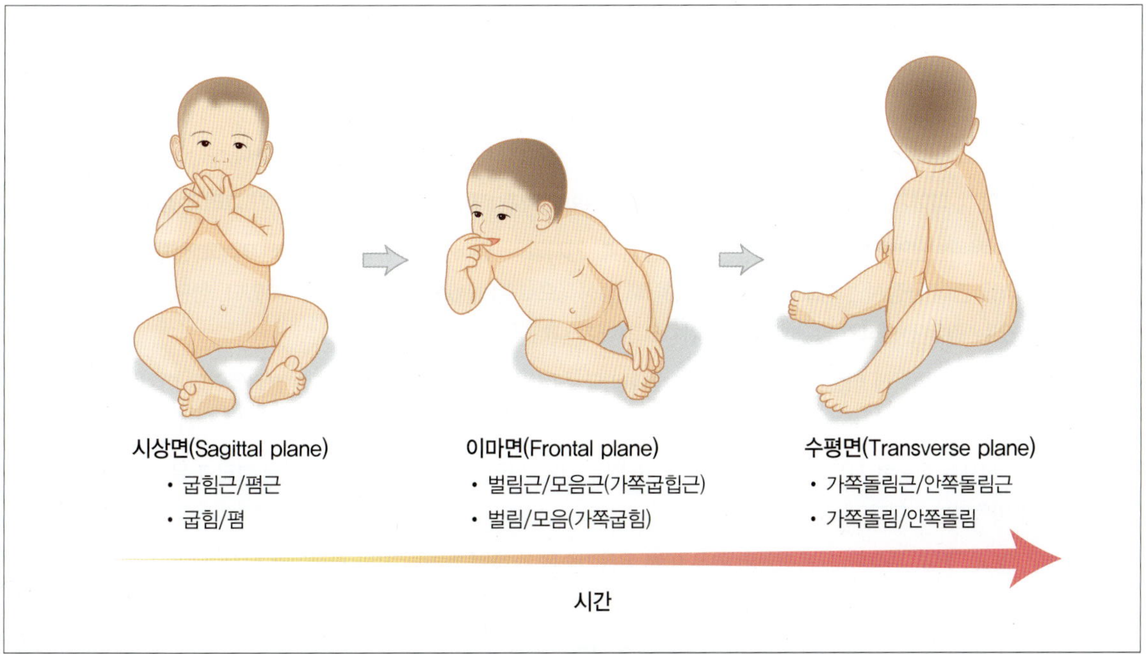

그림 3-5 운동면과 생리적 움직임의 발달 순서

요점정리

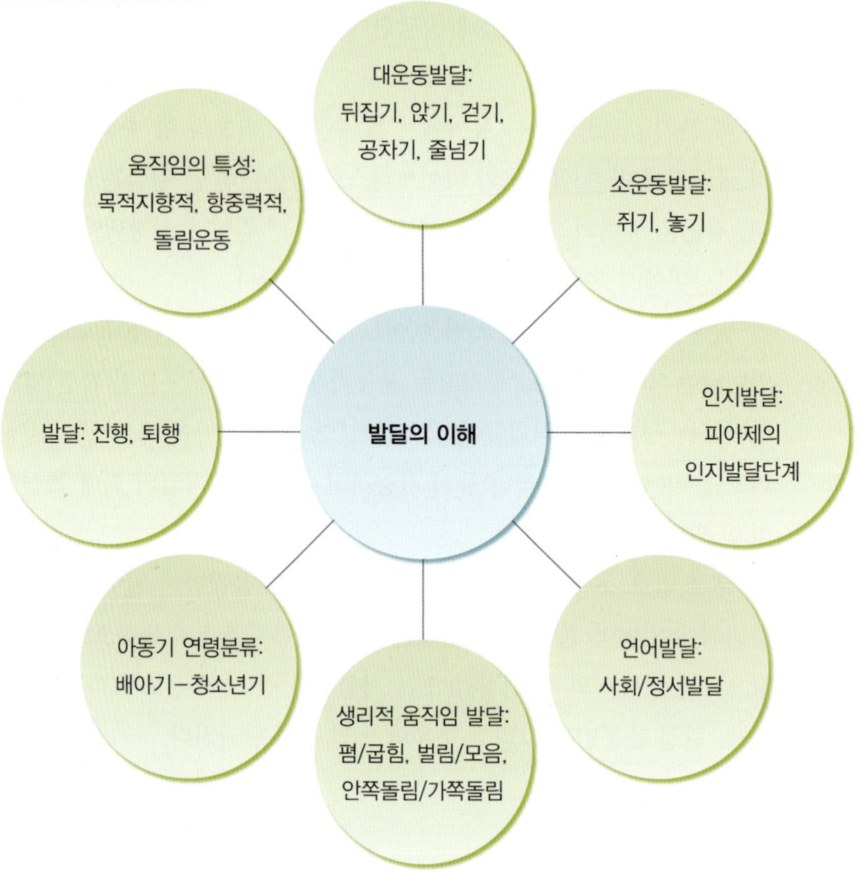
대운동발달:
뒤집기, 앉기, 걷기,
공차기, 줄넘기
움직임의 특성:
목적지향적, 항중력적,
돌림운동
소운동발달:
쥐기, 놓기
발달: 진행, 퇴행
발달의 이해
인지발달:
피아제의
인지발달단계
아동기 연령분류:
배아기–청소년기
생리적 움직임 발달:
폄/굽힘, 벌림/모음,
안쪽돌림/가쪽돌림
언어발달:
사회/정서발달

1. 발달은 일생에 걸쳐 일어나는 진행과 퇴행의 연속과정이다. 아동기의 발달은 진행의 성격을 갖는다.
2. 아동기는 배아기, 태아기, 신생아기, 아장아장 걷는 시기, 취학 전 시기, 아동기 중기, 아동기 후기 그리고 청소년기로 나뉜다.
3. 발달은 여러 하위발달영역으로 구성된다. 주로 운동영역, 인지영역, 언어영역, 사회/정서영역 그리고 신체발달영역 등으로 나뉘고 영역들 간에 긍정적인 상호작용이 일어났을 때 정상적으로 기능(function)을 수행할 수 있다. 한편, 어느 한 영역에라도 문제가 있는 경우 전반적인 발달에 영향을 미치고 장애가 나타나기 쉽다.
4. 운동발달은 연령의 변화에 따른 자세와 움직임의 변화이다. 만 5세까지는 운동발달이 다른 발달영역에 미치는 영향이 매우 크다.
5. 운동발달의 목표는 항중력 자세와 움직임 조절, 균형능력의 발달, 다양성(분리움직임, 돌림운동) 그리고 목적 · 과제지향적 움직임 등을 획득하는 것이다.
6. 움직임은 '양'과 '질'로 구성된다. 움직임의 양은 어떤 운동기술을 수행할 수 있는지의 관점이며 질적인 부분은 움직임을 어떻게 수행하느냐에 관한 것으로 운동요소(생리적 움직임, 체중지지, 체중이동, 균형, 안정성, 분리움직임, 협응력) 그리고 감각요소(시각, 안뜰감각, 고유수용성감각, 피드백, 피드포워드)로 나뉜다.
7. 근육긴장도는 근육을 움직일 때 느껴지는 긴장감이나 저항감으로 자세와 움직임의 조절(시작, 유지, 마침)을 위한 기본 조건이다. 근육긴장도가 정상범위에 있을 때와 병적으로 높거나 낮을 때 자세, 움직이는 범위 그리고 움직임의 질 등이 달라진다.
8. 운동면과 생리적 움직임의 발달은 연관이 있다. 시상면, 이마면 그리고 수평면의 순서대로 발달하며 이에 맞춰 근육도 폄근/굽힘근, 가쪽굽힘근(벌림근/모음근) 그리고 가쪽돌림근/안쪽돌림근 등의 순서로 발달한다.

연습문제

1. 대학생 BC는 오늘 1~3교시에 소아물리치료 수업이 있다. '강의실에서 소아물리치료 강의 듣기'라는 중요한 기능을 각 발달영역의 관점에서 설명해보시오.

2. 출생 후 6세까지의 대운동발달을 기술하시오.

3. 움직임의 특성 또는 운동발달의 목표를 기술하시오.

4. 생리적 움직임의 발달을 운동면의 발달순서를 들어 기술하시오.

참고문헌

1. 남용현 외. 테클린의 소아물리치료 개정 4판. 2010. 영문출판사.
2. Cech D, Martin S. Functional movement development across the life span, 2nd edition. Philadelphia, WB Saunders, 2002, p78.
3. Cowden JE, Torrey CC. Motor development and movement activities for preschoolers and infants with delays, 2nd edition. Illinois, Thomas, 2007.
4. Gallahue DL, Ozmun JC. Understanding motor development, 6th edition. Boston, McGraw Hill, 2006.
5. Gerber RJ, Wilks T, Erdie–Lalena C. Developmental milestones: motor development. Pediatrics in Review. 2010. 31(7):267–277.
6. Payne V, Isaacs I. Human motor development: a lifespan approach, 6th edition. Boston, McGraw Hill, 2005.
7. Piaget J. The origins of intelligence in children. New York: International Universities Press.
8. Roberton MA, Halverson LE. Developing children–Their changing movement: a guide for teachers. Philadelphia, Pa: JB Lippincott, 1984.

04

운동발달

Motor development

학습목표

1. 출생전기의 자세와 움직임의 발달을 이해한다.
2. 출생 후의 이동성, 안정성, 조절된 안정성 그리고 기술 단계를 거쳐 발달하는 운동조절단계를 이해한다.
3. 운동발달의 방향과 원칙에 대해 이해한다.
4. 신생아의 자세와 움직임을 이해한다.
5. 출생에서부터 보행이 시작되는 시기까지 유아기의 운동발달을 이정표를 기준으로 이해한다.
6. 보행이 시작된 이후 놀이터 활동과 학교생활에 필요한 고급 대운동기술의 발달을 이해한다.

핵심단어

출생 전 Prenatal-

제1 굽힘근 시기 First flexor stage

제1 폄근 시기 First extensor stage

제2 굽힘근 시기 Second flexor stage

제2 폄근 시기 Second extensor stage

GM General movement

이동성 Mobility

안정성 Stability

조절된 이동성 Controlled mobility

기술 Skill

발달이정표 Milestones

발달방향 Developmental direction

발달원칙 Developmental principles

반사통합 Reflex integration

아프가스코어 APGAR score

생리적 굴곡기 Physiological flexion

신체중심선 Midline

엎드린 자세에서 머리 들기 Head up in prone

엎드린 자세에서 아래팔로 체중지지 Prone on elbow

엎드린 자세에서 양손으로 체중지지 Prone on hands

엎드린 자세에서 바로 누운 자세로 뒤집기 Prone to supine

수영자세 Swimming posture

엎드린 자세에서 피벗팅 Pivoting in prone

한쪽 아래팔로 짚고 옆으로 누운 자세 Propped sidelying

배밀이 Creeping

네발자세 4-points

곰 서기 Bear standing

네발기기 Crawling

손 무릎으로 가져가기 Hands to knees

손 발로 가져가기 Hands to feet

분절적 뒤집기 Segmental rolling

몸통잡고 앉히기 Supported sitting

끌어당겨 앉히기 Pull-to-sit

양팔로 지탱하고 앉기 Sitting with arms support

독립적으로 앉기 Sitting without arm support

앉은 자세에서 엎드리기 Sitting to prone

앉은 자세에서 네발자세로 이동 Sit to quadruped

고리 앉기 Ring sitting

W 앉기 W sitting

핵심단어

잡고 세우기Supported standing
무릎서기Kneeling
잡고 일어서기Pull to stand with support
가구 잡고 옆으로 이동하기Cruising on furniture
혼자 서기Standing alone
초기 독립보행Early stepping
쪼그려 앉기Squat
한발로 깡충 뛰기Hopping
양발로 번갈아 깡충 뛰기Skipping
공 던지기/받기Throwing/Catching

1. 출생 전 운동발달 Motor development in the prenatal period

출생전기는 수정이 되는 순간부터 출생까지의 시기로 다시 배종기(germinal period), 배아기(embryonic period) 그리고 태아기(fetal period)로 나뉜다. 시기별 특징, 특히 태아기의 자세와 움직임의 발달과 그 중요성에 대하여 알아보자.

1) 배종기

정자와 난자가 만나 수정(fertilization)이 이루어지면 수정란(fertilized egg) 또는 접합체

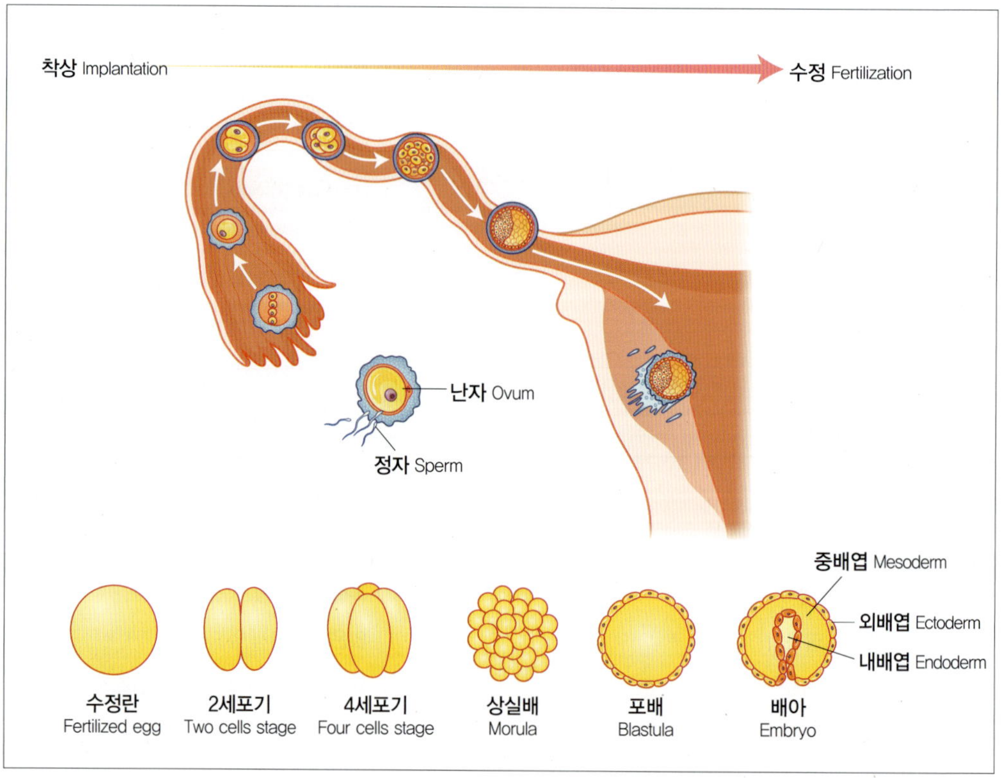

그림 4-1 수정과 착상

(zygote)라고 부른다. 수정란이 2세포기(two cells stage), 4세포기(four cells stage), 상실배(morula), 포배(blastula) 그리고 배아(embryo, gastrula)로 발생하여 엄마의 자궁벽에 착상하면 비로소 임신이 된다(그림 4-1). 수정란이 배아로 성장하여 착상이 되기까지 약 2주 정도의 시간이 소요되고, 이 시기를 배종기(germinal period) 또는 접합체기(period of zygote)라 한다.

2) 배아기

배아가 자궁벽에 착상하는 시기(임신 2~3주)로부터 약 임신 8주까지를 배아기(embryonic period)라 하며, 엄청난 수의 세포 생산(neural proliferation)과 이주(migration)가 일어나 세포분열이 급속도로 이루어진다. 배아는 내배엽, 중배엽 그리고 외배엽 등 세 겹으로 된 세포덩어리로 이로부터 모든 조직과 기관이 발생한다. 배아기는 기관(organ)과 계통(system)이 형성되는 주요한 시기로 이때 배아가 테라토젠(teratogen) 같은 부정적인 환경요인에 노출되면 해부학적 및/또는 생리학적 선천성 기형이 발달할 수 있다. 테라토젠이란 모체의 자궁 내·외부적인 환경이 성장과 성숙을 통해 발달해가는 태아에게 좋지 못한 영향을 미치는 요인을 총칭하는 단어로 알코올, 담배, 마약, 스트레스 그리고 약 복용 등이 대표적인 테라토젠이다. 알코올이 테라토젠으로 작용한 예를 들면, 엄마가 임신 전 또는 임신 중

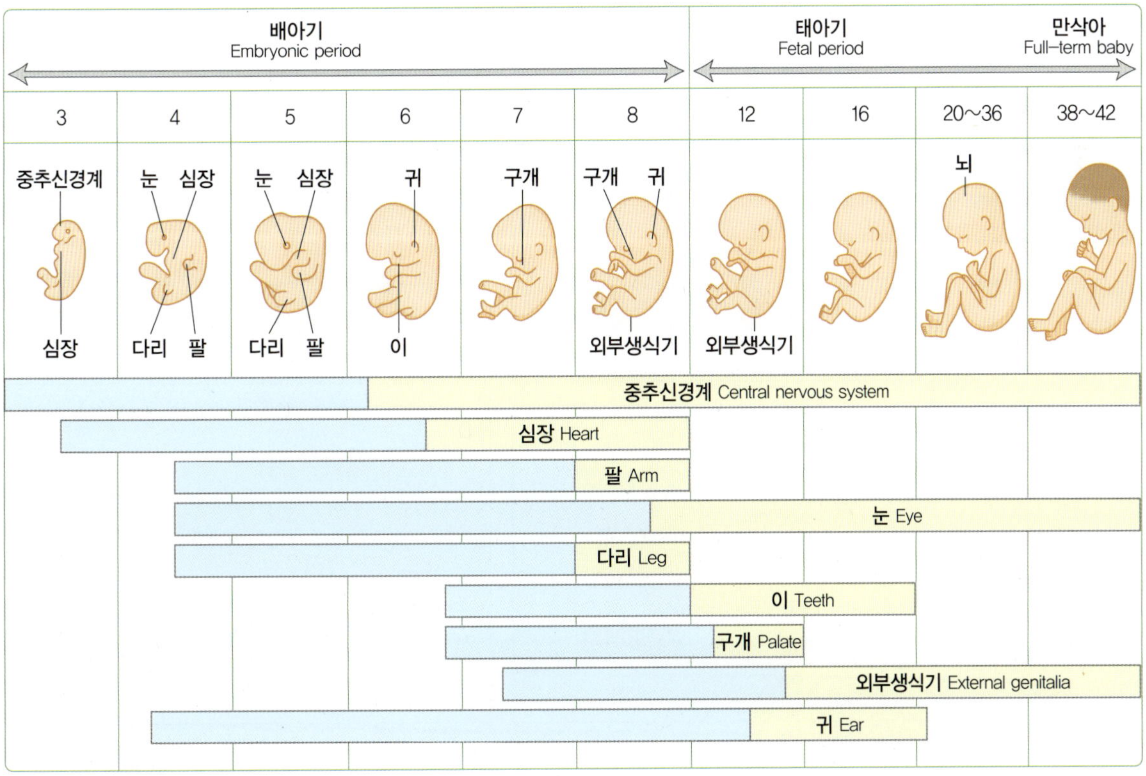

그림 4-2 배아기와 태아기에 걸친 테라토젠의 영향

에 알코올을 섭취하면 '태아알코올증후군(fetal alcohol syndrome)'이 발생할 수 있다. 이런 이유로 배아기를 '결정적 시기(critical period)'라고 한다. 배아기에 발생하는 중추신경계 신경관결손(neural tube defect)에 의한 대표적인 선천성 기형으로 뇌없음증(anencephaly), 척추갈림증(spina bifida)이 있다.

3) 태아기

임신 8주경이 되면 뼈 조직이 발생하는데 이때부터 임신 38주 또는 42주의 출생 때까지를 태아기(fetal period)라 한다. 태아기 동안 크기 성장은 물론 기관과 계통의 기능이 더욱 성숙된다. 태아는 배아에 비해 자궁 안팎의 유해한 환경, 즉 테라토젠에 덜 취약하지만 그림 4-2에서 보는 것처럼 임신기간 내내 테라토젠의 영향을 받는다. 주로 하늘색으로 표시된 배아기에는 심각한 구조적 기형과 함께 기능적 장애가 발생하기 쉽고, 노란색으로 표시된 태아기에는 구조적 문제보다 기능적 문제가 더 심각할 수 있다.

태아기 동안 2번의 굽힘근 시기와 2번의 폄근 시기를 거쳐 자세와 움직임이 발달한다.

- 제1 굽힘근 시기(First flexor stage): 임신 9~17주의 시기로 태아는 굽힘 및 모음자세를 취한다(그림 4-3A). 검사자가 팔 · 다리를 펴려는 시도에 저항을 하고 본래의 굽힘자세로 돌아간다. 임신 16주경에 손바닥을 가볍게 문지르면 엄지손가락은 모음되고, 나머지 네 손가락은 굽힘되어 움켜쥐기반사(palmar grasp reflex)가 나타난다.

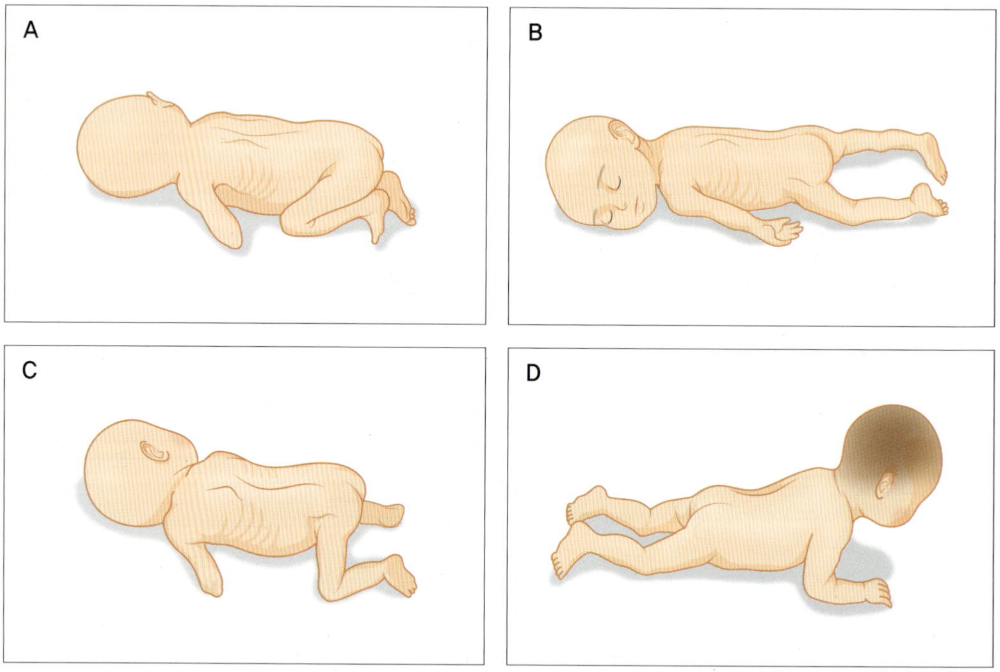

그림 4-3 태아기와 출생 초기의 자세발달. A: 제1 굽힘근 시기(임신 9~17주), B: 제1 폄근 시기(임신 18~30주), C: 제2 굽힘근 시기(임신 30~42주), D: 제2 폄근 시기(출생~생후 6개월)

- 제1 폄근 시기(First extensor stage): 임신 18~30주 시기에 해당한다. 이 시기에는 자궁 내에서 팔 · 다리를 편 상태로 있다(그림 4-3B). 코를 살짝 누르면 다리를 쭉 펴기도 하고 자극에 대한 반응으로 폄근 긴장도가 지배적인 시기이다. 임신 23~30주가 되면 자궁 밖에서도 생존할 수 있을 만큼 뇌줄기의 기능이 발달한다. 근긴장도가 아주 낮기는 하지만 자발적인 움직임이 많이 나타난다.
- 제2 굽힘근 시기(Second flexor stage): 임신 30~42주의 시기로 굽힘근 긴장도가 다시 우세해진다(그림 4-3C).
- 제2 폄근 시기(Second extensor stage): 출생~6개월까지의 시기로 그림 4-3D(생후 3개월경)와 같이 머리들기로부터 다리 쪽으로 항중력 폄근의 활동이 발달한다.

어린 신경계(young nervous system)에서는 특정 감각자극이 지속적으로 주어지지 않아도 다양한 운동패턴이 발달한다. 이것은 1885년 William Preyer에 의해 밝혀진 사실이다. 임신 8주경에는 태아의 첫 움직임이 나타나 목을 옆으로 구부리기 시작한다. 임신 9~10주가 되면 복잡한 패턴으로 몸 전체를 움직인다. 이러한 움직임을 GM (general movement)이라 한다. GM은 생후 약 20주까지 관찰된다(그림 4-4).

태아는 임신 $10^1/_2$~12주 사이에 가로막의 규칙적인 수축에 의한 호흡운동을 시작한다. 임신 11주에는 하품, 머리 앞으로 구부리기 그리고 다양한 형태로 몸을 펴는 동작이 시작된다. 임신 13주에는 규칙적인 빠른 움직임과 함께 삼키기 동작이 발달한다. 임신 16~18주가 되면 태아는 눈동자를 느리게 굴리는 움직임을 시작하고, 임신 20~22주경에는 눈동자를 빠르게 움직일 수 있다. 그림 4-5에서 태아기의 특정 움직임이 출현하는 시기를 살펴보자. 태아의 감각운동발달은 표 4-1과 같다.

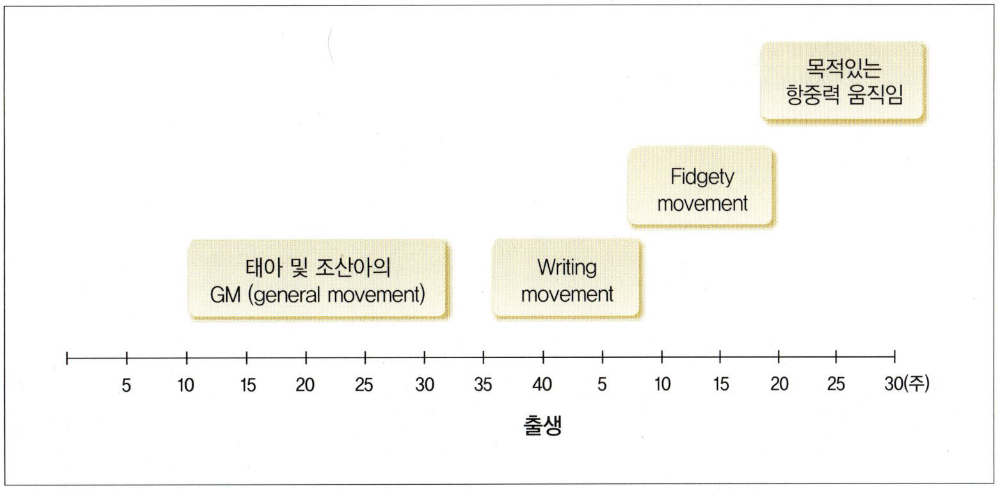

그림 4-4 임신~출생 후의 General movement와 목적있는 움직임의 발달

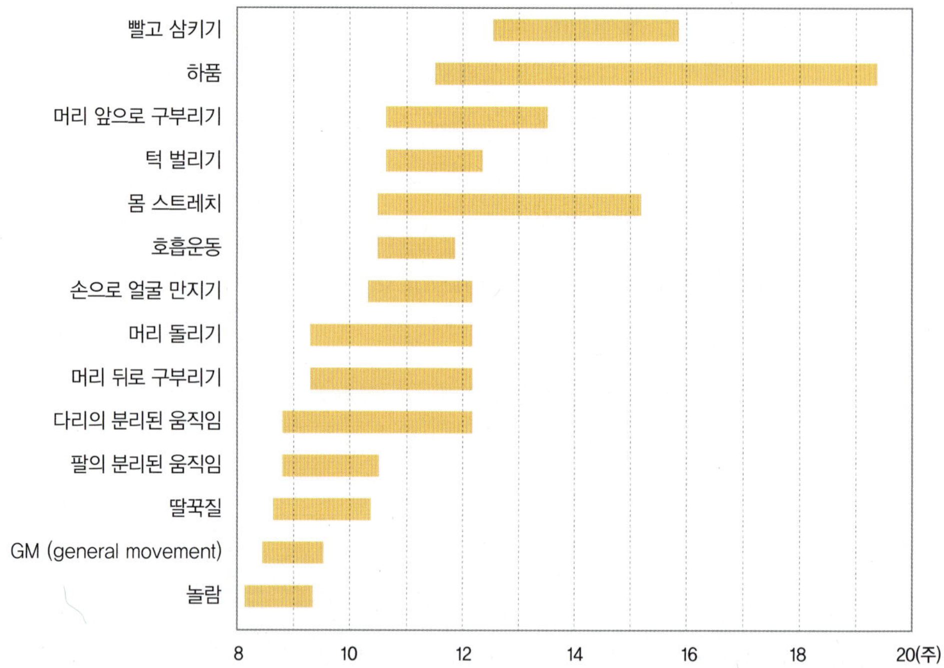

그림 4-5 태아기의 특정 움직임 시작 시기

표 4-1
태아의 감각운동발달

	임신 1~4개월	임신 5~7개월	임신 8~10개월
근방추	• 근육분화 시작 • 고유의 근육조직 발달	• 운동종말판 형성 • 스트레치 시에 간대성경련이 일어남	• 일부 근육은 기능적으로 발달함
촉각	• 감각계통 중 가장 먼저 발달 • 촉각자극에 반응함	• 수용기 분화	• 임신 말기에는 온도를 분별함 • 출생 시 가장 성숙한 감각
안뜰감각	• 4개월 말쯤 기능을 시작하지만 완전히 발달한 것은 아님		
시각	• 눈꺼풀이 융합된 상태 • 시신경 형성	• 빛에 놀람 • 시각처리	• 고정(fixation) 가능 • 초점을 맞춤(고정된 초점거리)
청각		• 소리나는 쪽으로 고개를 돌림	
후각			• 약간의 후각인식 발달
미각	• 미뢰(taste bud) 발달		• 단맛, 신맛, 쓴맛, 짠맛 등 각기 다른 맛에 반응
움직임	• 빨기, 딸꾹질 • 태아 호흡 • 빠르고, 전신적인 팔 · 다리의 움직임 • 자세 변경 • 7½주: 목, 몸통 구부림	• 몸을 빨리 움직임 • 손의 파악반사 • 상호교대적, 대칭적 팔 · 다리의 움직임	• 28주: 원시운동반사 • 먹이찾기, 빨기, 삼키기 • 손 파악반사 • 발 파악반사 • 교차성폄반사

2. 출생 후 운동발달Motor development after birth

1) 운동발달의 원칙

출생 후 일정한 발달원칙(developmental principles)과 순서(sequences)에 따라 운동발달이 진행되지만 아동마다 개인차가 있다.

(1) 운동조절의 발달단계

정상 운동조절이란 개인의 생활에 의미 있는 자세와 움직임을 조절하는 것으로 운동성(mobility)과 자세 안정성(stability)의 조화와 자동자세반응(automatic postural responses)의 발달로 이루어진다. 이와 같은 운동조절은 이동성(mobility), 안정성(stability), 조절된 이동성(controlled mobility) 그리고 기술(skill) 등의 4단계를 거쳐 발달한다.

① 제1단계: 이동성

이동성(mobility)이란 기능적 운동범위에 걸쳐 움직임이 시작되는 단계이다. 아기는 대략 생후 첫 3개월 동안 가능한 운동범위 내에서 팔 · 다리를 랜덤(random)하게 움직인다. 이 시기의 움직임은 일정하지 않고 불규칙한(erratic) 것이 특징으로 목적이 없으며 반사에 기초한 것이기도 하다. 바로 누운 자세에서 머리와 몸통을 지지해주면 팔 · 다리에서 랜덤한 움직임이 일어난다. 이것이 앞에서 설명한 GM이다.

② 제2단계: 안정성

안정성(stability)이란 체중을 지지하며 항중력자세를 유지하는 것으로 정의되는 정적인 자세조절이다. 발달학적인 관점에서 긴장성 자세유지(tonic holding)와 동시수축(cocontraction)으로 나뉜다. 수영자세(그림 4–6)는 긴장성 자세유지의 대표적인 예로 생후 약 5~8개월 된 유아는 엎드린 자세에서 체중을 배로 지탱하고 팔 · 다리를 뻗어 바닥에서 드는 자세를 취하는데, 이때 폄근의 등척성수축(isometric contrac-

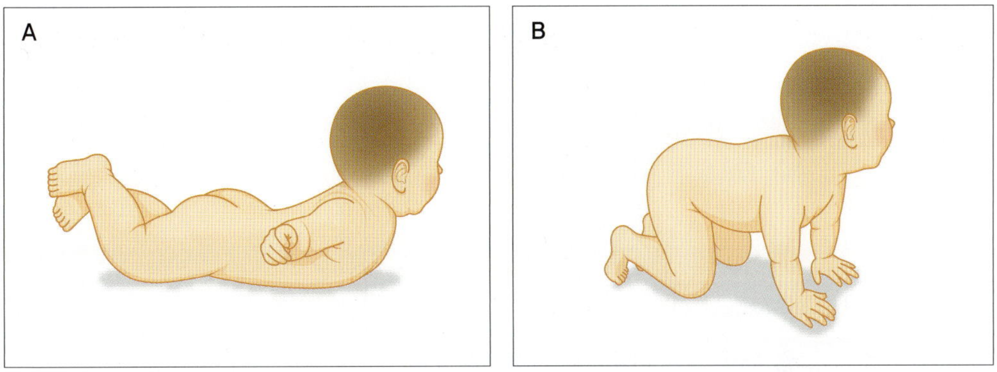

그림 4–6 A: 안정성–긴장성 자세유지의 예: 엎드린 자세에서 수영자세, B: 안정성–동시수축의 예: 네발자세

tion)이 뚜렷이 관찰된다. 동시수축은 관절을 싸고 있는 대항근들이 동시에 정적으로 수축하는 것으로 체중지지 자세에서 안정성을 제공한다. 동시수축패턴은 엎드린 자세 유지, 아래팔로 체중지지, 양손으로 체중지지, 네발자세, 쪼그려 앉기 그리고 서기 등에서 발달한다(그림 4-6B). 신체중심선을 조절하며 몸통을 똑바로 세워 혼자 앉아 있기도 마찬가지의 예이다.

③ 제3단계: 조절된 이동성

조절된 이동성(controlled mobility)이란 체중지지 자세를 유지하는 범위 내에서 움직이거나 장축(long axis)을 중심으로 돌림운동(rotation)이 일어나는 동적인 자세 조절을 말한다. 양쪽 손과 무릎으로 네발자세를 유지하면서 몸 앞뒤로 흔들기(그림 4-7A), 한손으로 지탱한 자세에서 다른 한 손 뻗기는 조절된 이동성의 좋은 예이다(그림 4-7B). 일단 어떤 자세를 유지할 수 있는 안정성이 발달하면, 그 자세를 유지하는 범위 내에서 체중을 이동하는 조절된 이동성이 발달한다.

④ 제4단계: 기술

기술(skill)은 가장 성숙된 형태의 운동조절이다. 체중지지 자세에서 조절된 움직임을 습득한 다음단계로 발달하며 한 자세에서 다른 자세로 움직이는 것으로 정의된다. 다시 말해 개인이 환경 속에서 기능적 과제를 수행하고 균형을 조절하며 환경에 대처하는 능력으로 기술에는 일상생활활동과 지역사회 내에서 이동하는데 필요한 활동이 포함된다. 예를 들어 몸쪽 분절에서 제공되는 안정성을 바탕으로 먼쪽 분절에서 움직임이 일어나는 것으로 네발기기, 걷기, 손으로 조작하기(manipulation) 등이 대표적인 기술에 해당한다. 그림 4-8은 출생에서 걷기의 발달까지 이동성, 안정성, 조절된 이동성 그리고 기술의 발달과정을 보여준다.

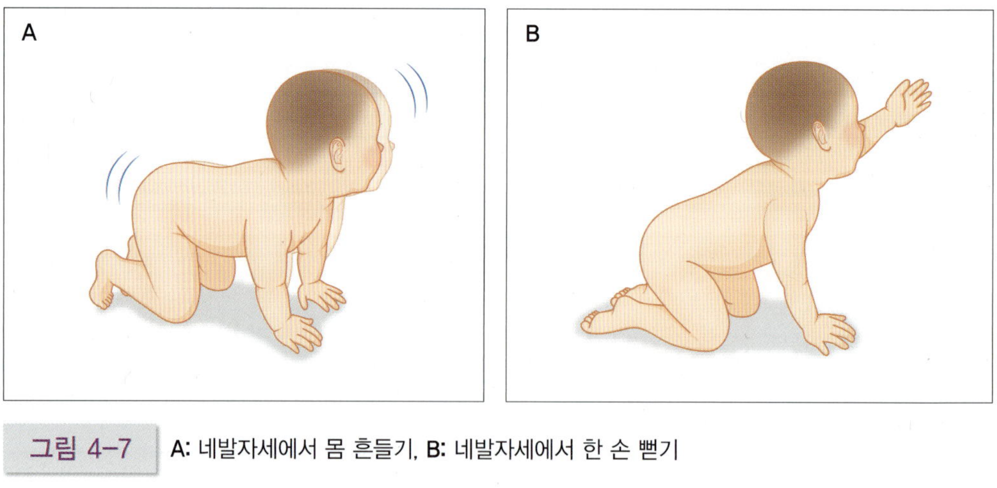

그림 4-7 A: 네발자세에서 몸 흔들기, B: 네발자세에서 한 손 뻗기

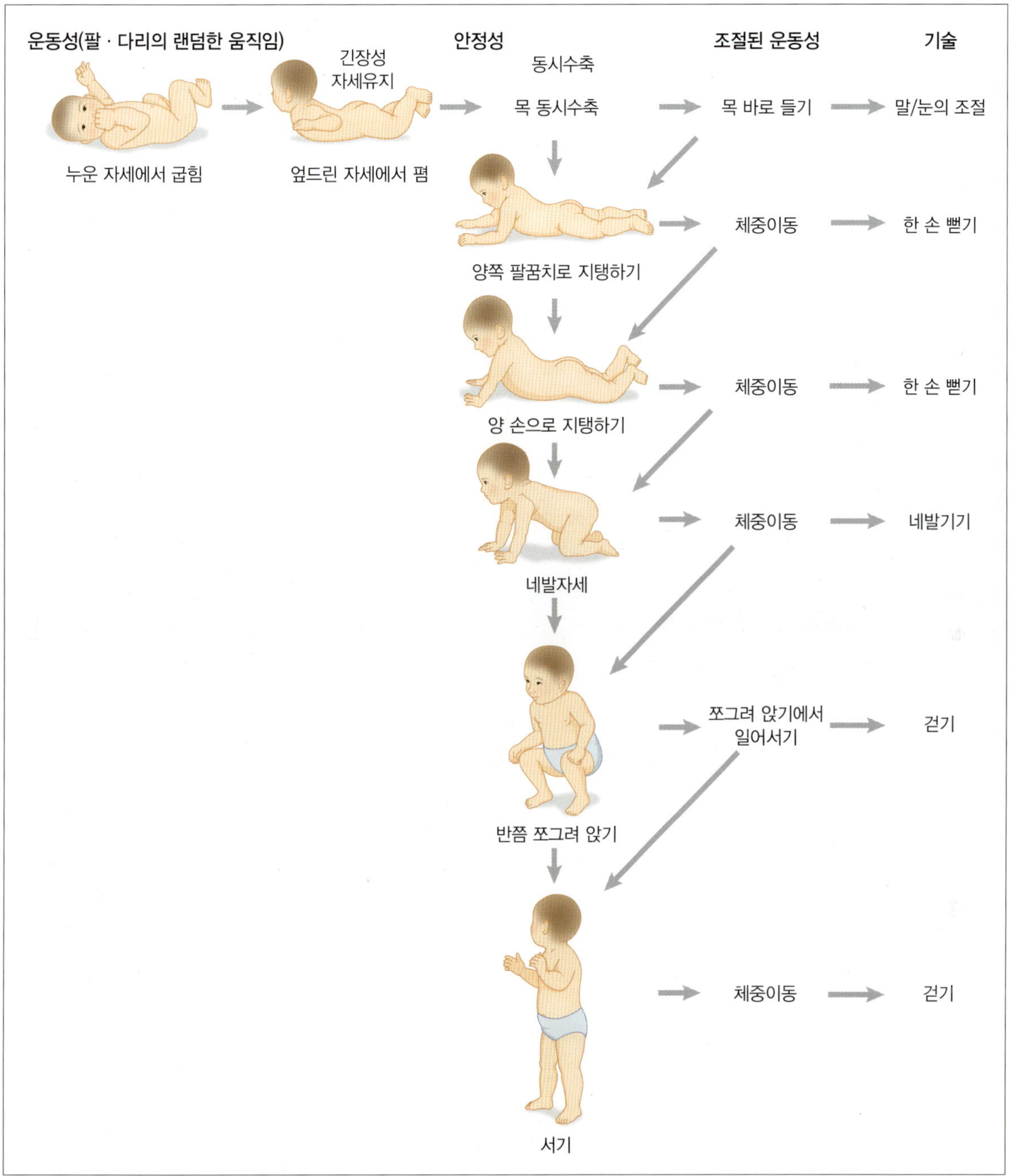

그림 4-8 출생-걷기 발달까지의 운동조절단계: 운동성(팔 · 다리의 랜덤한 움직임), 안정성, 조절된 운동성, 기술

(2) 머리에서 꼬리방향으로 발달

발달방향에 관한 첫 번째 원칙은 '머리에서 꼬리방향으로 발달(development from cephalic to caudal)'이다. 많은 유아들의 발달을 관찰(observation)한 결과에 의하면, 머리를 들어 신체중심선에서 목을 들어 유지하는 능력이 발달한 다음 중력에 대해 몸통을 펴는 운동요소가 발달한다. 같은 발달방향의 원칙이 적용되어 상지를 사용하는 기술이

하지에서보다 먼저 나타난다. '머리를 조절한다'를 쉽게 설명하면 다음과 같다. 머리분절은 세 개의 운동면(시상면, 이마면, 수평면)을 가지므로 일상생활의 요구에 맞게(예: 뒤에서 친구가 부를때 고개를 돌림하여 쳐다보기, 책상 위 공책을 보기 위해 머리 굽힘) 효율적으로 머리를 폄/굽힘, 가쪽굽힘 그리고 가쪽돌림/안쪽돌림 등을 모두 할 수 있을 때 머리를 조절하는 것으로 본다. 물론, 머리의 운동조절능력이 몸통이나 다른 신체분절이 발달하기 전에 완벽하게 미리 발달을 마친다는 의미는 아니다. 여기서 발달의 매우 중요한 개념을 알아보자. 유아의 발달은 신체분절 간에 서로 영향을 주고 받는 연결구조로 되어 있어 머리에서 꼬리방향으로 운동조절이 발달하는 원칙 하에서도 머리 쪽과 꼬리 쪽 신체분절 간에 서로 영향을 미친다(그림 4-9A). 또한 그림 4-9B와 같이 나선형 발달(spiral development)이 이루어지므로 머리와 몸통분절의 조절이 함께 발달하는 시기도 있어 입 주변에서 발달이 시작되어(왜냐하면, 머리에서 꼬리방향으로 발달, 몸쪽에서 먼쪽으로 발달하기 때문에) 사방 바깥으로 발달이 진행되어 점차 어깨, 몸통, 팔, 다리 등 신체의 많은 부분들이 포함하게 되어 함께 발달한다는 것을 알 수 있다.

(3) 몸쪽에서 먼 쪽으로 발달

발달방향에 대한 두 번째 원칙은 '몸쪽에서 먼 쪽으로 발달(development from proximal to distal direction)'이다. 신체중심선(midline)에서 가까운 부분으로부터 차차 먼 쪽으로 발달이 진행된다. 앞에서 설명한대로, 우리 몸의 분절은 서로 연결된 구조이므로 신체중심선, 즉 축(axis)에서 안정적인 지지면이 제공되어야 머리, 눈 그리고 팔 · 다리 등을 움직일 수 있다. 몸통에서 위로는 머리의 움직임을, 아래로는 팔 · 다리가 원활히 움직일 수 있는 안정성을 제공한다. 예를 들어, 양손을 짚지 않으면 독립적으로 앉지 못

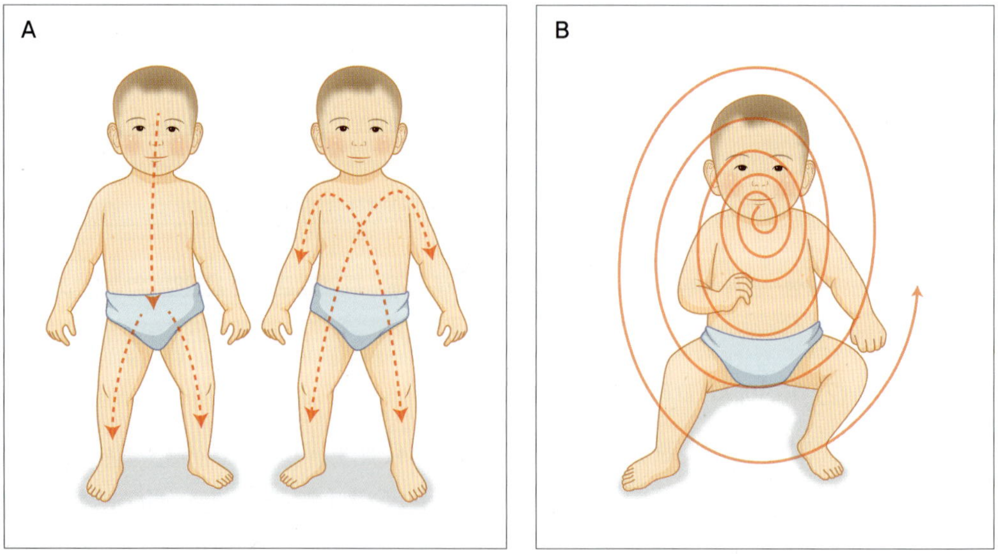

그림 4-9 A: 머리에서 꼬리방향으로 발달 및 신체분절 간의 상호작용, B: 나선형 발달

하는 아이가 장난감을 만지려고 손을 뻗으면 넘어질 것이다. 왜냐하면 몸통의 안정성부족으로 팔을 자유롭게 움직일 수 없기 때문이다. 체중지지를 통해 몸쪽 어깨와 골반조절이 먼저 발달을 시작하고 이어서 먼 쪽 팔, 다리, 손, 발의 조절이 발달한다.

(4) 덩어리 움직임에서 개별적, 복잡한 움직임으로 발달

세 번째 발달방향에 대한 원칙은 '덩어리(전체) 움직임에서 개별적, 복잡한 움직임으로의 발달(development from mass to dissociated, complex movement)'이다. 덩어리 움직임은 전신 또는 몸, 팔 · 다리분절 전체가 움직이는 것이고, 개별적 움직임이란 보다 작은 분절단위의 움직임을 말한다. 예를 들어, 유아가 몸 전체를 움직일 때는 특정 신체부분이 따로 움직이지 않는다. 뒤집기의 발달에서도 처음에는 몸 전체를 하나의 단위로(척추의 돌림운동 없이 어깨와 골반을 일직선으로) 뒤집는 통나무뒤집기(log roll)로 시작하여 몸통의 축 돌림이 발달하면서 점차 분절적 뒤집기가 가능해진다. 신체의 어느 한 분절을 다른 분절과 별개로 움직이는 것을 분리(dissociation)라고 한다. 운동발달이 성숙됨에 따라 몸 전체를 사용해서 움직이던 패턴에서 해당 운동기술에 참여하는 신체 분절만 선별적(selective)으로 사용하게 된다. 그림 4-10의 한 발 서기를 한 아동의 모습에서 혀가 앞으로 나오고, 팔의 폄근과 굽힘근의 긴장도가 올라간 것을 보아 아이가 운동과제 수행에 의한 생리적 스트레스(physiological stress) 하에 있다는 것을 알 수 있다. 다른 말로, 아직 한 발 서기에 필요한 분리움직임이 부족하다는 것이다. 분리움직임은 성숙된 움직임의 대표적인 특징으로 그 예를 들어보면 다음과 같다.

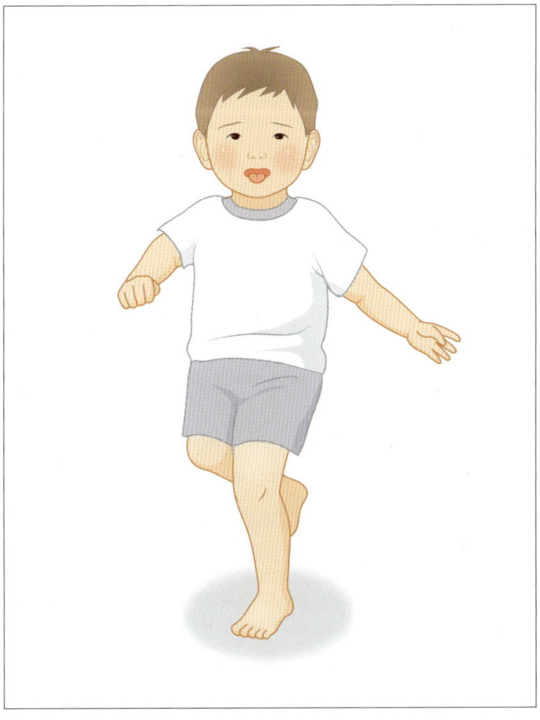

그림 4-10

불완전한 한 발로 서기. 혀 내밀기, 왼팔의 폄근과 오른팔의 굽힘근 긴장도 증가는 생리적 스트레스의 신호로 한 발 서기에 필요한 분리움직임이 불충분하다는 의미이다.

- 엎드린 자세에서 한쪽 손과 팔을 사용할 때 몸의 다른 부분에 힘이 들어가거나 불필요하게 함께 움직이지 않는다. 구체적인 예로, 엎드린 자세에서 오른팔을 뻗어 장난감을 잡을 때 몸에 힘이 들어가는 부분이 없고, 오른팔 이외에 다른 신체부위에서 불필요한 움직임이 나타나지 않는다.
- 머리만 살짝 돌리면 볼 수 있는 거리에 장난감이 있다고 생각해 보자. 이때는 몸통의 축회전이 동반될 필요가 없다(물론 목적하는 움직임의 범위가 커짐에 따라 몸통의 축돌림이 함께 일어날 것이다). 예를 들어, 아기가 고리모양으로 앉은자세에서 무릎 옆에 놓인 장난감을 쳐다볼 때 어깨 및/또는 몸통의 움직임 없이 머리만 돌려서 장난감을 볼 수 있다면, 이때 머리가 몸통으로부터 분리되어 움직였다고 한다.
- 네발기기를 할 때 팔 · 다리가 몸통과 분리되고, 상부몸통과 하부몸통이 반대방향으로 돌림되는 상호교대적 움직임이 일어나므로 상부몸통과 하부몸통 간에 분리된 움직임이 일어난 것이다.

(5) 반사통합

원시반사는 대략 생후 4개월 동안 나타나는 전형적인 불수의적 움직임으로 중추신경계가 성숙해감에 따라 억제통합(inhibitory integration)된다. 원시반사는 반복적인 굽힘과 폄의 동작으로 유아의 생존과 주변을 탐색하는 데 도움이 된다. 그렇지만 생후 6~8개월을 지나서도 원시반사가 지속된다면 기능적 이동기술(functional mobility skills)을 획득하는 데 지장을 끼칠 수 있다. 뒤집기, 배밀이 그리고 네발기기가 발달하기 전에 비대칭성 긴장성목반사, 대칭성긴장성목반사(symmetrical tonic neck reflex, STNR) 그리고 긴장성안뜰반사(tonic labyrinthine reflex, TLR) 등이 억제통합되어야 열거한 이동기술들이 발달할 수 있다. 예를 들어, 대칭성긴장성목반사가 지속될 경우 네발기기를 할 수 없다.

2) 신생아 시기의 발달

태아기를 거쳐 출생한 아기를 신생아라 한다. 엄마 뱃속에서 38~42주를 지내고 출생한 신생아를 만삭아(full-term baby)라 하고, 임신 37주 이전에 태어난 신생아를 조산아(pre-term baby)라고 한다. 조산아에 대해서는 이 책의 9장에서 자세히 다룬다. 2007년 질병관리본부에서 발표한 소아 · 청소년 표준성장도표에 따르면, 우리나라 만삭신생아의 평균 체중은 3,350g, 평균 신장은 49.74cm 그리고 평균 머리둘레는 34.38cm이다. 신생아의 평균 호흡수는 대사에 필요한 산소를 취하기 위하여 1분당 40~50회로 성인에 비해 많지만 성장함에 따라 조금씩 줄어든다.

(1) 만삭신생아의 움직임

- 엎드려 누운 자세: 얼굴이 바닥에 눌리지 않게 머리를 들어 얼굴의 위치를 다시 잡을

수 있고, 몸통과 팔 · 다리에서 굽힘근의 긴장도가 우세하다.

- 바로 누운 자세: 머리를 양쪽으로 완전히 돌릴 수 있고, 각성상태가 높을 때는 머리가 가운데 위치한다.
- 앉은 자세: 몸통을 지지하고 앉히면 고개를 까딱거리며(bobbing), 몸통은 대개 앞쪽으로 구부러진다.
- 상지: 보통 손은 주먹 쥔 채로 있지만, 손가락은 어느 정도 분리해서 움직인다. 움켜쥐기반사가 강하게 나타난다.
- 이동성: 엎드린 자세에서 조직화되지 않은 패턴으로 옆으로 살짝 움직인다.
- 비정상적인 움직임: 머리를 항상 한쪽으로만 돌리고 있고, 엎드린 자세에서 얼굴을 바닥에서 떼지 못한다. 등이 폄근의 긴장도가 지나치게 높아 활처럼 휜 자세(arching)가 된다.

(2) 신생아 평가

소아치료사는 아기의 신체상태, 신경운동계통의 기능 그리고 운동발달에 주로 관심을 갖는다. 신경운동계통의 기능으로 자세, 근육긴장도, 원시반사, 바로잡기반응(righting reaction), 평형반응 그리고 보호 폄 반응 등을 검사한다. 신생아시기의 운동발달은 GM의 관찰을 통한 움직임의 질 또는 표준화된 평가도구를 사용하여 평가한다.

① 아프가스코어

미국의 마취과 의사 Virginia Apgar는 1953년 신생아의 생리적 상태를 확인하기 위한 측정체계인 아프가스코어(Apgar score)를 개발하였다. 아프가스코어는 출생 후 1분과 5분에 아기의 건강, 발달, 반응성 그리고 자궁 외부 환경에 적응하는 능력 등을 측정하는 것으로 현재 세계적으로 널리 사용되고 있다. 구체적으로 아프가 검사항목은 심장박동수, 호흡수, 근육긴장도, 반사반응 그리고 피부색 등 다섯 가지이다. 점수 측정은 각 항목당 0~2점으로 총점은 0~10점이다(표 4-2). 측정점수의 해석은 총점 7점 이상일 때 정상으로 보고, 4점 미만은 의학적 및/또는 발달학적으로 위험이 있는 것으로 본다.

② 자세긴장도검사

가급적이면 기저귀와 옷을 벗기고 아기의 머리가 가운데로 오게 하여 편안하게 눕힌 상태에서 자세를 관찰하거나 검사를 실시한다. 이때 생리적 굴곡기(physiological flexion)가 관찰되어야 정상이다(그림 4-11A). 그림 4-11B에서 보이는 신생아는 고개가 한쪽으로 돌아가고 비대칭성긴장성목반사가 나타나며 몸통이 비정상적으로 과다 펌되어 몸 전체의 모습이 활처럼 휜 자세를 취하고 있다. 이렇게 뻗치는 자세를 후

표 4-2
아프가스코어

	0	1	2
심장박동수	없음	느림(100 이하)	100 이상
호흡수	없음	느리고, 불규칙함	강하고 힘찬 울음소리가 남
근육긴장도	저긴장증	팔 · 다리의 약간의 굽힘	자발적 움직임
반사반응	없음	자극 시 약하게 울거나 얼굴을 찡그림	자극 시 크게 울거나 몸을 움츠림
피부색	푸른색, 창백	몸은 핑크빛, 팔 · 다리는 푸른색	몸, 팔 · 다리가 모두 핑크빛

궁반장(opisthotonus)이라 한다. 그림 4-11C의 신생아도 팔 · 다리의 자연스러운 생리적 굴곡기를 찾아볼 수 없으며, 상지는 비정상적으로 굽힘되어 팔이 신체중심선에서 많이 벌어져 있고 다리를 뻗치는 자세이다.

③ 팔 · 다리의 긴장도검사

팔과 다리의 굽힘근 긴장도의 검사로 팔 굽힘 되감기검사(arm recoil test), 팔 견인검사(arm traction test), 다리 굽힘 되감기검사(leg recoil test), 다리 견인검사(leg traction test) 그리고 슬와 각도(popliteal angle) 등을 측정한다. 아기를 바로 눕히고 머리를 가운데로 오게 한 자세에서 검사를 시작한다. 왼쪽과 오른쪽의 반응이 같은지 비교 · 확인한다.

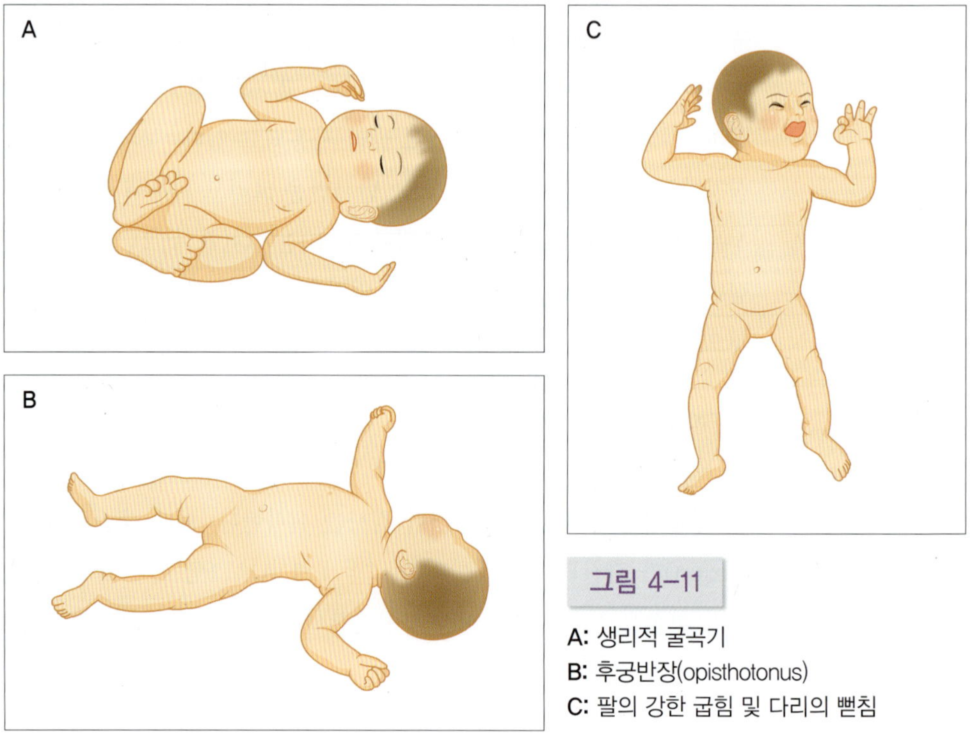

그림 4-11

A: 생리적 굴곡기
B: 후궁반장(opisthotonus)
C: 팔의 강한 굽힘 및 다리의 뻗침

a. 팔 굽힘 되감기검사(Arm recoil test)

팔 굽힘근의 긴장도를 검사한다(그림 4-12). 아기를 바로 눕히고 머리가 가운데 오게 한다. 그림 4-12에서 가장 왼쪽 그림처럼 신생아는 팔에서 강한 생리적 굴곡기가 나타난다. 검사자는 그림과 같이 아기의 팔을 잡는다. 두 번째 그림처럼 양손을 몸통 옆으로 가지런히 당겨서 1~2초 동안 유지한 다음 놓는다. 그 결과 세 번째 그림처럼 팔이 다시 굽힘된다. 굽힘근 긴장도가 우세한 신생아시기에는 검사자가 수동적으로 팔을 펴고자 하는 시도에도 다시 굽힘 자세로 돌아간다. 양쪽 팔을 동시에 검사한다.

b. 팔 견인검사(Arm traction test)

팔의 굽힘근 긴장도를 검사한다. 한쪽 팔씩 따로 검사한다. 아기를 바로 눕힌 자세에서 손목을 잡고 수직으로 천천히 끌어당기면 팔을 완전히 굽힘한 자세로 몸이 함께 따라 올라온다(그림 4-13).

c. 다리 굽힘 되감기검사(Leg recoil test)

다리의 굽힘근 긴장도를 검사한다. 그림 4-14의 가장 왼쪽 그림처럼 신생아를 바

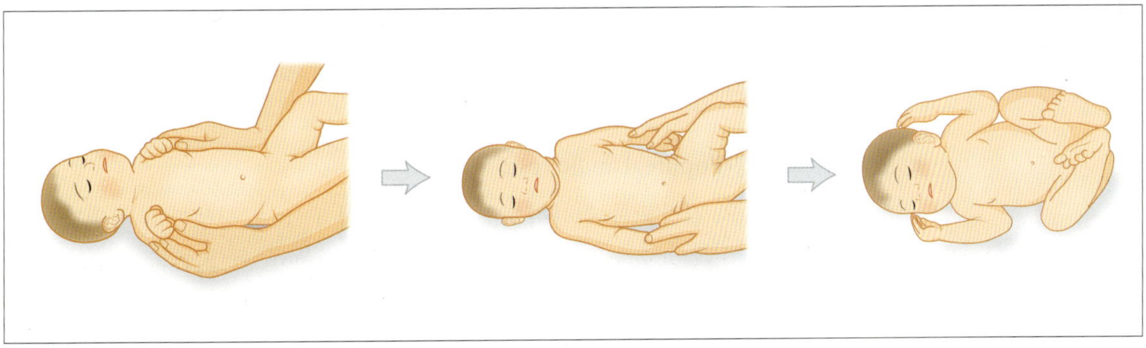

그림 4-12 팔 굽힘 되감기검사

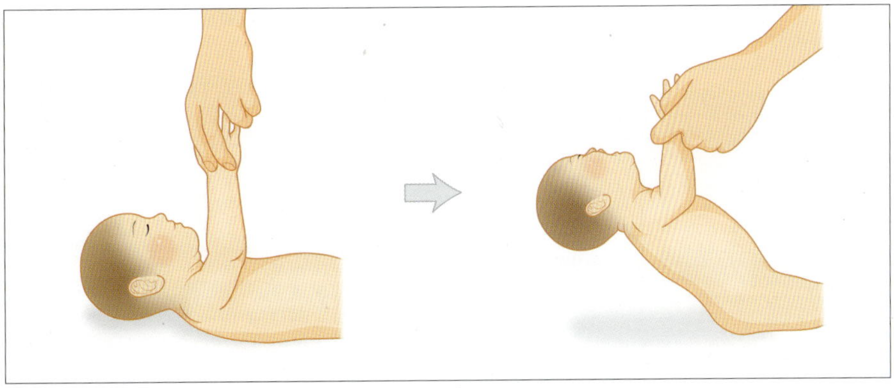

그림 4-13 팔 견인검사

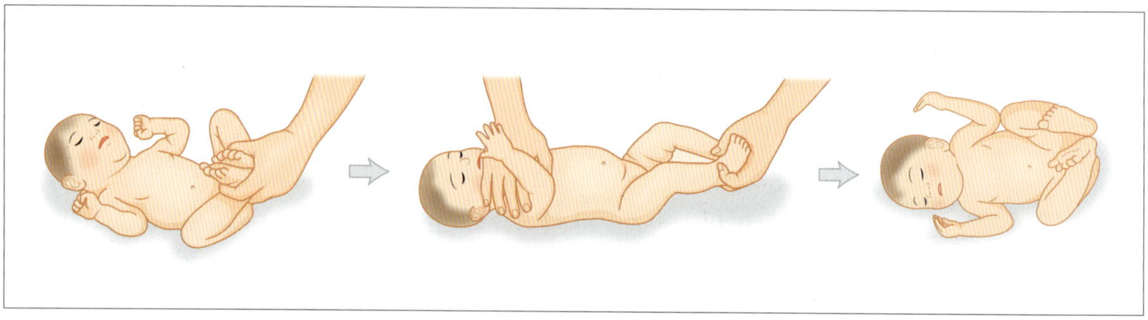

그림 4-14 다리 굽힘 되감기검사

로 눕히고 검사자는 한 손으로 신생아의 양쪽 발목을 잡고 다리를 5초 정도 완전히 구부린 다음, 두 번째 그림처럼 최대로 편 상태로 1~2초 정도 유지한 다음 놓아준다. 그 결과, 세 번째 그림처럼 다리가 다시 굽힘된다. 굽힘근 긴장도가 우세한 신생아 시기에는 검사자가 수동적으로 다리를 펴려는 시도에도 다시 굽힘 자세로 돌아간다.

d. **다리 견인검사**(Leg traction test)

다리의 굽힘근 긴장도를 검사한다(그림 4-15). 신생아의 머리가 가운데 오도록 눕힌다. 왼쪽 오른쪽 따로 검사한다. 신생아의 발목을 잡고 위쪽 수직방향으로 부드럽게 끌어당기면 다리를 완전히 굽힘한 자세로 힘이 들린다.

e. **슬와 각도 측정**(Popliteal angle test)

뒤허벅지 근육의 긴장도를 검사하는 방법이다(그림 4-16). 신생아의 머리가 가운데 오도록 눕힌다. 왼쪽 오른쪽 따로 검사한다. 검사자는 한 손으로 신생아의 허벅지 뒤쪽을 잡고, 다른 한 손은 발목을 잡은 다음 앞쪽 허벅지가 배에 닿도록 한

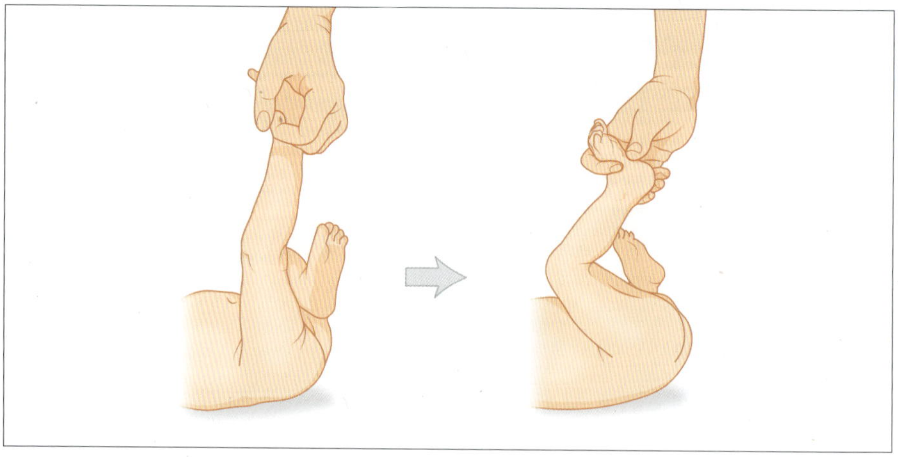

그림 4-15 다리 견인검사

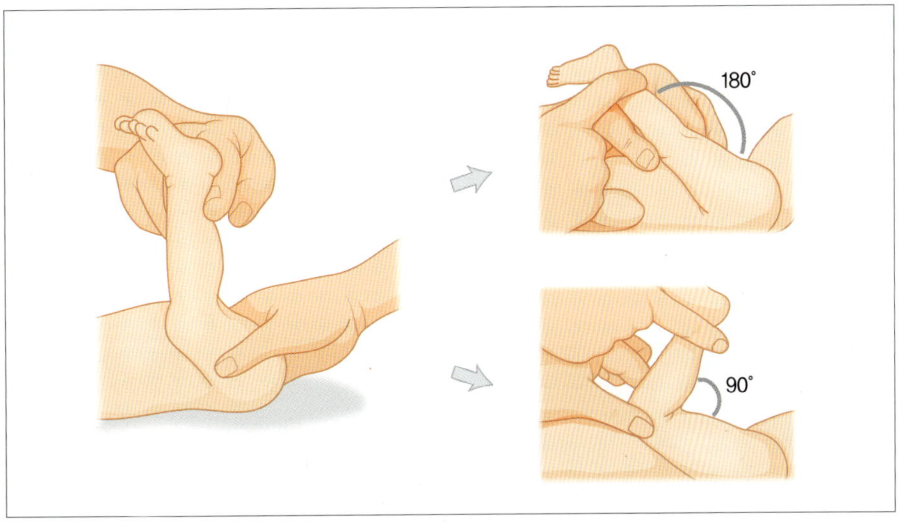

그림 4-16 슬와 각도 측정

후 무릎관절 뒤쪽의 각도를 측정한다. 슬와 각도는 90° 미만에서 180°까지 다양할 수 있지만, 신생아 시기에는 90° 미만이 가장 이상적이다.

④ 몸통과 목의 긴장도검사Muscle tone test of trunk and neck

머리조절검사와 복측현수검사(ventral suspension test)를 실시한다.

a. 머리조절검사

그림 4-17A에서처럼 신생아를 앞으로 살짝 기울이면 목과 몸통의 폄근 작용으로 고개와 몸통을 다시 똑바로 하려는 시도를 하는지 확인한다. 그림 4-17B는 신생아를 뒤로 기울이면 굽힘근긴장도의 작용으로 몸을 다시 똑바로 하려는 시도를 하는지 확인한다.

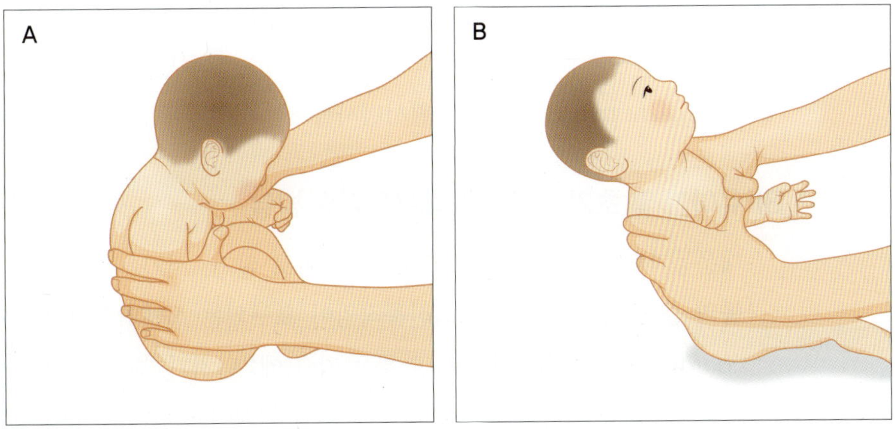

그림 4-17 A: 폄근긴장도 검사, B: 굽힘근긴장도 검사

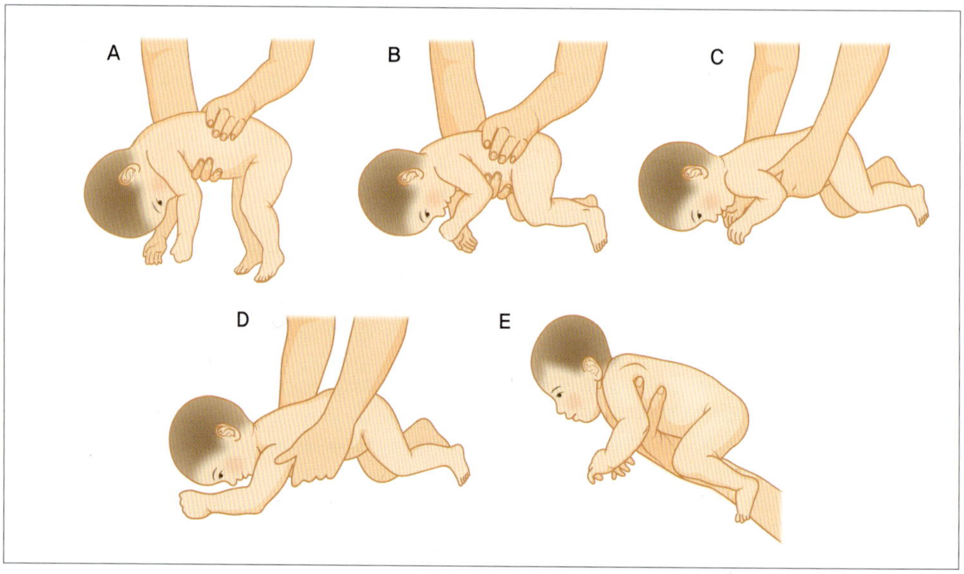

그림 4-18 복측현수검사

b. 복측현수검사

검사자가 손으로 신생아의 가슴을 받쳐 들고 머리, 몸통, 팔 · 다리의 자세를 관찰한다. 근육긴장도에 따라 다양한 반응이 나타날 수 있다(그림 4-18). 그림 4-18의 E처럼 머리를 몸통보다 높이 들고 등을 쭉 펴고 팔 · 다리는 약간 굽힌한 자세가 가장 이상적인 반응이다.

(3) 운동발달 검사

신생아의 운동발달 검사에는 프레츨 방법(Prechl's method), MAS (Movement Assessment of Infants, 유아운동평가), PRF (Primitive Reflex Profile, 원시반사프로파일) 그리고 TIMP (Test of Infant Motor Performance, 유아운동수행력검사) 등이 있다. 특히, PRF는 비대칭성긴장성목반사, 대칭성긴장성목반사, 긴장성안뜰반사, 바로잡기반응, 양성지지반응(positive supported reaction), 모로반사(Moro reflex) 그리고 갈란트반사(Galant reflex) 등 7개의 원시반사를 5점 서열척도로 측정하는 평가이다.

3) 유아기 및 초기 아동기의 대운동기술 발달

대운동기술(gross motor skills)이란 똑바로 앉기, 서기, 걷기, 뛰기, 놀이터 활동 등 우리 몸의 큰 근육이 참여하는 전신움직임이 요구되는 신체기술이며 눈-손 협응력(eye-hand coordination)이 필요한 공을 다루는 기술(예: 던지기, 받기, 발차기)이 함께 포함된다.

의학, 환경 그리고 장애에 대한 사회적 인식이 달라지고 소아치료의 대상이 확대되면서 대운동기술의 발달지연이나 장애를 보이는 뇌성마비나 다운증후군을 비롯해 발달성협응장애(developmental coordination disorder, DCD)와 자폐아의 수가 늘고 있다. 이러한 변화는 소아치료의 궁극적인 목표에도 변화를 가져와 걷기 이상의 고급운동기술(advanced motor skills)의 성취와 질적인 부분을 한층 더 고려해야 하는 상황이 되었다. 걷기 이후로 발달하는 계단보행, 달리기, 점프, 한발로 깡충 뛰기(hopping) 그리고 두발로 번갈아 깡충 뛰기(skipping) 등의 정상발달에 관한 전문지식과 이런 고급 이동기술을 수행하기 위해 요구되는 힘, 속도, 타이밍 그리고 운동패턴과 같은 질적인 부분도 이해해야 한다(그림 4-19).

운동발달의 연구형태는 크게 세 가지이다. 첫째, 일상생활에 필요한 기본자세와 한 자세에서 다른 자세로 이행하는 움직임의 발달, 즉 발달이정표를 기준으로 관찰하는 것이다. Myrtle B. McGraw는 뒤집기 발달의 4단계, 엎드려누운 자세의 발달 9단계, 바로 선 자세로의 발달 7단계, 누운자세에서 일어나 앉기 그리고 앉은자세에서 선 자세로 이동 등 특정 운동패턴의 발달의 단계를 나누었다. 둘째, 기술적 분석(descriptive analysis) 방법이다. 운동(움직임) 패턴을 구성하는 요소, 즉 머리와 목, 몸통, 상지 그리고 하지의 움직임으로 나누어 이해하는 것이다. 윈스콘신-메디슨 대학 체육 및 무용학 교수인 Lolas Halverson은 이 개념을 발달시킨 연구자로 깡충 뛰기 패턴을 팔과 다리의 움직임으로 나누어 분석하였다.

마지막으로, 신체역학적 분석(biomechanical analysis)으로 다양한 변수(variables)들을 측정하는 방법이다. 가장 대표적인 이동성 패턴인 걷기는 주로 걸음 길이(step length), 걸음 폭(step width), 활보 길이(stride length), 속도 그리고 분속수(cadence) 등의 신체역학적 변수로 기술한다.

이 책에서는 주로 처음에 소개한 두 가지, 즉 발달이정표 또는 움직임 패턴을 특정 단계나 요소로 기술하는 전통적인 방법으로 운동발달을 학습하지만, 걷기 같은 대표적인 이동성을 보다 심도 있게 분석하고 이해하기 위하여 신체역학적 변수들도 함께 알아볼 것이다.

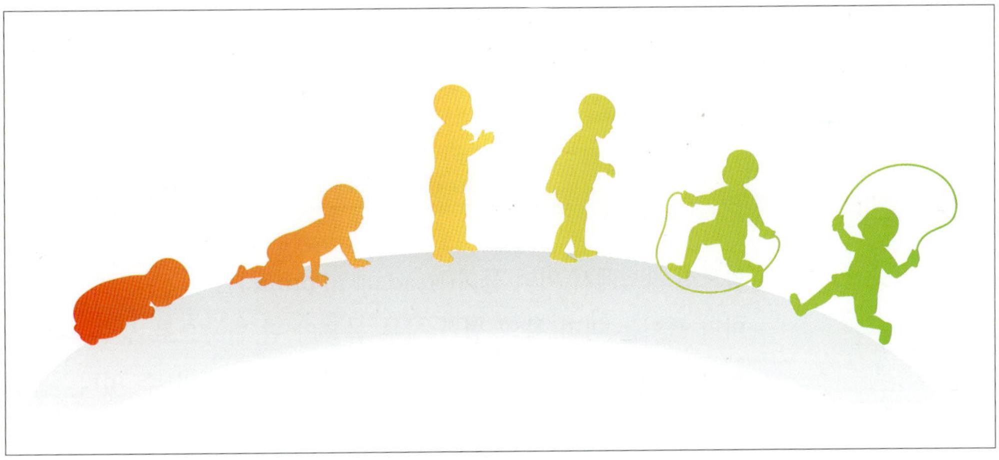

그림 4-19 출생에서부터 초기 아동기까지의 운동발달

(1) 유아기의 대운동기술 발달

유아기는 출생에서 약 12개월까지의 시기로 다양한 자세와 움직임(발달이정표)을 획득하며, 선 자세에서 발걸음을 떼는 시기이다. 이 시기에 기저면은 차차 좁아지고 무게중심은 점차 높아지며 일상생활에 필요한 기본적인 움직임 패턴을 모두 습득(학습)하게 된다. 발달이정표는 아동의 특성과 치료목표에 따라 진단, 목표설정 그리고 중재계획 등에 유용하게 활용되므로 그 패턴을 구성하는 움직임의 요소나 질적인 측면(예: 체중지지, 자세, 항중력움직임)을 위주로 네 가지 기본자세(바로 누운 자세, 엎드려 누운 자세, 앉은 자세, 선 자세)별로 알아보자.

① 엎드린 자세Prone

a. 생리적 굴곡기(Physiological flexion)

임신 38~42주 사이에 태어난 만삭아는 발목, 무릎, 힙 그리고 팔꿈치 등에서 생리적 굽힘근의 활동이 뚜렷하여 그림 4-20A처럼 몸 전체를 구부린 자세를 취하고 있다. 팔 · 다리의 관절들을 수동으로 펴려고 해도 다시 본래의 굽힘 자세로 돌아간다(recoiling). 특히 머리를 들어 고개를 돌리는 것은 안뜰계통의 영향으로 머리바로잡기반응(head righting)을 자극한 결과의 일부로 나타난다고 볼 수 있다.

- 체중지지: 한쪽 볼, 양쪽 손, 양쪽 아래팔, 위쪽 가슴
- 자세: 한쪽으로 머리돌림, 생리적 굴곡, 양쪽 팔은 몸 가까이로 붙임, 양쪽 팔꿈치 굽힘
- 항중력움직임: 코를 바닥에서 떼기 위해 고개를 한쪽으로 돌림

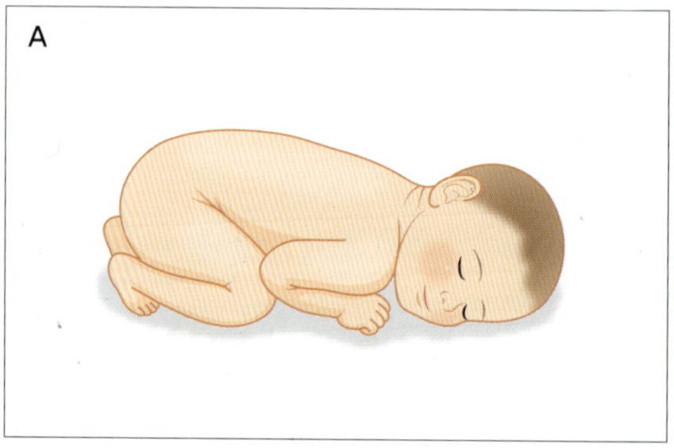

그림 4-20
생리적 굴곡기

b. 엎드린 자세에서 머리 들기(Head up in prone)

머리 들기는 머리/목의 폄과 상부 몸통의 폄 활동으로 생후 약 3개월에는 45° 그리고 4개월에는 90° 정도 고개를 들어 옆으로 돌릴 수 있다. 몸통 폄의 활동이 더 활발해지면 양팔의 벌림이 증가되고 아래팔로 체중을 지지할 수 있다. 그림 4-20B의 자세는 폄근의 작용과 함께 상부가슴 굽힘근이 위팔뼈에 능동적으로 작

용한 결과이다. 아래팔로 바닥을 지지하면서 상부가슴 굽힘근의 수축으로 상부몸통을 들 수 있다. 아기는 아래팔로 체중을 지지하면서 폄근과 굽힘근의 협응된 작용을 통해 첫 목적 있는 움직임, 즉 머리 들기를 경험하게 된다. 머리 들기와 몸통 들기는 상지의 자세에 크게 영향을 받는다. 특히, 생후 3개월은 대칭성이 발달하는 시기로 머리, 눈, 손이 가운데로 모아지기 시작한다(midline orientation).

- 체중지지: 양쪽 손, 양쪽 아래팔, 가슴
- 자세: 양쪽 어깨 약간 벌림, 양쪽 팔꿈치 어깨 뒤쪽에 위치, 양쪽 힙과 무릎 굽힘
- 항중력움직임: 머리 45° 들기, 머리 돌림

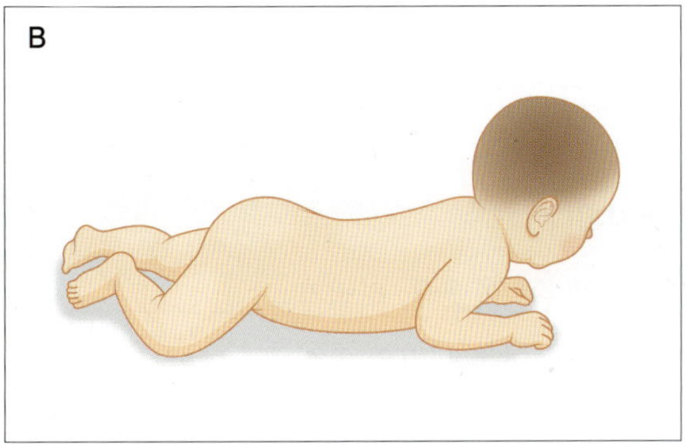

그림 4-20

엎드린 자세에서 머리 들기

c. **엎드린 자세에서 아래팔로 체중지지**(Prone on elbow = forearm support)

생후 약 4~5개월이 되면 대부분의 아기들은 아래팔로 체중을 지지할 수 있다(그림 4-20C). 머리와 가슴을 들어 가운데로 유지한다. 어깨조절력이 증가하여 양팔이 몸통과 가까워져 자세를 유지하는 데 도움이 된다. 가슴을 들고 유지하는데 가슴의 근육들도 협력함에 따라 전체적인 폄 패턴이 안정화된다. 또한 굽힘근이 보다 능동적으로 폄근과 균형을 이루어 턱 당김(chin tuck)과 목 길이가 늘어난다(neck elongation). 허리뼈 부위의 폄 활동과 운동성의 발달로 허리뼈 폄과 골반 앞쪽기울임이 증가되므로 아기는 허리뼈/골반의 운동성을 경험하게 된다. 힙 모음근의 활동으로 다리벌림과 가쪽돌림이 감소하여 양쪽 다리가 좀 더 가까이 모이게 되고 힙 벌림근과 굽힘근이 신장된다.

- 체중지지: 양쪽 아래팔, 손, 복부
- 자세: 양쪽 팔꿈치가 어깨 앞으로 위치, 양쪽 힙 벌림 및 가쪽 돌림
- 항중력움직임: 머리를 신체중심선에서 들어서 유지, 능동적 턱 당김과 목 길이 늘리기, 가슴 들기

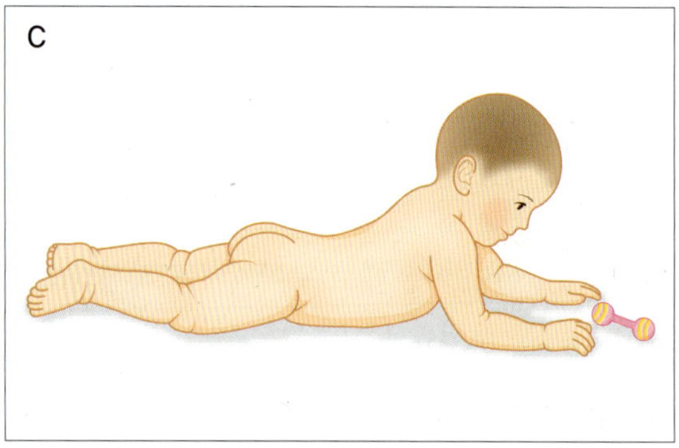

그림 4-20

엎드린 자세에서 아래팔로 체중지지

d. 엎드린 자세에서 양손으로 체중지지(Prone on hands = extended arm support)

생후 약 $4^1/_2$~6개월이 되면 양쪽 팔을 펴서 손으로 체중을 지지한다(그림 4-20D). 척추의 능동적 폄, 어깨관절의 안정성, 능동적 팔꿈치 폄, 손목과 손가락 폄 그리고 힙 폄/모음/중립돌림 등의 요소가 발달한 결과이다. 팔을 펴고 체중을 지지할 때 체중을 지지하는 관절에서 고유수용감각 정보가 뇌로 전달되어 안정성의 발달이 촉진된다.

- 체중지지: 양쪽 손, 아랫배, 허벅지
- 자세: 양팔 뻗기; 양쪽 팔꿈치가 어깨 앞으로 위치; 양쪽 다리가 중립자세에 가까움
- 항중력움직임: 턱 당김 및 가슴 들기, 양쪽 무릎 굽힘 및 폄, 체중 가쪽 이동

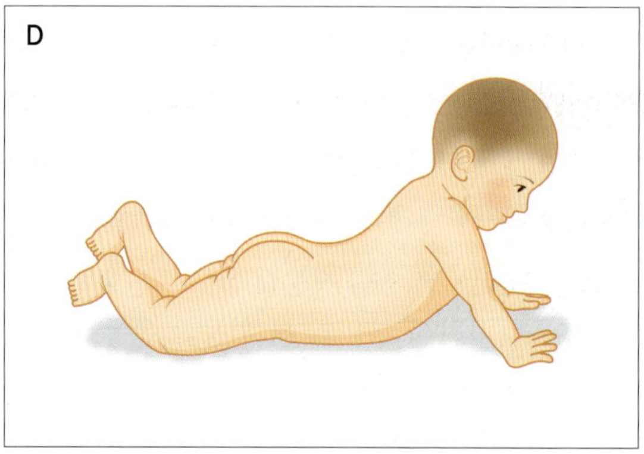

그림 4-20

엎드린 자세에서 양손으로 체중지지

e. 엎드린 자세에서 바로 누운 자세로 뒤집기(Prone to supine)

엎드린 자세에서 바로 누운 자세로 뒤집기는 되뒤집기라고도 하며, 주로 폄근의 활동(extension activities)으로 이루어진다(그림 4-20E). 처음부터 바로 누운 자세로 완전히 뒤집을 수 있는 것은 아니다. 생후 4개월경 주로 시각적 호기심(visual interests)으로 우연히 체중이 한쪽으로 이동되면 체중이 전달된 쪽 어깨의 안정성 부족 및/또는 가쪽 머리바로잡기반응(lateral head righting)의 미성숙으로

몸이 옆으로 반쯤 넘어간다. 생후 6개월이 되면 대부분의 유아가 엎드린 자세에서 바로 누운 자세로 뒤집는다.

- 체중지지: 신체의 한쪽 면
- 자세: 어깨와 골반이 일직선상에 있지 않음, 몸통 회전
- 항중력움직임: 어깨, 골반 또는 머리에서 움직임이 시작됨, 몸통 회전

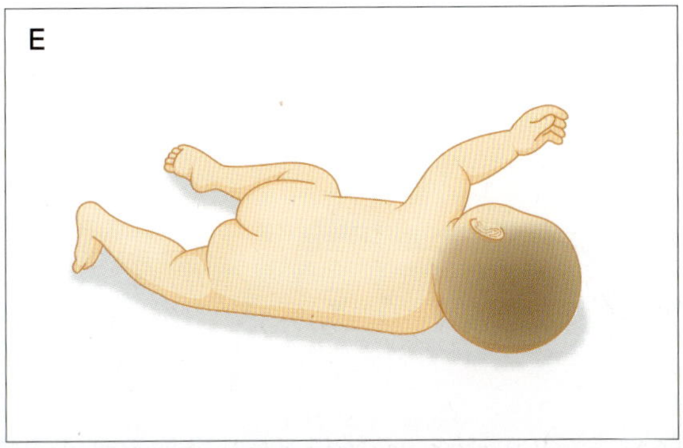

그림 4-20

엎드린 자세에서 옆으로 뒤집기

f. 수영자세(Swimming posture)

생후 약 5~8개월이 되면 엎드린 자세에서 폄근이 발달함에 따라 이따금씩 그림 4-20F처럼 수영자세(swimming posture) 또는 비행기자세(airplane posture)를 취한다. 이 자세에서 체중의 대부분은 배에 실리고 팔과 다리를 뻗은 자세로 바닥에서 든다. 아기는 앞, 뒤 또는 옆으로 몸을 흔들기도 하지만 앞으로 움직이지는 못한다.

- 체중지지: 배
- 자세: 대칭적 자세, 날개뼈 모음, 팔 벌림 및 가쪽 돌림, 다리 벌림 및 폄, 허리 폄
- 항중력움직임: 머리 그리고 팔 및/또는 다리를 바닥에서 들어올림, 능동적인 폄 패턴

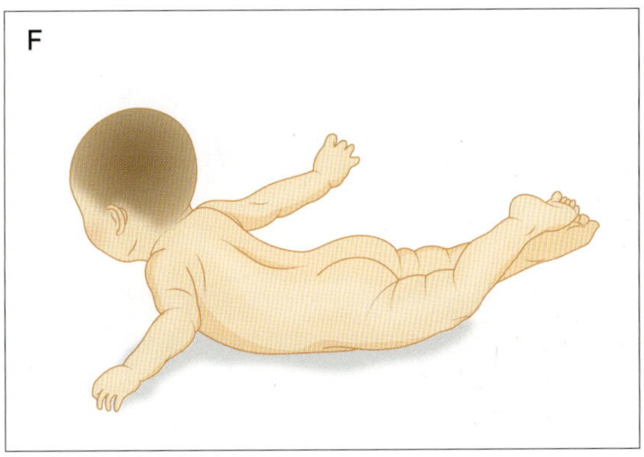

그림 4-20

수영자세

g. 엎드린 자세에서 피벗팅(Pivoting in prone)

생후 약 6~8개월이 되면 엎드린 자세에서 배를 축으로 팔과 다리를 움직여 원을 그리듯 움직인다(그림 4-20G).

- 체중지지: 몸통, 팔, 손
- 자세: 머리 90° 들기, 다리 벌림 및 가쪽 돌림
- 항중력움직임: 배를 바닥에 대고 원을 그리듯 돌면서 움직임, 팔과 다리의 움직임, 가쪽 몸통 굽힘

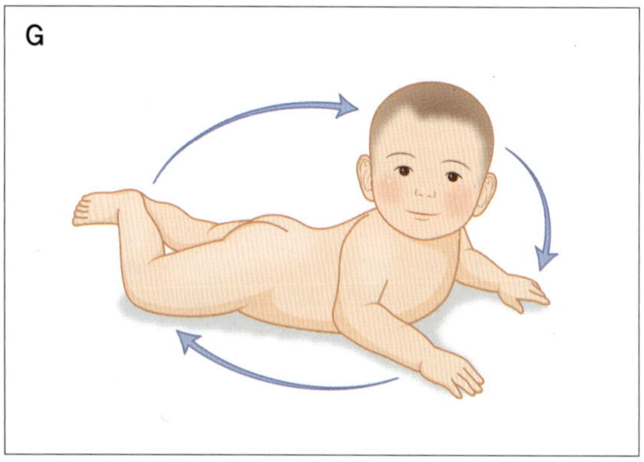

그림 4-20
엎드린 자세에서 피벗팅

h. 한쪽 아래팔 짚고 옆으로 누운 자세(Propped sidelying)

생후 약 7~9개월에는 엎드려 누운 자세에서 옆으로 누운 자세를 취한다(그림 4-20H). 머리와 목, 어깨, 몸통과 골반의 안정성과 함께 양쪽 다리가 어느 정도라도 분리되어야 한다.

- 체중지지: 한쪽 팔꿈치, 아래팔, 몸통, 다리
- 자세: 가쪽 머리바로잡기반응, 가쪽 몸통 굽힘, 위쪽 다리 굽힘 및 모음 또는 벌림
- 항중력움직임: 다리 분리, 어깨의 안정성, 위쪽 팔로 뻗기, 축회전

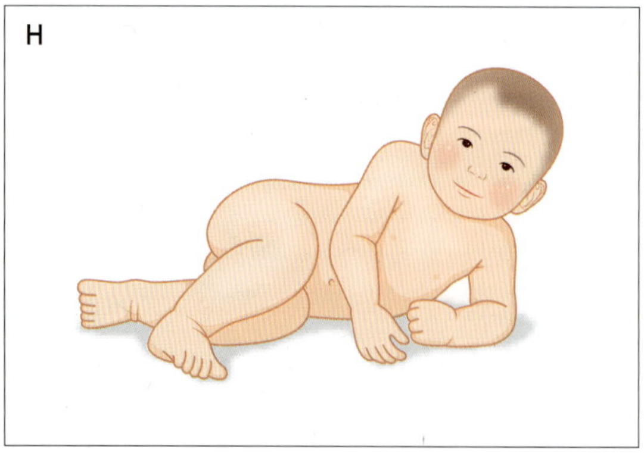

그림 4-20
한쪽 아래팔 짚고 옆으로 누운 자세

i. 배밀이(Creeping)

대부분의 유아들이 생후 7개월이 되면 네발자세를 취하고 양손과 무릎으로 네발기기를 시작하지만 체중이 많이 나가거나 긴장도가 낮은 아기들은 배밀이로 이동한다(그림 4-20I). 배밀이를 하려면 팔에서의 체중이동, 좌우 상호 교대적인 몸통 바로잡기반응, 골반에서의 체중이동 그리고 다리의 분리움직임 등이 필수적인 요소이다. 배밀이를 통해 가쪽 체중이동, 체중지지 쪽 몸통 신장 및 힙 폄 그리고 비체중지지 쪽 몸통의 가쪽 굽힘 및 힙 굽힘 등의 몸통바로잡기반응의 기본 요소를 학습할 수 있다. 이후 하부 몸통-힙 조절이 충분해지면 네발기기로 발달한다.

- 체중지지: 상호 반대측 팔과 다리
- 자세: 한쪽 다리 굽힘, 반대쪽 다리 폄, 팔 굽힘, 머리 90° 들기, 몸통 돌림
- 항중력움직임: 몸통 돌림과 상호 교대적 팔과 다리의 움직임

I

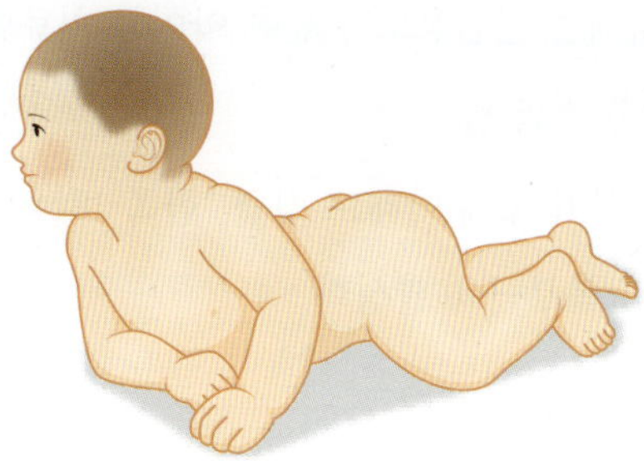

그림 4-20
배밀이

j. 네발자세(4-points = quadruped)

생후 7~9개월이 되면 아래팔로 체중을 지지한 자세에서 양쪽 무릎을 동시에 몸쪽으로 끌어당기고 가슴근(pectoral muscles)과 배근의 협력적 작용으로 아래팔로 바닥을 밀며 팔을 펴 네발자세를 취한다(그림 4-20J). 초기의 네발자세는 아직 몸통 굽힘근과 폄근의 조화로운 협응이 충분치 않아 허리뼈 부위에 앞굽이증이 나타나며 몸을 앞·뒤로 흔들기도 하지만 앞쪽으로 추진력이 가해지면 무너지기 쉽다. 생후 9개월쯤 되면 허리뼈 부위가 편평해지는 성숙한 네발기기 자세로 발달하며 쉽게 앉은 자세로 이동할 수 있다.

- 체중지지: 양쪽 손과 무릎
- 자세: 양쪽 다리 굽힘, 힙과 골반 90°, 팔과 어깨 90°, 허리뼈 부위 편평함
- 항중력움직임: 배근육 활성화, 앞·뒤 그리고 대각선으로 몸 흔들기, 자발적으로 앞으로 움직일 수 있음

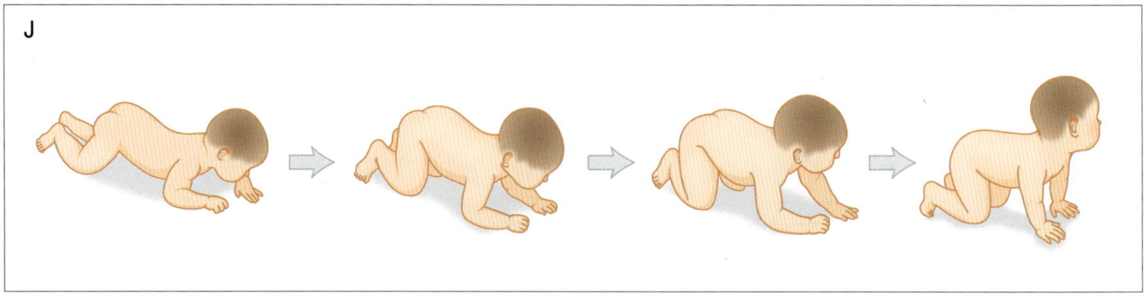

그림 4-20 네발자세

k. 곰 서기(Bear standing)

생후 10개월경 네발자세로부터 양쪽 팔과 다리를 펴고 발을 바닥에 편평하게 댄 채로 곰 서기 자세를 취한다(그림 4-20K). 어깨의 안정성과 하지 운동성이 발달해야 곰 자세를 취할 수 있다. 곰 서기 자세에서는 장딴지근과 뒤허벅지근이 신장된다. 곰 서기 자세는 근긴장도가 높은 아이를 치료할 때 응용하기 좋은 자세이다.

- 체중지지: 양쪽 손과 발
- 자세: 양쪽 팔꿈치 어깨 아래로 정렬, 한쪽 또는 양쪽 무릎 약간 굽힘 또는 폄
- 항중력움직임: 복부근육 활성화

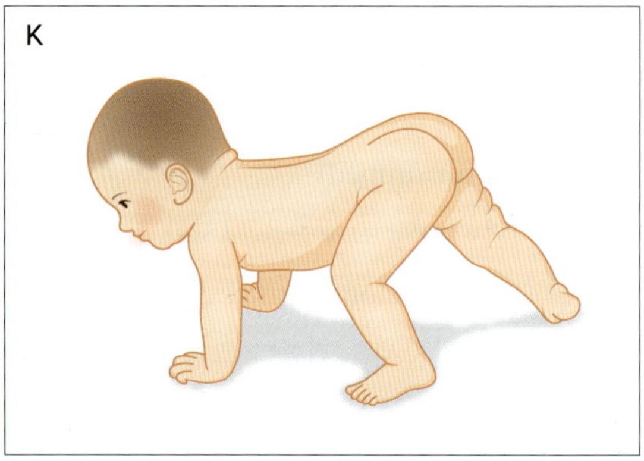

그림 4-20 곰 서기

l. 네발기기(Crawling)

생후 9~11개월이 되면 주로 양손과 무릎으로 네발기기를 해서 이동한다. 네발기기는 몸통 상부와 하부 근육에서 반대방향으로 돌림-반돌림(rotation-counter-rotation) 조절(그림 4-20La)이 일어나 대각선 방향으로 협력적 수축(그림 4-20Lb)에 의한 몸통의 안정성을 바탕으로 팔·다리에서 상호교대적 체중지지와 이동이 동시에 이루어진다.

아기들은 상호교대적 네발기기를 하면서 손을 뻗어 장난감을 잡거나 손에 장난감을 쥐고 네발기기를 하기도 한다.

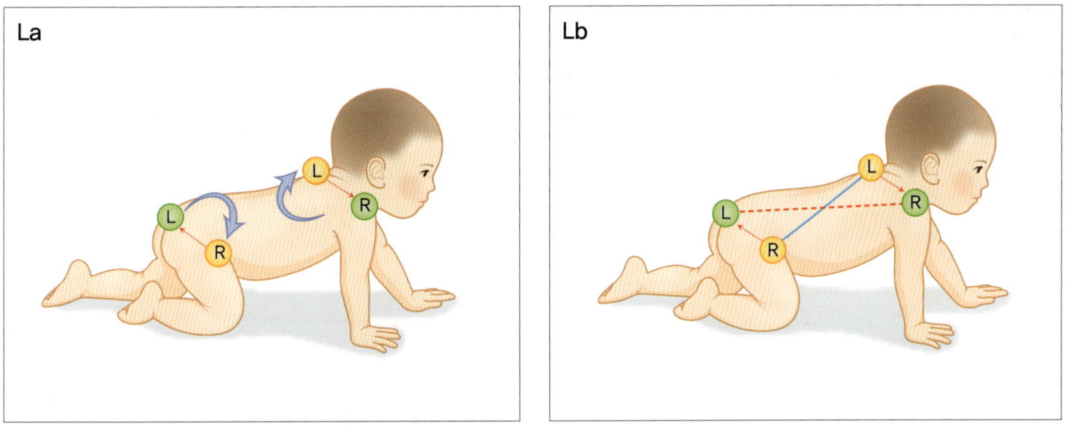

그림 4-20 네발기기. **La:** 왼팔을 움직이면 체중이 오른쪽 어깨로 이동되며 몸통상부가 왼쪽으로 돌림되고, 이때 함께 움직이는 오른쪽 다리의 움직임에 따라 왼쪽으로 체중이 이동되면 몸통하부에서는 오른쪽으로 돌림이 일어나 몸통상부와 하부에서 돌림-반돌림운동이 이루어진다. **Lb:** La의 작용에 따른 대각선 방향으로의 협력적 수축

- 체중지지: 반대쪽 손과 무릎
- 자세: 양쪽 팔꿈치와 무릎이 어깨와 힙 아래로 정렬, 허리뼈 부위 편평함
- 항중력움직임: 몸통 돌림; 상호교대적 팔과 다리의 움직임

② 바로 누운 자세 Supine

a. **생리적 굴곡기(Physiological flexion)**

바로 누운 자세에서도 신생아의 팔 · 다리에서 생리적 굴곡이 나타난다. 신생아 시기는 목 굽힘근의 조절력이 발달하지 않아 머리를 가운데로 유지하지 못하고 한쪽으로 돌아간다(그림 4-21A).

- 체중지지: 얼굴, 머리 한쪽 면, 몸통
- 자세: 머리를 한쪽으로 돌림, 생리적 굴곡
- 항중력움직임: 머리 돌림, 손을 입으로 가져가기, 팔 · 다리의 랜덤한 움직임

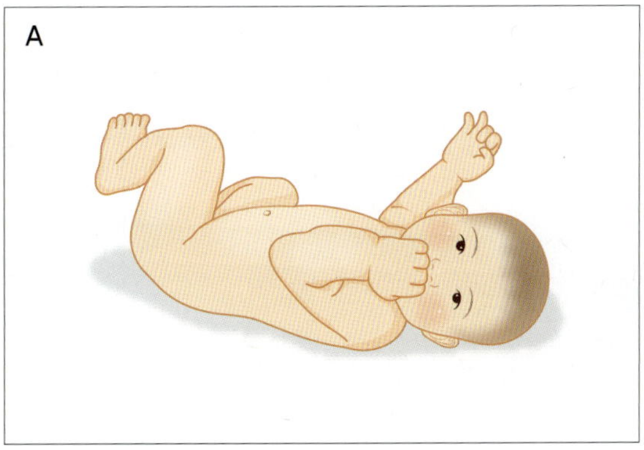

그림 4-21 생리적 굴곡기

b. 손 무릎으로 가져가기(Hands to knees)=**손-무릎 협응력**(Hand-knees coordination)

바로 누운 자세에서 신체이미지(body image)가 발달한다. 눈으로 손을 쳐다보고 손을 입으로 가져와 빨고 손끼리 맞닿고 손으로 자기 몸을 터치하면서 신체의 각 부분에 대해 인식하고 사용 용도에 대해 알아간다. 생후 4~5개월이 되면 손으로 무릎을 만지며 손-무릎 협응력이 발달한다(그림 4-21B).

- 체중지지: 머리, 몸통, 골반으로 대칭적 체중지지
- 자세: 힙 벌림 및 가쪽 돌림, 무릎 굽힘
- 항중력움직임: 머리를 양쪽으로 쉽게 돌림, 턱당김, 한쪽(양쪽) 손을 무릎으로 뻗기, 배근육 수축, 다리를 들다 옆으로 돌아눕기도 함

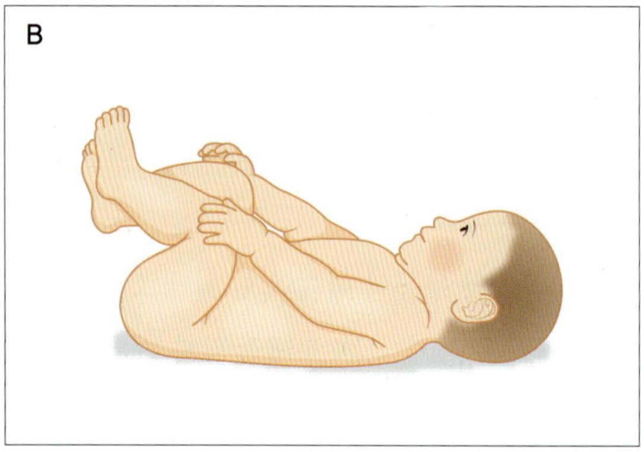

그림 4-21

손 무릎으로 가져가기

c. 손 발로 가져가기(Hands to feet) = **손-발 협응력**(Hands-feet coordination)

생후 $4\frac{1}{2}$~6개월이 되면 머리, 목, 어깨, 배, 힙 굽힘근, 팔꿈치 및 무릎 폄근의 항중력 조절력이 뚜렷이 발달한다. 팔과 다리의 조절력이 증가해 손으로 발을 잡거나 발을 들어 손으로 잡는 손-발 협응력이 발달하며 신체이미지가 더욱 향상된다(그림 4-21C).

- 체중지지: 머리와 몸통으로 체중지지
- 자세: 손으로 한쪽 또는 양쪽 발 접촉, 힙 굽힘 $>90°$, 무릎 반 굽힘 또는 폄

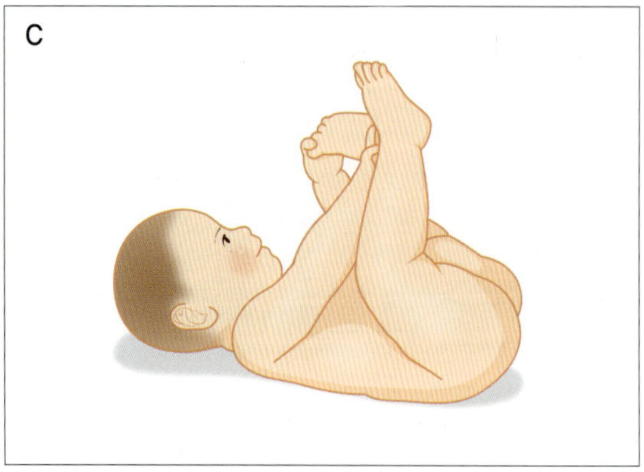

그림 4-21

손 발로 가져가기

- 항중력움직임: 턱 당김, 양쪽 다리 들어서 발을 손으로 가져감, 다리를 중간범위에 유지함, 골반운동성, 옆에서 옆으로 몸을 흔들다가 옆으로 누운자세로 움직이기도 함

d. **분절적 뒤집기(Segmental rolling)**

생후 6~7개월에 발달하는 바로 누운 자세에서 엎드린 자세로 뒤집는 분절적 뒤집기(segmental rolling)는 굽힘 활동(flexion activities)이다(그림 4-21D). 보통 초기의 뒤집기는 생후 5개월경에 통나무 돌기(log rolling)로 시작된다. 통나무 돌기는 척추를 펌하여 몸통을 하나의 단위로 움직여 어깨와 골반이 같은 선상에 놓이는 몸통 돌림 없이 뒤집는 활동이다. 분절적 뒤집기를 구성하는 요소는 다음과 같다. 목-몸바로잡기반응(neck on the body righting), 몸-몸바로잡기반응(body on the body righting), 몸-목바로잡기반응(body on the neck righting), 축 회전(몸통회전), 목의 굽힘 및/또는 돌림 등이다. 분절적 뒤집기가 우리가 흔히 말하는 뒤집기이다. 머리, 머리와 몸통, 어깨, 힙 또는 다리를 움직여 뒤집기를 시작한다.

- 체중지지: 신체 한쪽 면으로 체중지지
- 자세: 머리 들기, 체중지지 쪽 몸통 신장, 어깨와 골반이 일직선상에 있지 않음
- 항중력움직임: 가쪽 머리바로잡기반응, 다리의 분리된 움직임, 머리, 어깨 또는 힙에서 뒤집기 시작, 몸통 돌림

D

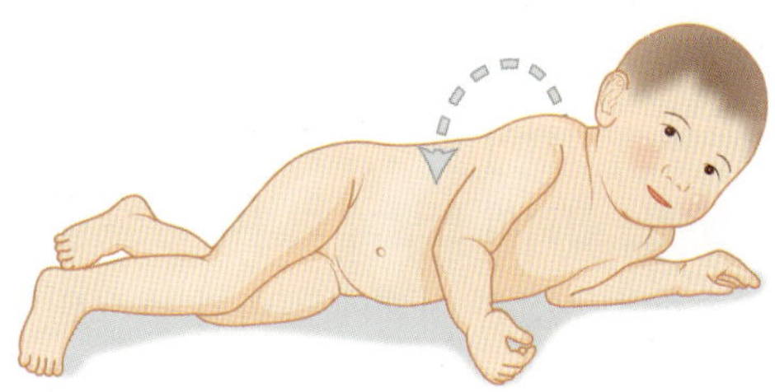

그림 4-21
분절적 뒤집기

③ 앉은 자세 Sitting

a. **몸통잡고 앉히기(Supported sitting)**

생후 1개월 된 유아의 상부 몸통을 지지해 앉히면 고개의 까딱거림, 즉 불안정한 흔들림(babbling)은 거의 나타나지 않지만, 고개를 가운데로 유지하는 순간은 잠깐이다(그림 4-22A).

- 체중지지: 양쪽 힙과 다리

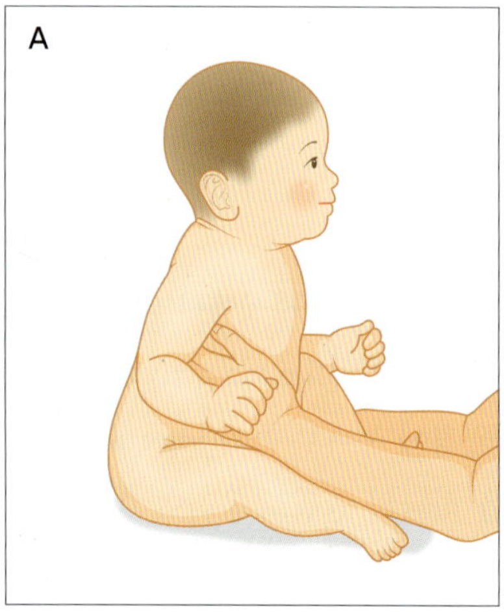

그림 4-22

몸통잡고 앉히기

- 자세: 힙 굽힘, 몸통 굽힘
- 항중력움직임: 머리를 들어 가운데로 잠시 유지, 상부 목뼈 폄

b. 끌어당겨 앉히기(Pull-to sit)

끌어당겨 앉히기는 항중력굽힘근의 발달과 머리의 위치변화에 대한 감각인식(sensory awareness) 능력을 확인할 수 있는 진단학적 가치가 있다. 끌어당겨 앉히기에 작용하는 항중력굽힘근은 생후 약 7개월까지 단계적으로 발달한다. 신생아 및 생후 1개월에는 아기를 끌어당겨 앉히면 머리, 팔, 배, 하지의 굽힘근들은 전혀 활동하지 않는다.

생후 3개월까지도 머리 뒤쳐짐(head lag)이 나타난다. 생후 4개월에는 굽힘근의 조절력이 대칭적으로 발달하여 머리바로잡기반응이 발달한다. 어깨를 들어올려 머리와 목을 과다 폄하여 머리를 들어 가운데로 유지한다. 생후 5개월에는 배근, 힙 그리고 무릎 조절력이 더욱 발달하여 힙을 구부릴 때 무릎이 펴지기 시작한다. 생후 6개월에는 근력의 발달과 더불어 안뜰 및 시각계통으로부터의 피드백으로 검사자의 손가락만 잡은 상태에서 아기 스스로 바닥으로부터 머리를 들 수 있다. 끌어당겨 앉히기가 이루어지는 중간 정도에 다리가 완전 굽힘된 상태에서 폄 되기도 한다. 생후 7개월이 되면 머리를 스스로 굽힘하고 팔을 능동적으로 끌어당겨 앉는다. 힙은 굽힘, 무릎은 폄, 발목은 발바닥 굽힘된다.

- 체중지지: 양쪽 힙, 허리뼈
- 자세: 양쪽 팔 굽힘; 양쪽 힙과 무릎 굽힘; 양쪽 발바닥에 대거나 들어올림
- 항중력움직임: 턱 당김, 머리를 몸과 일직선 또는 앞쪽에 위치 배근육과 팔의 굽힘으로 움직임을 보조함

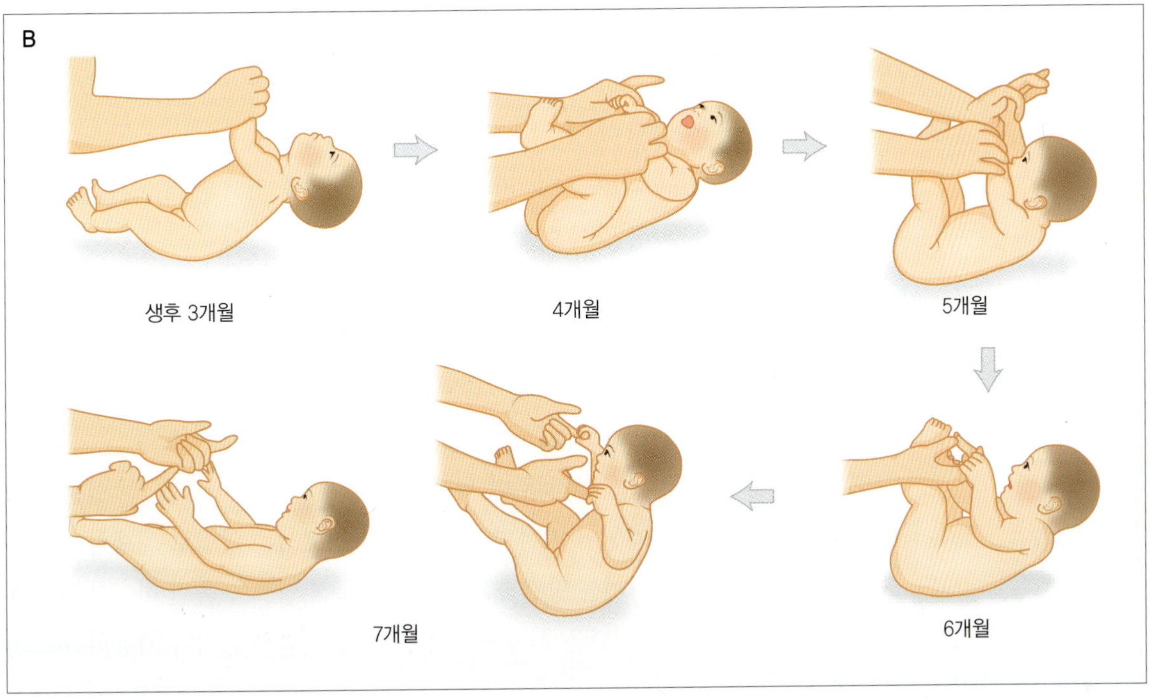

그림 4-22 끌어당겨 앉히기

c. **양팔로 지탱하고 앉기**(Sitting with arms support = propped sitting)

생후 $4^1/_2$~6월에 팔을 짚게 하여 앉히면 앉은 자세를 유지한다(그림 4-22C). 아기가 처음 혼자 앉는 전략으로써 팔로 지탱하고 앞으로 기울여 앉은 자세는 엎드려 누운 자세에서 손으로 바닥을 짚고 '양손으로 체중지지'하는 자세와 매우 비슷하다. 머리는 그림 4-22C처럼 중력에 대하여 똑바로 들 수 있다. 상부몸통은 앞으로 기울어지고 체중은 양손에 실린다. 이때 목과 가슴 폄근을 사용하고, 힙은 굽힘된다. 힙의 굽힘에 대해 힙 폄근의 저항력이 부족한 것도 몸이 앞으로 기울어

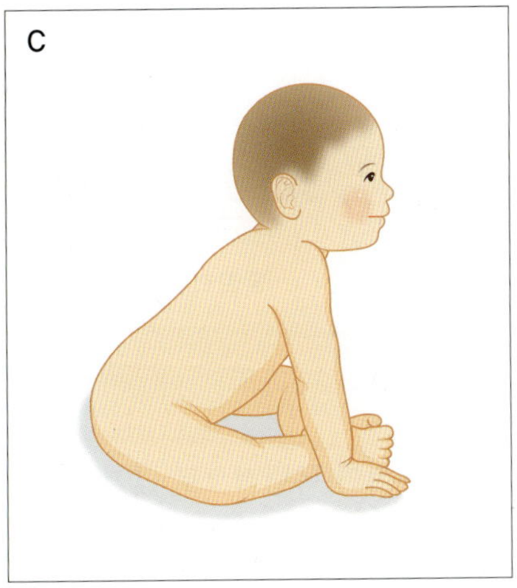

그림 4-22 양팔로 지탱하고 앉기

지는데 일부 영향을 준다. 지탱하고 앉은 자세에서, 힙은 벌림 및 가쪽 돌림되고 다리는 발이 서로 맞닿아 고리모양을 이룬다.

- 체중지지: 양쪽 힙, 다리, 손
- 자세: 머리 들기, 허리뼈 굽힘, 가슴뼈 신장, 팔을 쭉 펴서 지지, 양쪽 힙 굽힘과 벌림 및 가쪽 돌림, 양쪽 무릎 굽힘
- 항중력움직임: 몸통으로부터 머리의 움직임이 자유로움, 양팔을 쭉 편 상태로 지지, 자세를 바꾸지 못함

d. 독립적으로 앉기(Sitting without arm support)

독립적으로 앉기란 유아를 앉혀 두면 넘어지지 않고 혼자 앉아있을 수 있는 능력으로 정의된다. 생후 5개월이 지나면 안정적인 환경에서는 양팔로 지탱하고 앉은 자세에서 몸통을 펴고 어깨를 당김하고 팔꿈치를 굽혀 양팔을 올린 하이가드(high guard), 즉 상지의 원시패턴을 사용해서 짧은 순간 독립적 앉기가 가능하다(그림 4-22D).

- 체중지지: 힙, 다리
- 자세: 머리는 가운데 그리고 어깨는 힙 앞쪽에 정렬, 가슴뼈 폄, 허리뼈 굽힘, 힙 굽힘 및 가쪽 돌림
- 항중력움직임: 머리 폄, 날개뼈 모음 및 위팔뼈 폄, 아기를 앉혀 두면 바로 넘어지지 않고 잠깐 동안 하이가드(high guard) 자세로 앉은 자세를 유지함

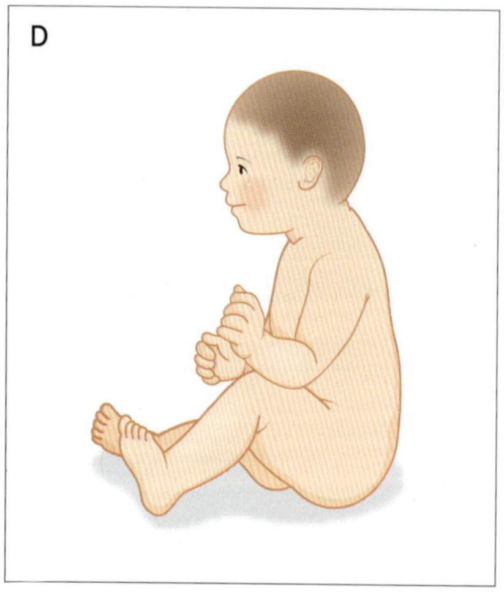

그림 4-22
독립적으로 앉기

e. 기능적인 독립적으로 앉기

생후 7~8개월 사이 차차 기능적인 독립적으로 앉기가 발달한다. 운동면을 기준으로 생리적 움직임의 발달방향에 따라 앉기가 발달한다. 그림 4-22E처럼 몸통의

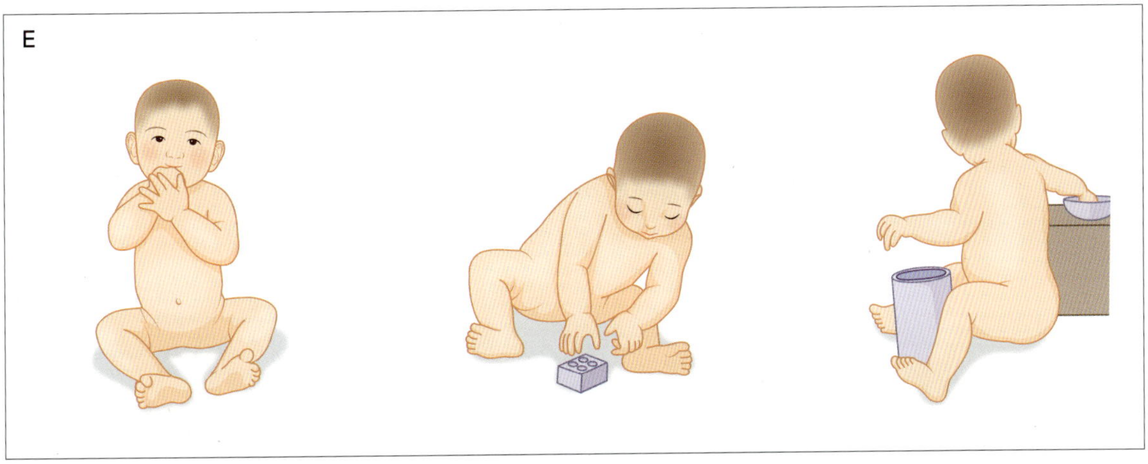

그림 4-22 기능적인 독립적으로 앉기(시상면-이마면-수평면에서의 몸통 돌림의 발달)

폄근과 굽힘근의 균형 잡힌 발달로 몸통을 똑바로 해 앉은 자세를 유지하고 이어서 가쪽굽힘근의 발달로 양 옆으로 체중을 이동하며 몸통을 가쪽으로 굽힐 수 있게 되고, 이후 몸통 돌림근의 발달로 몸통을 돌려 놀이를 한다.

- 체중지지: 힙과 다리
- 자세: 어깨는 힙 위로 정렬, 양팔 자유로움, 몸통 돌림이 발달하면서 차차 기저면이 좁아짐, 팔을 뻗는 쪽 몸통이 신장됨
- 항중력움직임: 처음에는 팔을 가운데로 가져와 놀이활동을 하지만, 차차 몸에서 멀어짐, 장난감을 향해 몸통을 돌려서 팔을 뻗음

f. 앉은 자세에서 엎드리기(Sitting to prone)

이 움직임은 생후 8개월경에 발달하기 시작하며 앉은 자세로부터 다른 자세로 움직이려는 첫 시도이다(그림 4-22F).

- 체중지지: 양쪽 손과 아래팔, 몸통

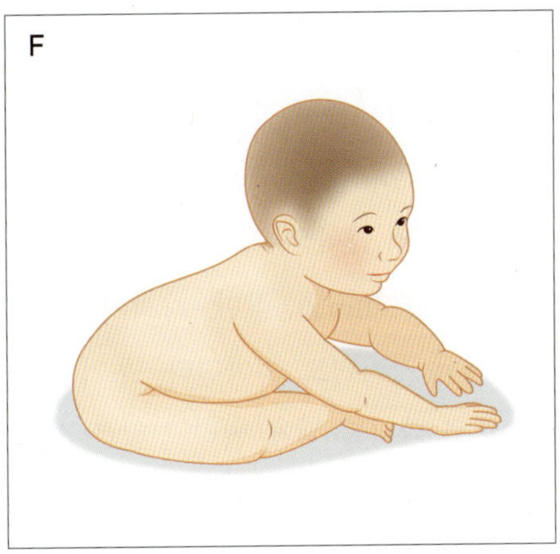

그림 4-22 앉은 자세에서 엎드리기

- 자세: 몸통을 다리 위로 또는 옆쪽으로 이동, 양쪽 다리 굽힘, 벌림, 가쪽 굽힘
- 항중력움직임: 앉은 자세에서 벗어나 엎드린 자세로 움직임, 양쪽 팔 끌어당김, 양쪽 다리는 팔에 비해 수동적임

g. 앉은 자세에서 네발자세로 이동(Sit to quadruped)

생후 8개월경에는 앉은 자세에서 네발자세로 자세를 바꿀 수 있다(그림 4-22G). 팔 보호 폄 반응처럼 팔을 옆으로 뻗어 체중을 힙에서 양손으로 이동한다. 그 다음 하부 몸통과 힙을 바닥에서 들고 몸을 옆으로 돌려 양손과 무릎으로 대칭적으로 체중을 지지하는 자세로 옮겨간다.

- 체중지지: 양쪽 손과 한쪽 발
- 자세: 몸통 돌림; 팔 뻗은 쪽 몸통 신장
- 항중력움직임: 독립적으로 앉은 자세를 유지할 수 있음, 몸통을 돌려 장난감을 향해 손을 뻗을 수 있음

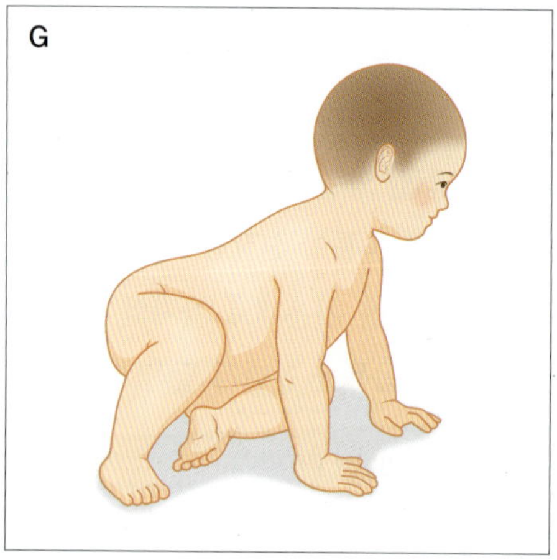

그림 4-22

앉은 자세에서 네발자세로 이동

생후 8개월이 되면 그림 4-22Ha, b, c, d, e처럼 다양한 형태의 앉기 패턴이 발달한다.

- 고리 앉기(Ring sitting): 가장 안정적인 앉기로 주로 소운동과제를 수행할 때 안정성이 높은 고리 앉기 자세를 취한다(그림 4-22Ha). 양쪽 힙은 굽힘, 벌림, 가쪽 돌림되고, 무릎은 굽힘, 발등 굽힘된다. 유아가 고리 앉기 자세밖에 취하지 못한다면 골반-넙다리뼈 근육의 조절에 문제가 있을 수 있다.
- 양쪽 다리 펴고 앉기(Long sitting): 골반-다리뼈 근육이 보다 효율적으로 앉은 자세를 조절하게 되면서 기저면도 좁아진다. 초기에는 힙을 넓게 벌리고 무릎을 중간 정도 폄한 채로 다리를 넓게 벌리고 앉은 자세에서 차차 양쪽 힙은 보다 모음되고 가쪽 돌림이 감소하고 무릎이 펌 된다. 그림 4-22Hb처럼 무릎을

쪽 펴고 골반을 수직으로 한 자세로 앉기 위해서는 뒤넙다리근육이 활성화되어야 한다.

- 한쪽 고리 앉기와 다른 쪽 다리 펴고 앉기(Combination of ring and long sitting): 골반-넙다리뼈 근육의 조절력이 발달하면서 앉은 자세에서 다양한 하지의 자세가 발달한다. 고리 앉기와 다리 펴고 앉기가 결합된 형태가 대표적이다(그림 4-22Hc). 한쪽 힙은 굽힘, 벌림, 가쪽 돌림, 무릎은 굽힘 그리고 발등굽힘되고 반대쪽 다리의 힙은 보다 모음되고 가쪽 돌림은 덜한 자세에서 무릎은 폄 된다. 왼쪽과 오른쪽 다리의 효율적인 비대칭성이 발달한다.
- 옆으로 앉기(Side sitting): 한쪽 다리는 고리 앉기 자세, 나머지 한 쪽은 W형태로 넓은 기저면을 제공하는 자세로 한쪽 힙은 가쪽 돌림, 반대쪽은 안쪽 돌림된다(그림 4-22Hd). 힙관절에서 절구에 대하여 넙다리뼈 머리가 가쪽 돌림과 안쪽 돌림이 목적있게 비대칭적으로 일어나야 한 자세에서 다른 자세로의 이동이 가능하다.
- W 앉기(W sitting): 힙의 안쪽 돌림과 굽힘이 충분히 발달하면 W 앉기를 할 수 있다(그림 4-22He). 힙은 안쪽 돌림의 끝 범위에 놓이고 골반이 양쪽 발 사이에 위치하므로 체중이 양쪽 궁둥뼈와 넙다리뼈의 뒤쪽과 안쪽으로 실린다. 종아리가 안쪽 돌림되어 체중이 종아리와 발의 앞쪽 · 가쪽에 실리거나 가쪽 돌림되어 종아리와 발의 앞쪽 · 안쪽에 실릴 수 있다. 아기는 다양한 상황에서 W 앉기를 한다. 예를 들어, 네발자세에서 앉기, 선 자세에서 앉기 또는 쪼그려 앉기를 하면서 골반을 낮출 때 넙다리뼈가 안쪽 돌림된다. W 앉기 자세에서는 옆으로 손 뻗기가 쉽고 네발기기 자세로 움직이는 것이 매우 용이하다. W 앉기는 정상발달과정을 거치는 아동들에서는 잠시 놀이자세로 나타나지만 근긴장도가 낮은

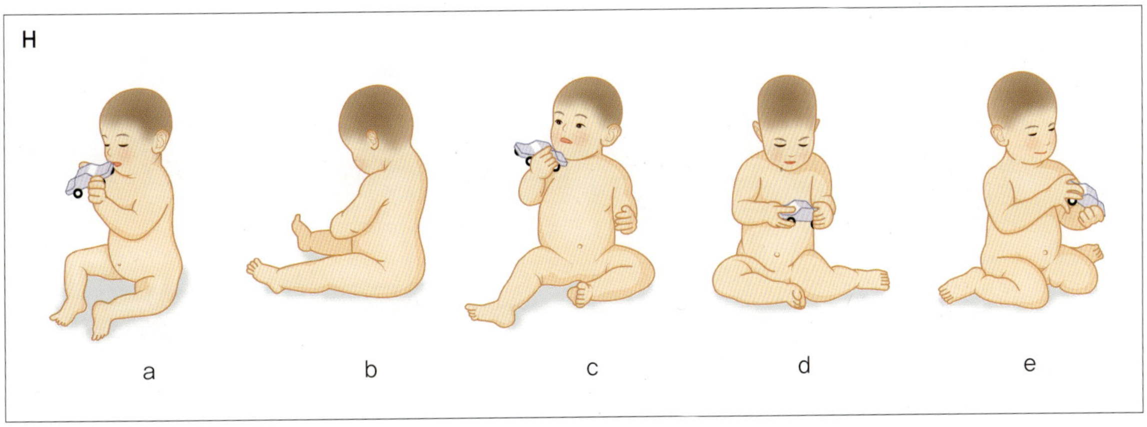

그림 4-22 다양한 앉기 자세. **a:** 고리 앉기. **b:** 양쪽 다리 펴고 앉기. **c:** 한쪽 고리 앉기와 다른 쪽 다리 펴고 앉기 **d:** 옆으로 앉기. **e:** W 앉기

발달지연 또는 뇌성마비같이 비정상적 움직임패턴이 고착된 경우에 주로 취하는 앉기 패턴이다. W 앉기로 자세가 고착될 경우 하지에 변형이 올 수 있다.

④ 선 자세Standing

a. 잡고 세우기(Supported standing)

신생아~1개월: 약 생후 1개월까지 신생아를 겨드랑이를 잡고 세우면 양성지지 반응이 나타나 다리로 체중을 지지하고 선다(그림 4-23Aa). 일차서기(primary standing)라고도 한다. 세운자세에서 폄근의 긴장도가 올라가 잠깐 머리를 들 수 있다. 이때 신생아를 살짝 앞으로 기울이면 유각기에는 모든 관절이 굽힘되고 입각기에는 폄 되는 형태로 한 발씩 걷는 자동걷기(automatic walking)가 나타난다(그림 4-23Ab).

- 체중지지: 간헐적으로 발로 체중지지
- 자세: 머리 앞쪽으로 굽힘, 양쪽 힙은 어깨 뒤로 정렬, 양쪽 힙과 무릎 굽힘, 양쪽 발은 서로 가깝게 위치함
- 항중력움직임: 간헐적으로 힙과 무릎의 굽힘이 일어남

생후 2개월이 되면 그림 4-23Ac처럼 상지는 이전보다 폄근의 활동이 증가하지만 양성지지반응이나 자동걷기가 감소하며 기립보행불능(astasia abasia)이라 한다. 1982년 미시간 대학의 공학(재활) 전공 Darryl G. Thelen 교수는 자동걷기가 사라지는 이유를 밝히기 위하여 생후 2주 된 신생아의 발차기와 걷기반사를 비디오 촬영과 근전도를 이용해 검사하였다. 그 결과 신생아 발차기와 걷기반사에 참여하는 근육들은 같았지만 생후 2개월 후에는 걷기활동이 나타나지 않았다. 걷기반사가 사라진 이유는 근 부피는 증가했지만 걷는 패턴으로 다리를 움직이는 근력은

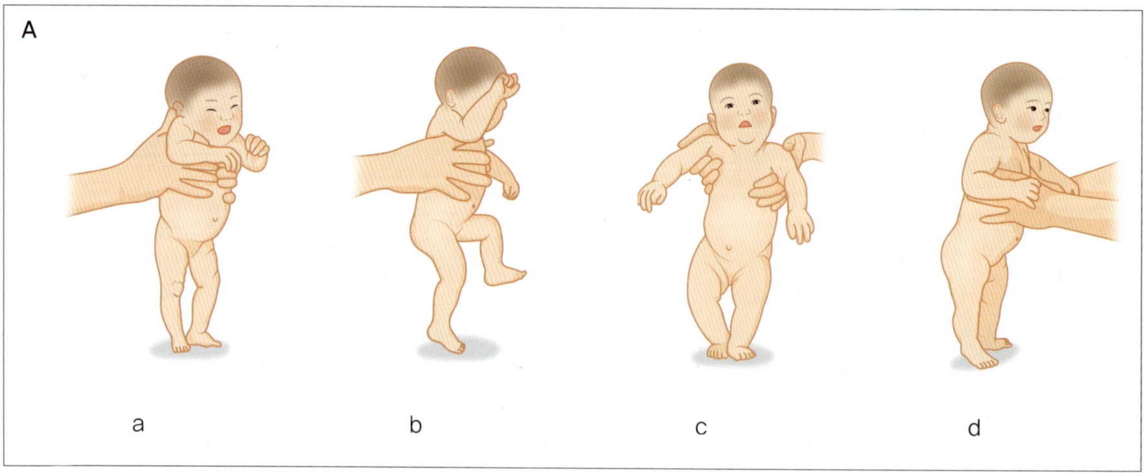

그림 4-23 잡고 세우기. **a:** 생후 1개월: 일차서기. **b:** 생후 1개월: 자동걷기. **c:** 생후 2개월: 기립보행불능. **d:** 생후 5개월

상대적으로 부족하기 때문이었다. 이 연구결과는 운동발달은 중추신경계의 성숙에만 의존하는 것이 아니라 계통 간에 상호작용의 결과라는 것을 입증한 것이다.

생후 5개월이 되면 선 자세에서 머리와 몸통의 조절력이 향상되어 다리로 체중의 대부분을 지지할 수 있다(그림 4-23Ad). 허리뼈와 힙 폄근의 활동으로 허리뼈 앞굽이증이 증가된다. 선 자세를 유지하는데 주로 몸통과 무릎 폄근이 작용한다.

b. 무릎서기(Kneeling)

생후 약 7개월경이면 유아는 네발자세에서 한 손씩 위로 뻗어 가구를 잡고 무릎으로 앞으로 움직여 무릎서기 자세를 취한다(그림 4-23B). 초기에는 힙을 폄 자세로 유지할 만큼 자세조절력이 발달하지 못하므로 무릎이 어깨 뒤에 위치한다. 주로 팔과 상부몸통으로 체중을 지지한다.

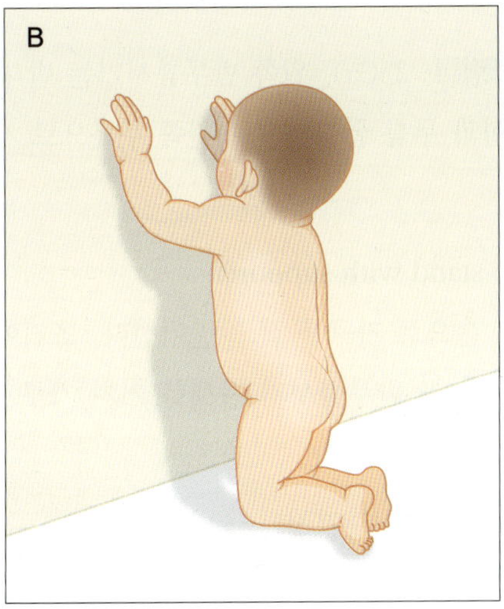

그림 4-23

무릎서기

약 9~10개월이 되면 힙의 조절력이 향상되어 골반과 힙이 어깨 아래로 정렬된다. 체중은 약간 외측으로 이동되고 체중을 지지한 쪽 몸통은 신장되고 반대쪽은 짧아진다.

- 체중지지: 양쪽 무릎, 양손
- 자세: 양쪽 힙 약간 굽힘 또는 폄, 무릎 굽힘, 힙과 종아리 뒤쪽이 닿지 않음
- 항중력움직임: 무릎으로 선 자세

생후 약 8~9개월에 무릎서기에서 반무릎서기(half kneeling)로 좌우를 분리하여 비대칭적으로 사용하는 기능적 자세가 발달한다. 오른쪽 반무릎서기는 오른쪽 힙 폄 및 무릎 굽힘 그리고 왼쪽 힙과 무릎 굽힘자세로 오른쪽 무릎으로 체중을

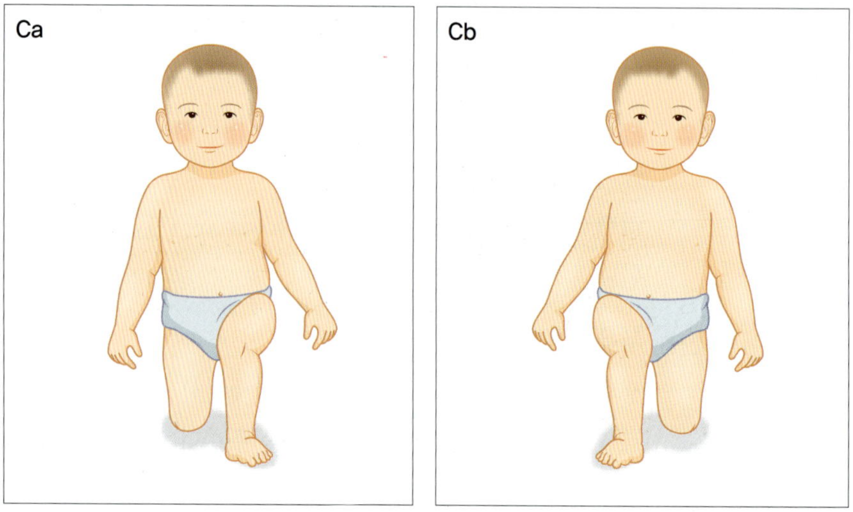

그림 4-23 Ca: 오른쪽 반무릎서기, Cb: 왼쪽 반무릎서기

지지하는 자세이다(그림 4-23Ca). 왼쪽 반무릎서기는 반대로 왼쪽 힙 폄 및 무릎 굽힘 그리고 오른쪽 힙과 무릎 굽힘자세로 왼쪽 무릎으로 체중을 지지하는 자세이다(그림 4-23Cb).

c. **잡고 일어서기**(Pull to stand with support)

생후 8~9$^{1}/_{2}$개월에는 손으로 가구를 잡고 일어선다. 초기에는 하지를 대칭적으로 폄하며 발끝으로 서지만 곧 반무릎서기 자세를 거쳐 가구 등을 잡고 일어선다(그림 4-23D).

- 체중지지: 양쪽 발, 팔로 일부 지지

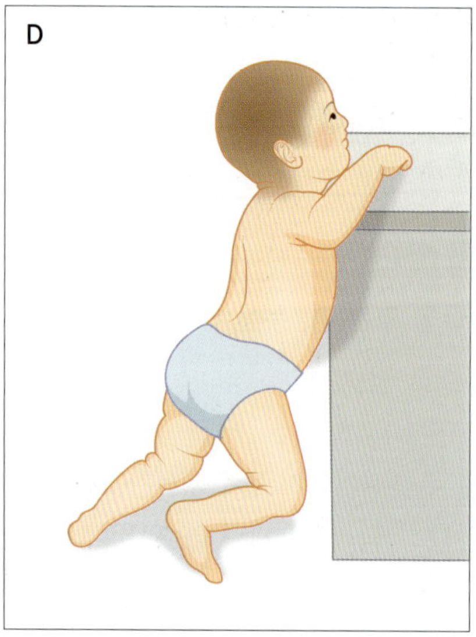

그림 4-23 잡고 일어서기

- 자세: 양쪽 힙 벌림 및 가쪽 돌림, 허리뼈 앞굽이증, 기저면이 넓은 선 자세
- 항중력움직임: 바닥에서 몸 끌어당겨 일어서기, 선 자세에서 양 옆으로 체중이동, 선 자세에서 한쪽 다리를 들기도 함, 몸통 돌림은 일어나지 않음

d. 가구 잡고 옆으로 이동하기(Cruising on furniture)

생후 약 9~10개월쯤에는 가구를 잡고 일어나 옆으로 이동한다(그림 4-23E). 초기에는 양쪽 발이 벌림 및 가쪽 돌림되고 기저면이 넓으며 몸통 돌림이 일어나지 않는다. 차차 움직이는 방향 쪽으로 몸통 돌림이 일어난다.

- 체중지지: 양쪽 발, 팔로 약간 지지
- 자세: 움직이는 방향으로 몸통 반 정도 돌림
- 항중력움직임: 몸통 돌림과 함께 가구 잡고 옆으로 걷기

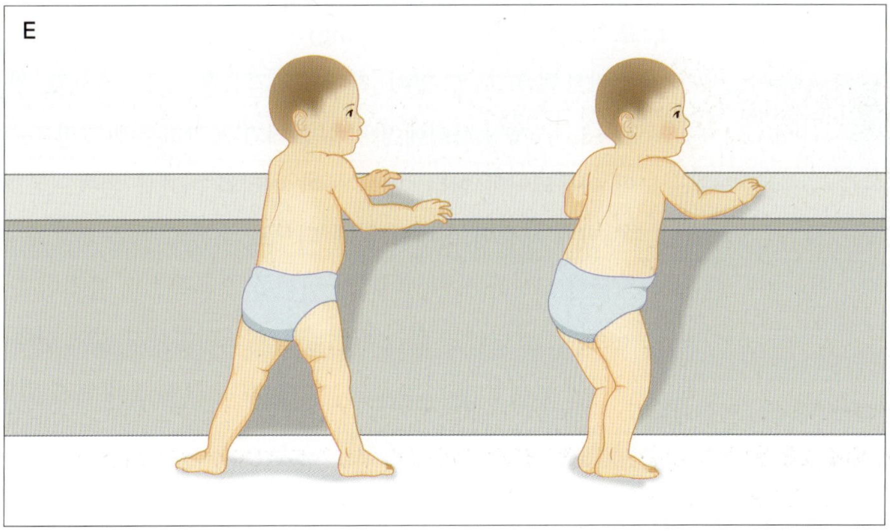

그림 4-23 가구 잡고 옆으로 이동하기

e. 혼자 서기(Standing alone)

생후 10 1/2~13개월이면 혼자 설 수 있다(그림 4-23F). 양팔의 자세는 하이가드에서 미디엄가드(medium guard)의 범위에서 다양하다. 선 자세에서 발등굽힘 또는 간헐적으로 발가락 웅크리기(toe grasping)를 통해 균형을 잡는다.

- 체중지지: 양쪽 발
- 자세: 날개뼈 모음, 허리뼈 앞굽이증, 양쪽 힙 벌림 및 가쪽 돌림
- 항중력움직임: 잠깐 동안 혼자 서기, 발에서 균형반응 나타남

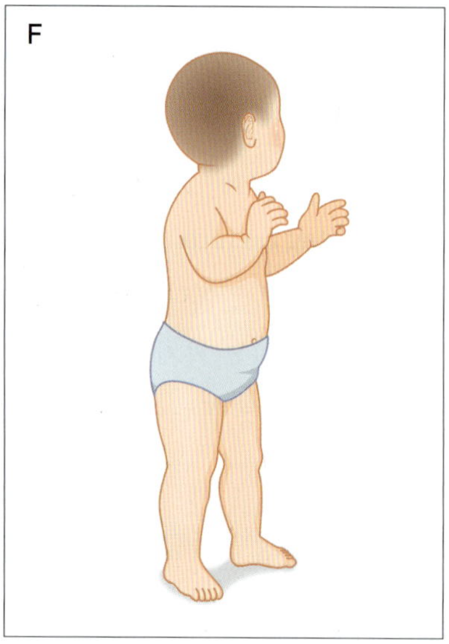

그림 4-23
혼자 서기

f. 초기 독립보행(Early stepping)

독립보행은 보조 없이 적어도 5걸음을 걷는 것으로 정의한다. 흔히 생후 약 11~13$^{1}/_{2}$개월 사이에 발걸음을 떼기 시작하는데(그림 4-23G), 한쪽 다리로 체중이 이동되어야 한다. 예를 들어 머리와 어깨를 왼쪽으로 가쪽으로 움직이면 오른쪽 발에 체중이 실리지 않게 되므로 오른쪽 발을 빠르게 높이 들어 첫 걸음이 시작된다. 그 다음에는 머리와 어깨를 오른쪽으로 움직이고 왼쪽 발을 들어 발걸음을 뗀다. 발걸음을 떼는 타이밍은 리드미컬하지 않아 한쪽 발에 체중을 싣고 멈춰 서거나 균형을 잃기도 한다. 이때 팔의 자세는 양팔은 벌림하여 하이가드에서 미디엄가드 범위에서 다양하다.

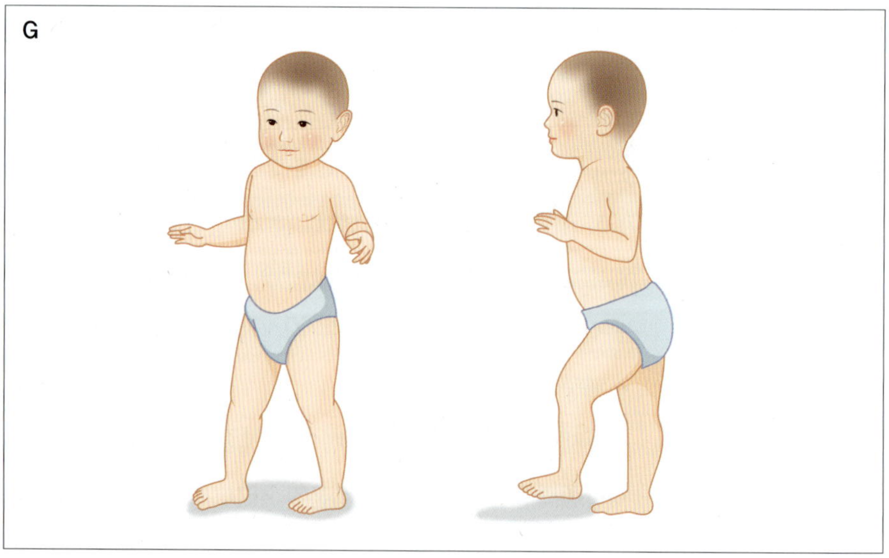

그림 4-23 초기 독립보행

- 체중지지: 양쪽 발
- 자세: 날개뼈 모음, 허리뼈 앞굽이증, 양쪽 다리 벌림 및 가쪽 돌림
- 항중력움직임: 독립적으로 걷기, 짧은 발걸음으로 빠르게 움직임

소아치료의 목표는 기능적 독립성, 즉 이동성(locomotion)을 획득하는 것이다. 이동성, 걷기 또는 보행 그리고 걸음걸이 등의 용어가 혼합되어 사용되기도 하지만 각기 분명한 용어의 정의는 다음과 같다.

- 이동성(Locomotion): 한 장소에서 다른 장소로 움직일 수 있는 능력이다. 한 개인이 속해 있는 사회(예: 집 거실, 학교, 동네)에 완전히 참여하는 데 꼭 필요한 기능적 활동이다. 이동성은 뒤집기, 배밀이 및 네발기기, 힙으로 밀고 이동하기, 워커 보행, 운전 또는 휠체어 이동 등 다양하다.
- 걷기 또는 보행(Walking): 사람은 중력을 이기며 발로 움직인다. 걷기는 발의 진행과정으로 정의할 수 있다. 보통 생후 1년이 될 무렵 걷기 시작한다. 걷기는 이동성의 한 형태이다.
- 걸음걸이(Gait): 개개인 특유의 걷는 스타일을 말한다. 보폭(step length), 입각기(stance phase), 유각기(swing phase), 속도(velocity) 그리고 분속수(cadence) 등이 걸음걸이의 특성을 나타내는 지표다.

g. 쪼그려 앉기(Squat)

생후 $11\frac{1}{2}$~14개월이 되면 쪼그려 앉을 수 있다(그림 4-23H). 쪼그려 앉기는 이후 성숙한 패턴으로 발달하여 초기 아동기를 거쳐 기능적인 놀이자세가 된다.

- 체중지지: 양쪽 발
- 자세: 쪼그려 앉기
- 항중력움직임: 힙과 무릎의 조절된 굽힘과 폄 동작으로 선 상태에서 쪼그려 앉

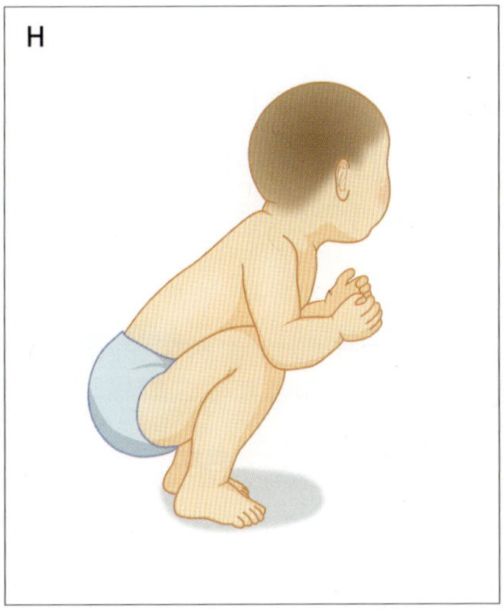

그림 4-23

쪼그려 앉기

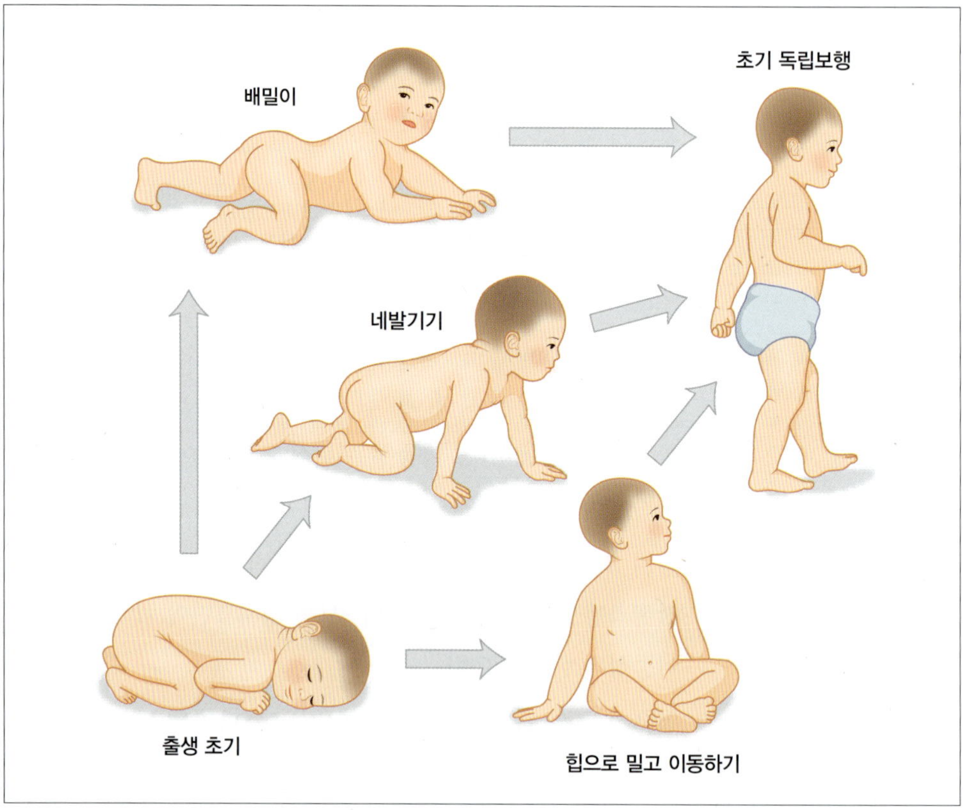

그림 4-24 초기 독립보행 발달과정의 다양성

고 다시 일어서기를 수행함

대부분의 아기들이 걷기 전에 네발기기를 하지만 네발기기 단계를 건너뛰고 배밀이나 힙으로 밀고 이동(bottom-shuffle)하다가 걷기도 한다. 힙으로 밀고 이동하기는 가족력이 있을 수 있다. 초기 보행패턴의 발달과정은 그림 4-24처럼 다양하다.

(2) 초기 아동기의 대운동기술 발달

생후 13개월부터 6(7)세까지 다양한 고급 운동기술을 습득한다(그림 4-25). 아이들은 서기와 걷기에 자신감이 생기면서 새로운 기술을 시도하고 차차 익히게 된다. 예를 들

성숙한 걷기	달리기	점프	한발로 깡충 뛰기	양발로 번갈아 깡충 뛰기
계단보행	공차기	던지기	받기	

그림 4-25 초기아동기의 운동기술

어, 성숙한 패턴의 보행, 계단보행, 달리기, 점프, 한발로 깡충 뛰기(hopping), 양발로 번갈아 깡충 뛰기(skipping) 그리고 줄넘기 같은 놀이터활동 및 학교생활에 필요한 이동성기술에 흥미를 갖고 도전한다.

이동의 여러 상황에서 사람과 부딪히지 않고 피하기, 움직이는 공 잡기/발로 차기 또는 에스컬레이터 타기 등의 상대적 속도의 이해, 빠른 운동수행 그리고 상위 수준의 운동계획과 타이밍 등의 문제해결능력이 상당수준 요구된다. 받기(Catching), 던지기(throwing) 그리고 공차기 등의 대운동기술이 발달하면서 이 같은 문제들의 해결능력을 갖추게 된다.

① 성숙한 걷기

걷기는 신체의 모든 부분을 협응된 패턴으로 사용하는 복잡 과제(complex task)이다. 근육 · 골격계통의 지지를 바탕으로 역학기전(mechanical mechanism)에 따라 움직이고 신경계통에서는 보행의 패턴을 조절하는 역할을 담당한다. 시각, 고유수용감각 그리고 안뜰감각 등의 감각/지각계통의 역할도 크다.

a. 유아기 및 아장아장 걷는 시기의 보행

유아 운동발달학자 Martha C. Piper 및 Johanna Darrah 교수가 캐나다 유아 2,200명을 대상으로 한 운동발달 연구결과에 따르면 약 12~13개월에 50%의 유아가 스스로 걷는다. 초기 보행패턴은 넓은 기저면, 발바닥전체로 체중지지, 팔의 하이가드 자세, 짧은 유각기, 발뒤꿈치 닫기 또는 발끝 떼기의 결여 그리고 몸통을 숙여 추진력을 얻어 앞으로 나아가기 등을 특징으로 한다(그림 4-26).

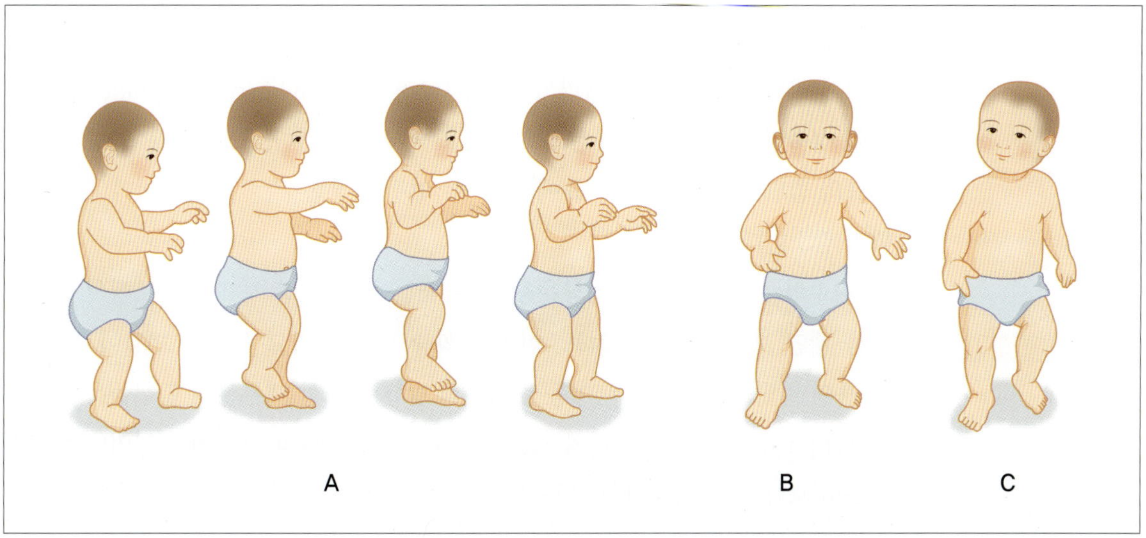

그림 4-26 초기보행패턴. A: 짧은 보폭과 하이가드(high-guard) 팔 자세, B: 균형을 잡기 위하여 발을 넓게 벌리고 발가락은 바깥을 향함, C: 발에 맞춰 팔을 흔들기보다는 하이-, 미들(middle)- 또는 로우가드(low-guard) 자세로 유지함

신체역학적 특성도 이 시기의 보행에 영향을 미친다. 걷기 시작한 유아는 신체 구조상 무게중심이 아래 가슴뼈 높이에 위치하므로 균형을 조절하는데 더욱 어려움이 따른다. 생후 18~24개월이 되어야 무게중심이 기저면과 보다 가까이 위치해 보다 안정적으로 균형을 조절할 수 있다. 막 걷기 시작한 유아는 힙 벌림 및 가쪽 돌림으로 넓은 기저면을 확보해 주로 안쪽-가쪽 안정성(medial-lateral stability)에 의존하므로 머리가 앞-뒤쪽 방향으로 기저면에서 벗어나면 균형을 잃는다. 초기보행이 시작되고 앞-뒤쪽에 비해 안쪽-가쪽 움직임이 많은 이유가 바로 여기에 있다. 생후 약 18개월까지는 동시수축으로 안정성을 유지하고 이후로 상호교대적 근육작용이 시작된다. 동시수축이 일어나는 관절에서는 움직임의 자유도(degree of freedom)가 감소되므로 유아는 똑바로 폄 하고 선 자세의 조절에만 더욱 집중할 수 있다.

보통 첫걸음을 뗀 후 만 3~4세경에 발꿈치-발끝보행패턴(heel-to-toe gait pattern)이 특징인 성인과 같은 성숙한 보행패턴이 발달한다. 임상보행분석의 개척자 David Hollingworth Sutherland 박사에 의하면 아장아장 걷는 유아의 98%가 4세가 되면 성숙한 보행패턴을 획득하며 이후로도 7세가 될 때까지 보행패턴은 계속해서 정교하게 발달한다.

b. 초기아동기의 보행

7세가 되면 무게중심은 L3 높이로 내려가고 다양한 환경에서 머리를 안정적으로 유지하며 걸을 수 있고 안뜰눈반사(vestibulo-ocular reflex, VOR)도 어른 수준으로 발달한다.

Sutherland 박사는 1~7세의 아동 186명을 대상으로 정상보행패턴을 조사한 결과에서 한발서기(single-limb stance), 보행속도, 분속수, 걸음 길이, 활보 길이 그리고 골반과 양쪽 발목 거리 간의 비율(ratio of pelvic span to ankle spread) 등을 성숙한 보행을 대표하는 5가지 주요 지표로 들었다. 표 4-3은 연령별 보행지표의 발달에 관한 것으로 표에서 알 수 있듯이 분속수는 걸음 길이가 증가함에 따라 감소한다.

다수의 문헌을 토대로 정상운동발달에서는 똑바로 선 자세에서 보행이 출현한 다음 계단 보행, 달리기, 점프, 한발로 깡충 뛰기 그리고 두발로 번갈아 깡충 뛰기 등이 발달한다. 이 같은 이동성 패턴의 발달에 관한 대부분의 문헌들은 기술적(descriptive) 관점에서 머리와 목, 몸통 그리고 팔 · 다리 분절에서 일어나는 움직임들이 보다 성숙한 패턴의 운동기술로 발달해 가는 과정에 초점을 맞추고 있다.

② 계단보행

계단보행(stair climbing)은 다리를 교대로 계단을 올라가고 내려가는 걷기가 수정된

표 4-3
걸음걸이 지표

연령(세)	평균 속도 (cm/sec)	평균 분속수 (steps/min)	보행주기 시간 (secs)	걸음 길이 (cm)	활보 길이 (cm)
1	64	176	0.68	22	43
2	72	156	0.78	28	55
3	86	154	0.77	33	67
4	100	152	0.78	39	78
5	108	154	0.77	42	84
6	109	146	0.82	44	89
7	114	143	0.83	48	97

형태의 운동기술이다. 계단 오르기는 처음에는 한 발을 한 계단 위에 올려놓고 나머지 발을 같은 계단에 올려놓은 식으로 시작되어 차차 한쪽 발씩 교대로 계단을 올라가는 형태로 발달한다. 대개는 생후 약 15개월이 되면 보호자의 손을 잡거나 난간을 잡고 계단 보행을 시작한다.

생후 30개월에는 발을 교대로 움직여 계단을 올라갈 수 있지만 개인차가 있기 때문에 4세가 되어야 발을 교대로 움직여 계단을 내려오는 아이도 있다. 보통 계단 내려오기는 계단 올라가기가 발달하고 약 15개월 후에 이루어진다.

발을 교대로 움직여 계단을 내려오기 위해서는, 한쪽 다리가 앞으로 움직일 때 다른쪽 다리는 굽힘 상태로 체중을 지지하면서 몸의 무게중심을 낮춰야 한다. 계단을 내려가는 쪽 다리로 체중지지를 하는 동안 몸 뒤쪽의 반대쪽 다리는 앞쪽과 아래쪽으로 움직여야 한다. 이 연속동작이 제대로 조절되지 않으면 앞으로 넘어지게 된다. 계단을 올라갈 때도 체중을 지지한 쪽 다리가 굽힘 되고 뒤에 따르는 다리가 위쪽과 앞쪽으로 움직이면서 체중지지 다리가 폄 된다는 점을 제외하고는 비슷한 패턴으로 연속동작이 이루어진다. 체중지지 쪽 다리를 굽힘 하여 몸의 균형을 유지해야 하며 환경적 요인으로 넘어질 위험이 더 크다는 점에서 계단 내려오기가 올라가기에 비해 어렵다.

③ 달리기

달리기(running)는 걷기가 자연스럽게 확장된 이동성 기술로 걷기와 비슷한 형태로 팔 · 다리의 움직임이 일어난다. 주요한 차이라면 달리기에서는 두 발이 모두 땅에서 떨어지는 시기가 있고 걷기는 한 발은 꼭 지면과 접촉하는 있다는 것이다. 달리기는 입각기, 유각기 그리고 비행단계(flight phase) 등으로 구성되며 걷기와 달리 입각기

40%, 유각기 60%로 유각기가 더 길다. 비행단계에서는 두 발이 모두 땅에서 떨어진다(그림 4-27).

달리기는 생후 18~24개월 사이에 발달하기 시작하는데 보통 첫 발걸음을 떼고 약 6~12개월 후에 뛰기가 발달한다. 4~6세까지는 달리기 패턴이 향상되고 이후로는 속

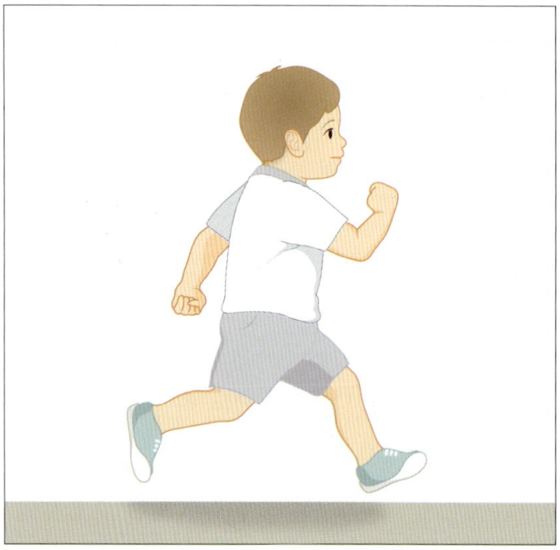

그림 4-27 달리기: 비행단계

표 4-4
달리기의 발달 단계

단계	상지	하지
제1단계	팔은 달리기 수행에 직접 참여하지 않거나 균형을 조절하기 위해서 하이가드 자세를 취한다.	양쪽 발이 바닥과 편평한 자세로 살짝 공중으로 들린다. 유각기에서 발을 앞으로 전진할 때 약간 벌림된다.
제2단계	척추가 골반 돌림 반대방향으로 돌림되면서 팔을 양측으로 흔든다.	발은 여전히 편평한 자세이다. 유각기에서 허벅지가 보다 큰 추진력으로 앞으로 움직일 때 무릎이 90° 굽힘된다. 제1단계에 비해 발이 공중으로 조금 더 들린다.
제3단계	여전히 척추 돌림에 따른 팔 흔들기가 증가된다. 팔을 앞으로 흔들 때는 팔꿈치가 굽힘되고 뒤로 흔들 때는 폄 된다. 돌림과 팔꿈치 굽힘이 복합적으로 작용하여 팔을 앞으로 흔들 때 신체중심선을 넘어가고 뒤로 흔들 때는 벌림하여 몸 바깥으로 사선으로 흔든다.	발뒤꿈치닿기에서 뒤꿈치가 바닥에 닿고, 유각기에서 발은 시상면에서 움직인다. 발끝떼기에서 지지하는 쪽 다리는 완전히 폄 된다.
제4단계	척추 돌림과 함께 독립적으로 팔을 흔든다. 팔꿈치를 90° 굽힌 상태로 양팔을 교대로 다리와 상호반대로 흔든다.	제3단계와 비슷하다.

도가 빨라진다. 걷기에서 달리기로 발달하기 위해서는 다음의 3가지 조건이 갖춰져야 한다. 첫 번째, 두 발을 공중으로 도약하고 다시 지지면에 발이 닿았을 때 충격을 조절할 수 있는 하지의 근력이 필요하다. 발이 땅에 닿을 때는 체중의 3배의 힘이 가해진다. 수직지면반발력(vertical ground reaction force)이 충분해야 달릴 수 있고 근부피의 증가, 신체사이즈 변화, 운동신경활성도 향상, 자세조절계통 발달 또는 이 같은 지표들이 복합적으로 작용한다. 두 번째, 높은 수준의 균형능력이 필요하다. 세 번째, 빠르게 움직이는 발을 조절할 수 있을 만큼 운동협응력이 발달해야 한다.

초기 달리기형태는 넓은 지지면, 팔의 하이가드 자세 그리고 발 전체로 지지면과 접촉 등 초기보행과 유사한 패턴으로 팔을 상호교대로 흔들지 못한다. 흔히 새로운 도전과제가 발달하기 시작하면 이 같은 미성숙한 패턴으로 회귀하는데, 그 이유는 새로운 과제의 운동학습에 필요한 안정성을 확보하기 위해서다. Mary Ann Roberton과 Danielle Roberton의 달리기의 발달단계는 다음과 같다(표 4-4).

④ 점프

점프(jump)는 한발이나 두 발로 추진력을 발휘하여 몸을 공중으로 띄웠다가 한발 또는 양쪽 발로 착지하는 기본적인 움직임으로 다양한 형태로 놀이활동에 통합된다. 예를 들어, 피구를 할 때 발에 공이 맞는 것을 피하거나 장애물을 건너 뛸 때 또는 농구공을 리바운드할 때도 점프가 요구된다. 줄넘기를 할 때도 점프는 연속동작의 일부가 된다. 보통은 아이가 계단을 내려오다 마지막 계단에서 바닥으로 뛰어내리는 것이 점프의 첫 경험이지만 보다 객관적인 지표에서는 두발로 공중으로 도약할 수 있을

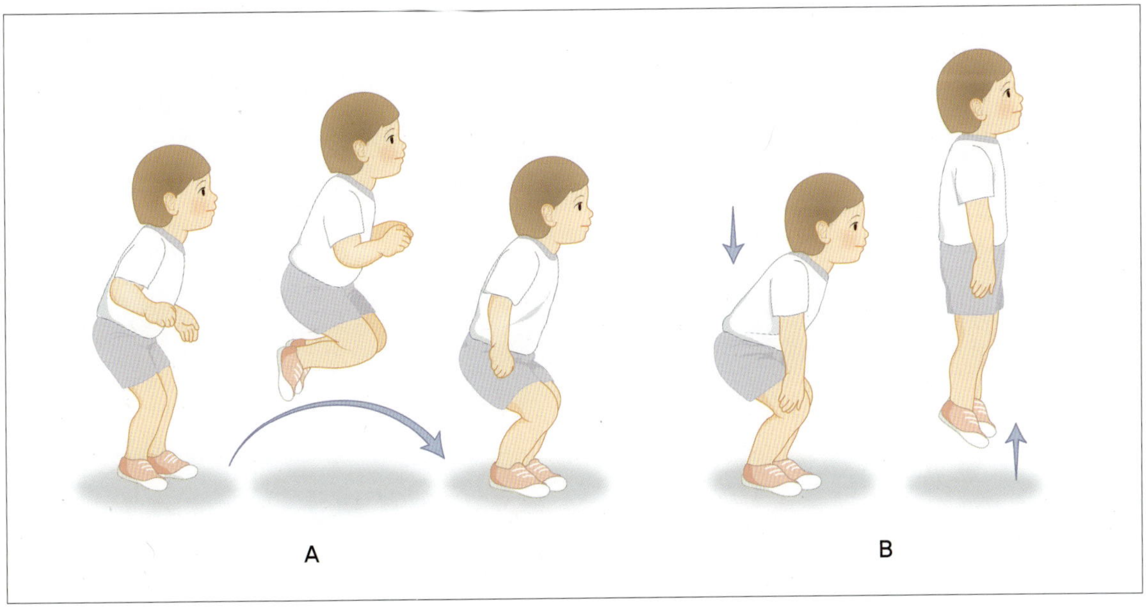

그림 4-28 A: 제자리멀리뛰기, B: 위로높이뛰기

때 점프가 발달한 것으로 본다. 처음에는 앞쪽이나 장애물을 넘어가기 보다는 위 또는 아래로 점프한다. 약 3세가 되면 51cm 그리고 6세가 되면 107cm 정도 제자리에서 멀리뛰기를 할 수 있다.

점프의 형태는 다양하지만 대표적으로 제자리멀리뛰기(standing long jump 또는 forward jump)와 위로높이뛰기(vertical jump)로 나눈다(그림 4-28A, B).

점프는 K-GMFM, Movement ABC-2 같이 대표적인 아동 평가도구에 포함된 항목이다.

⑤ 한발로 깡충 뛰기

한발로 깡충 뛰기(hopping)는 비대칭적 이동패턴이다(그림 4-29). 4세 아동 33%가 한발로 깡충 뛰기를 할 수 있고 6.5세까지는 대부분의 아동이 능숙하게 한발로 깡충 뛰기를 할 수 있다. Mary Ann Roberton과 Danielle Roberton은 한발로 깡충 뛰기를 제1~5단계로 나누어 기술하였다(표 4-5).

초기의 한발로 깡충 뛰기 단계에서 들고 있는 쪽 다리는 움직임에 도움이 되지 못한다. 4세쯤 되어야 앞쪽으로 추진력이 발휘하는 데 참여할 수 있고 팔은 하이가드 자세로 균형을 유지하는 데 참여한다. 아이의 수행능력이 발달하면서, 차차 다리와 반대방향으로 팔을 흔들며 몸을 위 · 아래로 점프할 수 있다.

⑥ 양발로 번갈아 깡충 뛰기

양발로 번갈아 깡충 뛰기(skipping)는 발 딛기(step)와 한발로 깡충 뛰기(hopping)가 조합된 패턴(step-hop pattern)으로 한 발을 딛고 이어서 깡충 뛰기를 한 다음 다른

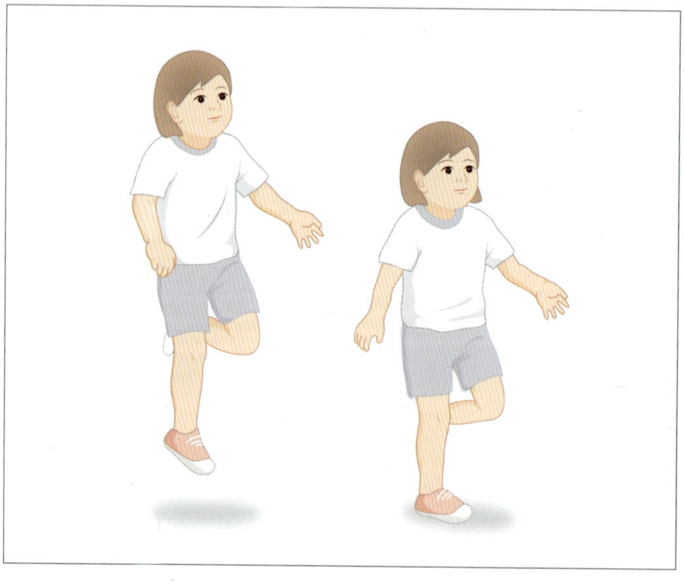

그림 4-29 한발로 깡충 뛰기

표 4-5
한발로 깡충 뛰기의 발달 단계

단계	상지	하지
제1단계	하이가드 자세로 과제에 적극적으로 참여하지 못한다.	힙과 무릎을 빠르게 굽히면서 몸을 바닥에서 들고 앞쪽으로 추진력이 생긴다.
제2단계	양쪽 팔을 위로 흔들면서 균형을 잡는다.	몸을 기울이고 무릎과 발목을 펴서 몸을 바닥에서 들어올린다.
제3단계	양쪽 팔이 몸을 위쪽으로 밀어올리는 데 참여한다.	힙, 무릎, 발목의 협응력이 발달하여 발을 기능적으로 바닥에서 들었다 내렸다 한다. 들고 있는 다리는 움직임을 보조하는 추진력을 제공한다.
제4단계	들고 있는 쪽 다리와 반대쪽 팔을 앞으로 움직여 움직임을 보조한다.	발의 볼록한 부분으로 착지한다. 지지하는 쪽 다리를 자연스럽게 펴하여 바닥에서 들어올린다. 들고 있는 다리의 운동범위가 증가하여 움직임의 보조가 향상된다.
제5단계	들고 있는 쪽 다리와 협응적으로 움직임을 보조한다.	제4단계와 비슷하다.

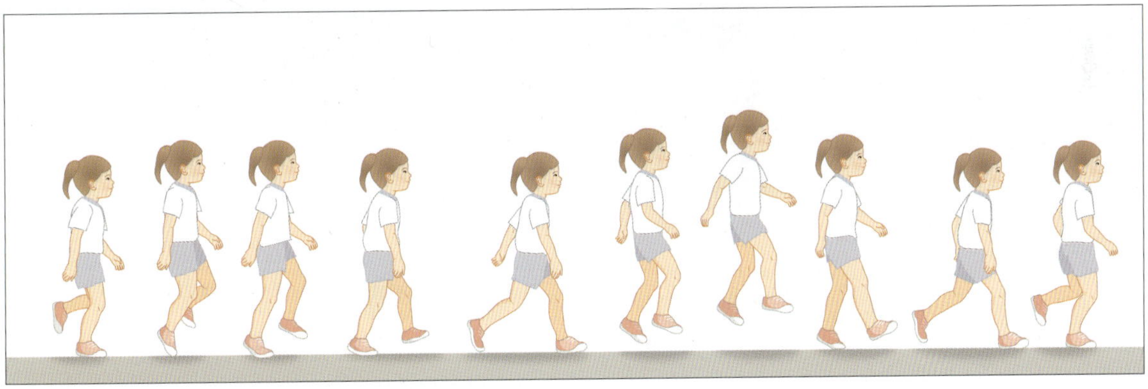

그림 4-30 양발로 번갈아 깡충 뛰기

쪽 발로 한발 딛고 이어서 다시 깡충 뛰기를 하는 식으로 불규칙한 리듬 패턴이 반복되는 운동과제이다(그림 4-30). 한쪽 발에서 발 딛기와 한발로 깡충 뛰기 운동과제가 수행된 다음에 다른 쪽 발로 체중이 이동된다. 한쪽 다리에서 이중과제의 수행이 요구된다. 양발로 번갈아 깡충 뛰기는 4세 아동에서는 약 14%에서만 발달하고 평균적으로 약 6~7세 사이에 발달하기 시작한다.

초기에는 팔은 하이가드 자세지만 차차 팔 · 다리가 상호교차되는 패턴으로 움직인다. 양쪽 발로 번갈아 깡충 뛰기는 보통 표 4-6에서와 같이 제 1~3단계를 거쳐 성숙한 패턴으로 발달한다.

⑦ 공차기

공차기(kicking)는 발로 공이 움직일 수 있는 추진력을 가하는 것이다. 공차기는 2가

표 4-6
양발로 번갈아 깡충 뛰기의 발달 단계

단계	상지	하지
제1단계	양쪽 팔을 함께 움직여 체중을 한쪽 발에서 다른 쪽 발로 이동한다.	한쪽 발에서 발 디딤과 한발로 깡충 뛰기가 연속동작으로 이루어진 후에 다른 쪽 발로 체중이 옮겨간다.
제2단계	팔을 교대로 움직이기 시작하지만 대부분 함께 움직인다.	한쪽 발에서 발 디딤과 한발로 깡충 뛰기가 연속동작으로 이루어진 후에 다른쪽 발로 체중이 옮겨진다. 발의 자세가 편평한 상태로 동작이 수행된다.
제3단계	팔을 교대로 움직인다.	발의 볼록한 부분으로 과제를 수행한다. 체중은 발 디딤–한발로 깡충 뛰기 연속동작 사이에 자연스럽게 다른 쪽 발로 옮겨간다.

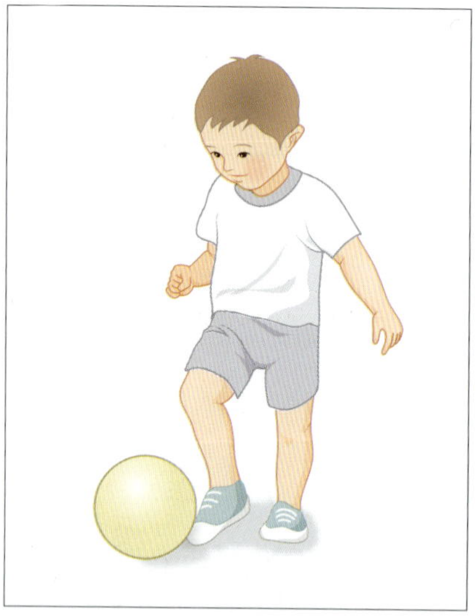

그림 4-31

초기 공차기. 발등, 발끝 또는 발바닥을 공에 갖다 댄다.

지 타입으로 '고정된 공차기(stationary ball kicking)'와 '움직이는 공차기(oncoming ball kicking)'로 나눈다. 고정된 공차기는 공을 바닥이나 키킹 티(kicking tee) 위에 올려놓고 차는 것을 말한다. 공차기는 생후 13~24개월 사이에 발달하기 시작해서 평균 6~7세 사이에 성숙한 공차기로 발달하는 대운동기술로 남아와 여아 간에 차이가 있다. 초기에는 걸어가다 공 앞에서 잘 멈추지 못하므로 걷는 발에 차여 공이 굴러가기 쉽고 발등, 발끝 또는 발바닥을 공에 갖다 대기도 한다(그림 4–31). 선 자세에서 고정된 공을 차는 것을 먼저 배운 다음 달려와서 공차기 그리고 최종적으로 가까이 다가오는 움직이는 공에 자신의 움직이는 속도와 타이밍을 조절해 공을 찬다.

표 4–7처럼 공차기는 제4단계로 발달한다.

⑧ 던지기와 받기

공 던지기(throwing)는 다른 대운동기술에 비해 복잡하다. 던지기 패턴은 여러 가지이지만 가장 대표적인 것이 머리 위로 던지기(overarm throwing)이다. 공 던지기는

표 4-7
공차기의 발달 단계

단계		특징
제1단계	고정된 공차기	아장아장 걷는 아이는 공을 차기보다는 발로 밀거나 공 가까이에서 멈춰서거나 한 발을 들어 공 위에 올리거나 이 과정에서 균형을 잃기도 한다.
제2단계	고정된 공차기	공을 향해 달려가서, 멈추고, 자세를 조절하거나 공의 위치를 차기 좋은 위치로 바꿔 놓고 찬다.
제3단계	고정된 공차기	달려가서 한발로 정확히 지지하고 선 다음 어느 방향에서든지 나머지 한쪽 발로 공을 찬다.
	움직이는 공차기	지지하는 발의 위치를 잘 못 선택하기 쉽다.
제4단계	움직이는 공차기	아동 자신의 움직임과 공의 움직임을 정확히 통합한다.

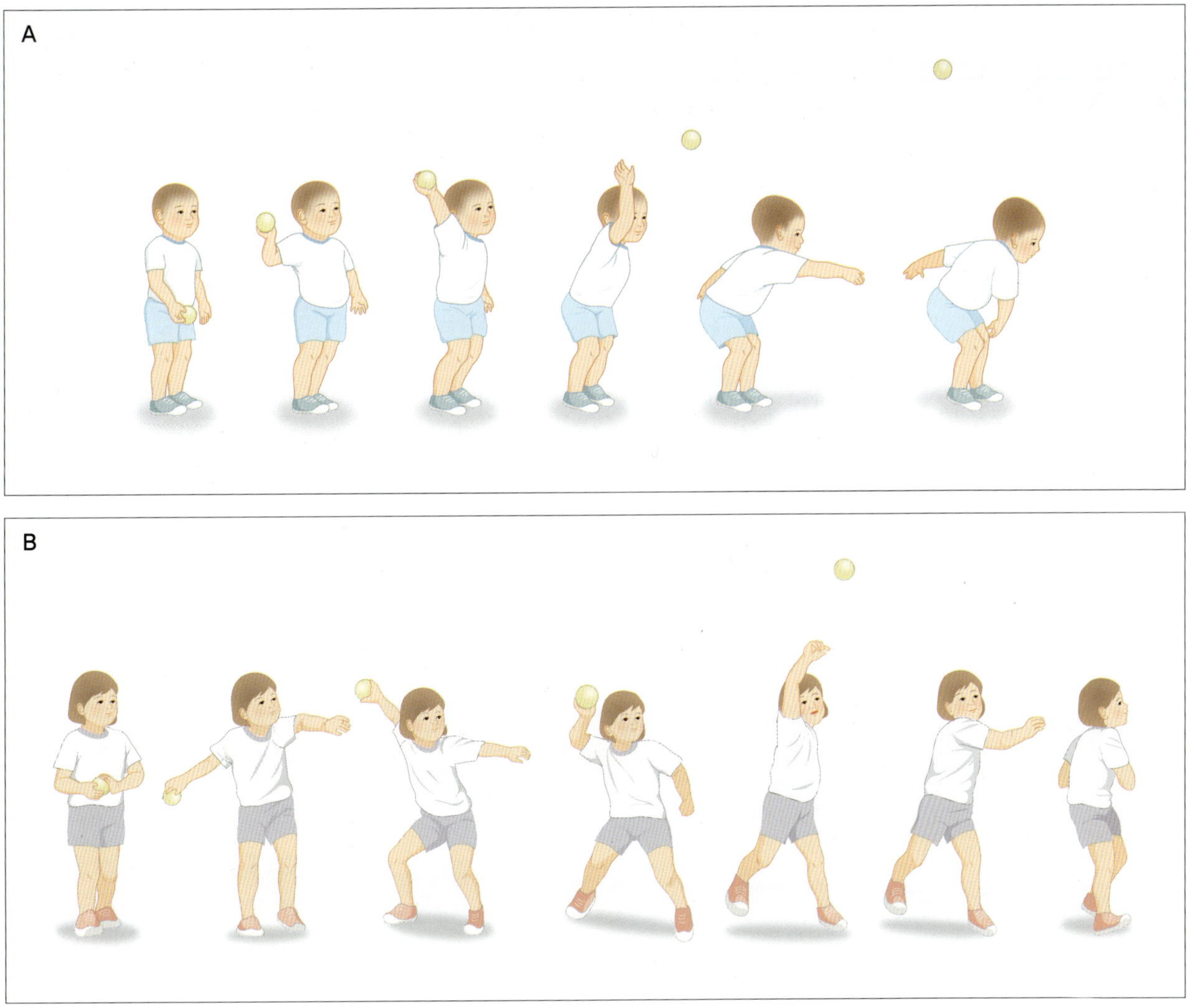

그림 4–32 공 던지기. **A:** 초기 패턴, **B:** 성숙한 패턴

2~3세에 발달하기 시작해서 남아는 만 5세 여아는 만 8~9세 정도에 성숙된 던지기 패턴으로 발달한다. 그림 4-32A처럼 처음에는 발을 고정하고 뒤쪽에서 앞쪽으로 공을 던지는데, 이때 몸통의 돌림이 거의 또는 전혀 일어나지 않는다. 드물게, 공을 던지기 직전에 발자국을 떼는 경우도 있다. 그림 4-32B의 성숙한 던지기 패턴을 보면 공을 던지는 손이 포물선 형태로 호를 이루고 힙과 척추가 돌림된다.

공 받기(catching)는 흔히 바닥에 다리를 벌리고 앉아서 손으로 굴러오는 공을 정지시키거나 이리저리 움직이는 활동에서 시작된다. 공중에서 날아오는 공을 처음 받을 때는 양팔을 가슴 앞에서 벌리고 아래팔 및/또는 위팔 안쪽 면으로 감싸듯 안는다(그림 4-33A). 공 던지기는 2~3세에 발달하기 시작해서 만 6~7세쯤 성숙된 형태로 발달한다(그림 4-33B). 공을 받기 위해서는 날아오는 공의 속도와 방향을 판단해야 한다.

정상의 만삭아로 태어난 신생아의 대운동기술발달이정표(gross motor milestones) 습득시기를 정리하면 대략 표 4-8과 같다.

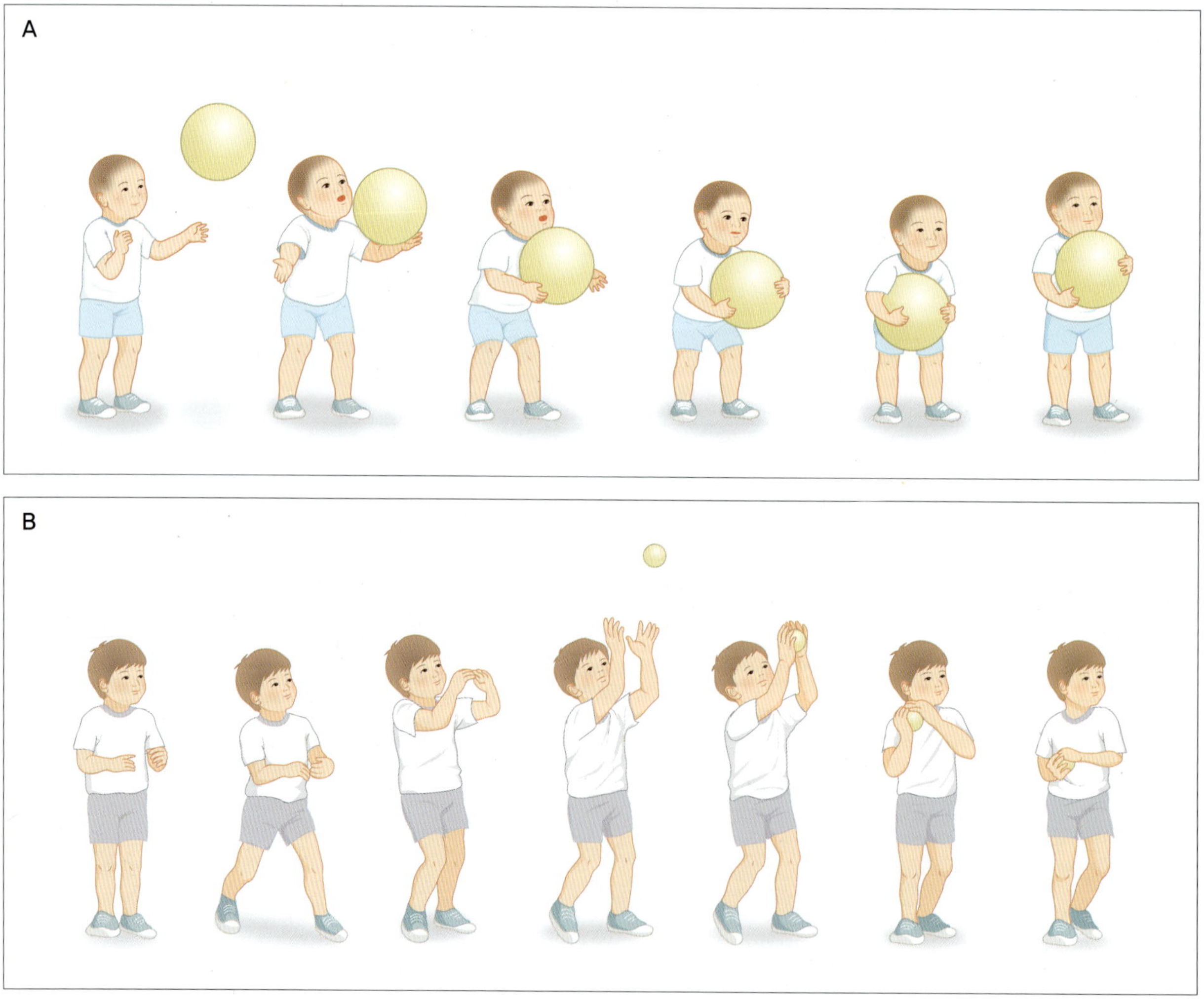

그림 4-33 공 받기. A: 초기 패턴, B: 성숙한 패턴

표 4-8
정상 만삭아의 대운동발달이정표 출현 연령

발달이정표	대략의 연령
생리적 굴곡	출생 시
엎드린 자세에서 머리 들기	3~4개월
엎드린 자세에서 아래팔로 체중지지	4~5개월
엎드린 자세에서 양손으로 체중지지	$4^1/_2$~6개월
수영자세	5~8개월
네발자세	7~9개월
네발기기	9~11개월
분절적 뒤집기(바로 누운 자세에서 엎드린 자세)	6~7개월
양팔로 지탱하고 앉기	$4^1/_2$~6개월
독립적으로 앉기(기능적인)	7~8개월
잡고 일어서기	8~$9^1/_2$개월
가구 잡고 옆으로 이동하기	9~10개월
혼자 서기	$10^1/_2$~13개월
초기 독립보행	11~$13^1/_2$개월
달리기	2~3세
마지막 계단에서 바닥으로 점프	2세
한 발 서기	3세
한발로 깡충 뛰기	4세
양발로 번갈아 깡충 뛰기	4~7세
공차기	2~3세
공 던지기	2~3세
공 받기	2~3세

요점정리

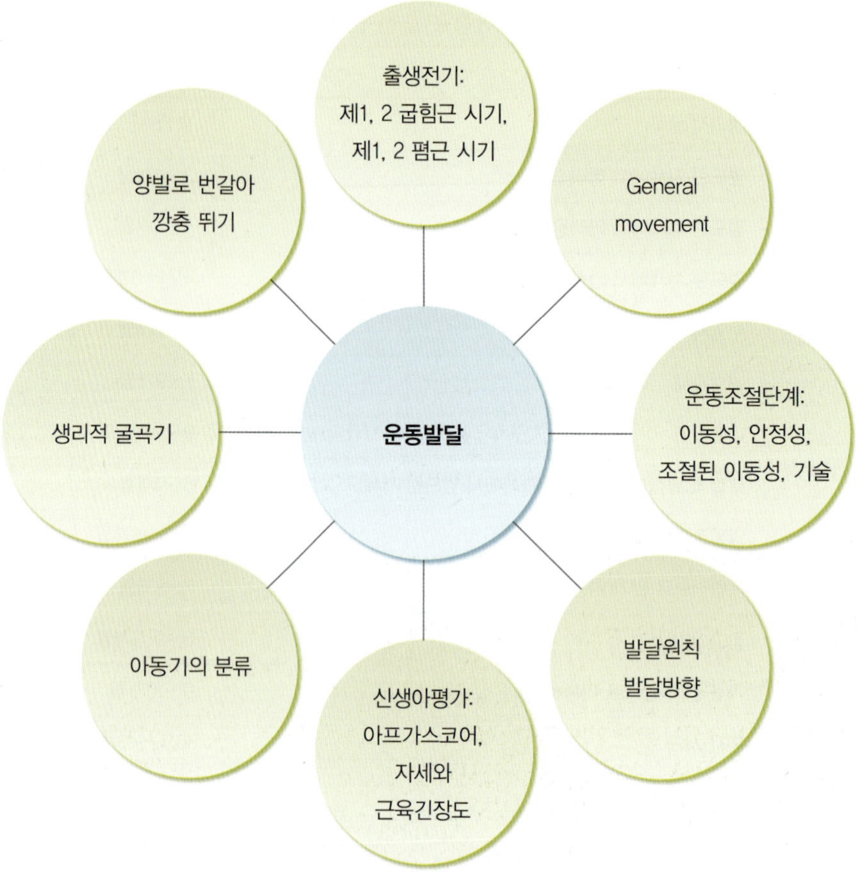

1. 출생전기는 수정에서 출생까지의 시기로 배종기, 배아기 그리고 태아기 등으로 나뉜다. 엄마 뱃속에서 발달 중인 태아에게 유해한 영향을 미치는 환경을 테라토젠이라 한다. 대표적으로 술, 담배, 약물, 스트레스 등이 있다. 테라토젠에 노출되면 구조적 및/또는 생리적으로 심각한 선천성 기형이 생길 수 있다.
2. 태아의 첫 움직임은 임신 8주경에 목을 옆으로 구부리는 것으로 시작된다.
3. 출생 후 운동조절은 이동성, 안정성, 조절된 안정성 그리고 기술 단계를 거쳐 발달한다. 이동성은 기능적 운동범위에 걸쳐 움직임이 시작되는 단계이고, 안정성은 체중을 지지하며 항중력자세를 유지하는 단계, 조절된 이동성은 체중지지 자세를 유지하는 범위 내에서 체중을 이동하는 단계 그리고 기술은 한 자세에서 다른 자세로 움직이는 단계로 정의된다.
4. 운동발달은 머리에서 꼬리방향, 몸쪽에서 먼 쪽, 덩어리 움직임에서 개별적이고 복잡한 움직임으로 발달한다.
5. 신생아는 특징적으로 굽힘근의 긴장도가 우세하므로 생리적 굴곡기가 있다.
6. 대운동기술이란 뒤집기, 앉기, 서기, 걷기, 뛰기, 점프, 깡충 뛰기 그리고 복합적인 놀이터 활동 등 신체의 큰 근육이 참여하여 전신의 움직임이 요구되는 기능적 활동으로 던지기, 받기 그리고 발차기 등이 포함된다.
7. 유아기에는 생리적 굴곡, 엎드린 자세에서 머리 들기, 엎드린 자세에서 아래팔로 체중지지, 엎드린 자세에서 양손으로 체중지지, 수영자세, 네발자세, 네발기기, 분절적 뒤집기, 양팔로 지탱하고 앉기, 독립적으로 앉기, 가구 잡고 옆으로 이동하기, 서기 그리고 초기 독립보행 등과 같은 대운동기술이 발달한다.
8. 독립보행이 발달한 이후로 놀이터 활동과 학교생활에 필요한 계단보행, 달리기, 점프, 한발 서기, 한발로 깡충 뛰기, 양발로 번갈아 깡충 뛰기, 공차기, 공 던지기 그리고 공 받기 등과 같은 고급 대운동기술이 발달한다.

연습문제

1. 배종기, 배아기 그리고 태아기를 시기별로 구별해보시오.

2. 운동조절의 발달단계 중에서 조절된 이동성과 기술의 차이를 설명하고 각기 예를 들어 보시오.

3. 출생에서 5세까지의 대운동기술발달의 이정표를 나열하시오.

참고문헌

1. Birnholz JC. The development of human fetal eye movement pattern.Science. 1981;213:679-681.
2. Botz RS. Nijhuis JG, Martic CB, Pretchtl HFR. Human fetal eye movement: detection in utero by ultrasonography. Early human development. 1981;5:87-94.
3. Clark JE, Whitall J. Changing patterns of locomotion: from walking to skipping. In Woollacott M, Shumway-Cook A (eds). Development of posture and gait across the life span. Columbia, SC: University of South Carolina Press, 1989.
4. Frossberg H. Ontogeny of human locomotor control. I. Infant stepping, supported locomotion and transition to independent locomotion. Experimental Brain Research. 1985;57:480-493.
5. Halverson LE, Williams KZ. Developmental sequences for hopping over distance: a prelongitudinal screening. Res Q Exer Sport. 1985;56:37-44.
6. Long T, Toscano K. Handbook of pediatric physical therapy(2nd ed). Philadelphia: Lippincott Williams & Wilkins, 2002.
7. Koegh JF, Sugden DA. Movement skill development. Newyork: Macmillan, 1985.
8. McGraw MB. The neuromuscular maturation of the human infant. New York: Hafner Press, 1945.
9. Myslebust B. A review of myotatic reflexes and the development of motor control and gait in infnats and children: a special communication. Phys ther. 1990;70:188-203.
10. Neurophysiology and neuropsychology of motor development. Connolly KJ, Frossberg H.
11. Piper MC, Darrah J. Motor assessment of the developing infant. Philadelphia: WB Sauanders, 1994.
12. Roberton MA, Halverson LE. Developing children-their changing movement: a guide for teachers. Philadelphia: Lea & Febiger, 1984.
13. Sherrill C. Adapted physical activity, recreation, and sport: crossdiciplinary and lifespan (6thed). New York: McGraw-Hill)
14. Shumway-Cook A, Woollacott MH. Motor control: theory and practical applications, 2nd ed. Philadelphia: Lippincott Williams & Wilkins, 2001.
15. Sutherland DH, Olshen R, Cooper L, et al. The development of mature gait. J Bone Joint Surg Am. 1980 Apr;62(3):336-353.
16. Thelen E, Fisher DM, Ridley-Johnson R. The relationship between physical growth and a newborn reflex. Infant Behav Dev. 2002;25:72-85.
17. Thelen E, Fisher DM. Newborn stepping: an explanation for a 'disapearing reflex'. Dev Psychol. 1982;18:760-775.
18. Thelen E, Ulrich BD, Jesen JL. The developmental origns of locomotion. In: Woollacott MH, Shumway-cook A (eds). Development of posture and gait across the life span. Columbia: University of South Carolina, 1989.
19. Whithall J, Getchell N. From walking to running: using a dynamical systems approach to the development of motor skills. Child Dev. 1995;66:1541-1553.

05

유아반사

Infant reflex

학습목표

1. 생존의 목적, 수의적 움직임의 발달 그리고 진단학적 가치를 갖는 유아반사의 역할을 이해한다.
2. 원시반사의 종류, 검사방법 및 해석 그리고 임상적 의의를 이해한다.
3. 척수반사의 종류, 검사방법 및 해석 그리고 임상적 의의를 이해한다.
4. 뇌줄기반사의 종류, 검사방법 및 해석 그리고 임상적 의의를 이해한다.
5. 중뇌반사의 종류, 검사방법 및 해석 그리고 임상적 의의를 이해한다.
6. 자동운동반응의 종류, 검사방법 및 해석 그리고 임상적 의의를 이해한다.
7. 대뇌겉질반응의 종류, 검사방법 및 해석 그리고 임상적 의의를 이해한다.

핵심단어

유아반사 Infant reflex
움켜쥐기반사 Palmar grasp reflex
빨기반사 Sucking reflex
먹이찾기반사 Rooting reflex
놀람반사 Startle reflex
갈란트반사 Galant reflex
발바닥쥐기반사 Plantar grasp reflex
바빈스키반사 Babinski reflex
척수반사 Spinal reflex
굽힘회피반사 Flexor withdrawal reflex
폄밀기반사 Extensor thrust reflex
교차성폄반사 I Crossed extension reflex I
교차성폄반사 II Crossed extension reflex II
뇌줄기반사 Brainstem reflex
비대칭성긴장성목반사 Asymmetrical tonic neck reflex
대칭성긴장성목반사 Symmetrical tonic neck reflex
긴장성안뜰반사 Tonic labyrinthine reflex
신생아양성지지반응 Neonatal positive supporting reaction
걷기반사 Stepping reflex
양성지지반응 Positive supported reaction
음성지지반응 Negative supported reaction
중뇌반사 Midbrain reflex
바로잡기반응 Righting reactions
평형반응 Equilibrium reactions
경사반응 Tilt reactions
모로반사 Moro reflex
란다우반응 Landau reaction
보호 폄 반응 Protective extension reaction
대뇌겉질반응 Cortical reaction

대부분의 유아반사는 겉질 하에서(subcortically) 일어난다. 반사는 일정한 부위에 일정한 자극을 주었을 때 일정한 행동운동반응(behavioural motor response)이 나타나는 것으로 정의된다. 유아반사는 원시반사, 척수반사, 뇌줄기반사, 중뇌반사, 자동운동반응 그리고 대뇌겉질반응 등으로 분류한다. 반사에 따라 출현시기와 통합(소실)시기가 다르며, 무릎반사(knee-jerk reflex), 보호 폄 반사처럼 평생 지속되는 반사도 있다.

유아반사는 자극부위, 반응, 출현시기 그리고 통합시기 등으로 나누어 학습하는 것이 효과적이다. 또한 유아반사의 임상적 중요성에 대하여 생존(survival), 수의적 움직임 발달 그리고 진단학적 역할 등의 관점에서도 알아보자.

1. 생존과 유아반사의 역할 Role of infant reflexes in survival

막 태어난 신생아는 스스로 할 수 있는 것이 거의 없고 움직임이 제한적이므로 양육자 그리고 보호와 생존에 관여하는 반사에 전적으로 의존한다. 엄마의 뱃속에서 시작되어 생후 6개월경 고위중추의 억제성 조절(inhibitory control) 하에 통합되며 모든 정상 신생아에서 나타난다.

대표적으로 빨기반사(sucking reflex)는 유아의 입술을 터치했을 때 빨기가 일어나는 것으로 신생아는 자발적으로 영양분을 섭취할 능력이 없으므로 빨기반사를 통해 생존에 필수적인 영양소를 섭취한다. 영양분 섭취에 중요한 또 다른 반사로 먹이찾기반사(search 또는 rooting reflex)가 있다. 먹이찾기반사는 유아의 입 주변의 볼을 터치하면 자극이 주어진 쪽으로 고개를 돌리는 반응이 나타나 젖꼭지 또는 우유병에 입을 대는 것이다. 흔히 먹이찾기반사와 빨기반사는 함께 작용한다. 안뜰반사(labyrinthine reflex)도 생존에 필수적인 역할을 한다. 신생아를 엎드려 놓으면 고개를 들지 못해 호흡곤란과 질식으로 이어질 수 있으나 안뜰반사의 작용으로 머리를 들어 호흡하기에 편한 자세를 취한다. 안뜰반사는 생후 초기에는 보호의 역할로 작용하지만 앞으로 똑바른(upright) 자세의 발달과 밀접한 관련이 있다.

2. 수의적 움직임의 발달과 유아반사의 역할 Role of infant reflexes in developing voluntary movement

앞에서 유아반사는 신경성숙이론에서 나온 것이라고 하였다. 신경성숙이론을 지지하고 발달시킨 McGraw는 신생아반사로부터 새로운 수의적 움직임으로의 발달을 다음과 같이 네 단계로 설명하였다.

- 제1단계: 신생아에서 반사가 나타난다.
- 제2단계: 중추신경계가 충분히 발달하면 원시반사가 억제된다.

박스 5-1 McGraw의 움켜쥐기반사 4단계

- **제1단계:** 신생아의 손바닥에 지그시 압력을 가하면 엄지손가락과 나머지 네 손가락의 반사작용이 유발되어 움켜쥐기반사가 나타난다.
- **제2단계:** 생후 3~4개월 시기에 해당한다. 유아의 손바닥에 압력을 가해도 중추신경계에서 엄지손가락과 나머지 네 손가락의 폄을 조절해 반사를 억제하므로 최소한의 반사반응만 나타난다.
- **제3단계:** 손바닥에 압력을 가하지 않아도 움켜쥐기가 나타난다. 장난감을 잡기 위해 미리 손가락을 펴는 모습의 관찰을 통해 알 수 있다.
- **제4단계:** 여러 상황과 다른 움직임들과의 복합적인 작용으로 자발적이고 다양한 움켜쥐기패턴이 발달한다.

표 5-1
유아반사에서 수의적 움직임으로 발달하는 예

유아반사	수의적 움직임
기기반사	네발기기
안뜰반사	똑바른 자세
움켜쥐기반사	쥐기
걷기반사	걷기

- 제3단계: 중추신경계는 반사억제보다 수의적 움직임을 조절하는 역할이 더욱 커진다.
- 제4단계: 초기 반사가 움직임패턴으로 통합된다.

박스 5-1은 움켜쥐기반사를 McGraw의 4단계로 설명한 것이다.

움켜쥐기반사 이외에도 기기반사, 안뜰반사 그리고 보행반사 같은 유아반사들은 이후에 수의적 움직임으로 발달한다(표 5-1).

3. 진단학적 의미로써 유아반사 Infant reflexes as diagnostic tools

모로반사(Moro reflex), 비대칭성긴장성목반사(asymmetrical tonic neck reflex, ATNR)는 신경학적 손상을 진단하는 도구로 쓰인다. 모로반사가 나타나지 않거나 비대칭적일 경우 출생 전이나 출생 시에 뇌 손상의 발생을 의심할 수 있다. 비대칭성긴장성목반사가 소실되지 않고 지속되면 뇌성마비나 다른 신경학적 문제가 따를 수 있다. 유아운동발달 평가도구 밀라니-콤파라치 신경운동발달검사(Milani Comparetti neuromotor development examination)는 생후 24개월까지 다양한 유아반사를 측정해 운동발달지연을 가려내는 데 유용하다.

유아반사 중에서 삼키기(swallowing)를 방해할 수 있는 세 가지 반사가 있다. 모로반사가 강하게 나타날 경우 소리나 갑작스러운 움직임에 계속해서 반응하므로 먹기에 좋지 않은 영향을 미친다. 긴장성안뜰반사가 지속되면 먹기에 편한 자세를 취하고 유지하기 어려울 뿐 아니라 하인두의 위치에도 영향을 끼쳐 음식물이 식도로 이동하기 어렵다. 또한 비대칭성긴장성목반사도 강하게 지속적으로 나타나면 머리를 한쪽으로 돌린자세를 취하게 되므로 빨고 삼키기가 쉽지 않아진다.

4. 유아반사의 종류 Types of infant reflexes

1) 원시반사

원시반사(primitive reflex)로는 움켜쥐기반사, 빨기반사, 먹이찾기반사, 모로반사, 놀람반사, 갈란트반사, 발바닥쥐기반사, 바빈스키반사, 비대칭성긴장성목반사, 대칭성긴장성목반사 I, II 그리고 긴장성안뜰반사−바로누운자세, 긴장성안뜰반사−엎드린자세 등이 대표적이다. 마지막 세 가지 긴장성 반사는 뇌줄기반사 부분에서 설명한다.

① 움켜쥐기반사 Palmar grasp reflex = 손파악반사(그림 5–1)

- 자극: 손바닥을 검사자의 손가락 또는 물체로 지그시 눌러줌
- 반응: 손가락이나 물체를 잡으려 주먹을 쥠
- 출현시기: 임신 16주
- 통합(소실)시기: 생후 3~6개월
- 임상적 의의: 앞으로 뻗기와 잡기로 발달함

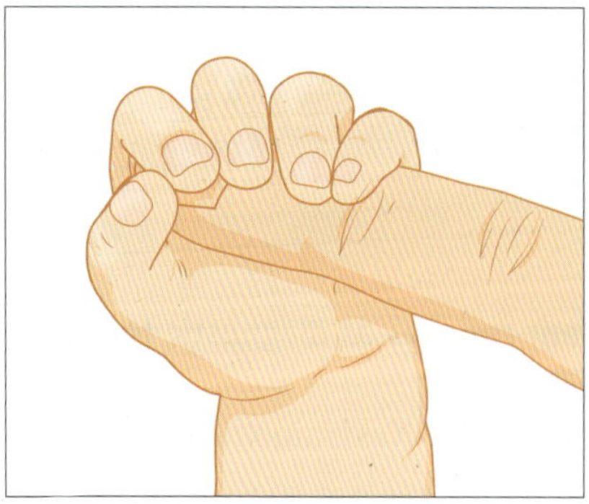

그림 5–1

움켜쥐기반사

② 빨기반사 Sucking reflex(그림 5–2)

- 자극: 입술이나 입 안쪽에 살짝 손가락을 갖다 댐
- 반응: 빨거나 삼킴

- 출현시기: 임신 28주
- 통합시기: 생후 2~5개월
- 임상적 의의: 빨기반사가 지속될 경우 수의적 빨기의 발달이 어려워짐

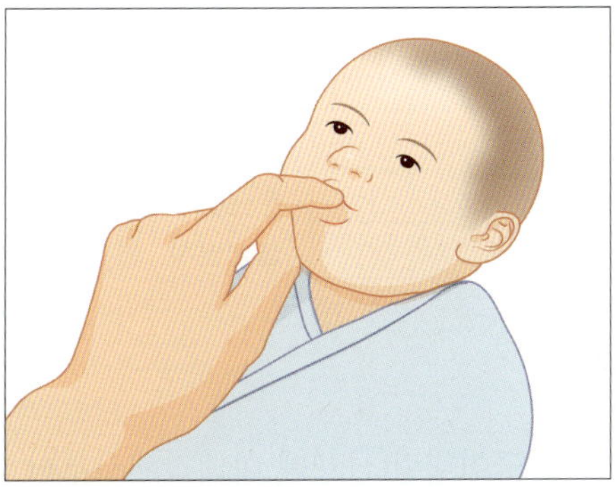

그림 5-2

빨기반사

③ 먹이찾기반사Rooting reflex(그림 5-3)

- 자극: 입술주변을 손으로 가볍게 톡톡 자극
- 반응: 자극이 가해진 방향으로 머리를 돌림
- 출현시기: 임신 28주
- 통합시기: 생후 3개월
- 임상적 의의: 신경학적 손상을 입은 유아에서는 먹이찾기반사가 나타나지 않을 수 있음

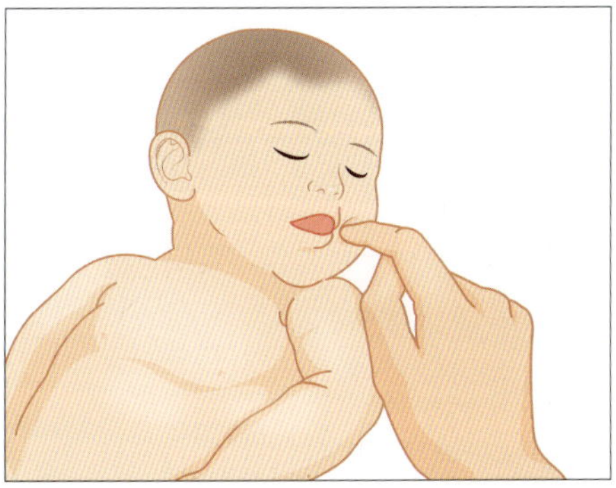

그림 5-3

먹이찾기반사

④ 놀람반사Startle reflex(그림 5-4)

: 여러 면에서 모로반사와 유사하므로 잘 구별해야 한다.

- 자극: 머리위치의 빠른 변화 또는 큰 소리
- 반응: 팔과 다리가 즉시 굽힘 됨(머리, 몸통, 팔 · 다리가 순식간에 굽힘되고 손은 거의 주먹을 쥔 상태).
- 출현시기: 재태기간 28주
- 통합시기: 생후 4~6개월 또는 1년(평생을 거쳐 약한 형태의 놀람반사는 유발 가능함)

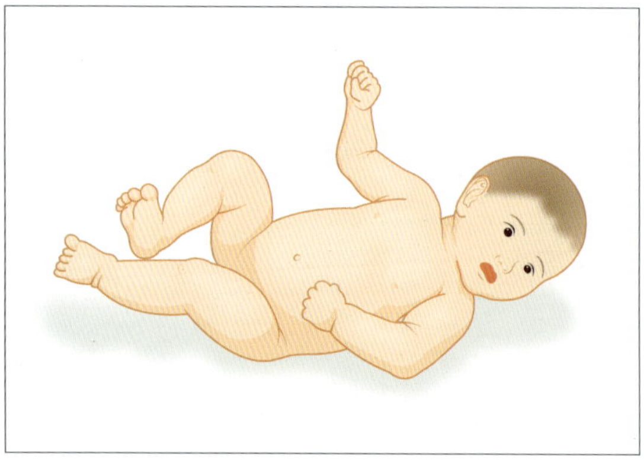

그림 5-4

놀람반사

⑤ 갈란트반사Galant reflex(그림 5-5)

- 자극: 척추 가쪽을 손가락 끝으로 긁어내림(날개뼈 아래각에서부터 가슴뼈-허리뼈 이음부쪽으로)
- 반응: 자극하는 쪽 몸통을 가쪽으로 굽힘
- 출현시기: 임신 18주
- 통합시기: 생후 1~2개월
- 임상적 의의: 경직형 뇌성마비에서는 갈란트반사가 잘 나타나지 않고, 4개월 이후에도 갈란트반사가 지속되면 무정위형 뇌성마비로 발달할 가능성이 있음

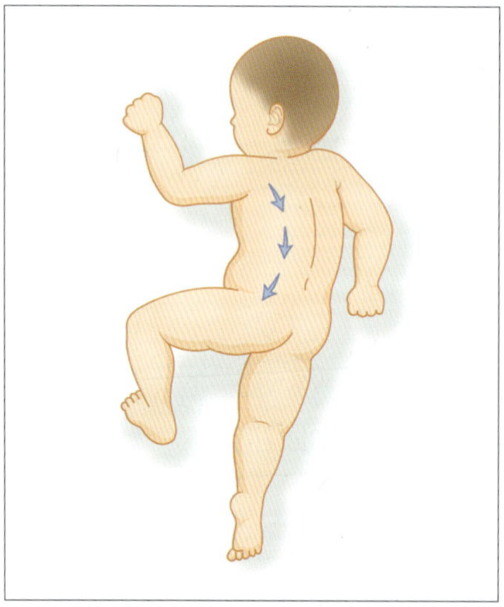

그림 5-5

갈란트반사

⑥ 발바닥쥐기반사Palntar grasp reflex(그림 5-6)

- 자극: 발가락 볼록한 부위(발허리발가락관절)를 손가락으로 지그시 눌러줌
- 반응: 손가락을 잡는 것처럼 발가락을 오므림
- 출현시기: 임신 28주

- 통합시기: 생후 9개월
- 임상적 의의: 독립적 보행이 처음 나타나는 시기에 통합됨

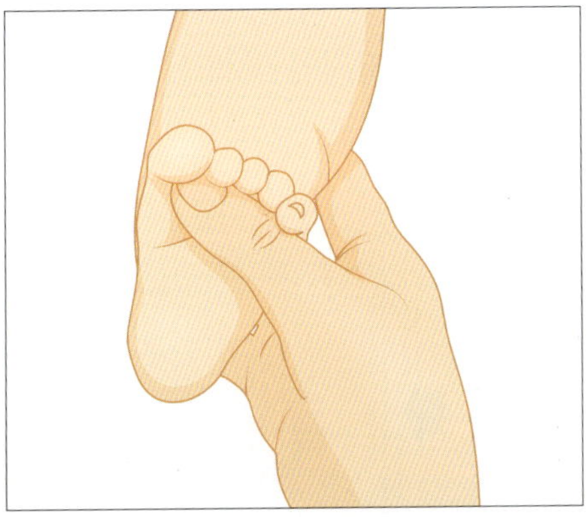

그림 5-6
발바닥쥐기반사

⑦ 바빈스키반사Babinski reflex(그림 5-7)

- 자극: 끝이 뾰족한 안전한 물체를 이용하여 발꿈치에서부터 5번째 발가락 쪽으로 긁어줌
- 반응: 엄지발가락은 발등 굽힘, 네 발가락은 부챗살처럼 펴짐
- 출현시기: 출생
- 통합시기: 생후 10~17개월

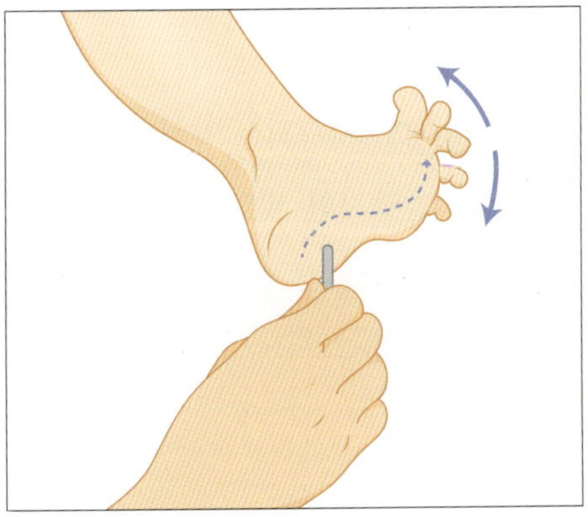

그림 5-7
바빈스키반사

2) 척수반사

척수반사(spinal reflex)에는 굽힘회피반사, 폄밀기반사, 교차성폄반사 I 그리고 교차성폄반사 II 등이 있다.

① 굽힘회피반사Flexor withdrawl reflex(그림 5-8)

- 자극: 바로 누운 자세에서 발바닥 자극
- 양성반응: 자극 받은 다리 전체를 굽힘

- 음성반응: 자극 받은 다리의 폄 상태 유지
- 출현시기: 임신 28주
- 통합시기: 생후 2개월; 2개월 이후에도 지속되는 양성반응은 반사성숙의 지연을 의미
- 임상적 의의: 굽힘회피반사가 지속되면 발달지연 및/또는 중추신경계 상에 문제를 의미함

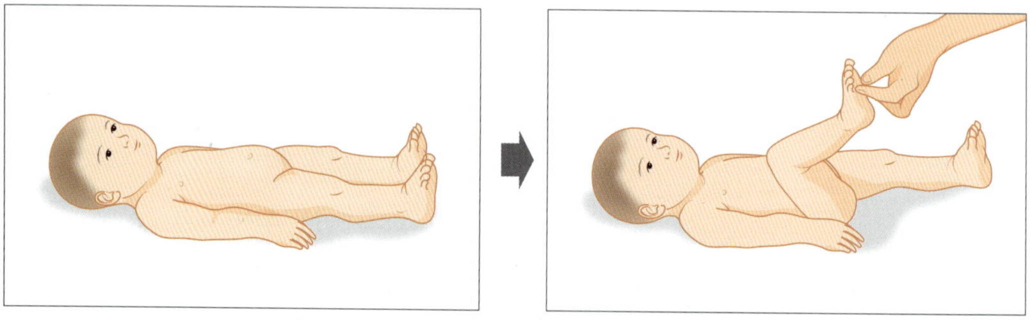

그림 5-8 굽힘회피반사

② 펌밀기반사Extensor thrust reflex(그림 5-9)

- 자극: 바로 누운 자세에서 굽힌 쪽 다리의 발바닥 자극
- 양성반응: 자극 받은 다리 전체를 폄
- 음성반응: 자극 받은 다리의 굽힘 상태 유지
- 출현시기: 임신 28주
- 통합시기: 생후 2개월, 생후 2개월 이후에도 지속되는 양성반응은 반사성숙지연을 의미
- 임상적 의의: 폄밀기반사가 지속되면 발달지연 및/또는 중추신경계 상에 문제를 의미함

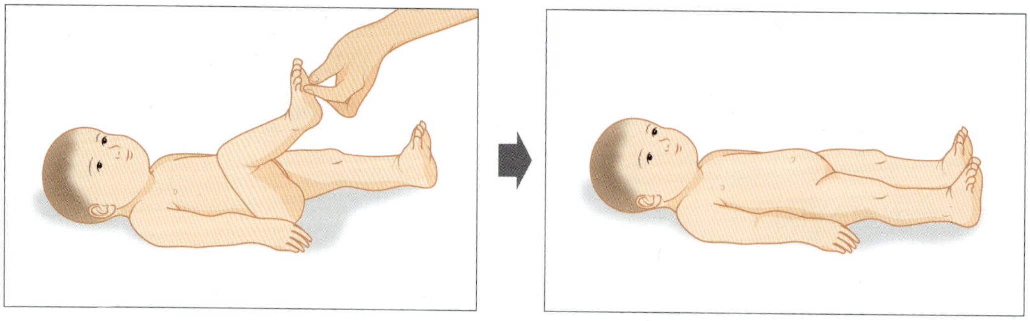

그림 5-9 폄밀기반사

③ 교차성폄반사 |Cross extension reflex |(그림 5-10)

- 자극: 한쪽 다리 폄, 반대쪽 다리 굽힘 상태로 누운 자세에서 편 쪽 다리를 구부려 줌

- 양성반응: 굽힘 상태의 반대쪽 다리를 폄
- 음성반응: 굽힘 상태의 반대쪽 다리의 굽힘 상태 유지
- 출현시기: 임신 28주
- 통합시기: 생후 2개월; 생후 2개월 이후 양성반응은 반사성숙지연을 의미
- 임상적 의의: 교차성폄반사 I이 지속되면 상호교대적 발차기와 앞으로 기능적 활동의 발달에 어려움이 따름

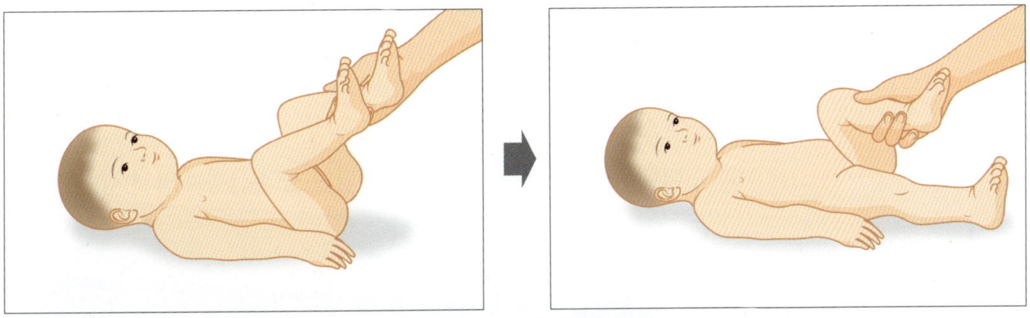

그림 5-10 교차성폄반사 I

④ 교차성폄반사 II Cross extension reflex II (그림 5-11)

- 자극: 양쪽 다리를 펴고 누운 자세에서 한쪽 다리 안쪽을 손가락으로 자극함
- 양성반응: 반대쪽 다리 모음, 안쪽 돌림, 발바닥 굽힘
- 음성반응: 양쪽 다리 모두 움직임 없이 편 상태 유지
- 출현시기: 임신 28주
- 통합시기: 생후 2개월; 생후 2개월 이후 양성반응은 반사성숙지연을 의미
- 임상적 의의: 교차성폄반사 II가 지속되면 상호교대적 발차기와 앞으로 기능적 활동의 발달에 어려움이 따름

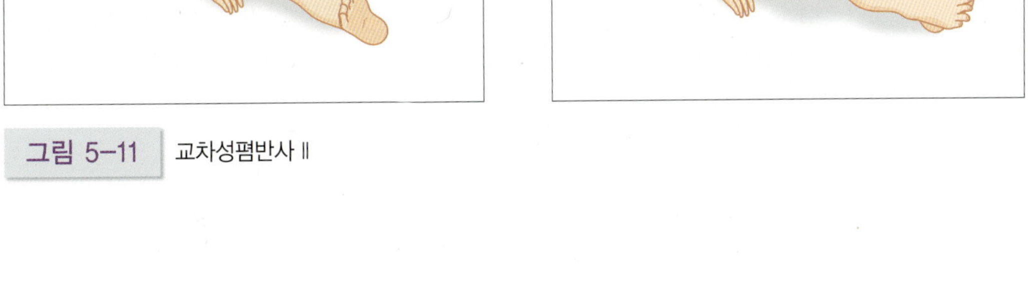

그림 5-11 교차성폄반사 II

3) 뇌줄기반사

뇌줄기반사(brainstem reflex)에는 비대칭성긴장성목반사, 대칭성긴장성목반사, 긴장성안뜰반사 등이 있다.

① 비대칭성긴장성목반사 Asymmetrical tonic neck reflex, ATNR(그림 5–12)

- 자극: 바로 누운 자세에서 팔을 자연스럽게 몸 옆에 둔 상태에서 머리를 한쪽으로 돌려 5초간 지그시 눌러줌(아기 스스로 고개를 돌리는 것도 자극으로 작용함)
- 반응: 머리를 돌린 쪽 팔 · 다리 폄, 반대쪽 굽힘
- 출현시기: 임신 6~7개월
- 통합(소실)시기: 생후 4~6개월
- 임상적 의의: 비대칭성긴장성목반사가 지속되면 중추신경계의 손상을 의심할 수 있음

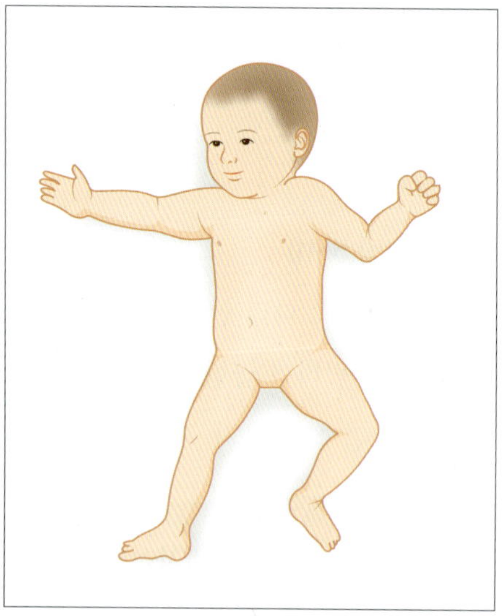

그림 5–12
비대칭성긴장성목반사

② 대칭성긴장성목반사 Symmetrical tonic neck reflex, STNR(그림 5–13)

- 자극: 아기를 검사자 무릎에 걸쳐 눕히거나, 앉힌 자세 또는 네발자세에서 아기의 머리를 굽힘
- 반응: 상지 굽힘, 하지 폄
- 출현시기: 출생 이후
- 통합시기: 생후 4~6개월
- 임상적 의의: 네발기기반사(crawling reflex)로도 알려져 있으며, 바닥에서 네발자세나 기기로의 발달을 연결하는 중요한 역할을 하므로 대칭성긴장성목반사가 생후 4~6개월 이후에도 통합되지 않으면 네발기기의 발달에 어려움이 따름

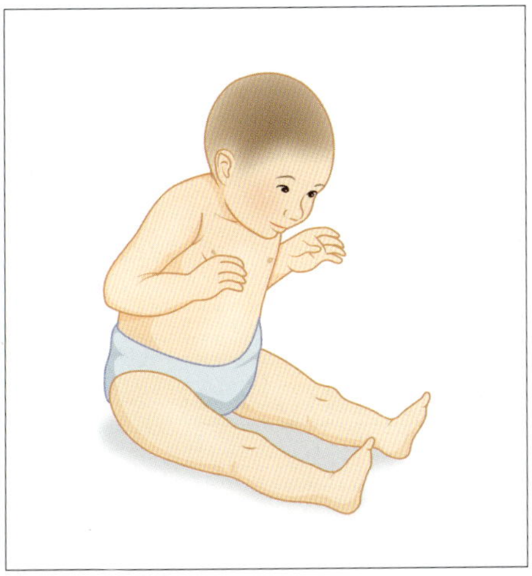

그림 5-13

대칭성긴장성목반사 I

③ 대칭성긴장성목반사 II Symmetrical tonic neck reflex, STNR(그림 5-14)

- 자극: 아기를 검사자 무릎에 걸쳐 눕히거나, 앉힌 자세 또는 네발자세에서 머리를 폄
- 반응: 상지 폄, 하지 굽힘
- 출현시기: 출생 이후
- 통합시기: 생후 4~6개월

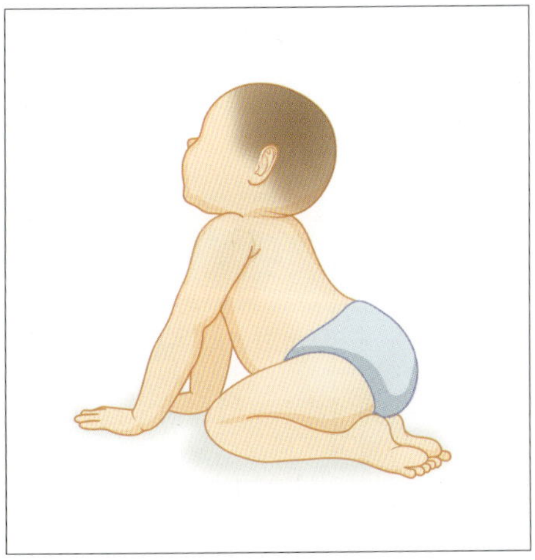

그림 5-14

대칭성긴장성목반사 II

④ 긴장성안뜰반사-바로 누운 자세 Tonic labyrinthine reflex-supine, TLR-supine(그림 5-15)

- 자극: 바로 누운 자세 유지 또는 신체의 일부를 굽힘 시킴
- 반응: 폄근의 긴장도가 높아짐
- 출현시기: 출생
- 통합시기: 생후 6개월

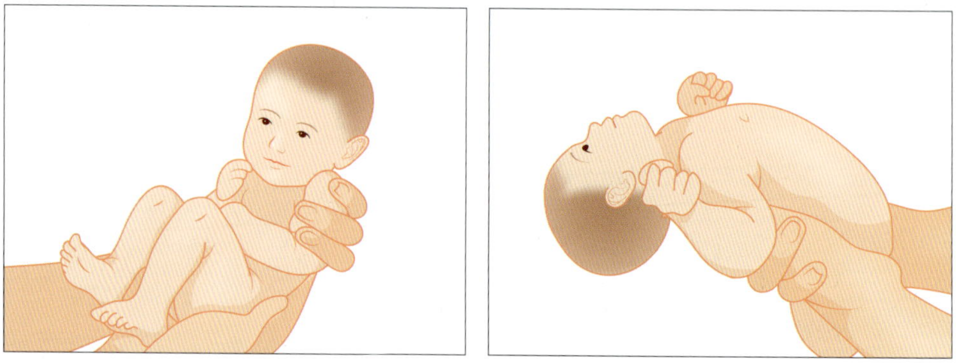

그림 5-15 긴장성안뜰반사-바로 누운 자세

⑤ 긴장성안뜰반사-엎드린자세 Tonic labyrinthine reflex-prone, TLR-prone(그림 5-16)

- 자극: 엎드려 누운 자세 유지 또는 신체의 일부를 펴 시킴
- 반응: 굽힘근의 긴장도가 높아짐
- 출현시기: 출생
- 통합시기: 생후 6개월
- 임상적 의의: 긴장성안뜰반사가 지속될 경우 굽힘근과 폄근의 단계적 수축이 필요한 활동의 발달이 어려워짐

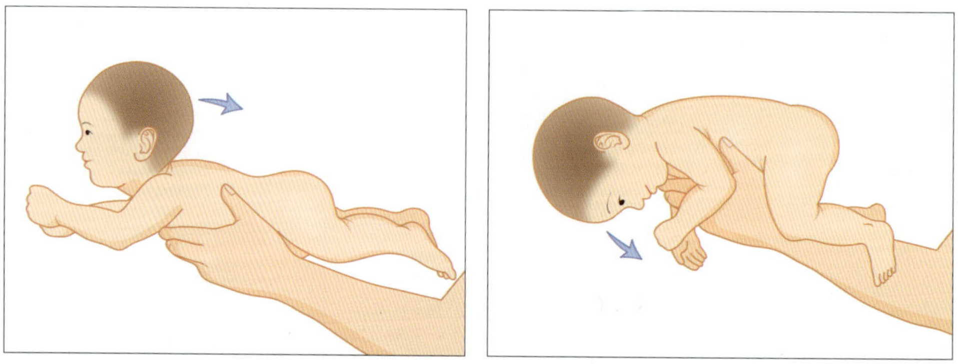

그림 5-16 긴장성안뜰반사-엎드린 자세

⑥ 연합반응 Associated reaction(그림 5-17)

- 자극: 손으로 물체를 잡게 함
- 반응: 거울반응(mirror reaction) 또는 반대쪽에서 근긴장도의 증가
- 출현시기: 출생~3개월
- 통합시기: 생후 8~9세 이후로 반응이 약해짐

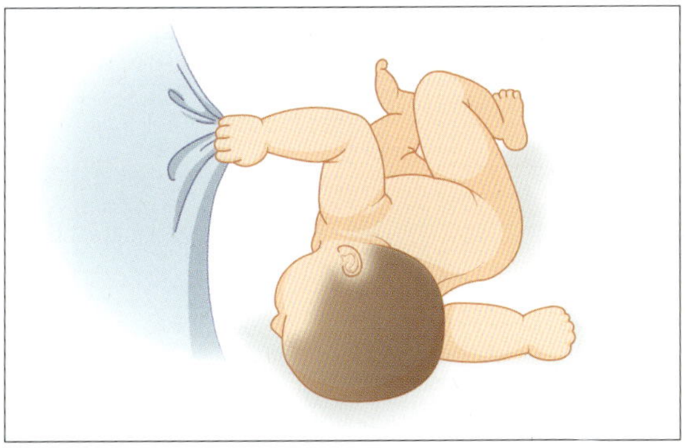

그림 5-17
연합반응

⑦ 신생아양성지지반응 Neonatal positive supporting reaction(그림 5-18)

- 자극: 신생아를 잡고 똑바로 세움
- 반응: 발이 바닥에 닿게 하면 힙과 무릎을 약간 굽힘 상태에서 하지의 굽힘근과 폄근의 동시수축이 일어나 발로 최소한의 체중을 지지하고 선 자세가 유지됨
- 출현시기: 임신 35주
- 통합시기: 생후 1~2개월
- 임상적 의의: 자발적 걷기반사에 필요함

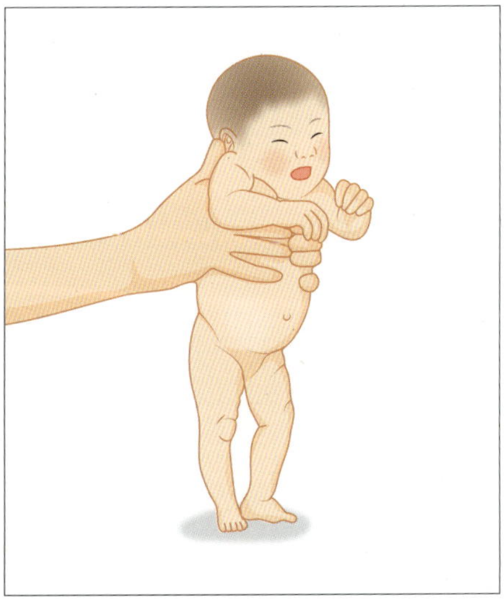

그림 5-18
신생아양성지지반응

⑧ 걷기반사 Stepping reflex(그림 5-19)

- 자극: 신생아(유아)를 잡고 똑바로 세움
- 반응: 신생아(유아)를 앞쪽으로 기울이듯 움직이면 걷기 형태가 나타남
- 출현시기: 임신 8~9개월
- 통합시기: 생후 2개월

- 임상적 의의: 조산아는 발가락-뒤꿈치걷기 패턴, 만삭아는 뒤꿈치-발가락 걷기 패턴이 나타남

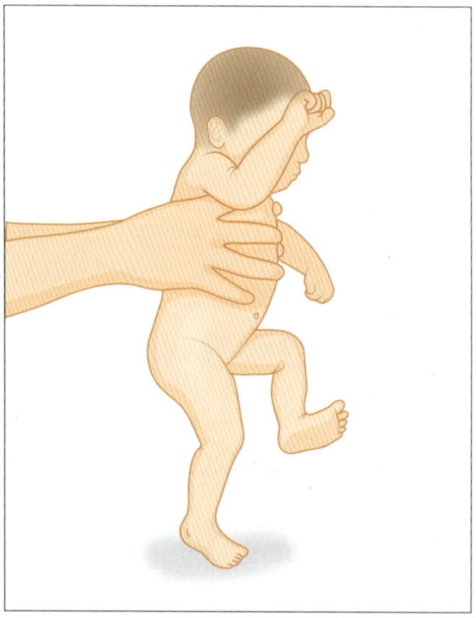

그림 5-19

걷기반사

⑨ 양성지지반응 Positive supported reaction(그림 5-20)

- 자극: 유아를 잡고 똑바로 세워 발바닥을 바닥에 몇 차례 튕겨 줌
- 양성반응: 유아가 발로 체중을 지지하고 섬
- 음성반응: 양쪽 다리를 구부림
- 출현 및 통합시기: 생후 3~8개월
- 임상적 의의: 똑바로 서기와 걷기에 필요함

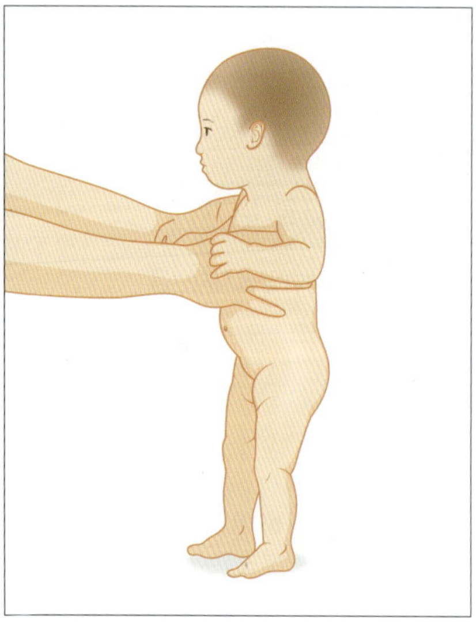

그림 5-20

양성지지반응

⑩ 음성지지반응 Negative supported reaction(그림 5-21)

- 자극: 발에 체중이 실리게 잘 잡고 똑바로 세움
- 양성반응: 폄근의 긴장 완화 없이 뻣뻣하게 선 자세
- 음성반응: 무릎을 살짝 구부리고(걷는 자세의 준비) 옆 또는 앞으로 발을 움직임
- 출현시기: 음성반응이 생후 8개월경 출현
- 통합시기: 음성반응이 생후 8개월부터 평생토록 지속; 양성반응은 3~8개월까지 지속
- 임상적 의의: 생후 8개월 이후 양성반응 그리고 생후 4개월 이후 양쪽 다리를 지나치게 구부린 채로 체중을 지지한다면 반사성숙의 지연을 의미함

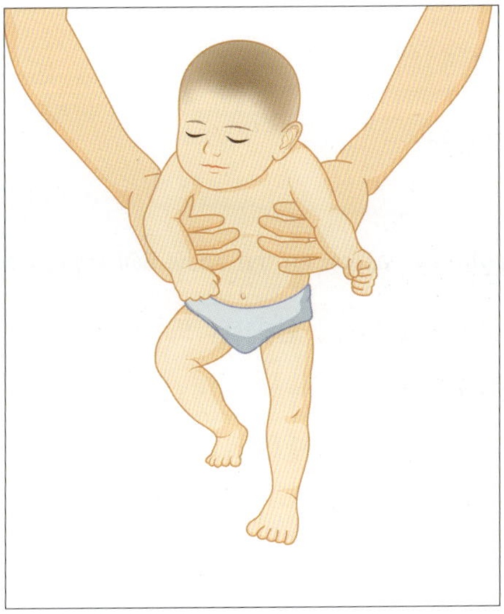

그림 5-21

음성지지반응

4) 중뇌반사

중뇌반사(midbrain reflex)로는 신체감각, 시각, 청각, 후각 그리고 미각 등 다양한 감각자극에 대한 목 및/또는 몸통 바로잡기반응이 대표적이다.

① 목-몸통 바로잡기반응 Neck righting on the body(그림 5-22)

- 자극: 아기의 머리가 가운데 오도록 눕히고 머리를 한쪽으로 돌림
- 반응: 촉각, 고유수용성, 안뜰 정보에 반응하여 머리가 돌아간 방향대로 몸이 따라 돌아감
- 출현시기: 생후 4~6개월
- 통합시기: 2~5세
- 임상적 의의: 바로 누운 자세에서 엎드린 자세로 뒤집기의 발달

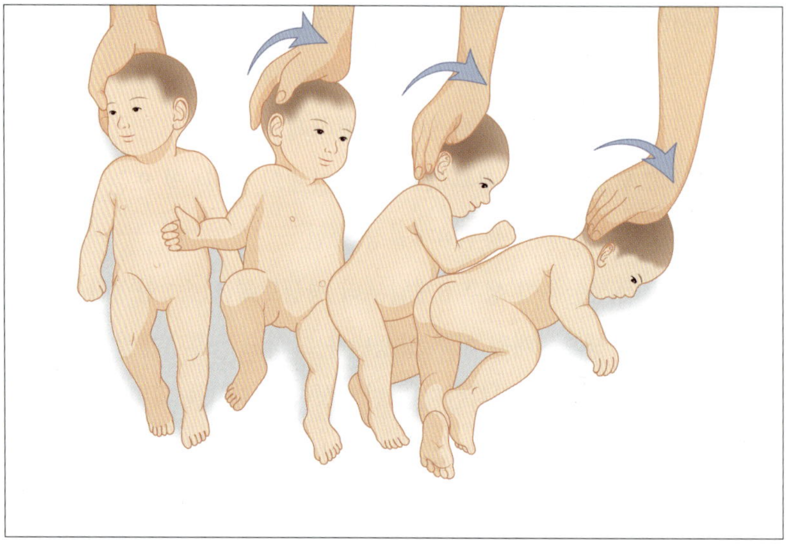

그림 5-22 목-몸통 바로잡기반응

② 몸통-몸통 바로잡기반응Body righting reaction on the body, BOB(그림 5-23)

- 자극: 아기의 머리가 가운데 오도록 눕히고 한쪽 팔 또는 다리를 가슴 쪽으로 구부리며 신체중심선을 너머 회전시킴
- 반응: 안뜰, 촉각 고유수용성 정보에 대한 반응으로 뒤집기가 일어남
- 출현시기: 생후 4~6개월
- 통합시기: 생후 6개월~2(5)세
- 임상적 의의: 분절적 뒤집기의 발달을 촉진함

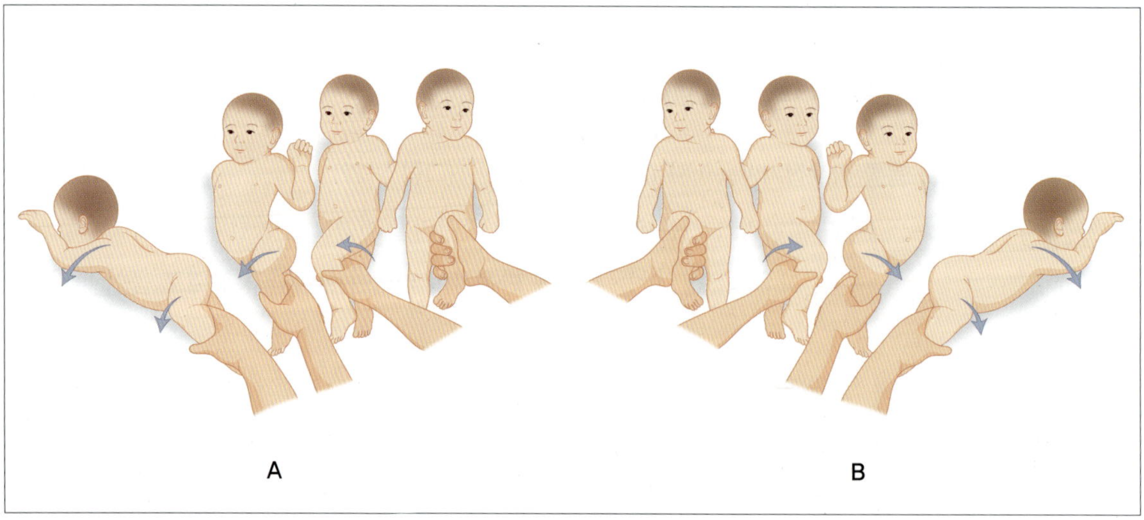

그림 5-23 몸통-몸통 바로잡기반응

③ 몸통–머리 바로잡기반응 Body righting reaction on the head, BOH(그림 5–24)

- 자극: 아기를 바닥에 엎드려 둠
- 반응: 지지면과 접해 있는 신체로부터 촉각과 고유수용감각정보에 반응하여 머리를 듬
- 출현시기: 출생~생후 2개월
- 통합시기: 5세 또는 평생토록 지속됨
- 임상적 의의: 서기, 걷기, 무릎서기의 준비로 머리를 지지면에 수직으로 분절적 뒤집기의 발달을 촉진함

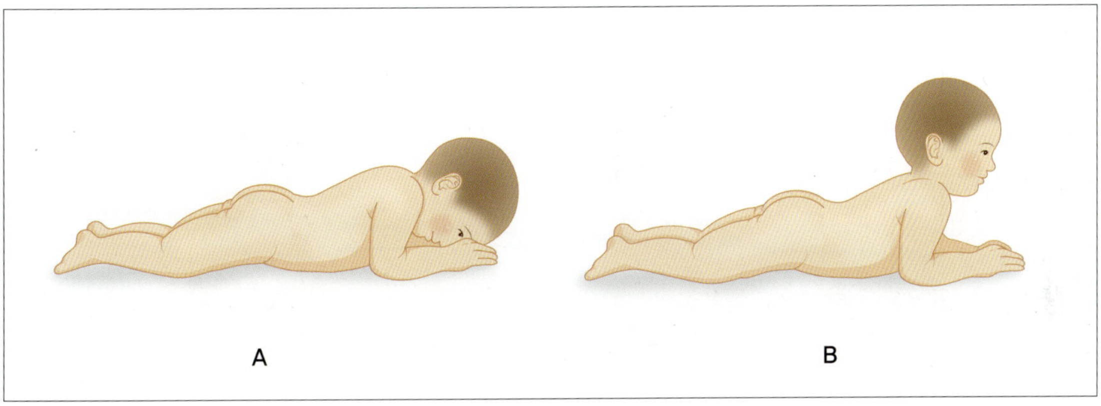

그림 5–24 몸통–머리 바로잡기반응

④ 시각바로잡기반응 Optical righting reaction, ORR(그림 5–25)

- 자극: 아기의 머리를 똑바로 세워 앞, 위 그리고 양 옆으로 기울임
- 반응: 시각과 안뜰 정보에 반응하여 머리를 바닥면에 대해 수직으로 유지
- 출현시기: 0~2개월
- 통합시기: 평생토록 지속
- 임상적 의의: 머리와 몸을 수평면에 대하여 똑바로 유지하게 해줌

⑤ 안뜰–머리 바로잡기반응 Layrinthine head righting(그림 5–26)

- 자극: 아기의 눈을 가린 채로 똑바로 들어 세우고 천천히 옆, 앞, 또는 뒤로 기울임
- 반응: 머리를 수직으로 세우고 안정적으로 유지함
- 출현시기: 생후 0~2개월
- 통합시기: 평생토록 지속
- 임상적 의의: 몸이 움직일 때 목이 따라가기 위하여 머리를 들어 수직으로 세울 수 있는 능력이 필요함

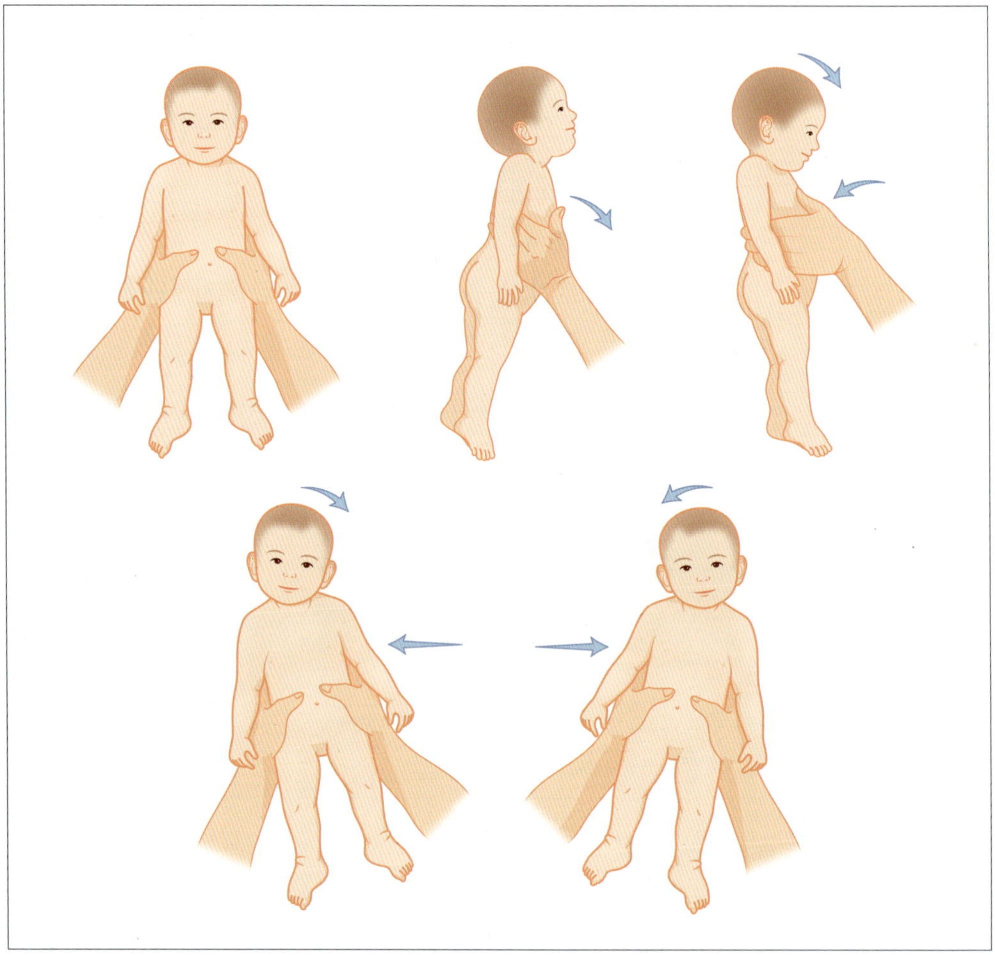

그림 5-25 시각바로잡기반응

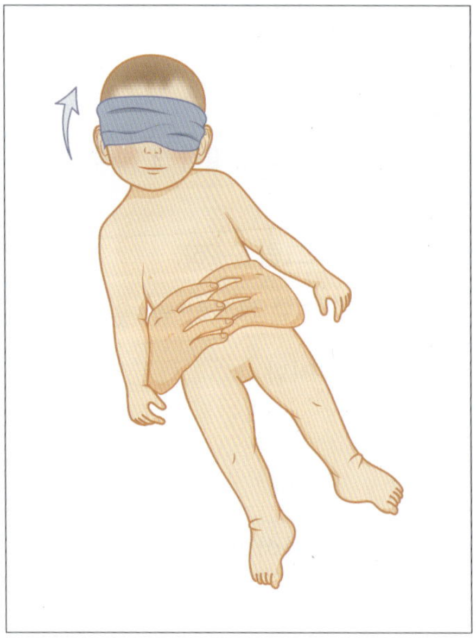

그림 5-26

안뜰-머리 바로잡기반응

⑥ 양서류반응 Amphibian reaction(그림 5-27)

- 자극: 팔 · 다리를 펴고 엎드린 자세에서 손으로 한쪽 골반을 들어올림
- 반응: 같은 쪽 팔과 다리가 굽힘 됨
- 출현시기: 생후 6개월
- 통합시기: 평생토록 지속

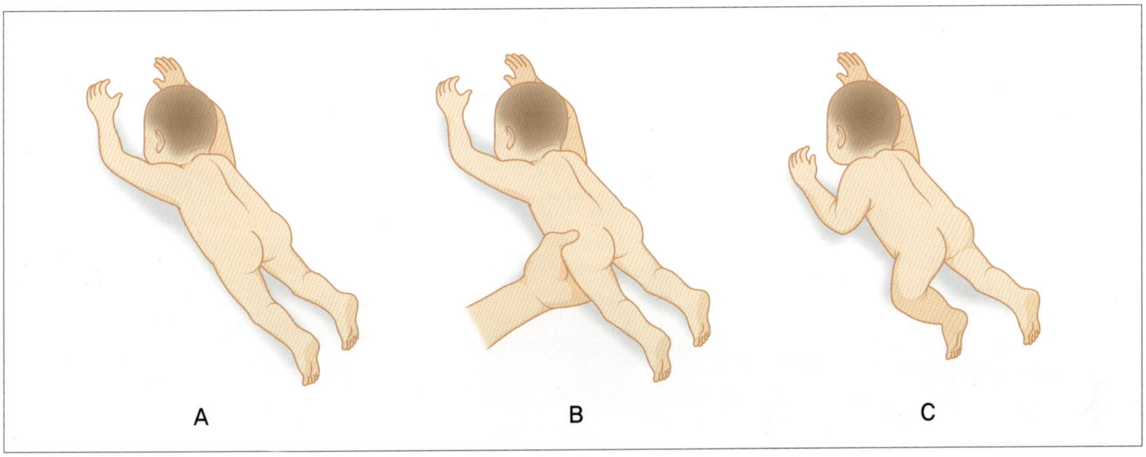

그림 5-27 양서류반응. A: 양팔과 다리를 펴시킨다. B: 한쪽(여기서는 왼쪽) 골반을 들어준다. C: 왼쪽 상지와 하지가 굽힘된다.

5) 자동운동반응

자동운동반응(autonomic movement reaction)에는 모로반사, 란다우반응 그리고 보호 폄반응 등이 있다.

① 모로반사 Moro reflex(그림 5-28)

- 자극: 아기의 머리 또는 몸을 재빨리 밑으로 낮추어 줌(빛, 소리, 움직임, 아기가 누워 있는 담요 끌어당김 등도 자극이 될 수 있음)
- 반응: 등, 팔, 손을 편 다음 가운데로 가져옴(다리에서도 반응이 나타날 수 있음)

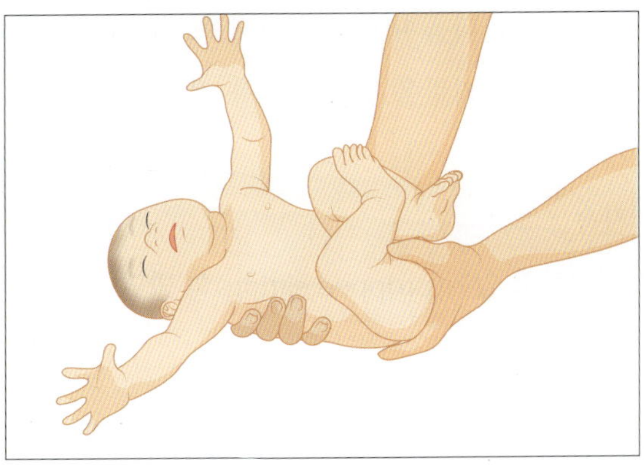

그림 5-28 모로반사

- 출현시기: 제태기간 28주
- 통합시기: 생후 4~6개월

② 란다우반응 Landau reaction(그림 5-29)

- 자극: 엎드린 자세나 검사자 팔에 걸쳐 든 자세에서 반응을 기다림
- 반응: 머리, 등, 힙 순서로 폄 자세(슈퍼맨자세)
- 출현시기: 생후 3~4개월
- 통합시기: 생후 12~24개월
- 임상적 의의: 출생 시의 전신 굽힘패턴에서 벗어남

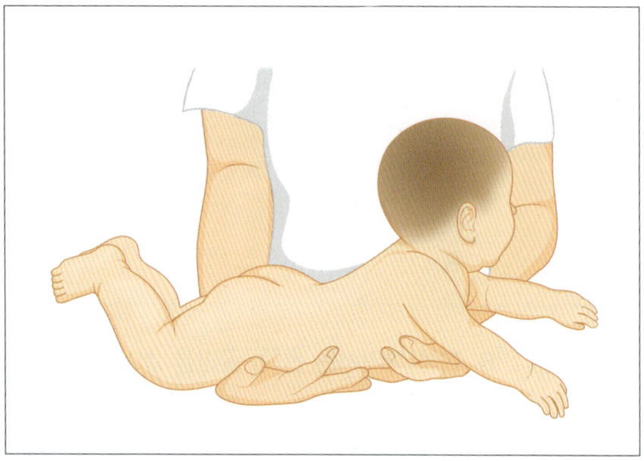

그림 5-29

란다우반사

③ 보호 폄 반응-아래쪽 Protective extension reaction-downward

- 자극: 공중에서 유아를 잡고 똑바로 세운 다음 아래방향으로 빠르게 움직임
- 반응: 양쪽 다리 가쪽 벌림 및 벌림 그리고 발등 굽힘되면서 발로 바닥을 짚으려 함
- 출현시기: 생후 4개월
- 통합시기: 평생토록 지속
- 임상적 의의: 서기의 준비 및 넘어지는 것에 대한 보호반응

④ 보호 폄 반응-앞쪽 Protective extension reaction-forward(그림 5-30)

- 자극: 유아를 잡고 똑바로 세운 다음 머리부터 아래쪽으로 빠르게 움직임
- 반응: 양팔을 폄 및 벌림하고 손가락을 벌려 바닥을 짚으려 함
- 출현시기: 생후 6~7개월
- 통합시기: 평생토록 지속
- 임상적 의의: 양팔로 지탱하고 앉기(propped sitting)의 발달에 필요함

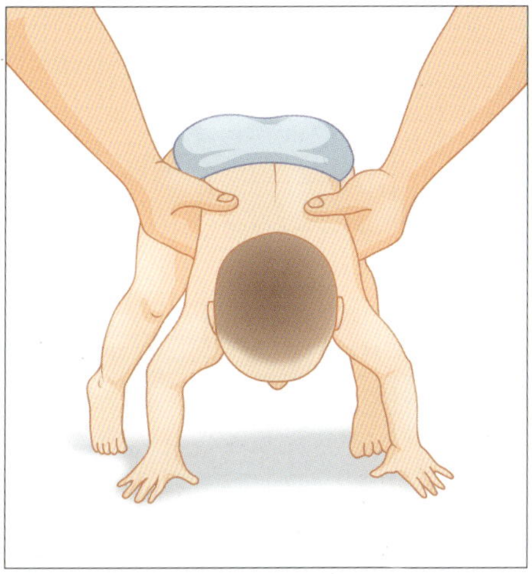

그림 5-30
보호 펌 반응–앞쪽

⑤ 보호 펌 반응–옆쪽 Protective extension reaction-sideward(그림 5-31)

- 자극: 다리를 앞으로 펴고 앉은 자세에서 가슴 밑이나 어깨를 잡고 옆쪽으로 살짝 밀어서 균형을 잃게 함
- 반응: 넘어지는 쪽 팔을 옆으로 벌림, 펌하고 손바닥과 손가락을 벌려 바닥을 짚으려 함
- 출현시기: 생후 7~8개월
- 통합시기: 평생토록 지속
- 임상적 의의: 독립적 앉기의 획득에 필요함

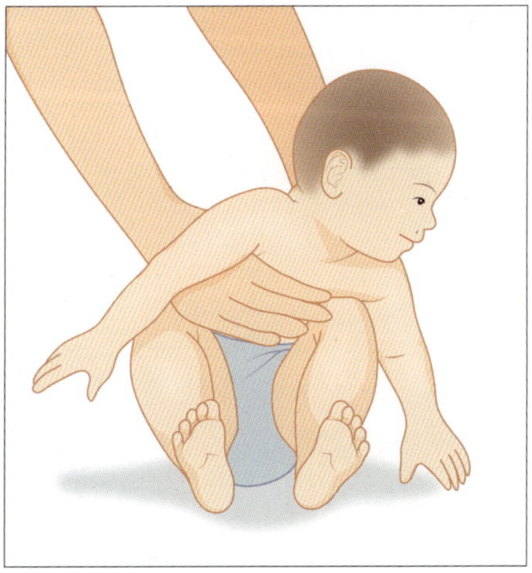

그림 5-31
보호 펌 반응–옆쪽

⑥ 보호 펌 반응–뒤쪽 Protective extension reaction-backward(그림 5-32)

- 자극: 다리를 펴고 대칭적으로 앉은 자세에서 뒤쪽으로 살짝 밀어 균형을 잃게 함
- 반응: 양팔을 뒤쪽으로 뻗어 짚으려 함
- 출현시기: 생후 9~10개월

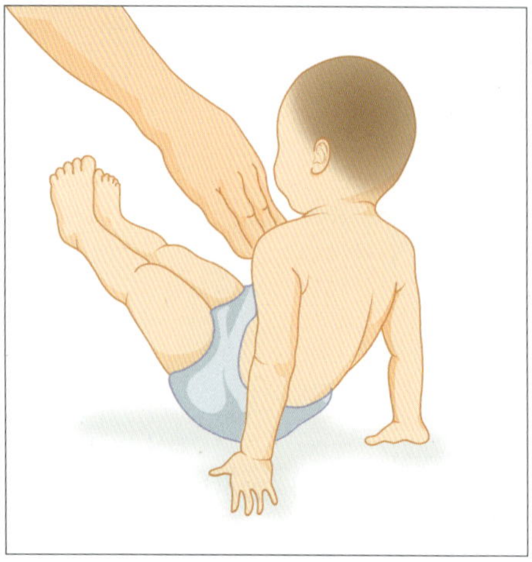

그림 5-32

보호 폄 반응-뒤쪽

- 통합시기: 평생토록 지속
- 임상적 의의: 독립적 앉기의 획득에 필요함

6) 대뇌겉질반응

대뇌겉질반응(cortical reaction)으로는 균형반응의 하나인 경사반응(tilt reaction)이 대표적이다. 이 책의 앞부분에서 설명했듯이 신체에 외부적인 동요(perturbation)가 가해졌을 때 팔과 다리로 특징적인 자세를 취해 균형을 잡는 것을 말한다.

① 누운 자세에서 경사반응 Tilting reaction in supine(그림 5-33)

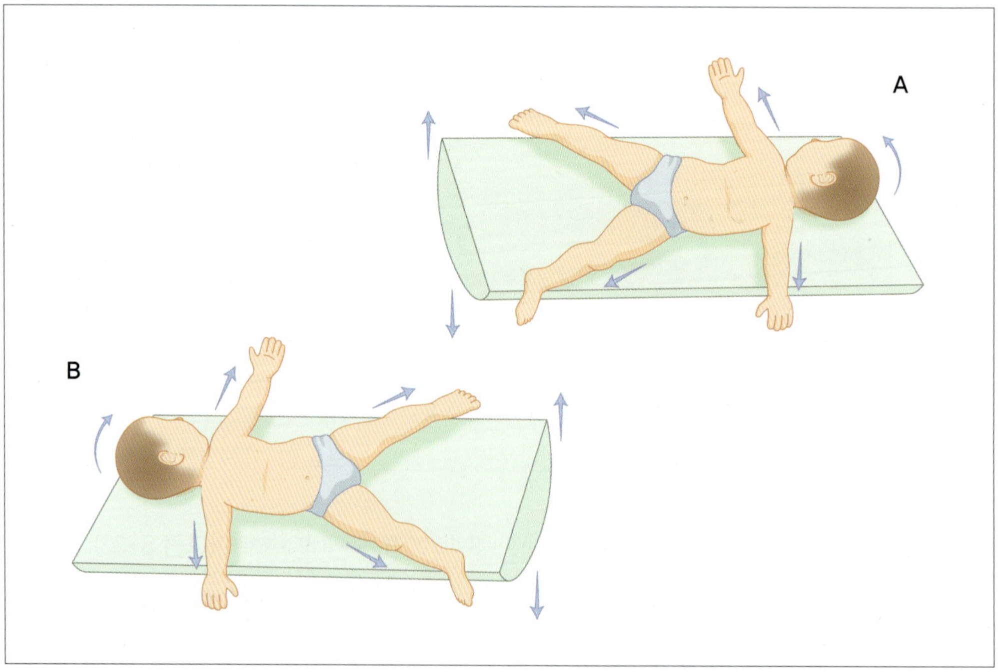

그림 5-33 누운 자세에서 경사반응

- 자극: 아기를 경사판에 바로 눕힌 상태에서 경사판을 한쪽으로 천천히 기울임
- 반응: 머리바로잡기반응, 가슴 폄, 기울어지는 반대쪽 팔 · 다리 벌림
- 출현시기: 생후 7~8개월
- 통합시기: 평생토록 지속
- 임상적 의의: 기저면이 불안정 할 때 균형을 유지하는 능력으로 이 반응이 발달해야 앞으로 네발기기, 서기, 걷기 등의 발달이 이루어짐

② 엎드린 자세에서 경사반응Tilting reaction in prone(그림 5-34)

- 자극: 아기를 경사판에 엎드려 눕힌 상태에서 경사판을 한쪽으로 천천히 기울임(안뜰 및 고유수용감각 자극)
- 반응: 머리바로잡기반응, 가슴 폄, 기울어지는 반대쪽 팔 · 다리 벌림
- 출현시기: 생후 5~6개월
- 통합시기: 평생토록 지속
- 임상적 의의: 기저면이 불안정 할 때 균형을 유지하는 능력으로 이 반응이 발달해야 앞으로 네발기기, 서기, 걷기 등의 발달이 이루어짐

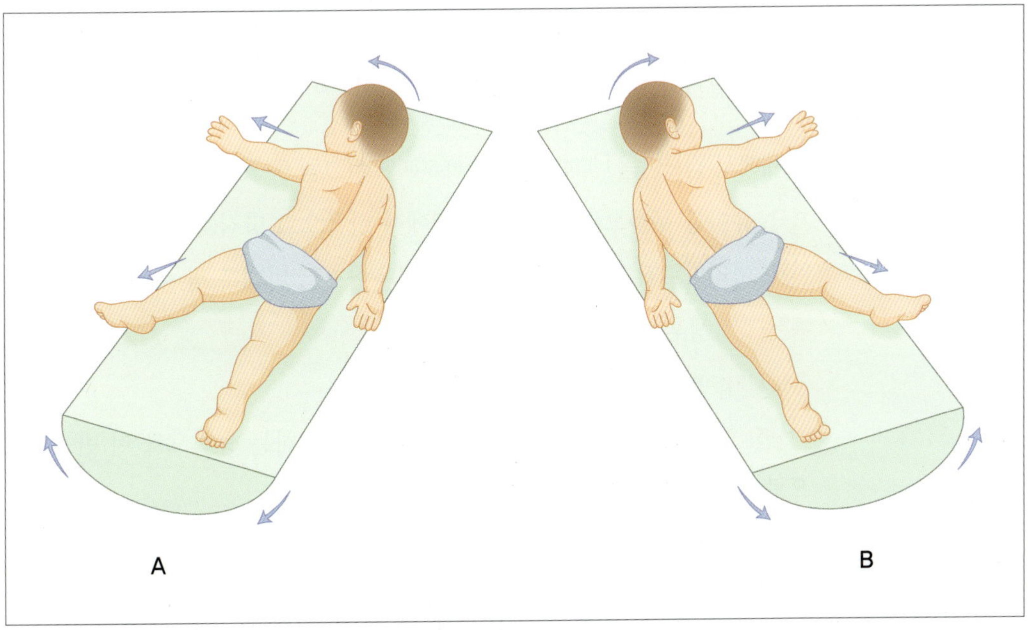

그림 5-34 엎드린 자세에서 경사반응

③ 앉은 자세에서 경사반응Tilt reaction in sitting(그림 5-35)

- 자극: 아기를 의자에 앉힌 자세에서 한쪽으로 당김(안뜰 및 고유수용성 감각 자극)
- 반응: 머리바로잡기반응, 가슴 폄, 기울어지는 반대쪽 팔 · 다리 벌림

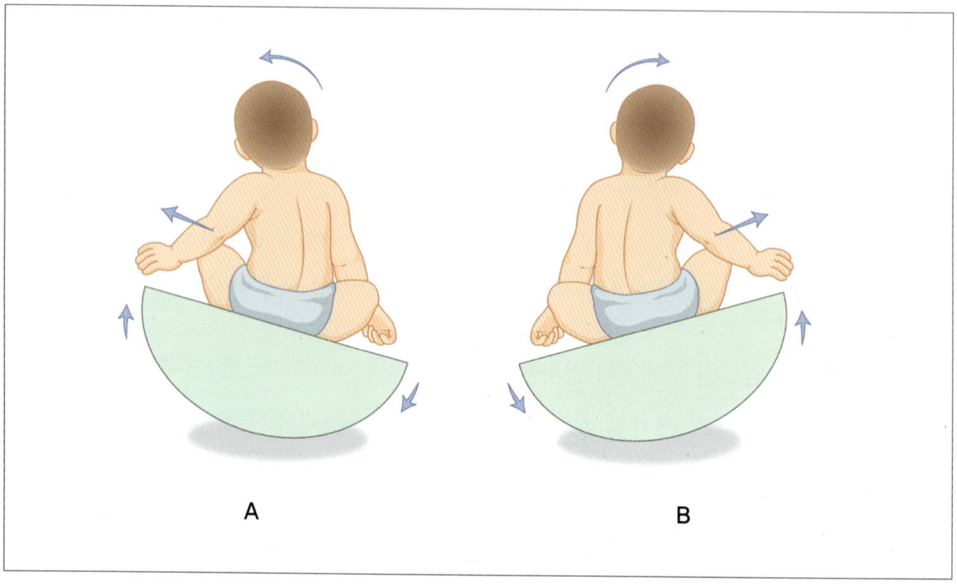

그림 5-35 앉은 자세에서 경사반응

- 출현시기: 생후 7~8개월
- 통합시기: 평생토록 지속
- 임상적 의의: 기저면이 불안정할 때 균형을 유지하는 능력으로 이 반응이 발달해야 앞으로 네발기기, 서기, 걷기 등의 발달이 이루어짐

④ 선 자세에서 경사반응 Tilting reaction in standing(그림 5-36)

- 자극: 유아를 무릎으로 서게 한 자세에서 한쪽으로 당김(안뜰 및 고유수용감각 자극)
- 반응: 머리바로잡기반응, 가슴뼈 폄, 기울어지는 반대쪽 팔 · 다리 벌림
- 출현시기: 생후 12~21개월
- 통합시기: 평생토록 지속
- 임상적 의의: 기저면이 불안정 할 때 균형을 유지하는 능력으로 이 반응이 발달해야 앞으로 네발기기, 서기, 걷기 등의 발달이 이루어짐

⑤ 시소반응 Seesaw reaction

- 자극: 힙과 무릎을 굽혀 발을 바닥에 대고 선 자세에서 유아의 손을 잡고 팔을 앞쪽 그리고 옆쪽으로 살짝 당김
- 반응: 머리바로잡기반응, 가슴 폄, 굽힌한 무릎 약간 벌림
- 출현시기: 생후 15개월
- 통합시기: 평생토록 지속

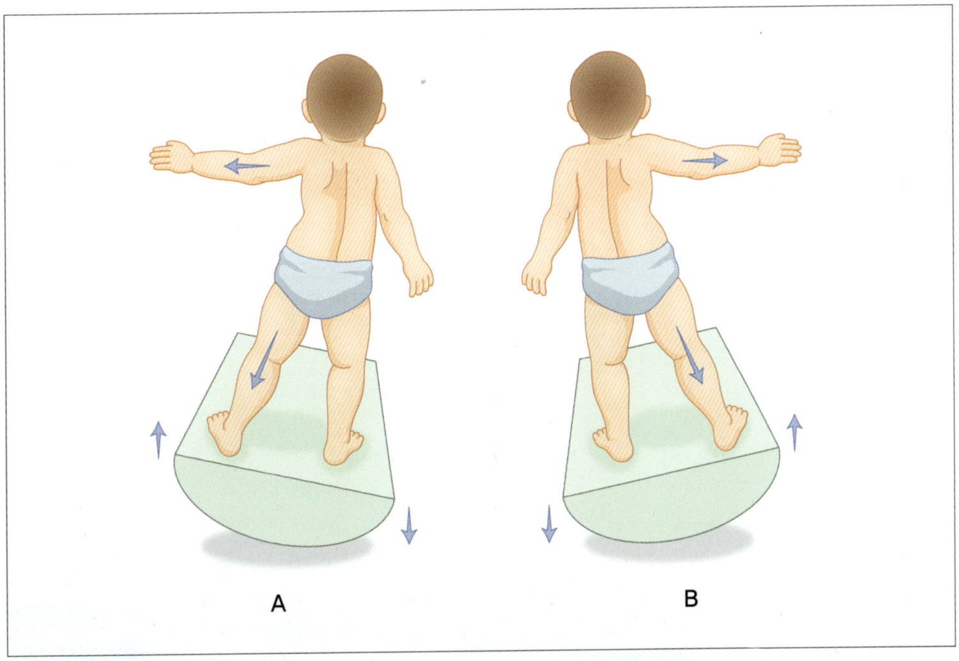

그림 5-36 선 자세에서 경사반응

⑥ 유인원반응 Simian position reaction

- 자극: 유아를 쪼그려 앉힌 자세에서 한쪽으로 기울임
- 반응: 머리바로잡기반응, 가슴 폄, 기울어지는 반대쪽 팔, 다리 벌림
- 출현시기: 생후 15~18개월
- 통합시기: 평생토록 지속

요점정리

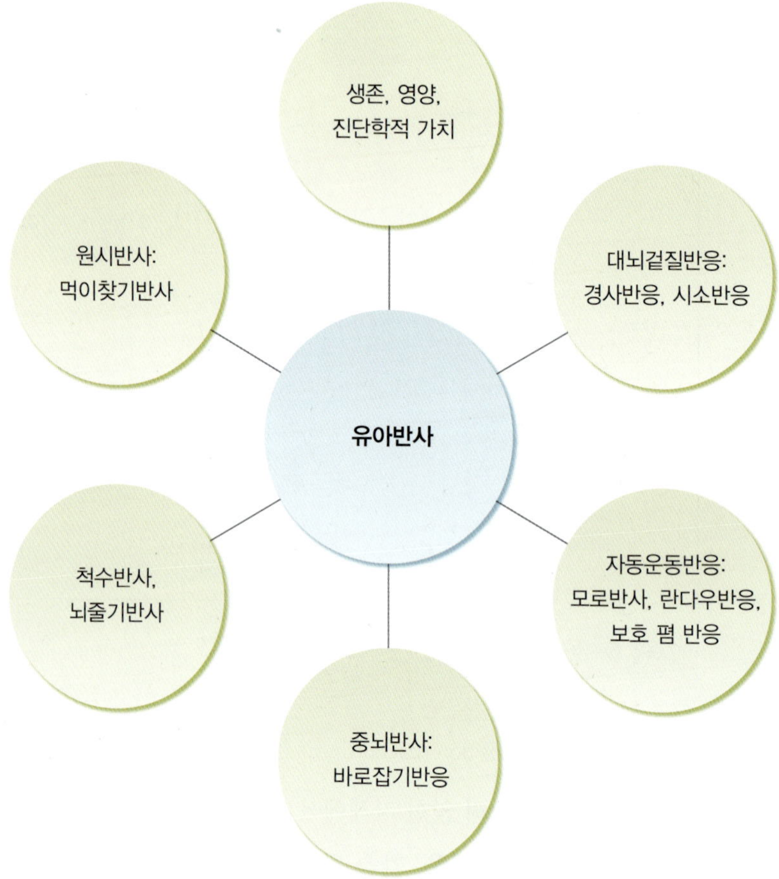

1. 유아반사는 막 태어난 신생아의 생존, 보호 그리고 영양 등과 관련 있다. 먹이찾기반사와 빨기반사는 영양에 관여한다.
2. 신경성숙이론의 관점에서 볼 때 신생아반사, 중추신경계 성숙에 의한 원시반사 억제, 중추신경계의 수의적 움직임 조절 그리고 초기반사에서 움직임패턴으로 통합과정을 거쳐 수의적 움직임이 발달한다.
3. 모로반사, 비대칭성긴장성목반사는 진단학적 의미가 크다.
4. 척수반사에는 굽힘회피반사, 폄밀기반사, 교차성폄반사 I 그리고 교차성폄반사 II 등이 있다.
5. 뇌줄기반사에는 비대칭성긴장성목반사, 대칭성긴장성목반사 I, II, 긴장성안뜰반사–바로 누운 자세 그리고 긴장성안뜰반사–엎드린 자세 등이 있다.
6. 중뇌반사는 신체감각, 시각, 청각, 후각 그리고 미각 등 다양한 감각자극에 대하여 목과 몸통의 바로잡기반응이 대표적이다.
7. 자동운동반응은 모로반사, 란다우반응이 대표적인 것으로 모로반사와 놀람반사의 차이점은 모로반사는 손을 펴고 놀람반사는 손을 구부린다는 것이다.
8. 대뇌겉질반응은 균형반응 중에서 외부에 의해 무게중심이 이동되었을 때 나타나는 경사반응이 대표적이다.

연습문제

1. 반사의 정의를 설명하시오.

2. 모로반사와 놀람반사의 차이를 설명하시오.

3. 뇌줄기 수준의 중요한 다섯 가지 반사의 이름을 나열하시오.

4. 머리바로잡기반응에 대하여 설명하시오.

5. 경사반응과 평형반응의 차이를 설명하시오.

참고문헌

1. Barnes MR, Crutchfield CA, Hezira CB. (1984). The neurophysiological basis of patient treatment. Vol. 2: Reflexes I motor development. Atlanta, GA: Stokeville.
2. Capute AJ, Accardo PJ, Vining EPG et al: Primitive Reflex Profile. Monographics in Developmental Pediatrics, Vol 1.University Park Press, Baltimore, MD, 1978.
3. Chandler LS, Skillen M, Swanson MW: Movement Assessment of Infants: a Manual. Authors, Rolling Bay, WA, 1980.
4. McGraw MB (1963). The neuromuscular maturation of the human infant, reprint edition. New York: Hafner
5. Stuberg W: Milani-Comparetti Motor Development Screening Test. Rev. Ed. Meyer Children's Rehabilitation Institute, University of Nebraska Medical Center, Omaha, NE, 1987.
6. 질병관리본부 2007 소아청소년 표준성장도표.

06

유아 및 아동의 발달평가

Developmental assessment of infant and child

학습목표

1. 발달평가의 목적을 이해한다.
2. ICF-CY 장애모델의 구성영역에 따른 평가도구의 분류를 이해한다.
3. 평가의 기본방법을 이해한다.
4. 표준화된 평가도구의 정의 및 특성에 대하여 이해한다.
5. 준거참조평가도구와 규준참조평가도구의 차이와 활용에 대하여 이해한다.
6. 평가 점수의 다양한 유형에 대하여 이해한다.
7. 소아치료사에게 유용한 선별검사도구, 운동발달영역 검사도구 그리고 포괄적발달평가도구의 종류와 특성을 이해한다.
8. 평가를 위한 소아치료사의 역량에 대하여 이해한다.

핵심단어

준거참조평가도구 Criterion-referenced tools

규준참조평가도구 Norm-referenced tools

신뢰도 Reliability

타당도 Validity

민감도 Responsiveness

원점수 Raw score

변환점수 Converted score

백분위수 Percentile

표준점수 Standard score

연령/학년등가점수 Age/grade equivalent score

선별 검사 Screening test

운동발달평가 Motor development assessment

포괄적발달평가 Comprehensive developmental assessment

ASQ-3 발달연령 및 단계 설문조사

Milani-Comparetti test-3 밀라니-콤파라치 신경운동발달검사-3

MAS 유아운동평가

TIMP 유아운동수행력검사

K-AIMS 한국판앨비타유아운동발달검사

K-GMFM 한국판대동작기능평가

GMPM 대동작수행력평가

K-PBS 한국판아동균형척도

K-TCMS 한국판아동몸통조절측정도구

PDMS 피바디운동발달검사

BOT-2 브뤼닝크스-오세레츠키 운동능숙도평가-2

BSID-3 베일리영유아발달검사-3

PEDI 소아장애평가

WeeFIM 아동용일상생활기능독립측정

SFA 학교기능평가

Movement ABC-2 아동움직임평가-2

대운동기술의 발달을 평가하는 것은 단순히 운동발달이정표의 획득 여부를 체크하는 것이 아니다. 근육 · 골격계통, 움직임의 질적인 면, 아이의 문제해결전략, 운동기술을 경험하고 연습하는 기회 및 환경 그리고 운동영역 이외의 다른 발달 영역도 함께 고려해야 한다. 이 장에서는 발달평가의 목적, 평가 방법, 표준화된 평가도구의 소개 그리고 이를 위한 소아치료사의 역량 등에 대해 알아보자.

1. 발달평가의 목적 Purposes of developmental assessment

평가는 근거중심소아치료를 효율적으로 수행할 수 있는 훌륭한 도구이다. 평가 결과에 따라 아이의 현재의 운동기능과 장애수준을 이해하고 소아치료과정을 계획할 수 있기 때문이다. 발달평가의 목적은 현재의 발달 수준 확인, 치료목표 설정 및 중재프로그램 계획 그리고 기능변화의 모니터링 등 크게 세 가지이다.

1) 발달수준 확인

병력청취(인터뷰), 임상관찰 그리고 표준화된 평가도구를 사용하여 아이의 현재 발달상태를 확인(identification)한다. 특히, ICF-CY 장애모델의 구성영역에 따라 신체 기능 및 구조(손상), 활동(제한) 그리고 참여(제한) 영역별로 장애를 확인하여 아동의 운동기능 상의 문제점(운동기능장애)을 파악하여 장애목록(문제리스트)을 작성한다. 박스 6-1에 생후 17개월 된 뇌성마비 유아 BC의 장애목록이 예시로 제시되어 있다.

2) 치료목표 설정 및 중재프로그램 계획

작성된 장애목록을 바탕으로 우선적으로 고려할 문제점을 정하는 것이 포인트이다. 이를 위하여 아동/부모의 참여가 중요하며 환경요인(형제자매의 여부, 가정분위기, 발달바우처 제도, 보조도구/장비 등)과 개인요인(아동의 성별, 나이, 성향 등)을 고려하여 현재 아동과 가족에게 가장 의미 있는 기능적 운동기술을 고민하고 치료의 방향으로 정하면 측정가능

박스 6-1 17개월 된 뇌성마비 BC 장애목록(문제리스트)

- 관절운동범위제한: 신체기능 및 구조의 손상
- 넙다리네갈래근 근력감소: 신체기능 및 구조의 손상
- 독립적 앉기의 제한: 활동제한
- 독립적 서기의 제한: 활동제한
- 걷지 못함: 활동제한
- 형과 집안에서 어울려 놀지 못함: 참여제한

한 치료 목표 설정(treatment goal setting)과 중재프로그램의 계획(intervention program planning)으로 자연스럽게 연결될 것이다.

3) 기능 변화 모니터링

발달평가를 통해 시간의 경과에 따른 기능 수준의 변화를 모니터링(monitoring) 할 수 있어야 한다. 위와 같은 3가지 조건을 갖춘 평가도구를 준거참조평가도구(criterion-referenced assessment tools)라 하며 아랫부분에서 자세하게 설명한다.

2. 평가의 기본방법 Basic methods of assessment

아동과 그 가족에 관해 다양한 정보를 수집하는 것으로 기본적으로 병력청취(인터뷰), 임상관찰 그리고 표준화된 평가도구를 사용하는 방법 등이 있다. 소아치료사는 위와 같은 평가결과들을 통합적으로 해석하여 아동/보호자가 이해하기 쉽게 결과를 설명해주며 협력적으로 최선의 치료계획을 세운다.

1) 병력청취

병력청취(history-taking)를 위한 인터뷰를 시작하기에 앞서 의무기록지를 먼저 검토한다. 의무기록지는 아동이 치료기관에 내원하여 서비스를 받는 재활팀의 모든 구성원, 즉 물리치료사, 작업치료사, 언어치료사, 사회복지사, 의사 그리고 간호사 들이 작성하는 각각의 기록 내용이 모두 포함된다. 소아치료 초기평가가 이루어지기 전에 의사와 작업치료사의 진료와 치료를 먼저 받았다면 해당 의무기록지들을 먼저 살펴보고 치료에 도움이 될 만한 정보를 수집한 후 병력청취를 시작한다. 박스 6-2에 의무기록지와 병력청취를 통해 확인 또는 수집해야 할 정보들이 나와 있다.

2) 임상관찰

임상관찰(clinical observations)은 평가의 매우 중요한 부분이다. 기본적으로 편안한 분위기에서 아이가 장난감을 비롯해서 주변 환경(사람, 물건)과 상호작용, 즉 놀이하는 모습을 관찰한다. 임상관찰은 기능적 자세와 움직임을 수행하는 운동패턴(motor patterns)을 관찰하여 통해 분석하는 '질적(qualitative)' 평가와 움직임과 관련된 신체계통의 기능을 검사하는 '양적(quantitative)' 평가로 이루어진다. 질적 평가에 대하여 다음에 나오는 기능적 자세 및 움직임의 관찰에서 좀 더 자세히 설명한다. 양적 평가는 신경계통, 근육 · 골격계통, 감각계통, 심장 · 혈관계통 등 움직임과 관련된 신체계통의 기능을 검사하는 것이다. 양적 평가의 측정체계는 주로 숫자나 등급이다.

박스 6-2 인터뷰 형식의 병력청취에서 수집할 내용

- 재태기간(예: 32주 4일)
- 출생 시 체중(kg 또는 g) 및 신장(cm)
- 현재 체중(kg 또는 g) 및 신장(cm)
- 임신(자연임신/인공수정)과 분만방식(정상분만/제왕절개)
- 유전 및 가족력
- 가족구성형태
- 머리둘레(cm)
- 아프가 점수: 1분, 5분
- 호흡기능: 호흡기 사용여부, 산소치료 여부, 산소포화도(%)
- 합병증: 질식, 신생아호흡곤란증, 기관지폐이형성증, 폐혈증, 뇌출혈(I/II/II/IV), 황달(광선치료 여부), 경기, 백질연화증 등
- 과거 및 현재의 약 복용 이력
- 먹기의 형태: 튜브영양공급, 분유, 모유수유, 이유식, 성인식, 식사 시간 간격
- 발달이력: 목 가누기, 뒤집기, 앉기, 배밀이, 네발기기, 잡고 서기, 서기, 걷기 등

(1) 기능적 자세 및 움직임의 관찰

기능적 자세 및 움직임(functional postures and movements)이란 일상생활(예: 집안·밖, 놀이터에서 놀기, 유치원 또는 학교 가기, 먹기, 옷 입기, 화장실 이용, 워커 보행 그리고 휠체어 이동 등) 시에 빈번히 취하는 자세와 움직임을 말한다. 7살 된 남아가 유치원가는 버스를 타기 위해 선 자세에서 차례 기다리기, 초등학생이 휠체어에 앉은 자세로 수업 듣기 그리고 쉬는 시간 화장실을 가기 위해 휠체어에 앉은 자세에서 일어서기 등은 일상의 과제(tasks)이다. 소아치료사는 다음과 같은 3가지의 신체역학적 접근법(biomechanical approaches)을 통해 기능적 자세 및 움직임을 분석한다.

- 운동형상학(kinematics)
- 운동학(kinetics)
- 근전도(electromyography)

이 중에서 운동형상학적 분석은 움직임의 패턴(movement patterns)을 질적으로 평가하는 방법으로 관절(분절), 즉 머리, 목, 몸통 그리고 팔·다리 등의 자세를 생리학적 움직임(예: 굽힘, 폄, 벌림, 모음, 안쪽 돌림, 가쪽 돌림), 정렬상태, 분리움직임, 체중지지/체중이동, 협응력(타이밍, 속도, 힘, 관절 범위) 등으로 분석하고 기술하는 방법이

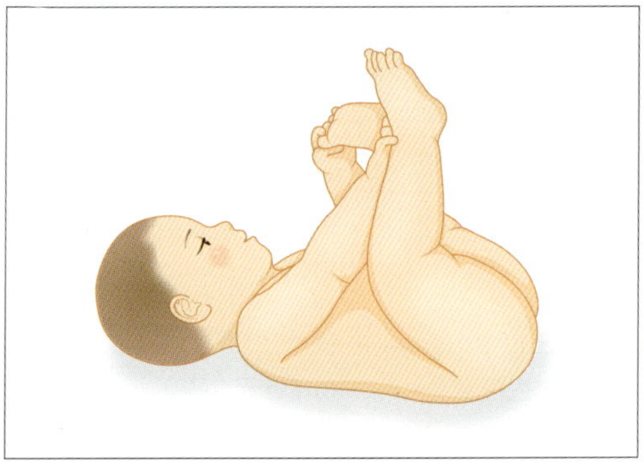

- 머리 신체중심선으로 가져오기
- 목 굽힘근의 활성화: 턱 끌어당기기
- 어깨 굽힘, 팔꿈치 폄
- 몸통 굽힘근의 활성화: 골반후방경사
- 힙 굽힘, 무릎 폄

그림 6-1 손으로 발을 잡고 있는 유아의 자세에 관한 운동형상학적 기술

다. 예를 들어, 그림 6-1과 같이 손으로 발을 잡고 있는 유아의 자세를 임상 관찰한 후 구두로 기술(발표)하거나 문서로 기록할 때는 어떻게 할 것인가?

영 · 유아 및 아동기의 대표적인 기능적 자세 및 움직임에 각기 참여하는 신체분절별로 어떤 생리적 움직임이 일어나는지 관찰하고 기록함으로써 정상과 비교해 미성숙하거나(immature) 비정상적인(abnormal) 상태를 확인하고 치료목표 및 중재계획의 유용한 정보로 사용할 수 있다.

■ 기능적 자세

- 바로 누운 자세
- 엎드려 누운 자세
- 옆으로 누운 자세
- 앉은 자세
- 네발자세
- 무릎으로 선 자세
- 선 자세

■ 기능적 움직임

- 뒤집기
- 앉은 자세에서 일어서기
- 앉은 자세에서 일어나 걷기
- 걷기
- 계단 올라가기/내려오기

다양한 활동의 수행에 필수적인 기본 자세를 구성하는 신체분절 별 생리학적 움직임은 표 6-1과 같다.

표 6-1
기본 자세 별 신체분절의 생리적 움직임

	바로 누운 자세	엎드려 누운 자세	옆으로 누운 자세	앉은 자세
골반 및 엉덩관절: 골반은 어깨와 평행한 상태로 정렬	• 엉덩관절 30~90° 굽힘 • 엉덩관절 10~20° 대칭적 벌림	• 엉덩관절 폄 • 엉덩관절 10~20° 대칭적 벌림	• 엉덩관절 굽힘 • 엉덩관절 10~20° 벌림	• 엉덩관절 90° 굽힘 • 엉덩관절 10~20° 대칭적 벌림
몸통: 똑 바로 편 자세	• 어깨와 골반은 평행정렬 • 몸통의 중립적 돌림	• 어깨와 골반은 평행정렬 • 몸통의 중립적 돌림	• 어깨와 골반은 평행정렬 • 약간의 가쪽 굽힘은 괜찮음	• 어깨는 엉덩관절 기저면의 위쪽에 위치 • 몸통이 돌림되면 안 됨
머리 및 목: 머리는 중립자세	• 얼굴이 앞을 향함 • 약간의 목뼈 굽힘	• 얼굴이 한쪽 옆을 향함 • 약간의 목뼈 굽힘	• 얼굴이 앞을 향함	• 얼굴이 앞을 향함
어깨 및 팔	• 양팔로 완전 지지 • 양팔은 몸통 앞쪽에 위치 • 아래팔은 몸통 위 또는 마루바닥에 놓임	• 양팔로 완전 지지 • 양팔은 몸통 앞쪽에 위치 • 어깨 굽힘 • 팔꿈치 굽힘	• 양쪽 팔로 지지 • 아래팔 앞쪽에 위치 • 어깨 끝으로만 누우면 안 됨 • 아래팔 중립 돌림 위치 • 위팔 0~40° 안쪽 돌림	• 양쪽 팔 몸통 앞쪽에 위치
다리 및 발	• 양쪽 무릎 굽힘 • 양쪽 발 90° 지지	• 양쪽 무릎 폄 • 양쪽 발 90° 지지	• 양쪽 무릎 굽힘 • 무릎 사이에 베개를 받쳐 줌	• 양쪽 무릎 90° 굽힘 • 양쪽 발목 90° • 양쪽 발로 지지면 완전 지지 • 양쪽 허벅지로 지지면 완전 지지

(2) 움직임과 관련된 신체계통 측정 및 평가

① 신경계통

- 근육긴장도: 신체 부위 또는 좌 · 우의 근육긴장도가 다를 수 있고 활동이나 자세에 따라 달라질 수 있다. 근육긴장도의 측정은 관절을 수동적으로 움직일 때 느껴지는 저항감을 기준으로 판단하며 병적으로 낮은 긴장도(hypotone) → 정상(normal tone) → 병적으로 높은 긴장도(hypertone) 등으로 분류한다. 근육긴장도에 따른 자세와 움직임의 특징은 표 6-2와 같다.

- 원시반사, 바로잡기반응, 평형반응: 원시반사에 대해서는 제5장 유아반사에서 다루고 있다.

- 경미한 신경학적 증상(soft sign): 미성숙한 신경학적 기능을 반영하는 것으로 대표적인 증상은 다음과 같다.
  - 서툰 움직임(awkward movement)

표 6-2
근육긴장도에 따른 자세와 움직임

근육긴장도의 분류	기술적 특징
병적으로 낮은 근긴장도	• 움직임의 시작(movement initiation)의 지연 • 주로 축성 근육(axial muscles)과 팔 · 다리의 몸쪽 근육의 긴장도가 감소됨 • 중력에 대하여 자세와 움직임을 취하거나 유지하기가 어려움 • 먼쪽 관절의 동시수축 결여 • 수의적 움직임의 제한
정상 근긴장도	• 움직이는 동안 빠르고 자동적인 자세조절이 일어남 • 과제에 따라 근육을 협력적, 상호교대적 패턴(reciprocal pattern)으로 사용하여 안정성(stability)과 운동성(mobility)을 적절히 조절함
병적으로 높은 근긴장도	• 경미한 수준: 느린 자세조정, 협응력 부족, 느린 움직임 • 중간 수준: 속도, 협응력, 움직임 패턴의 다양성, 능동 관절가동범위의 감소 • 심한 수준: 정형화된 움직임 패턴(stereotypic movement patterns)으로 근육의 뻣뻣함(stiffness), 능동관절가동범위 제한, 중력에 대해 움직이는 능력의 감소 또는 전혀 못 움직임, 움직임 패턴이 매우 제한적임
병적으로 변화하는 근긴장도	• 자세변화에 따른 근육긴장도의 변화를 예측하기 어려움 • 능동적인 움직임을 시작하거나 자세를 유지하기 어려움

- 움직임의 오버플로우(motor overflow)
- 오른쪽 – 왼쪽 혼동
- 경미한 안구운동장애
- 8~9세까지 원시자세반사(예: ATNR, STNR)의 지속

■ 균형: 기능적 정적 및 동적 균형검사 이외에 아동용 FRT (functional reach test, 기능적 팔 뻗기), K–PBS (Korean version of Pediatric Balance Scale, 한국판아동균형척도)와 같은 표준화된 평가도구를 사용한다. 또한 그림 6–2의 CTSIB (Clinical Test for Sensory Interaction and Balance, 평형감각상호작용검사)는 6가지 환경에서 30초간 선 자세를 유지할 때 발생하는 자세동요(postural sway)의 정도로 균형능력을 측정한다.

② 근육 · 골격계통

■ 관절가동범위: 유아 및 아동의 관절가동범위를 측정하기 전에 아래의 내용들을 고려한다.

- 아동의 관절가동범위의 기준치와 측정 방법에 대한 합의는 아직 정해진 바가 없다.
- 관절각도계에 대한 신뢰도가 다양한 실정으로, 그 이유는 관절각도계의 크기, 수치

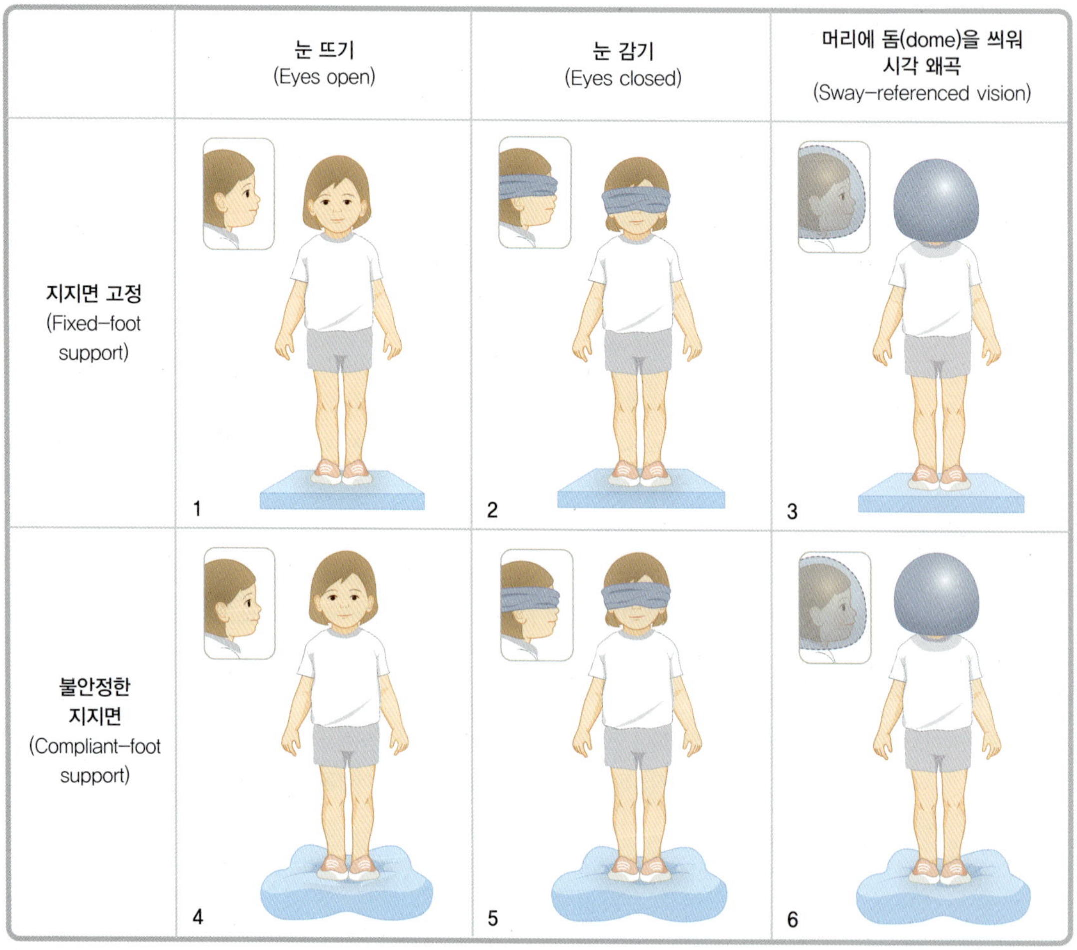

그림 6-2 CTSIB (Clinical Test for Sensory Interaction and Balance). 6가지 환경에서 감각 상호작용이 균형에 미치는 영향 평가. **1**: 눈 뜨고 안정적인 지지면에 서 있기(시각, 고유수용감각 온전함), **2**: 눈 감고 안정적인 지지면에 서 있기(시각 차단, 고유수용감각 온전함), **3**: 돔을 쓰고 시각을 왜곡한 상태로 서 있기(고유수용감각 온전함, 시각 왜곡), **4**: 불안정한 지지면(쿠션) 위에 눈 뜨고 서 있기(시각 온전함), **5**: 불안정한 지지면 위에 눈 감고 서 있기(시각, 고유수용감각 모두 차단), **6**: 불안정한 지지면 위에 돔 쓰고 서 있기(고유수용감각 차단, 시각 왜곡)

체계, 그리고 재질 등이 영향을 미칠 수 있어서이다.

- 유아의 경우, 뼈의 돌출 부위가 완전히 발달하지 않은데다 지방으로 덮여 있어 촉진을 하거나 관절각도계의 축을 배치하기가 어려울 수 있다. 부종, 통증, 유착, 근력감소 그리고 근육 비후 등이 나타날 경우 정확한 측정에 부정적으로 작용할 수 있다. 표 6-3에 만삭아와 조산아의 관절가동범위의 차이에 대해 나와 있다.

■ 도수근력검사

- 유아: 기능적 기술을 관찰하여 근육군 단위로 기능적 근력(functional strength)을 측정한다. 예를 들어, 손과 무릎의 자세, 바닥에서 엉덩이 들기 그리고 발을 입으로

표 6-3
만삭아와 조산아에서 관절가동범위의 차이

만삭아	조산아
• 상지: 팔꿈치 폄의 범위에서 30°까지 제한이 있을 수 있다. 이 점을 제외하면 성인과 비슷하다. • 하지: 출생 시에는 중추신경계의 성숙, 태아의 자세 비좁은 자궁 내 공간에서 받는 자극 등의 요인들로 인해 굽힘의 범위가 증가되어 있지만 시간이 지나면서 굽힘 편향성이 감소한다.	• 중추신경계의 미성숙, 비좁은 자궁 내 공간에서 받는 자극의 결여, 폄 위주의 자세 등으로 굽힘근의 긴장도가 결여되어 있다. • 폄근 편향성은 시간이 지나면서 감소하지만, 조산아는 만삭아가 갖는 우세한 굽힘 자세를 경험하지 못한다.

가져오기 등과 같은 항중력적인 움직임이 관찰된다면 참여하는 근육군은 F 이상의 기능적 근력을 갖는 것으로 해석할 수 있다. 좌 · 우의 근력이 대칭적인지 확인하고 보상패턴이 일어나는지 관찰한다. 근력 약화로 판단되는 경우는 다음과 같다. 왼쪽 기운목(left torticollis) 유아를 똑바로 잡고 앉힌 자세에서 왼쪽으로 몸을 기울여 주었을 때 머리바로잡기반응(head righting reaction)이 나타나지 않았다면 목의 오른쪽 가쪽 굽힘근의 약화를 의심할 수 있다.

• 아동: 체중과 신체사이즈를 고려하여 저항의 양을 결정한다. 좌 · 우 대칭적인 패턴으로 움직이는지 관찰하고 보상패턴의 여부도 확인한다. 약 7세가 되어야 전통적인 도수근력검사를 수행할 때 사용하는 지시사항을 이해하고 따를 수 있다.

■ 근 파워: 발달장애가 있는 아동이라면 기능적 발달자세를 관찰하여 근 파워를 평가할 수 있다. 예를 들어, 아동이 선 자세에서 쪼그려 앉을 때 장딴지근과 넙다리네갈래근이 편심성(eccentrically)으로 수축하는지 평가할 수 있고, 쪼그려 앉은 자세에서 일어설 때 뒤넙다리근에서는 편심성 수축 그리고 넙다리네갈리근에서는 동심성(concentric) 수축이 일어나는지 평가할 수 있다. 완전히 선 자세를 취한 상태에는 엉덩관절 폄 근육군이 동심성으로 수축하는지 평가할 수 있다. 반복측정이 필요한 파워 검사는 쪼그려 앉기-일어서기가 포함된 놀이를 유도하면 평가가 용이하다. 수축의 속도를 알아보려면 움직임의 시작과 멈춤 속도를 다양하게 바꿔주면서 이에 따라 아이가 자연스럽게 반응하는지를 살펴보면 된다.

■ 기운목: 누운 자세, 엎드린 자세 그리고 앉은 자세에서 목의 비대칭성이 나타나는지 관찰한다. 예를 들어, 오른쪽 기운목의 경우 보통 오른쪽으로 고개가 가쪽 굽힘되고 얼굴과 턱은 왼쪽으로 돌림되어 있다.

■ 척추측만증: 발을 모으고 자연스러운 자세로 서게 한다. 정면, 후면, 측면에서 머리, 몸통, 힙, 다리에 박스 6-3에 열거되어 있는 비대칭이 나타나는지 관찰한다. 척추측

박스 6-3 척추측만증의 징후

- 어깨 높이 차이
- 날개뼈 돌출
- 허리 높이 차이
- 골반 비대칭
- 좌 · 우 팔과 몸통 사이의 거리 차이
- 무릎 높이 차이
- 지나친 등뼈 뒤굽이증 또는 허리뼈 앞굽이증

만증의 검사로는 전방굽힘검사(forward bending test)가 대표적인 방법으로 아이를 세우고 검사자가 아이의 뒤쪽에 앉거나 무릎서기 자세를 취해 아이의 허리를 관찰한다. 아이에게 척추가 바닥과 거의 평행을 이룰 때까지 허리를 앞으로 굽히게 한다. 이때 무릎은 펴고 팔은 손바닥이 마주보게 하여 몸 옆에 편하게 늘어뜨리게 한다. 보상패턴으로 한쪽 갈비뼈의 돌출(rib hump)이 나타나는지 관찰한다.

- 척추뒤굽이증: 머리가 지나치게 전방으로 돌출되어 있는지, 특히 등뼈부위가 지나치게 둥근 형태는 아닌지 관찰한다.

- 척추앞굽이증: 골반 앞쪽 기울임 범위와 엉덩관절 굽힘 범위가 지나치게 증가해 있는지 관찰한다.

- 하지의 정렬상태
  - 엉덩관절 탈구: 양쪽 엉덩이의 비대칭적 주름, 벌림의 제한은 엉덩관절 탈구가 의심되는 증상이다. 이외에도 바로우검사(Barlow test), 오토라니클릭검사(Ortolani click test) 그리고 갈레아찌검사(Galeazzi test) 등이 엉덩관절 탈구를 알아보는 검사이다(그림 6-3).
  - 젖힌 무릎(Genu recurvatum): 무릎을 중립에서 10°를 넘어 과다 폄(hyperextension)한 상태를 젖힌 무릎이라 한다.
  - 과도한 밖굽이 무릎(Excessive genu valgum): 정강뼈의 몸쪽 관절면은 거의 수평을 이루므로 무릎의 가쪽면은 약 170~175°의 각을 이루며, 이를 밖굽이 무릎이라고 한다. 하지만 무릎의 이마면이 부정렬(malalignment) 상태로 가쪽 각도가 170° 이하일 때 과도한 밖굽이 무릎 또는 잠긴무릎(knock-knee)이라고 한다.
  - 안굽이무릎(Genu varum): 무릎의 이마면의 부정렬(malalignment)로 과도한 밖굽이 무릎과 반대로 가쪽 각도가 180° 이상일 때는 안굽이 무릎 또는 활 모양 다리(bow-leg)라고 한다.
  - 편평발(Pes plasnus): 평발(flatfoot)이라고도 한다. 안쪽세로활(medial longitudinal arch)이 만성적으로 내려가거나 낮아진 상태이다.

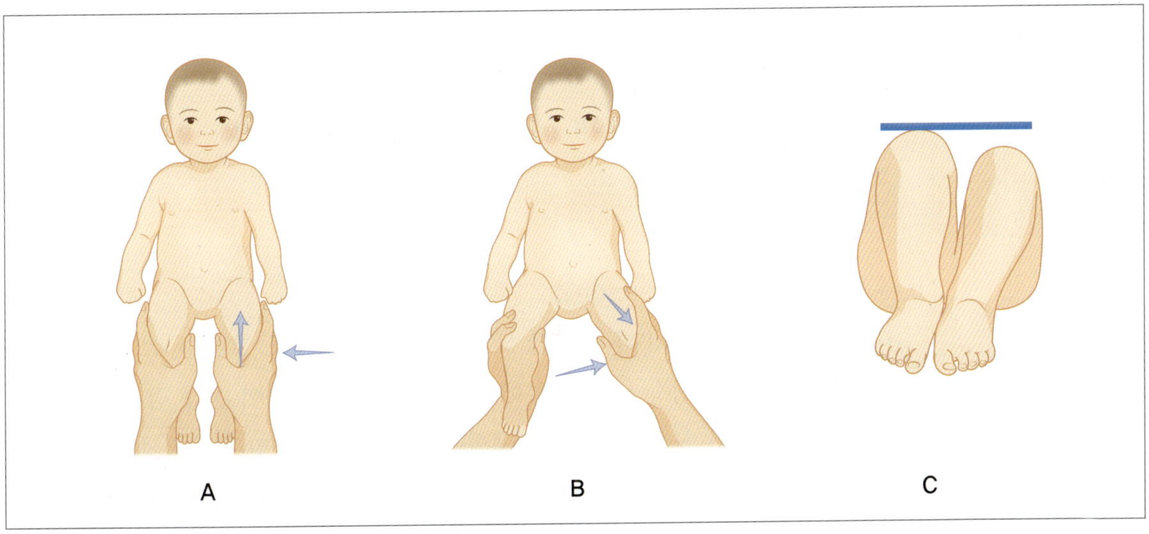

그림 6-3 엉덩관절의 3가지 탈구검사. **A:** 바로우검사(Barlow test): 검사하는 쪽 엉덩관절 90° 굽힘, 무릎관절 완전 굽힘 한 상태에서 엄지를 작은돌기(lesser trochanter)에 놓고 허벅지를 후방으로 가볍게 밀어주며 모음 시킨다. 이때 비구(acetabulum) 내에서 탈구되는 느낌이 들면 양성징후로 오토라니클릭검사로 확인한다. **B:** 오토라니클릭검사(Ortolani click test): 검사 쪽 엉덩관절 90° 굽힘, 무릎관절 완전 굽힘 한 상태에서 검사자의 2번째 손가락을 큰돌기(greater trochanter)에 대고 전방으로 밀어 올리며 엉덩관절을 벌림 할 때 딸각(click)하는 느낌이 들면 양성징후라 한다. **C:** 갈레아찌검사(Galeazzi test): 생후 3개월 이상 된 유아에게 실시한다. 유아를 눕히고 엉덩관절과 무릎관절을 굽힘하고 발이 바닥에 닿게 한 다음 무릎의 높이를 확인한다. 무릎 높이가 낮은 쪽 엉덩관절이 탈구된 것으로 볼 수 있다.

- 휜발(Clubfoot): 발바닥이 안쪽으로 향하며 골프채 모양으로 변형된 발을 말한다.
- 말발(Equinus): 첨족 또는 까치발이라고도 하며 발목관절 발등 굽힘이 제한(10° 미만)되어 발끝으로 서고 걷는다. 주로 아킬레스힘줄을 구성하는 장딴지근과 가자미근이 타이트해진 결과이다.

③ 심장 · 혈관계통

a. 신체활력징후

심박수, 호흡수, 혈압, 동맥혈 산소포화도 그리고 체온 등이 포함된다. 출생~3세의 심박수와 혈압은 표 6-4 그리고 출생~16세의 호흡수는 표 6-5와 같다.

표 6-4
출생~3세의 심박수 및 혈압

신체활력징후(단위)	출생~1개월	2개월~3세	3세 이상
심박수(bpm)	120~200	100~180	70~150
수축기 혈압(mm Hg)	60~90	75~130	90~140
이완기 혈압(mm Hg)	30~60	45~90	50~80

표 6-5
출생~16세의 호흡수

신체활력징후(단위)	출생~1개월	2개월~6세	6~10세	10~16세
호흡수(회/분)	35~55	20~30	15~25	12~30

b. 운동기능검사(Exercise testing)

다양한 부하(workload)가 주어진 상태에서 심박수, 혈압, 호흡수, 호흡패턴 그리고 산소포화도 등 심장·혈관계통에 대한 정보를 구하고 이 운동 검사 결과에 따라 아이에게 적합한 유산소운동을 계획할 수 있다. 운동 및 활동내성(activity tolerance)의 평가는 아이뿐 아니라 물리치료가 필요한 모든 연령의 대상에게 필요한 검사이다. 만 3세 미만의 아동은 "정식(formal)" 운동검사를 할 수 없으므로 울기(crying), 먹기(feeding) 그리고 놀이활동(play activities) 등을 통해 활동내성을 평가한다. 만 3세 이상의 아동이라면 Oded Bar-Or와 Thomas Rowland가 2004년 개발한 최대하트레드밀(submaximal treadmill) 프로토콜과 계단 운동내성프로토콜(stair exercise tolerance protocol)을 사용한다. 검사 시에는 균형을 잃고 넘어지는 일이 없도록 근접감독(close supervision)을 한다. 6세 이상에서는 표준화된 운동검사프로토콜에 따라 에르고미터(ergometer) 부하 또는 트레드밀 속도를 조정하여 검사한다. 운동검사와 더불어, 삶의 질 요소를 강조하는 신체피트니스(physical fitness) 부분도 측정한다. 6분 보행검사 또는 12분 보행검사가 대표적인 방법이다.

운동기능검사의 금기증은 다음과 같다.

- 급성열성질환
- 급성감염성심장질환: 심근주위막염, 심근염
- 천식
- 급성신장질환
- 급성간염
- 인슐린의존성당뇨질환을 앓는 아동으로 처방된 인슐린 또는 약물 과다 사용으로 운동에 대한 심장호흡반응에 영향을 줄 수 있는 경우

3) 표준화된 평가도구의 사용

표준화된 평가도구의 특징은 다음과 같다.

- 아동중심으로 정보를 구할 수 있다.
- 검사자는 객관화된 방법으로 평가를 수행한다. 매뉴얼이 있어 평가도구가 개발된 이론적

개념, 특성, 사용 전 교육 방법, 필요한 준비물, 평가방법 그리고 결과해석 등에 대한 정보를 알 수 있다.

- 신뢰도, 타당도 그리고 민감도 등의 심리측정학적 속성(psychometric characteristics)이 조사되어 있고 그 결과를 양질의 논문을 통해 확인할 수 있다.
- 검사자는 평가를 시행하고 결과를 해석하기 위하여 교육 및 훈련이 필요하다.
- 검사결과는 현재의 발달수준을 알려준다.
- 검사결과를 바탕으로 치료목표를 설정하고 중재프로그램을 계획할 수 있다.
- 발달수준을 추적 검사(follow-up)하여 기능의 변화를 모니터링할 수 있다.
- 크게 준거참조평가와 규준참조평가로 나뉜다.

(1) 표준화된 평가도구의 분류

표준화된 평가도구는 크게 준거참조평가 대 규준참조평가(criterion-referenced vs. norm-references assessment)로 나뉜다.

① 준거참조평가도구

준거참조평가(criterion-referenced assessment)는 아이의 수행력을 외적 기준(external criteria) 또는 특정 영역의 기준과 비교한다. 준거참조평가도구를 구성하는 항목들은 발달학적 단계에 맞게 구성되어 있거나 주된 발달 영역의 완전습득을 나타낸다. 아동의 점수는 같은 연령대의 평균적인 수행력을 나타내는 것이 아니라 관심 영역 안에서 발달 수준이 어느 정도인지를 뜻한다. 준거참조평가를 주기적으로 시행하여 또래집단의 평균수준이 아닌 아이 자신의 이전 수행점수와 비교하는 방식으로 발달수준을 모니터링한다. 준거참조평가의 결과에서 아이가 완전히 습득한 운동기술과 이제 막 습득하기 시작한 운동기술이 무엇인지 알 수 있기 때문에 각 아동마다 발달하기 시작한 운동기술을 바탕으로 치료적 중재를 계획하고 학습시킬 수 있다. 즉, 각 아동의 치료적 운동과제가 발달학적으로 적합하다는 것을 입증할 수 있다는 의미이다. 다수의 문헌 근거에 의하면, '평가의 목적이 중재의 계획'일 경우 준거참조평가도구를 사용한다.

소아치료사는 치료를 계획하고 그 효과를 평가하기 위하여 표준화된 준거참조평가도구를 사용한다. 이러한 도구들은 정상운동발달의 속도와 단계를 바탕으로 구성되어 있다. 민감도가 확인된 준거참조평가도구를 사용함으로써 치료효과를 확인할 수 있다. 민감도는 타당도의 특별한 형태로 치료의 효과를 통계량으로 입증한다. K-GMFM (Korean version of Gross Motor Function Measure, 한국판대동작기능평가)은 치료목표 설정, 치료 계획 그리고 치료효과의 평가 등을 목적으로 만들어진 대표적인 준거참조평가도구이다.

준거참조평가에는 특별한 두 가지 형태, 즉 '커리큘럼평가(curriculum-based assessment)'와 '개인준거참조측정(individual criterion-referenced measures)'이 있다(박스 6-4).

박스 6-4 커리큘럼평가와 개인준거참조측정

커리큘럼평가

커리큘럼평가(curriculum-based assessment)가 개발된 배경은 나라 전체의 규준-참조검사로는 각 학교의 교과과정을 모두 반영하지 못하므로 검사결과에 따라 개별 학생의 지도를 계획하기 위해서이다. 커리큘럼평가는 학교 별로 학생들의 교과과정의 성취 수준을 측정하며 특히, 개별교육계획이 요구되는 특수교육 환경에서 필요하다. 특수교육학자 Dana Bailey에 의하면 특수교육이 필요한 6세 이하 아동의 커리큘럼을 계획할 때는 운동 발달을 포함해 다양한 발달영역을 고려해야 하며 크게 다음의 세 가지 측면을 강조하였다.

- 연속적인 정상 운동발달이정표의 습득
- 인지 및 언어발달은 피아제의 감각운동발달의 틀 속에서 이해
- 독립성 향상을 가져올 기능적 기술의 획득

조기중재프로그램에 사용되는 커리큘럼평가도구에는 Early Intervention Developmental Profile (EIDP), Hawaii Early Learning profile (HELP) 그리고 Carolina Curriculum for Infants and Toddlers with Special Needs (CCITSN) 등이 있다.

개인준거참조측정

개인준거참조측정(individual criterion-referenced measures)은 아동마다 개별적인 기준(준거)을 달성했는지 측정하는 것으로 아동 개개의 발달상의 변화를 측정하는 것을 목적으로 한다. 운동발달 목표(behavioral objectives)와 GAS(목표달성척도, Goal Attainment Scale)가 개인준거참조 측정도구에 속한다. 아동마다 개별 목표 또는 준거를 사용하는 준거참조평가는 물리치료를 받는 아동을 평가할 때 규준참조평가에 비해 여러 가지 장점이 있다. 첫째, 물리치료의 직접적인 효과를 측정할 수 있는 목표를 설정할 수 있다. 둘째, 준거의 성취는 발달에 있어서 의미 있는 향상을 뜻하며 이 발달 상의 변화는 규준참조평가도구의 항목을 통과하는데 필요한 점수 변화에 비해 낮아서 개별 아동의 특성이 반영된다는 장점을 갖는다. 또한 움직임의 질에 중점을 둘 수 있다. 하지만, 성취 수준을 정하는 치료사와 부모의 임상적 판단에 의존해야 하므로 아동의 발달 잠재력이 과대 또는 과소평가될 수 있다는 제한점도 있다. 운동발달목표를 설정할 때는 다음의 네 가지 요소를 포함시킨다.

- 대상 아동
- 운동 목표: 관찰가능, 반복가능, 움직임의 시작과 끝이 분명한 운동발달목표
- 중재환경: 구두 또는 감각 큐(cue), 신체적 보조, 보조장비 등
- 준거(목표) 성취
    - 목표한 자세와 움직임의 획득에 소요된 시간, 거리
    - 관찰가능 한 해부학적 연관성 기술: 예를 들어서, 발뒤꿈치-발끝 보행형태를 이용한 걷기, 아래팔에 체중지지하고 엎드린 자세 유지
    - 주어진 시간 내에 수행한 빈도
- 목표 성취에 필요한 시간

② 규준참조평가도구

규준참조평가(norm-referenced assessment)는 아동 개인의 발달을 또래 집단의 평균점수, 즉 평균적인 발달 수준에 비교할 목적으로 사용한다. 규준이란 대표 표본(representative sample)의 정상 또는 평균 수행력으로 정의된다. 규준참조평가는 심각한 발달지연을 가려내기 위할 목적으로 진단학적 평가의 일환으로 시행한다. 또한 분류(classification)의 목적으로도 쓰인다. 분류는 아동이 특정한 치료, 미국의 경우라면 조기중재프로그램(early intervention program)의 서비스를 받을 수 있는 자격기준(eligibility criteria)에 맞는지를 결정하는 과정으로 정의된다.

규준참조평가도구의 평가항목도 예측할 수 있는 속도와 순서대로 정상발달이 이루어진다는 개념에 따라 구성되어 있다. 월령/연령이 높은 유아/아동은 보다 어린 경우에 비해 발달 수준이 높을 것이므로 규준참조평가에서 높은 점수를 받을 것으로 여긴다. 대표표본 또는 규범적 표본(normative sample)은 우리나라 아동의 특성을 반영해야 한다. 평가의 목적이 진단 또는 분류일 경우 평가결과가 평균점수에 해당하는지 보다는 표준편차 범위에 속하는지에 일차적인 관심을 갖는다. 예를 들어, 표준편차 −1.0 또는 −1.5는 정상발달과 발달지연을 구분짓는 커트라인 점수이다. 각기 16백분위수와 6백분위수를 가리키므로, 규범적 표본의 아동들 중에서 평가를 받은 아동보다 점수가 낮은 경우는 16% 또는 6% 밖에 없다는 의미이다. 표준점수가 커트라인 점수와 같거나 낮다면 이것은 발달상에 지연(delay)을 의미한다.

하지만 규준참조평가도구는 치료목표설정, 치료계획 그리고 치료효과 평가 등과 같은 소아치료사의 주된 관심사에 대한 정보를 제공해주지 못한다는 제한점이 있다. 표 6-6에 준거참조평가와 규준참조평가의 특성이 정리되어 있다.

(2) 표준화된 평가도구의 심리측정학적 속성

① 타당도

타당도(validity)는 검사도구가 측정하고자 하는 내용을 얼마나 충실히 측정했느냐에 관한 것으로 검사목적에 따른 평가도구의 적합성을 의미한다.

a. **구성타당도(Construct validity)**: 평가도구가 개발된 이론 또는 가설을 검증한다.

b. **내용타당도(Content validity)**: 평가항목이 측정하고자 하는 속성을 얼마나 잘 측정하는지에 관한 것이다.

c. **동시타당도(Concurrent validity)**: 평가할 내용을 이미 공인된 검사도구(gold standard)와 비교하는 것이다.

d. **예측타당도(Prediactive validity)**: 검사결과를 바탕으로 향후 발달수준을 예견하는 것으로 예를 들어, 생후 3개월의 'K-AIMS (Korean version of Alberta Infant

표 6-6
준거참조평가 대 규준참조평가

규준참조평가	준거참조평가
■ 목적 • 개인의 수행점수를 대표집단의 기준점수와 비교 • 연령수준 수립 시에 사용 • 진단용 • 중재결과평가(모니터링)에 민감하지 않음	■ 목적 • 개인의 수행점수를 개별목표나 평가항목의 완전수행의 정도와 비교 • 도구의 구성항목들이 중재효과에 민감하므로 중재프로그램계획 및 시간의 경과에 따른 치료결과 평가에 유용
■ 항목구성 • 과제분석이 어려움 • 중재 목표와 연관성이 약함	■ 항목구성 • 과제분석이 용이함 • 중재의 목표와 밀접한 관계가 있음
■ 사정방식: 표준화된 형태로 시행	■ 사정방식: 표준화된 형태로 사용
■ 점수측정: 대표 비교그룹을 기준으로 한 상대평가	■ 점수측정: 절대기준(개별목표나 평가항목의 완전수행)에 따른 평가
■ 측정의 속성: 신뢰도, 타당도 확인	■ 측정의 속성: 신뢰도, 타당도, 민감도 확인

Motor Scale, 한국판앨버타유아운동발달검사) 평가점수로 같은 아이가 2세가 되었을 때의 운동발달수준을 예측하는 것이다.

② 신뢰도

신뢰도(reliability)는 평가도구가 측정하고자 하는 내용을 얼마나 정확히 오차 없이 측정하는지에 대한 평가도구의 일관성(consistency)을 뜻한다. 신뢰도는 검사자간신뢰도(inter-rater reliability), 검사자내신뢰도(intra-rater reliability), 검사-재검사신뢰도(test-retest reliability) 등 세 가지이다. 신뢰도를 나타내는 값 즉, 신뢰도계수는 다양한 통계량으로 표현하지만 주로 급내상관계수(intraclass correlation coefficient, ICC)를 사용한다. ICC의 기본 개념과 ICC 값의 해석에 대하여 알아보자. ICC는 독립측정이나 반복측정의 결과가 일치하는 수준을 나타내는 통계량으로 값의 범위는 0.0–1.0이다. ICC 값이 0.9 이상인 경우 일치율이 81%로 임상에서 적용이 가능할 정도로 신뢰도가 높은 것으로 간주한다.

a. **검사자간신뢰도:** 두 사람 이상의 검사자가 한 가지 측정도구로 동일한 대상을 측정하는 경우 검사자들 간에 측정결과가 얼마나 일치하는지를 나타낸다. 예를 들어, 소아치료사 2명이 5살 다운증후군의 하지 주요 근육군의 MMT를 측정했을 때 그 결과가 얼마나 일치하는가를 말한다.

b. **검사자내신뢰도:** 한 명의 검사자가 한 가지 평가도구를 반복 측정했을 때 일관된

검사결과가 나오는 정도를 말한다. 반복측정은 피검사자의 기능적 수준에 변화가 일어나지 않는 시간 상의 차이를 두고 이루어져야 한다. 예를 들어, 뇌성마비라면 반복측정의 시기가 4주를 넘지 않아야 하며 물론 이 시기 동안 첫 평가 때와 다른 특별한 중재가 제공되어서는 안 된다.

c. **검사-재검사신뢰도:** 평가도구를 반복적으로 사정했을 때 평가도구가 검사하고자 하는 내용을 일관되게 측정해주는 정도를 검증하는 것이다. 검사-재검사신뢰도는 검사 간격, 검사대상자의 피로, 반복평가로 인한 학습, 측정하고자 하는 특성의 변화 등에 영향을 받는다.

③ 민감도

민감도(responsiveness 또는 sensitivity to change)는 중재전과 후의 점수변화가 실제로 환자의 기능향상을 반영하는지를 나타내주는 통계량이다. 민감도를 나타내는 통계량은 ES (effect size), MCID (minimal clinically important difference), MDC (minimal detectable change) 그리고 SRM (standardized response mean) 등 다양하며 실제로 환자의 기능에 의미 있는 향상이 나타난 것을 입증하는 중재전 · 후의 측정점수 상의 최소한의 변화를 말한다. '평가도구가 시간의 경과에 따른 변화를 측정할 수 있는가?', '평가도구가 환자에게 임상적으로 의미 있는 변화를 측정할 수 있는가?'와 같은 질문에 대한 답이다. 민감도가 높은 평가도구일수록 치료결과의 평가와 지속적인 모니터링에 유용하다.

(3) 점수의 유형

평가도구의 검사 결과를 표시하는 점수의 유형은 크게 원 점수(raw score), 변환점수(converted score), 백분위수(percentile score), 표준점수(standard scores) 그리고 연령/학년 등가점수(age/grade equivalent score) 등이다.

① 원점수Raw score

특정검사에서 통과하거나 수행한 항목 점수의 합이다.

② 변환점수Converted score

아이의 수행점수를 절대적 또는 상대적으로 해석하기 위하여 원 점수를 변환시킨 점수이다.

③ 백분위수Percentile score

특정 원 점수 이하의 점수를 받은 아동의 백분율(%)이다(그림 6-4).

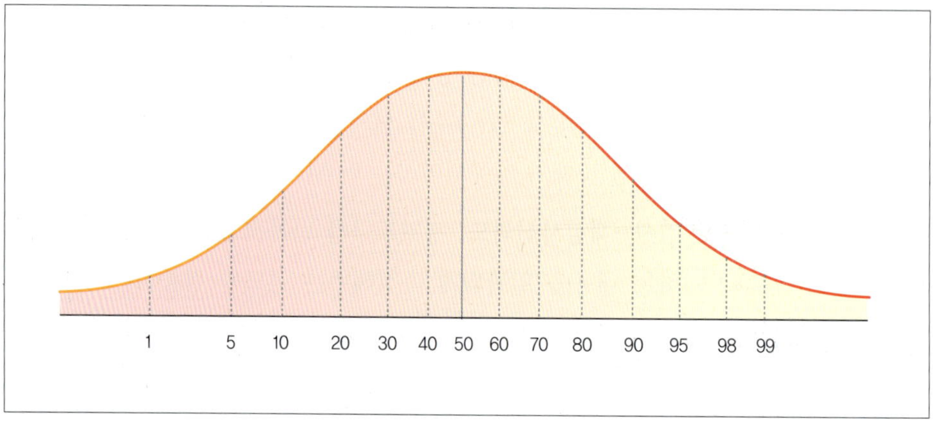

그림 6-4 백분위점수

④ **표준점수**Standard scores

아이의 점수를 또래의 점수와 비교한다. 사전에 결정된 평균과 표준편차를 이용하여 정규분포를 이루도록 변환된 점수들을 총칭하는 용어이다. 표준점수의 종류에는 Z 점수, T 점수, 구분점수 그리고 발달지수 등이 있다.

a. **Z 점수**(Z score): 원 점수의 분포를 평균 0, 표준편차 1의 점수분포로 옮겨 놓은 것으로 실제 표준편차와 상관없이 −4~4의 표준편차 범위를 갖는다(그림 6−5).

b. **T 점수**(T score): Z 점수가 정규분포된 것이다. 평균점수와 표준편차를 이용하여 평균 50 표준편차 10인 점수분포로 옮겨 놓은 것이다(그림 6−6).

c. **구분점수**(Stanine score): 원점수의 분포를 평균 5, 표준편차 2인 점수분포로 옮겨 놓은 것으로 점수분포를 9개로 구분하여 나타내는 점수이다. 점수범위는 1~9

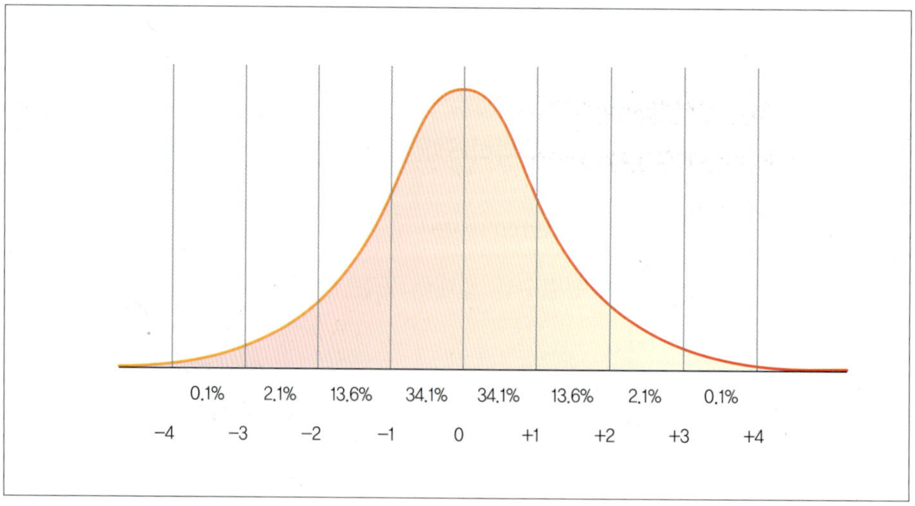

그림 6−5 Z 점수

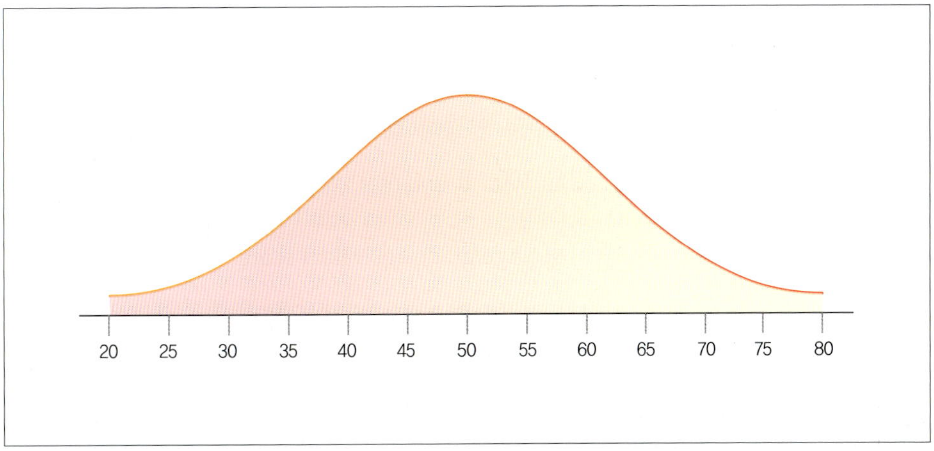

그림 6-6 T 점수

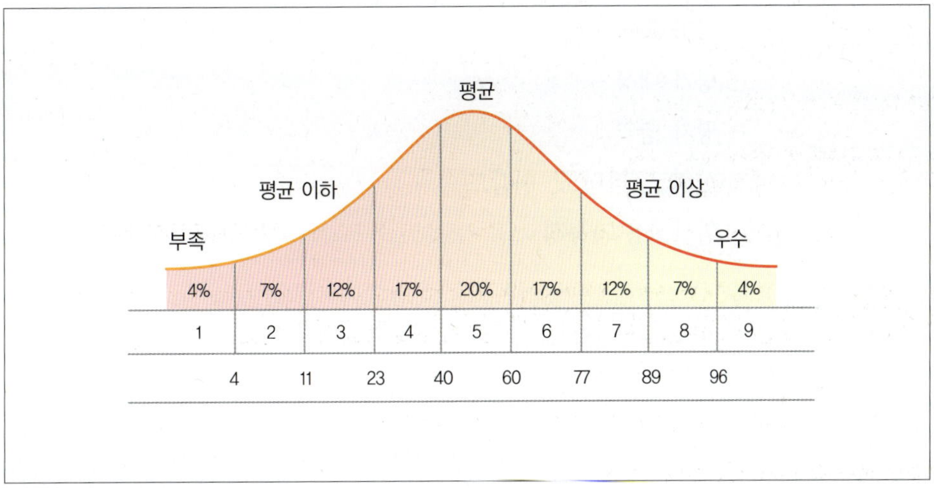

그림 6-7 구분점수

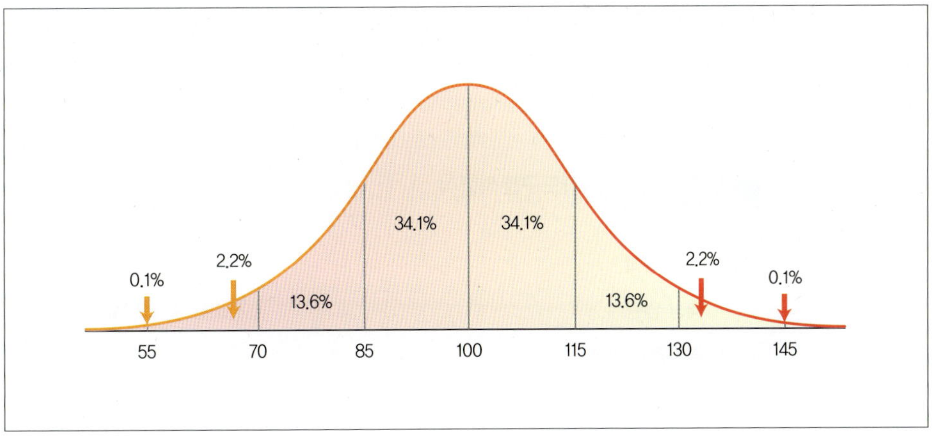

그림 6-8 발달지수

까지이며 중간이 5가 된다(그림 6-7).

d. **발달지수(Developmental/deviation quotient)**: 검사한 발달영역의 성숙 정도를 나타내는 지수로 연령에 걸쳐 점수를 비교할 수 있고, 규준참조검사에서 주로 사용한다. 평균 100, 표준편차 15인 점수분포를 갖는다(그림 6-8).

⑤ **연령/학년등가점수Age/grade equivalent score**

특정 원 점수가 평균수행으로 나타내는 연령이나 학년을 말한다. 아동의 수행력을 정확히 측정한다고 보기 어렵다.

(4) 적합한 평가도구의 선택 지침

많은 평가도구들이 있지만 무엇보다 양질의 도구를 선택하는 것이 중요하다. 평가의 목적에 맞는 적합한 도구를 선택하기 위하여 다음의 사항들을 고려한다.

- 평가 목적
- 평가 대상
- 평가 영역
- 신뢰도, 타당도, 민감도
- 임상적용 가능성

3. 소아치료사를 위한 표준화된 평가도구 소개
Introduction of standardized assessment tools for Pediatric PT

이제부터, 소아치료사들이 사용하는 다양한 평가도구에 대해 알아보자. 크게 선별검사(screening test), 운동발달평가(motor development assessment) 그리고 포괄적인 발달평가(comprehensive developmental assessment) 등으로 나뉜다.

각 평가도구는 박스 6-5에 나열된 평가도구분석형식(test analysis format)에 따라 그리고 ICF-CY 장애모델의 해당 영역을 기술하는 형태로 설명한다. 또한 표 6-7에서는 현재의

박스 6-5 평가도구분석형식

- 평가 목적
- 대상 연령
- 평가영역 및 항목
- 평가타입
- 시행방법 및 점수
- 소요시간
- 신뢰도 및 타당도
- 장점
- 제한점
- ICF 장애모델에서 평가 영역

표 6-7
ICF 틀에 따른 평가도구의 분류

신체계통의 기능 및 구조(Body function and structure)	
신체계측	• 신체질량지수(BMI) • 신장 • 체중 • 다리길이
심폐계통	• 혈압 • 심박수 • 산소포화도 • 호흡패턴 및 호흡수 • 피부색깔 • 피부긴장도
협응력	• COMPS (Clinical Observation of Motor and Postural Skills) • FAST (Florida Apraxia Screening Test) • GMPM (Gross Moor Performance Measure) • SCALE (Selective Control Assessment of the Lower Extremity)
지구력/에너지소비	• EASE (Early Activity Scale for Endurance) • EEI (Energy expenditure index) • 6 MWT (6–minute walk test) • 30sWT (30–second walk test)
피트니스	• PPFT (Presidential Physical Fitness Test)
통증	• CHEOPS (Children's Hospital of Eastern OntarioPain Scale) • CRIES (Cries, Requiresoxygen, Increased vital signs, Expression, Sleeplessness) • FPS (Faces Pain Scale) • FLACC (Faces, Legs, Activity, Crying, Consolability behavioral pain scale) • INRS (Individualized Numeric Pain Scale) • OS (Oucher Scale) • VAS (Visual Analogue Scale)
자세/균형	• ECAB (Early Clinical Assessment of Balance) • MAI (Movement Assessment of Infants) • K–PBS (Korean version of Pediatric Balance Scale) • P–CTSIB (Pediatric Clinical Test of SensoryInteraction for balance) • P–FRT (Pediatric Functional Reach Test) • TUG (Timed Up and Go) • TUDS (Timed Up and Down Stairs) • TFTS (Timed Floor to Stand) • SATCO (Segmental Assessment of Trunk Control)
자세/구조통합성	• Adam Forward Bend Test • Anterior/Posterior Drawer Test • Apley's Test • Arch Index • Beighton Scale ofHypermobility • Craig's Test; Galleazi Sign • Heel Bisector Angle • Lachman's Test • Navicular Drop Test

표 6-7
ICF 틀에 따른 평가도구의 분류(계속)

	• McMurray's Test • Ryder's Test • Talar Tilt
관절가동범위 (근 길이 검사)	• Ely's Test • Hamstring Length Test • Modified Ober Test • Popliteal Angle • Prone Hip Extension Test • Spinal Alignment and Range of Motion Measure(SAROMM) • Straight Leg Test • Thomas Test
반사	• MAI (Movement Assessment of Infants)
감각처리	• Infant/Toddler Sensory Profile • Sensory Integration and PraxisTest • Sensory Profile
경직	• MAS (Modified Ashworth Scale) • MTT (Modified Tardieu Test)
근력/근파워	• MMT (Manual Muscle Testing) • Dynamometer Measurement • Muscle Power • SCALE (Selective Control Assessment of the Lower Extremity)
시각운동/지각	• Developmental Test of Visual Motor Integration • TVMS–3 (Test of Visual Motor Skills–3)
활동(Activity)	
보행	• DGI (Dynamic Gait Index) • FMA (Functional Mobility Assessment) • OGS (Observational Gait Scale) • Standardized Walking Obstacl e Course • Timed Obstacle Ambulation Test • TUDS (Timed Up and Down Stairs) • TUG (Timed Up and Go)
대동작기능	• K–AIMS (Korean version of Alberta Infant Motor Scale) • BOT–2 (Bruininks–Oseretsky Test, 2nd edition) • K–GMFM (Korean version of Gross Motor Function Measure) • GMPM (Gross Motor Performance Measure) • HIMAT (High Level Mobility Assessment Tool) • PDMS–2 (Peabody Developmental Motor scale Second Edition) • TGMD–2 (Test of Gross Motor Development, 2nd Edition) • TIMP (Test of Infant Motor Performance)
소동작기능	• BOTP–2 (Bruininks–Oseretsky Test, 2nd edition) • Jebsen Taylor Test of Hand Function • Nine–Hole Peg Test • PDMS–2 (Peabody Developmental Motor Scales Second Edition) • AHA (Assisting Hand Assessment)

표 6-7
ICF 틀에 따른 평가도구의 분류(계속)

	• MUUL (Melbourne Unilateral Upper Limb Function)
놀이	• PPS (Preschool Play Scale) • ToP (Test of Playfulness)
발달선별도구	• ASQ-3 (Ages & Stages Questionnaires) • AEPS -2 (Assessment, Evaluation, and Programming System for Infants and Children, 2nd edition) • BINS (Bayley Infant Neurodevelopmental Screener) • Carolina Curriculum for Infants and Toddlers with Special Needs, Third Edition • Carolina Curriculum for Preschoolers with Special Needs • FirstSTEp: Screening Test for Evaluating Preschoolers • Motor Skills Acquisition in the First Year and Checklist
포괄적 발달영역	• ASK (Activities Scale for kids) • BDI-2 (Battelle Developmental Inventory, 2nd edition) • BSID-3 (Bayley Scales of Infant Development, 3rd edition) • COPM (Canadian Occupational Performance Measure) • WeeFIM (Functional Independence Measure for Children) • HINT (Harris Infant Motor Test) • HELP (Hawaii Early Learning Profile) • MAP (Miller Assessment of Preschoolers) • Movement ABC-2 (Movement Assessment Battery for Children, 2nd edition) • PEDI (Pediatric Evaluation of Disability Inventory) • SFA (School Function Assessment) • TIME (Toddler and Infant Motor Evaluation) • TPBA-2 (Transdisciplinary Play-Based Assessment, 2nd edition) • VABS-2 (Vineland Adaptive Behavior Sales, 2nd edition)
참여(Participation)	
포괄적 발달영역	• COPM (Canadian Occupational Performance Measure) • CAPE (Children's Assessment of Participation and Enjoyment) • PEM-CY (Participation and Environment Measure-Children and Youth) • PAC (Preferences for Activities of Children) • SFA (School Function Assessment) • VABS-3 (Vineland Adaptive Behavior Scales, 3rd edition)
삶의 질	• Kidscreen • PODCI (Pediatric Outcomes Data Collection Instrument) • QWB (Quality of Well Being Scale)
건강상태	• CHQ (Child Health Questionnaire) • CHQA (Child Health Assessment Questionnaire)
상황요인(Contextual factor)	
개인요인	• COSA (Child Occupational Self Assessment) • ECI (Early Coping Inventory) • DECA (Devereux Early Childhood Assessment)

장애를 설명 및 이해하는 개념적 모델인 ICF 장애모델의 영역별로 평가도구를 분류하였다.

1) 선별검사도구

선별검사도구(screening test)는 아동의 발달상태를 정상(normal), 의심(suspected) 그리고 비정상(abnormal)으로 구별할 목적으로 사용한다. 운동발달영역을 비롯하여 전반적 발달상태를 확인할 수 있다. 선별검사도구에서 발달 상의 지연이 의심되거나 비정상적인 수준으로 확인된 영역에 대해 이후에 소개하는 평가도구를 사용해 보다 정확한 검사를 실시한다.

ASQ-3

Ages and Stages Questionnaire, 3rd editon, 발달연령 및 단계 설문조사

- 평가 목적: 전반적 발달검사로 같은 또래를 기준으로 발달지연의 위험이 있는 아동을 선별하고 발달과정을 모니터링한다.
- 대상 연령: 생후 4~60개월의 유아와 아동을 대상으로 한다.
- 평가영역 및 항목: 아래와 같이 5개 발달영역에 걸쳐 각기 6개 질문항목으로 구성되어 평가항목은 총 30개이다.
  - 의사소통(Communication)
  - 대운동기술(Gross motor)
  - 소운동기술(Fine Motor)
  - 문제해결능력(Problem solving)
  - 사람-사회관계(Personal-social)
- 평가타입: 부모 보고식(parent-reported format)으로 부모 또는 아이를 잘 아는 선생님이 직접 질문서를 작성한다.
- 시행방법 및 점수: 검사를 시작하기 전에 부모(보호자)에게 평가의 목적을 알기 쉽게 설명하고 확실히 이해했는지 확인한 후에 질문서를 작성하게 한다. 점수는 "수행", "가끔 수행" 또는 "아직 못 함"으로 부여하며 결과에 따라 평균 미만, 평균에 약간 부족 또는 정상으로 해석한다.
- 소요시간: 평가시간 15~30분, 점수측정시간 5분이다.
- 신뢰도 및 타당도: 해당이 없다.
- 장점: 비용효과적인 모니터링체계이며 부모와 협력적으로 치료를 계획하고 수행할 수 있는 연결고리의 역할을 한다. 평가항목이 초등학교 4~6학년 수준의 간단한 언어로 작성되어 있어 질문에 대한 답을 작성하기 쉽다.

- 제한점: 부모나 검사자의 주관적 판단에 따라 평가결과가 달라질 수 있다. 생후 2개월 수준에 못 미치는 아동에게는 커트라인을 적용할 수 없고 선별검사도구의 목적으로만 사용할 수 있다.
- ICF 장애모델에서 평가 영역: 활동, 참여

DDST-2

Denver Developmental Screening Test, 2nd edition, DDST-2

- 평가 목적: DDST는 1967년 개발되어 발달지연을 보이는 유아와 아동을 선별할 목적으로 널리 사용되었다. 발달학적으로 문제가 생길 수 있는 위험군 아동을 모니터링할 목적으로도 사용한다. 현재, 개정된 DDST-2를 사용한다.
- 대상 연령: 생후 1주~6세 6개월의 유아 및 아동을 대상으로 한다.
- 평가영역 및 항목: 다음과 같이 4개 영역에 걸쳐 총 125개의 과제항목으로 구성되어 있다.
  - 사람-사회(Person-social): 사람들과 관계를 맺고 자신을 돌볼 수 있는 능력
  - 소운동기술-적응(Fine motor-adaptive): 눈-손 협응력, 손으로 작은 물체 다루기, 문제해결능력
  - 언어(Language): 듣기, 이해하기, 언어의 사용
  - 대운동기술(Gross motor): 앉기, 걷기, 점프하기, 몸의 큰 근육을 이용한 움직임
- 평가타입: 규준참조평가도구이다.
- 시행방법 및 점수: DDST-2 세트는 매뉴얼과 검사지를 포함하여 지름 30.54cm의 빨간 털 뭉치, 건포도, 손잡이가 달린 딸랑이, 테니스 공, 종, 2.54cm의 색깔 나무블록 10개, 손잡이가 달린 플라스틱 컵 그리고 하얀 종이 등으로 구성된다. 항목에 따라 필요한 준비물들이다. 일반적으로 검사자가 아동을 관찰하는 식으로 평가하지만 일부 부모의 보고에 따라 점수를 줄 수 있는 항목들도 있다. DDST-2를 시행할 수 있는 검사자는 간호사, 물리치료사, 작업치료사 그리고 심리학자 등이다.

  각 항목을 '통과(P)', '실패(F)', '기회 없음(NO)' 또는 '거부(R)'로 표시한다. 결과 점수에 따라 '정상(normal)', '의심(suspect)' 또는 '검사 불가능(untestable)'으로 분류한다.
- 소요시간: 평가에 15분 정도 소요된다.
- 신뢰도 및 타당도: 콜로라도주에 거주하는 정상아동 2,096명을 대상으로 표준화하였다.
  - 검사자간 신뢰도 r = 0.99(±0.16)
  - 항목별 검사-재검사 신뢰도 r = 0.90(±0.12)

- 장점: 트레이닝 비디오가 있어 혼자서도 훈련이 가능하며, 매뉴얼에 지역사회 선별프로그램 수행 방법에 관해 자세히 설명되어 있다. 또한 연령별로 유용한 활동에 대하여 DDST의 내용을 바탕으로 CDDA (Companion Denver Developmental Activities, 덴버발달활동)가 개발되어 있다.
- 제한점: 콜로라도주의 아동을 대상으로만 표준화를 시행하여 전체 아동의 특성을 대표한다고 볼 수 없다.
- ICF 장애모델에서 평가 영역: 활동, 참여

COMPS

Clinical Observations of Motor and Postural Skills, 운동 및 자세기술 임상관찰

- 평가 목적: 경미한 운동협응장애(motor coordination problems)가 있는 아동을 선별한다.
- 대상 연령: 5~9세 아동을 대상으로 한다.
- 평가영역 및 항목
  - 느린 움직임(Slow movement)
  - 팔의 회전움직임(Arm rotation)
  - 손가락-코 닿기(Finger-nose touching)
  - 엎드린 폄 자세(Prone extension posture)
  - 비대칭성긴장성목반사(Asymmetrical tonic neck reflex)
  - 바로누운굽힘자세(Supine flexion posture)
- 평가타입: 인터뷰, 준거참조/규준참조평가
- 시행방법 및 점수: 매뉴얼에 명시된 지시사항에 따라 측정하며 점수측정은 항목마다 다르다.
- 소요시간: 평가에 15~20분 정도 소요된다.
- 신뢰도 및 타당도
  - 검사-재검사신뢰도: ICC = 0.87(발달성협응장애 아동); ICC = 0.76(정상 아동)
  - 검사자간 신뢰도: ICC = 0.57(소아치료 경험이 있는 작업치료사)
  - 내적 일치도: Cronbach's alpha = 0.77
  - 동시 타당도: r = 0.40
- 장점: 검사절차가 간단하고 검사장비로는 팔꿈치 측정도구만 있으면 된다. 치료계획을 세우기에 유용하다.

- 제한점: 선별검사의 목적으로만 사용할 수 있다. 기준점, 즉 커트라인을 계산한 표본의 크기가 작아(n = 36) 결과를 해석할 때 주의해야 한다.

- ICF 장애모델에서 평가 영역: 신체기능 및 구조

Milani-Comparetti test-3

Milani-Comparetti Motor Development Screening Test, 3rd edition, 밀라니-콤파라치 신경운동발달검사-3

- 평가 목적: 1967년 이탈리아 소아신경학자 Andrea Milani-Comparetti와 그 연구진에 의해 개발된 것으로 운동기능과 기본적인 원시반사 및 자동움직임 간에 연관성이 있다는 가정하에 운동장애가 있는 유아를 선별한다.

- 대상 연령: 출생~2세의 아이를 대상으로 평가한다.

- 평가영역 및 항목: 자발적 운동행위와 유발반응 등 두 부분으로 구성된다. 자발적 운동행위에서는 이동성, 앉기, 서기, 유발반응에서는 평형반응, 보호 폄 반응, 바로잡기반응 그리고 원시반사 등을 검사한다.

- 평가타입: 규준참조평가이며, 네브라스카 오마하에 거주하는 312명의 생후 1~6개월의 유아를 대상으로 표준화하였다.

- 시행방법 및 점수: 항목마다 연령별 해당 그림과 설명이 제공되므로 검사자는 이를 바탕으로 평가한다. 아동의 연령과 항목연령수준을 비교하여 운동발달지연의 여부를 결정한다.

- 소요시간: 평가에 10~15분 정도 소요된다.

- 신뢰도 및 타당도: 1977년 Milani-Comparetti test 제 1판이 탄생하였고 1987년 개정판에서 생후 1~16개월 유아를 대상으로 표준화 작업이 이루어졌다.
  - 검사자간 신뢰도: 평균일치도 = 0.89~0.95
  - 항목별 검사자간 신뢰도: 0.79(서기)~0.98(손 쥐기, 바로 눕기)
  - 검사-재검사 신뢰도: 평균일치도 = 0.82~1.0
  - 항목별 검사-재검사 신뢰도: 0.80

- 장점: 검사에 필요한 도구로는 평형반응의 평가를 위한 쿠션이나 경사보드(tilt board)만 있으면 되며 검사지에 반응을 나타내는 그림이 잘 묘사되어 있어 아동의 운동발달을 기술하는데 유용하고 검사절차를 가이드하는 비디오테이프도 나와 있다.

- 제한점: 결과를 해석할 수 있는 공인된 방법이 없고 생후 12개월 이후로는 운동발달의 변화를 측정할 수 있는 민감도가 떨어지며 다양한 장애수준을 나타내는 아동들에 대한 신뢰도 조사가 충분하지 못하다.

• ICF 장애모델에서 평가 영역: 신체기능 및 구조, 활동

2) 운동발달영역을 측정하는 평가도구

TIMP

Test of Infant Motor Performance, 유아운동수행평가

• 평가 목적: 유아 초기의 기능에 중요한 자세와 선택적 움직임의 조절 요소를 평가한다.

• 대상 연령: 임신 34주(조산아)~생후 4개월의 유아를 대상으로 평가한다.

• 평가영역 및 항목: 관찰항목 28개, 핸들링을 통해 확인하는 항목 31개로 구성되며 주로 다음과 같은 요소들을 평가한다.
  - 머리 및 몸통조절력의 발달: 바로 누운 자세, 엎드린 자세, 옆으로 누운 자세, 똑바로 앉히거나 세운 자세 그리고 한 자세에서 다른 자세로 움직이는 과정에서 머리를 똑바로 들고 안정적으로 유지하는 능력; 머리의 움직임에 따라 몸통을 바르게 정렬하는 능력
  - 자세조절반응
  - 자발적 움직임: 손과 발의 분리움직임, 항중력 자세와 움직임, 진동 움직임(협력근과 대항근의 협응된 발달의 표시)

• 평가타입: 준거참조평가

• 시행방법 및 점수: 물리치료사나 작업치료사가 유아의 자발적 움직임을 관찰하고 핸들링을 통해 평가한다. 관찰항목은 유아가 자발적으로 움직이는 모습을 관찰하여 '나타남(present)' 또는 '나타나지 않음(absent)'으로 점수를 준다. 평가항목들은 대부분 정상 만삭아로 태어난 유아에서 나타나는 운동기술들이다. 핸들링을 통해 확인하는 항목들은 5점 또는 6점 척도로 점수를 부여한다. 측정 결과에 따라 평균(average), 최저평균(low average), 또는 평균 미달(below average), 또는 평균에 매우 못 미침(far below average)으로 발달상태를 분류한다.

• 소요시간: 평가에 25~40분 정도 소요된다.

• 신뢰도 및 타당도
  - 검사자간신뢰도: 훈련 받은 치료사일 경우 r = 0.949.
  - 검사-재검사신뢰도: r = 0.89(임신 32주~생후 16주 된 유아 106명을 대상으로 3일 간격으로 검사)

• 장점: 운동발달을 예측할 수 있는 정보를 제공하며 운동발달에서 문제가 나타날 위험이 높은 고위험군 유아의 물리치료의 효과를 민감하게 반영한다.

- 제한점: 평가를 시행하기 위하여 다소 비용이 많은 드는 트레이닝 워크숍에 참석하거나 웹(web)상에서 일정 시간에 걸쳐 정해진 교육과정을 이수하는 자격과정을 거쳐야 한다.
- ICF 장애모델에서 평가 영역: 활동

K-AIMS

Korean version of Alberta Infant Motor Scale, 한국판앨버타유아운동발달검사

- 평가 목적: 대운동기술의 지연이 있는 만삭아, 조산아를 확인하고 미성숙한(immature) 운동패턴을 보이는 유아의 시간의 경과에 따른 대운동기술의 발달을 평가한다.
- 대상 연령: 출생~18개월의 유아를 대상으로 평가한다.
- 평가영역 및 항목
  - 엎드려 누운 자세, 바로 누운 자세, 앉은 자세 그리고 선 자세 등 네 가지의 기능적 자세에서 58개 항목을 평가한다.
  - 각 항목 별 체중지지, 자세 그리고 항중력 움직임을 관찰한다.
- 평가타입: 규준참조평가
- 시행방법 및 점수: 네 가지 자세에서 유아의 자발적 움직임을 관찰(observation)한다. 최소한의 핸들링이 허용되고 부모는 아기의 움직임을 촉진할 수 있다. 매뉴얼에 항목별로 체중지지, 자세 그리고 항중력움직임 등의 관찰지침에 대해 쉽게 제시되어 있다.

  각 자세마다 "관찰함" 또는 "관찰하지 못 함"으로 점수를 준다. 네 가지 자세에서 관찰한 항목의 합이 자세점수가 된다. 네 가지 자세점수를 합한 총점을 백분위수(percentile score)로 변환한다(그림 6-9).
- 소요시간: 평가에 20~30분 정도 소요된다.
- 신뢰도 및 타당도
  - 검사자간 신뢰도: r= 0.96~0.99(253명의 정상적으로 발달하는 유아를 대상으로 2명의 치료사간의 신뢰도 조사).
  - 검사-재검사 신뢰도: r = 0.86~0.99(검사자간 신뢰도의 대상으로 참여한 동일한 253명의 유아를 대상으로 하루 간격으로 조사; 0~3개월 연령에서 신뢰도가 가장 낮았음).
  - 공인타당도: 정상적으로 발달하는 103명의 유아와 68명의 고위험군 유아의 K-AIMS 총점은 PDMS의 대운동영역의 원 점수 그리고 BSID 운동척도와 상관성이 있음
- 장점: 신뢰도와 타당도가 높으며 특별한 장비가 필요 없다. 유아의 움직임을 관찰하여 점수를 준다.

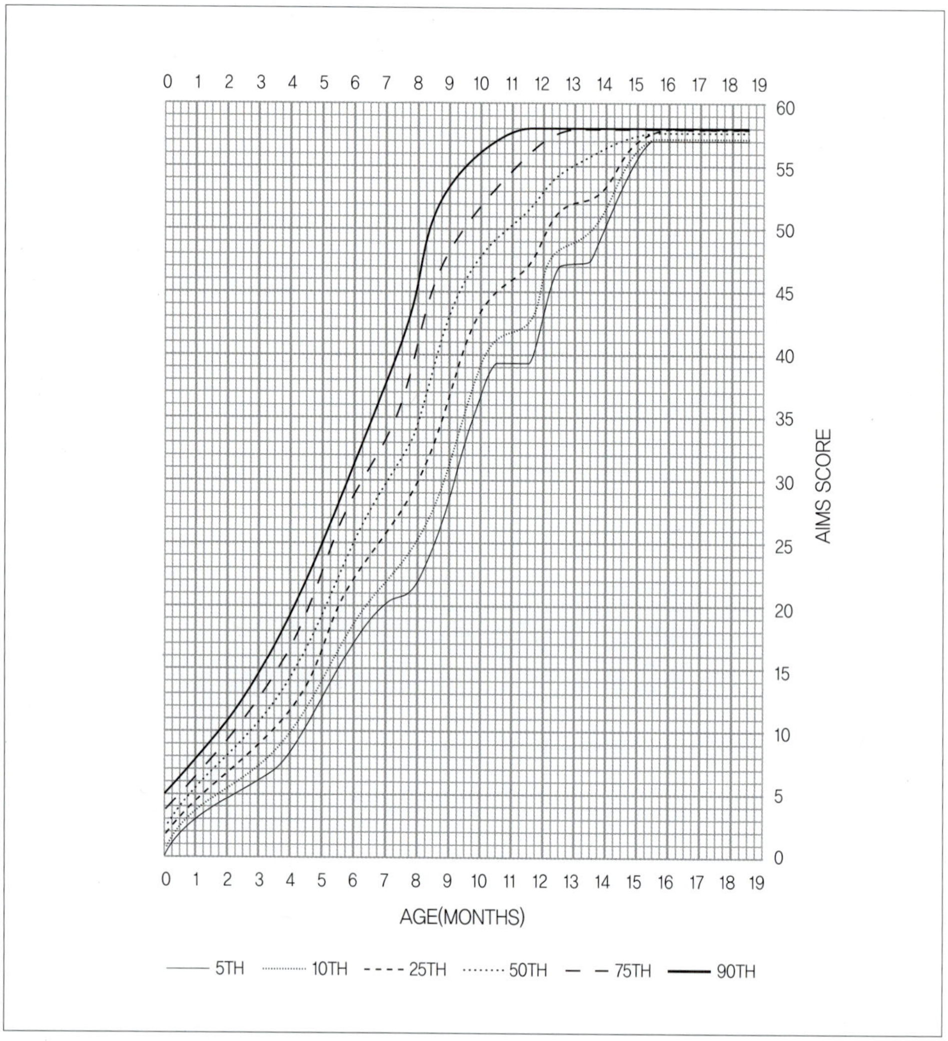

그림 6-9 K-AIMS의 결과지

- **제한점:** 캐나다 앨버타주 유아들을 대상으로 표준화된 것이므로 한국 유아의 인구학적 특성이 반영된 것은 아니다. 또한 연령제한이 있어 나이가 많은 장애아동에게는 사용할 수 없다.
- **ICF 장애모델에서 평가 영역:** 활동

K-GMFM

Korean version of Gross Motor Function Measure, 한국판대동작기능평가

- **평가 목적:** 뇌성마비아동의 시간의 경과에 따른 대운동발달을 '양적(quantitative)' 측면에서 평가한다. K-GMFM을 사용하여 (1) 아동의 현재 운동수준을 기술하고, (2) 치료목표를 계획하고 그리고 (3) 부모에게 아이의 향상된 부분에 대하여 쉽게 설명할 수 있다.

- 대상 연령: 생후 5개월~16세까지로 정상 아동의 만 5세에 해당하는 대운동능력을 갖지 못한 뇌성마비아동을 대상으로 한다.
- 평가영역 및 항목: 5개 영역(A영역: 눕기와 뒤집기; B영역: 앉기; C영역: 네발기기와 무릎서기; D영역: 서기; E 영역: 걷기/달리기/깡충 뛰기)에 걸쳐 88개 항목으로 개발되었고 이후에 66개 항목으로도 개발되어 K-GMFM-88 및 K-GMFM-66이 있다(그림 6-10).
- 평가타입: 준거참조평가
- 시행방법 및 점수: 매뉴얼에 따라 각 항목마다 시작자세, 지시사항 그리고 항목별점수측정지침 등을 준수한다. K-GMFM은 관찰형 도구로 평가 시에 부모보고에 의존하지 않고 아동이 실제로 할 수 있는 항목에 대하여 점수를 준다.

  점수는 0-1-2-3의 4점 척도(0: 전혀 수행 못 함; 1: 10% 미만 수행; 2: 10~99% 수행, 3: 100% 수행)이다. 점수는 K-GMFM-88의 5개 영역 점수, 목표점수, 총점 그리고 K-GMFM-66 총점 등을 퍼센트(%)로 변환한 점수를 사용한다. GMFCS 단계에 따라 위의 점수지표 중에서 적합하게 선택한다.
- 소요시간: 평가에 45분 정도 소요된다.
- 신뢰도 및 타당도
  - 검사자간신뢰도: ICC = 0.952~0.994
  - 검사-재검사신뢰도: ICC = 0.998~1.000
  - 민감도: SRM=1.4(GMFCS III-V, 한달 간 운동치료)
- 장점: 뇌성마비아동의 운동기능을 전문적으로 측정할 수 있고 움직임의 '질'이 아닌 '양'을 측정하며 시간의 경과에 따른 변화를 알 수 있다.
- 제한점: 일부 팔로 지지하는 것과 관련된 내용이 분명치 않고 움직임의 질적인 발달에 대한 이해가 요구되는 평가항목들이 있다.
- ICF 장애모델에서 평가 영역: 활동

GMPM

Gross Motor Performance Measure, 대동작수행력평가

- 평가 목적: 뇌성마비아동의 시간의 경과에 따른 대동작 수행력(움직임의 질)을 평가한다. GMFM이 '할 수 있다(can do)'의 '양적' 측면을 평가하는 반면 대동작수행력평가는 '어떻게(how well)' 움직임을 수행하는지에 관한 '질적(qualitative)' 측면을 평가한다.
- 대상 연령: 생후 5개월~12세의 뇌성마비아동

한국판대동작기능평가지

K-Gross Motor Function Measure(GMFM)
SCORE SHEET(K-GMFM-88 and K-GMFM-66 scoring)

아동이름: ______________________ **등록번호:** ______________________

평가일: ______ 년 월 일

생년월일: ______ 년 월 일

GMFCS Level[1]

☐ ☐ ☐ ☐ ☐
I II III IV V

생활연령: ______ 세 개월

평가환경(치료실, 옷차림, 시간, 기타)

____

평가자: ______________________

GMFM은 뇌성마비 아동의 시간의 경과에 따른 대동작기능의 변화를 측정해주는 타당도를 갖춘 표준화된 관찰형 평가도구이다. 점수기준은 아래와 같다. 하지만 대부분의 항목은 각 점수에 대한 기준이 따로 명시되어 있다. 각 항목의 점수 측정 시에 반드시 지침을 사용한다.

점수기준
0: 동작을 시작하지 못한다.
1: 동작을 시작한다.
2: 동작을 부분적으로 수행한다.
3: 동작을 완전히 수행한다.
NT: 평가 못함(GMAE 점수측정*에 사용됨)

GMFM-66 GMAE를 사용할 경우 '0'점(아동이 시도하지 않음)을 맞은 항목과 평가 못함(NT) 항목을 구별해야 한다.

* GMFM-66 GMAE 소프트웨어는 GMFM 매뉴얼(2002)에 포함되어 있다. 이 소프트웨어의 장점은 서열척도를 구간척도로 변환시켜 주는 데 있다. 이는 아동 능력에 대한 추정치를 보다 정확하게 제공해 주고, 능력수준에 상관없이 변화에 똑같이 민감하게 반응한다. GMFM-66 점수 계산에 사용된 항목은 음영으로 처리되고 별표(*)로 확인된다. GMFM-66은 뇌성마비 아동에게만 사용한다.

연락그룹 연락처: Dianne Russell, Canchild Centre for Childhood Disability Research, McMaster University, Institute for Applied Health Sciences, McMaster University, 1400 Main St. W., Rm. 408, Hamilton, L8S 1C7; 전화번호: 1 905 525-9140 내선: 27850; 팩스: 1 905 522-6095

대한민국 연락그룹 연락처:
김미연, 고주연, 오명화
전화번호: +82-53-320-1347
E-메일: kgmfm.korea@gmail.com
웹사이트: www.fhs.mcmaster.ca/canchild
GMFCS level은 운동기능의 심한 정도를 분류해 준다. 정의는 '한국판대동작기능평가' 부록1. 참조(2002)
해당 점수에 (√)표시 하시오: 평가 못함(NT) 항목이 있는 경우, 오른쪽 열의 항목번호에 동그라미로 표시한다.

그림 6-10 K-GMFM

해당 점수에 (√)표시하시오: 평가 못함(NT) 항목이 있는 경우, 오른쪽 열의 항목번호에 동그라미로 표시한다.

항목	A. 눕기와 뒤집기(LYING & ROLLING)	점수	NT
1.	머리를 신체중심선에 두고 바로 누운 자세: 팔 다리를 대칭으로 유지하며 머리를 돌린다.	0☐ 1☐ 2☐ 3☐	1.
*2.	바로 누운 자세: 양손을 신체중심선으로 움직여 양쪽 손가락을 서로 만지작거린다.	0☐ 1☐ 2☐ 3☐	2.
3.	바로 누운 자세: 머리를 45° 들어올린다.	0☐ 1☐ 2☐ 3☐	3.
4.	바로 누운 자세: 오른쪽 고관절과 무릎을 완전한 범위까지 굴곡한다.	0☐ 1☐ 2☐ 3☐	4.
5.	바로 누운 자세: 왼쪽 고관절과 무릎을 완전한 범위까지 굴곡한다.	0☐ 1☐ 2☐ 3☐	5.
*6.	바로 누운 자세: 오른팔을 뻗고, 오른손이 신체중심선을 넘어 장난감 쪽으로 간다.	0☐ 1☐ 2☐ 3☐	6.
*7.	바로 누운 자세: 왼팔을 뻗고, 왼손이 신체중심선을 넘어 장난감 쪽으로 간다.	0☐ 1☐ 2☐ 3☐	7.
8.	바로 누운 자세: 오른쪽으로 뒤집는다.	0☐ 1☐ 2☐ 3☐	8.
9.	바로 누운 자세: 왼쪽으로 뒤집는다.	0☐ 1☐ 2☐ 3☐	9.
*10.	엎드려 누운 자세: 머리를 똑바로 든다.	0☐ 1☐ 2☐ 3☐	10.
11.	전완으로 지지하고 엎드려 누운 자세: 머리를 똑바로 들고, 팔꿈치는 펴고, 가슴을 들어 올린다.	0☐ 1☐ 2☐ 3☐	11.
12.	전완으로 지지하고 엎드려 누운 자세: 오른쪽 전완으로 체중을 지지하고 왼팔을 앞으로 완전히 편다.	0☐ 1☐ 2☐ 3☐	12.
13.	전완으로 지지하고 엎드려 누운 자세: 왼쪽 전완으로 체중을 지지하고 오른팔을 앞으로 완전히 편다.	0☐ 1☐ 2☐ 3☐	13.
14.	엎드려 누운 자세: 오른쪽 방향으로 바로 누운 자세까지 되뒤집는다.	0☐ 1☐ 2☐ 3☐	14.
15.	엎드려 누운 자세: 왼쪽 방향으로 바로 누운 자세까지 되뒤집는다.	0☐ 1☐ 2☐ 3☐	15.
16.	엎드려 누운 자세: 팔 다리를 움직여 오른쪽으로 90°까지 방향을 돌린다(pivoting).	0☐ 1☐ 2☐ 3☐	16.
17.	엎드려 누운 자세: 팔 다리를 움직여 왼쪽으로 90°까지 방향을 돌린다(pivoting).	0☐ 1☐ 2☐ 3☐	17.
	A영역 합계	☐	

항목	B. 앉기(SITTING)	점수	NT
*18.	바로 누운 자세에서 치료사가 아동의 양손을 잡은 자세: 머리를 가누며 스스로 몸을 당겨 앉는다.	0☐ 1☐ 2☐ 3☐	18.
19.	바로 누운 자세: 오른쪽으로 돌면서 일어나 앉는다.	0☐ 1☐ 2☐ 3☐	19.
20.	바로 누운 자세: 왼쪽으로 돌면서 일어나 앉는다.	0☐ 1☐ 2☐ 3☐	20.
*21.	치료사가 흉곽을 지지하고 매트에 앉은 자세: 머리를 똑바로 들고 3초간 유지한다.	0☐ 1☐ 2☐ 3☐	21.
*22.	치료사가 흉곽을 지지하고 매트에 앉은 자세: 머리를 신체중심선으로 들고 10초간 유지한다.	0☐ 1☐ 2☐ 3☐	22.
*23.	팔(양팔)로 지탱하고 매트에 앉은 자세: 5초간 유지한다.	0☐ 1☐ 2☐ 3☐	23.
*24.	매트에 앉은 자세: 양팔을 자유롭게 3초간 앉은 자세를 유지한다.	0☐ 1☐ 2☐ 3☐	24.

그림 6-10 K-GMFM(계속)

항목		점수	NT
*25.	작은 장난감을 앞에 두고 매트에 앉은 자세: 몸을 앞으로 기울여 장난감을 만지고, 팔로 지탱하지 않고 다시 몸통을 세워 앉는다.	0☐ 1☐ 2☐ 3☐	25.
*26.	매트에 앉은 자세: 오른편 45° 뒤쪽에 있는 장난감을 만지고 다시 처음 자세로 앉는다.	0☐ 1☐ 2☐ 3☐	26.
*27.	매트에 앉은 자세: 왼편 45° 뒤쪽에 있는 장난감을 만지고 다시 처음 자세로 앉는다.	0☐ 1☐ 2☐ 3☐	27.
28.	오른쪽 옆으로 앉은 자세: 양팔을 자유롭게 5초간 유지한다.	0☐ 1☐ 2☐ 3☐	28.
29.	왼쪽 옆으로 앉은 자세: 양팔을 자유롭게 5초간 유지한다.	0☐ 1☐ 2☐ 3☐	29.
*30.	매트 위에 앉은 자세: 자세를 조절하며 엎드려 눕는다.	0☐ 1☐ 2☐ 3☐	30.
*31.	매트 위에 양발을 앞으로 펴고 앉은 자세: 오른쪽으로 네발자세를 취한다.	0☐ 1☐ 2☐ 3☐	31.
*32.	매트 위에 양발을 앞으로 펴고 앉은 자세: 왼쪽으로 네발자세를 취한다.	0☐ 1☐ 2☐ 3☐	32.
33.	매트 위에 앉은 자세: 팔로 짚지 않고 90°까지 방향을 돌린다(pivoting).	0☐ 1☐ 2☐ 3☐	33.
*34.	벤치에 앉은 자세: 양팔과 발로 지탱하지 않고 10초간 유지한다.	0☐ 1☐ 2☐ 3☐	34.
*35.	선 자세: 작은 벤치에 앉는다.	0☐ 1☐ 2☐ 3☐	35.
*36.	바닥 위에서: 작은 벤치에 앉는다.	0☐ 1☐ 2☐ 3☐	36.
*37.	바닥 위에서: 큰 벤치에 앉는다.	0☐ 1☐ 2☐ 3☐	37.

B영역 합계 ☐

항목	C. 네발기기와 무릎서기(CRAWLING & KNEELING)	점수	NT
38.	엎드려 누운 자세: 앞으로 1.8cm 배밀이 한다.	0☐ 1☐ 2☐ 3☐	38.
*39.	네발자세: 양손과 양 무릎으로 체중을 지지하고 10초 간 유지한다.	0☐ 1☐ 2☐ 3☐	39.
*40.	네발자세: 앉아서 양팔을 자유롭게 쓴다.	0☐ 1☐ 2☐ 3☐	40.
*41.	엎드려 누운 자세: 네발자세를 취하고, 양손과 양 무릎으로 체중을 지지한다.	0☐ 1☐ 2☐ 3☐	41.
*42.	네발자세: 오른팔을 앞으로 뻗고, 손을 어깨 높이 위로 든다.	0☐ 1☐ 2☐ 3☐	42.
*43.	네발자세: 왼팔을 앞으로 뻗고, 손을 어깨 높이 위로 든다.	0☐ 1☐ 2☐ 3☐	43.
*44.	네발자세: 네발 또는 모듬발로 기어서 앞으로 1.8m 간다.	0☐ 1☐ 2☐ 3☐	44.
*45.	네발자세: 앞으로 1.8m 교대로 네발기기 한다.	0☐ 1☐ 2☐ 3☐	45.
*46.	네발자세: 양손과 양 무릎/양발로 4계단 기어 오른다.	0☐ 1☐ 2☐ 3☐	46.
47.	네발자세: 양손과 양 무릎/양발로 4계단 위로 기어서 내려간다.	0☐ 1☐ 2☐ 3☐	47.
*48.	매트 위에 앉은 자세: 양팔을 이용해 무릎서기 자세를 취한 후 양팔을 자유롭게 자세를 10초간 유지한다.	0☐ 1☐ 2☐ 3☐	48.
49.	무릎서기 자세: 양팔을 이용해 오른쪽 반무릎서기 자세를 취한 후 양팔을 자유롭게 자세를 10초간 유지한다.	0☐ 1☐ 2☐ 3☐	49.

그림 6-10 K-GMFM(계속)

50.	무릎서기 자세: 양팔을 이용해 왼쪽 반무릎서기 자세를 취한 후 양팔을 자유롭게 자세를 10초간 유지한다.	0☐ 1☐ 2☐ 3☐	50.
*51.	무릎서기 자세: 양팔을 자유롭게 앞쪽으로 10걸음 무릎걷기 한다.	0☐ 1☐ 2☐ 3☐	51.
	C영역 합계	☐	

항목	D. 서기(STANDING)	점수	NT
*52.	바닥에서 큰 벤치를 잡고 선다.	0☐ 1☐ 2☐ 3☐	52.
*53.	선 자세: 양팔을 자유롭게 3초간 서서 유지한다.	0☐ 1☐ 2☐ 3☐	53.
*54.	선 자세: 한 손으로 큰 벤치를 잡고, 3초간 오른발을 든다.	0☐ 1☐ 2☐ 3☐	54.
*55.	선 자세: 한 손으로 큰 벤치를 잡고, 3초간 왼발을 든다.	0☐ 1☐ 2☐ 3☐	55.
*56.	선 자세: 양팔을 자유롭게 20초간 서서 유지한다.	0☐ 1☐ 2☐ 3☐	56.
*57.	선 자세: 양팔을 자유롭게 왼발을 들고 10초간 선다.	0☐ 1☐ 2☐ 3☐	57.
*58.	선 자세: 양팔을 자유롭게 오른발을 들고 10초간 선다.	0☐ 1☐ 2☐ 3☐	58.
*59.	작은 벤치에 앉은 자세: 팔을 사용하지 않고 일어선다.	0☐ 1☐ 2☐ 3☐	59.
*60.	무릎서기 자세: 팔을 사용하지 않고 오른쪽 반무릎서기 자세를 거쳐 일어선다.	0☐ 1☐ 2☐ 3☐	60.
*61.	무릎서기 자세: 팔을 사용하지 않고 왼쪽 반무릎서기 자세를 거쳐 일어선다.	0☐ 1☐ 2☐ 3☐	61.
*62.	선 자세: 양팔이 자유로운 상태로 자세를 조절하며 마룻바닥으로 내려 앉는다.	0☐ 1☐ 2☐ 3☐	62.
*63.	선 자세: 양팔을 자유롭게 쪼그려 앉는다.	0☐ 1☐ 2☐ 3☐	63.
*64.	선 자세: 양팔을 자유롭게 바닥에서 물건을 줍고 다시 일어선다.	0☐ 1☐ 2☐ 3☐	64.
	D영역 합계	☐	

항목	E. 걷기, 달리기 그리고 깡충 뛰기(WALKING, RUNNING& JUMPING)	점수	NT
*65.	두 손으로 큰 벤치 잡고 선 자세: 오른쪽 옆으로 5발짝 간다.	0☐ 1☐ 2☐ 3☐	65.
*66.	두 손으로 큰 벤치 잡고 선 자세: 왼쪽 옆으로 5발짝 간다.	0☐ 1☐ 2☐ 3☐	66.
*67.	두 손 잡고 선 자세: 앞으로 10걸음 걷는다.	0☐ 1☐ 2☐ 3☐	67.
*68.	한 손 잡고 선 자세: 앞으로 10걸음 걷는다.	0☐ 1☐ 2☐ 3☐	68.
*69.	선 자세: 앞으로 10걸음 걷는다.	0☐ 1☐ 2☐ 3☐	69.
*70.	선 자세: 앞으로 10걸음 걷고 멈춘 다음, 180° 돌아서 되돌아온다.	0☐ 1☐ 2☐ 3☐	70.
*71.	선 자세: 뒤로 10걸음 걷는다.	0☐ 1☐ 2☐ 3☐	71.
*72.	선 자세: 두 손으로 큰 물건을 들고 앞으로 10걸음 걷는다.	0☐ 1☐ 2☐ 3☐	72.

그림 6-10 K-GMFM(계속)

*73. 선 자세: 20cm 폭의 평행선 사이에서 앞으로 10걸음을 연속하여 걷는다.	0☐ 1☐ 2☐ 3☐	73.
*74. 선 자세: 2cm 폭의 일직선 위에서 앞으로 10걸음을 연속하여 걷는다.	0☐ 1☐ 2☐ 3☐	74.
*75. 선 자세: 오른발로 무릎 높이의 막대를 넘는다.	0☐ 1☐ 2☐ 3☐	75.
*76. 선 자세: 왼발로 무릎 높이의 막대를 넘는다.	0☐ 1☐ 2☐ 3☐	76.
*77. 선 자세: 4.5m 달리고 멈춘 다음 되돌아온다.	0☐ 1☐ 2☐ 3☐	77.
*78. 선 자세: 오른발로 공을 찬다.	0☐ 1☐ 2☐ 3☐	78.
*79. 선 자세: 왼발로 공을 찬다.	0☐ 1☐ 2☐ 3☐	79.
*80. 선 자세: 30cm 높이로 양발 동시에 제자리에서 깡충 뛴다.	0☐ 1☐ 2☐ 3☐	80.
*81. 선 자세: 60cm 앞으로 양발 동시에 깡충 뛴다.	0☐ 1☐ 2☐ 3☐	81.
*82. 선 자세: 60cm 원 안에서 오른발로 10회 깡충 뛴다.	0☐ 1☐ 2☐ 3☐	82.
*83. 선 자세: 60cm 원 안에서 왼발로 10회 깡충 뛴다.	0☐ 1☐ 2☐ 3☐	83.
*84. 한 손으로 난간 잡고 선 자세: 한 손으로 난간을 잡고, 발을 번갈아 움직이며 4계단 올라간다.	0☐ 1☐ 2☐ 3☐	84.
*85. 한 손으로 난간 잡고 선 자세: 한 손으로 난간을 잡고, 발을 번갈아 움직이며 4계단 내려간다.	0☐ 1☐ 2☐ 3☐	85.
*86. 선 자세: 양발을 번갈아 움직이며 4계단 올라간다.	0☐ 1☐ 2☐ 3☐	86.
*87. 선 자세: 양발을 번갈아 움직이며 4계단 내려간다.	0☐ 1☐ 2☐ 3☐	87.
*88. 15cm 높이의 계단 위에 선 자세: 양발로 동시에 아래로 뛰어내린다.	0☐ 1☐ 2☐ 3☐	88.

E영역 합계 ☐

평가시의 수행능력이 아이의 평소 수행능력과 같았나요? 네 ☐, 아니오 ☐

비고: ______________________________

그림 6-10 K-GMFM(계속)

합계 점수

영역	영역의 백분위 계산	목표영역(√표시)
A. 눕기와 뒤집기 (LYING & ROLLING)	A 영역 합계 / 51 = ____ / 51 x 100 = ____ %	A. □
B. 앉기 (SITTING)	B 영역 합계 / 60 = ____ / 60 x 100 = ____ %	B. □
C. 네발기기와 무릎서기 (CRAWLING & KNEELING)	C 영역 합계 / 42 = ____ / 42 x 100 = ____ %	C. □
D. 서기 (STANDING)	D 영역 합계 / 39 = ____ / 39 x 100 = ____ %	D. □
E. 걷기, 달리기 그리고 깡충 뛰기 (WALING, RUNNING & JUMPING)	E 영역 합계 / 72 = ____ / 72 x 100 = ____ %	E. □

총점수 = (%A + %B + %C + %D + %E) / 5 = ____ / 5 = ____ %

목표 총 점수 = 목표영역으로 지정된 각 영역의 백분의 합 / 목표영역 = ____ = ____ %

GMFM-66 GMAE[1]

GMFM-66 점수 = ____ ____ — ____ 95%신뢰구간

이전 GMFM-66 점수 = ____ ____ — ____ 95%신뢰구간

GMFM-66점수 변화 = ____

[1]GMAE 소프트웨어로 처리한 값

그림 6-10 K-GMFM(계속)

보조도구/보조기 신고 평가(TESTING WITH AIDS/ORTHOSES)

보조도구/보조기가 사용된 곳과 그것이 처음으로 적용된 범위에 체크(√)하시오(한 개 이상을 체크할 수 있다).

보조도구		영역
Rollator/pusher(보형보조기)	☐	
Walker(보조기)	☐	
H. Frame crutches(H자 목발)	☐	
Crutches(목발)	☐	
Quad Cane(네발지팡이)	☐	
Cane(지팡이)	☐	
None(없음)	☐	
Other(기타)	☐	

(상술하시오)

보조기		영역
Hip control(고관절 조절)	☐	
Knee Control(슬관절 조절)	☐	
Ankle-foot Control(발목-발 조절)	☐	
Ankle Control(발목 조절)	☐	
Shoes(신발)	☐	
None(없음)	☐	
Other(기타)	☐	

(상술하시오)

보조도구/보조기 착용 시 총점

영역	영역의 백분위 계산	목표영역(√표시)
A. 눕기와 뒤집기 (LYING & ROLLING)	A 영역 합계 / 51 = ___ / 51 x 100 = ___ %	A. ☐
B. 앉기 (SITTING)	B 영역 합계 / 60 = ___ / 60 x 100 = ___ %	B. ☐
C. 네발기기와 무릎서기 (CRAWLING & KNEELING)	C 영역 합계 / 42 = ___ / 42 x 100 = ___ %	C. ☐
D. 서기 (STANDING)	D 영역 합계 / 39 = ___ / 39 x 100 = ___ %	D. ☐
E. 걷기, 달리기 그리고 깡충 뛰기 (WALING, RUNNING & JUMPING)	E 영역 합계 / 72 = ___ / 72 x 100 = ___ %	E. ☐

총점수 = (%A + %B + %C + %D + %E) / 5 = ___ / 5 = ___ %

목표 총 점수 = 목표영역으로 지정된 각 영역의 백분의 합 / 목표영역 = ___ = ___ %

GMFM-66 GMAE[1]

GMFM-66 점수	= ___	___ 95%신뢰구간
이전 GMFM-66 점수	= ___	___ 95%신뢰구간
GMFM-66점수 변화	= ___	

[1]GMAE 소프트웨어로 처리한 값

그림 6-10 K-GMFM(계속)

- **평가영역 및 항목**: GMFM의 20개 항목에 대하여 다음과 같은 움직임의 5가지 질적인 요소를 평가한다.
  - 분리 움직임(Dissociated movement)
  - 협응력(Coordination)
  - 정렬상태(Alignment)
  - 체중이동(Weight shift)
  - 안정성(Stability)
- **평가타입**: 준거참조평가
- **시행방법 및 점수**: 뇌성마비아동의 치료 경험이 있는 물리치료사가 직접 평가한다. 측정 체계는 5점 척도(0–1–2–3–4)이며, 5가지 질적인 요소 각각에 대하여 그리고 총점에 대한 평균 백분율 점수를 구한다.
- **소요시간**: 평가에 45~60분 정도 소요된다.
- **신뢰도 및 타당도**
  - 검사자간 신뢰도: ICC = 0.93
  - 검사–재검사 신뢰도: ICC = 0.96
- **장점**: 자세와 움직임 과제의 요소를 분석할 수 있어 기능 수준이 낮은 아동의 단기 및 장기 치료목표를 설정하는 데 유용하다.
- **제한점**: 운동기능이 높은 아동을 평가할 수 있는 항목이 제한적이다. 이를 보완하기 위하여 대동작기능분류체계 제1, 2, 3단계의 기능 수준이 높은 뇌성마비아동의 질적인 움직임을 평가할 수 있는 한국판 Quality FM이 개발되고 있는 중이다.
- **ICF 장애모델에서 평가 영역**: 신체 기능 및 구조, 활동

K–PBS

Korean version of Pediatric Balance Scale, 한국판아동균형척도

- **평가 목적**: 정상아동, 뇌성마비아동을 비롯한 운동장애를 보이는 아동들을 대상으로 일상생활에 필요한 기능적 균형능력을 측정한다.
- **대상 연령**: 특별히 명시된 연령범위는 없다.
- **평가영역 및 항목**: 14개의 기능적 균형항목으로 구성되어 있다(그림 6–11).
- **평가타입**: 준거참조평가
- **시행방법 및 점수**: 소아치료에 경험이 있는 물리치료사가 직접 평가한다. 최대 3회의 시

도를 통해 가장 높은 점수를 매긴다. 첫 시도에서 4점을 받은 경우 다음 항목으로 넘어간다. 점수측정체계는 5점 척도(0-1-2-3-4)로 총점은 0~56점 범위이다.

- 소요시간: 평가에 걸리는 시간은 20분 미만이다.
- 신뢰도 및 타당도
  - 검사자간신뢰도: ICC = 0.997
  - 검사-재검사신뢰도: ICC = 0.998
  - 동시타당도: r = 0.92~0.95
  - 뇌성마비아동을 대상으로 한 민감도: 총점 = 5.83점; 정적균형 = 2.92점, 동적균형 = 2.92점
- 장점: 뇌성마비아동을 대상으로 평가할 경우 GMFM을 비롯하여 운동기능평가도구와의 상관관계가 높아 치료목표 및 중재계획에 검사결과를 활용할 수 있다.
- 제한점: 뇌성마비아동에게 적용할 때 검사항목의 특성상 GMFCS 제1, 2단계의 기능 수준이 높은 아동이 대상이라는 제한점이 있다.
- ICF 장애모델에서 평가 영역: 활동

K-TCMS

Korean version of Trunk Control Measurement Scale, 한국판아동몸통조절측정도구

- 평가 목적: 뇌성마비아동의 정적 및 동적 몸통조절능력을 평가한다.
- 대상 연령: 특별히 명시된 연령범위는 없지만 시작 자세(아동이 등, 팔 또는 발이 바닥에 닿지 않게 치료용 테이블 가장자리에 걸쳐 앉는 자세)를 유지할 수 있어야 한다.
- 평가영역 및 항목: 총 15개 항목에 대하여 다음과 같이 3개의 하위척도로 구성된다(그림 6-12).
  - 정적 앉기 균형능력(Static sitting balance)
  - 동적 앉기 균형능력(Dynamic sitting balance)
  - 동적 팔 뻗기 또는 균형반응(Dynamic reaching 또는 equilibrium reaction)
- 평가타입: 준거참조평가
- 시행방법 및 점수: 테이블에 걸쳐 앉아 시작 자세를 유지한 상태에서 소아치료사가 직접 각각의 항목을 평가한다. 각 항목마다 3회씩 수행하고 가장 높은 점수를 선택한다. 항목별 점수범위는 0~1점, 0~2점, 0~3점으로 항목에 따라 다르고 왼쪽과 오른쪽을 각각 측정하는 항목들을 포함해서 실제로는 총 35개 항목을 평가하게 되어 총점의 점수범위는 0~58점이다.

한국판아동균형척도

K-PEDIATRIC BALANCE SCALE

이름: ______________ 날짜: ______________

장소: ______________ 검사자: ______________

항목	설명	점수(0~4)	초(선택적)
1.	앉은 자세에서 일어서기		
2.	선 자세에서 앉기		
3.	의자에서 의자로 이동		
4.	잡지 않고 서 있기		
5.	의자에 등을 기대지 않고 양발을 바닥에 대고 앉아 있기		
6.	두 눈을 감고 잡지 않고 서 있기		
7.	두발 모으고 잡지 않고 서 있기		
8.	발을 일자로 하고 잡지 않고 서 있기		
9.	한 발로 서기		
10.	360° 회전하기		
11.	선 자세에서 왼쪽/오른쪽 어깨 뒤로 돌아보기		
12.	선 자세에서 바닥에서 물건 집어 들기		
13.	잡지 않고 선 자세에서 발판 위에 한 발씩 교대로 올려놓기		
14.	선 자세에서 앞으로 팔 쭉 뻗기		

총점 ______________

그림 6-11 K-PBS

한국판아동용몸통조절측정도구

KOREAN VERSION OF TRUNK CONTROL MEASUREMENT SCALE, K-TCMS

항목	**정적 앉기 균형능력(Static Sitting Balance)**			
	검사절차: 각 항목을 아동에게 구두로 설명하고 필요하다면 검사자가 시범을 보인다. 아동이 3번 수행하고 그 중에서 가장 좋은 점수를 기록한다.		양측/왼쪽	오른쪽
1	시작자세(안 짚고 앉기, 양손은 다리 위에) → **아동에게** 똑바른 자세로 **10초간 앉게 한다.**	아동이 넘어지거나 양팔을 짚어야만 똑바른 자세를 유지할 수 있다.	□ 0	
		한 팔로 짚고 똑바른 자세로 10초간 유지할 수 있다.	□ 1	
		팔로 짚지 않고 10초간 똑바른 자세를 유지할 수 있다.	□ 2	
		이 항목에서 '0점'일 경우, 총점은 자동 '0점'		
2	시작자세 → **아동에게 양팔을 눈높이로 1초 안에 들어올린 다음 시작자세로 돌아오게 한다.**	아동이 넘어지거나 양팔을 들어올리지 못한다.	□ 0	
		넘어지지 않고 양팔을 들지만 다음과 같은 보상작용이 나타난다: (1) 몸통 뒤로 기울이기, (2) 몸통굴곡 증가, (3) 외측굴곡, (4) 기타	□ 1	
		보상작용 없이 양팔을 들어올린다.	□ 2	
3	시작자세 → **치료사가 한쪽 다리를 다른 쪽 다리위로 교차시킨다.**	아동이 넘어지고, 다리를 교차시킬 수 없거나, 양팔로 짚어야만 앉은 자세를 유지할 수 있다.	□ 0	□ 0
		한 팔로 짚고 10초간 앉을 수 있다.	□ 1	□ 1
		팔로 짚지 않고 10초간 앉을 수 있다.	□ 2	□ 2
4	시작자세 → **아동이 한쪽 다리를 다른 쪽 다리 위로 교차시킨다(한 손으로 동작을 보조해도 된다.** *이 경우 몸통 움직임이 증가되므로 2점이 최대점수가 된다*). '최소' = 다리 움직임 동안 몸통의 균형을 잃지 않을 정도의 작은 몸통 움직임 '뚜렷' = 균형상실의 뚜렷한 징후 즉, 몸통 외측굴곡 또는 굴곡	아동이 넘어지고, 다리를 교차시키지 못하거나, 양손으로 짚은 상태에서만 다리를 교차시킬 수 있다.	□ 0	□ 0
		한 손만 짚고 다리를 교차시킨다.	□ 1	□ 1
		손을 짚지 않고 다리를 교차시키지만 뚜렷한 몸통의 움직임이 있다.	□ 2	□ 2
		최소한의 몸통 움직임으로 다리를 교차시킨다.	□ 3	□ 3
5	시작자세 → **아동이 한쪽 다리를 10cm 외전시키고 다시 시작자세로 돌아온다(10cm=무릎너비:** *같은 무릎의 내측과 외측과 사이의 거리*). '최소'=다리 움직임 동안 몸통의 균형을 잃지 않을 정도의 작은 몸통 움직임 '뚜렷'=균형상실의 뚜렷한 징후 즉, 몸통 외측굴곡 또는 굴곡	아동이 넘어지고, 다리를 외전시키지 못하거나 양손을 짚어야만 다리를 외전시킬 수 있다.	□ 0	□ 0
		한 손만 짚고 다리를 외전시킨다.	□ 1	□ 1
		손을 짚지 않고 다리를 외전시키지만 뚜렷한 몸통의 움직임이 있다.	□ 2	□ 2
		최소한의 몸통 움직임으로 다리를 외전시킨다.	□ 3	□ 3
		정적 앉기 균형능력 총점		**/20**

그림 6-12 K-TCMS

항목	동적 앉기 균형능력(Dynamic Sitting Balance) = 선택적 움직임 조절			
	검사절차: (1) 각 항목을 구두로 설명하고 검사자가 시범을 보인다. (2) 아동에게 손으로 가이드하면서 항목을 직접 경험해 보게 한다. (3) 검사자가 손으로 가이드하면서 해당 항목을 수행하게 한다. (4) 아동이 3번 수행한 결과 중에서 가장 좋은 점수를 기록한다.		양측/왼쪽	오른쪽
6a	시작자세 → 양팔을 가슴 앞으로 교차시킨다. **→ 아동에게 몸통을 고정한 채 전방으로 약 45°(*large goniometer로 측정*) 기울이게 한 다음 시작자세로 돌아오게 한다.** 정상적인 머리 정위반응 즉, 머리 신전의 제한은 보상작용이 아니다.	아동이 넘어지거나 목표자세에 도달하지 못한다.	□ 0	
		몸통을 45° 전방으로 기울인다.	□ 1	
		이 항목에서 '0점'일 경우, 6b는 자동으로 '0점'		
6b		아동이 다음과 같은 보상작용을 한다: (1) 증가된 머리 신전(정상 정위반응을 벗어난), (2) 증가된 몸통 굴곡, (3) 증가된 요추 전만, (4) 증가된 무릎 굴곡(*아동에게 다리를 처음 자세로 유지하라고 지시한다*), (5) 기타	□ 0	
		보상작용 없이 몸통을 전방으로 45° 기울인다.	□ 1	
7a	시작자세 → 양팔을 가슴 앞으로 교차시킨다. **→ 아동에게 몸통을 고정한 채 후방으로 약 45° 기울이게 한 다음 시작자세로 돌아오게 한다.** 정상적인 머리 정위반응 즉, 머리 굴곡의 제한은 보상작용이 아니다.	아동이 넘어지거나 목표자세에 도달하지 못한다.	□ 0	
		몸통을 45° 후방으로 기울인다.	□ 1	
		이 항목에서 '0점'일 경우, 7b는 자동으로 '0점'		
7b		아동이 다음과 같은 보상작용을 한다: (1) 증가된 머리 굴곡, (2) 증가된 몸통 굴곡, (3) 증가된 무릎 신전, (4) 기타	□ 0	
		보상작용 없이 몸통을 전방으로 45° 기울인다.	□ 1	
8a	시작자세(양손은 다리 위에) → **아동에게 대퇴골두 위치로 테이블에 팔꿈치를 닿게(동측 체간은 짧아지고 반대측은 길어진다) 한 후 시작자세로 돌아오게 한다.**	아동이 넘어지거나 팔꿈치가 테이블에 닿지 못한다.	□ 0	□ 0
		팔꿈치가 테이블에 닿는다.	□ 1	□ 1
		이 항목에서 '0점'일 경우, 8b 및 8c는 자동으로 '0점'		
8b		아동이 다음과 같은 보상작용을 한다: (1) 몸통 짧아지기/길어지기 전혀 없음(몸통 움직임 전혀 없음) (2) 동측은 길어지고 반대측은 짧아짐	□ 0	□ 0
		동측 몸통은 짧아지고 반대측은 길어짐	□ 1	□ 1
		이 항목에서 '0점'일 경우, 8c는 자동으로 '0점'		
8c		아동이 다음과 같은 보상작용을 한다: (1) 몸통 굴곡의 증가, (2) 전방 또는 후방 기울임, (3) 골반 들어올리기, (4) 기타	□ 0	□ 0
		보상작용 없이 팔꿈치가 테이블에 닿는다.	□ 1	□ 1

그림 6-12 K-TCMS(계속)

항목	지시	기준	점수	점수
9a	시작자세 → **아동에게 한쪽 골반을 들어올리게 하고 다시 시작자세로 돌아오게 한다.** 대퇴부는 들어올리면 안 된다*(다리 전체가 아니라 꼭 골반에서 움직임이 일어나야 함).*	아동이 넘어지거나 골반을 들어올리지 못한다.	□ 0	□ 0
		골반을 들어올릴 수 있다.	□ 1	□ 1
		이 항목에서 '0점'일 경우 9b 및 9c는 자동으로 '0점'		
9b		아동의 골반을 들어올리는 쪽 몸통의 짧아지기와 반대측 길어지기가 없다.	□ 0	□ 0
		부분적으로 짧아지기/길어지기를 수행한다(부분적=짧은 및/또는 작은 범위의 ROM: 테이블에서 좌골결절을 떼지 못할 때).	□ 1	□ 1
		골반을 들어올리는 쪽 몸통은 짧아지고 반대측은 길어진다(테이블에서 좌골결절이 들림).		
		이 항목에서 '0점'일 경우, 9c는 자동으로 '0점'	□ 2	□ 2
9c		아동이 보상작용을 한다: (1) 반대측 머리 굴곡, (2) 뚜렷한 몸통의 外측굴곡(1~2cm 이상), (3) 기타	□ 0	□ 0
		아동이 보상작용 없이 골반을 들어올린다.	□ 1	□ 1
10a	시작자세 → 양팔을 가슴 앞으로 교차시킨다. **→ 아동에게 시작자세처럼 머리를 고정시킨 채로***(앞을 보게 함)* **상부몸통을 3회 회전하게 한다.** 견갑대로부터 움직임이 시작되어야 한다.	아동이 (1) 넘어진다. (2) 상부 체간을 회전시키지 못한다. 즉, 아동이 회전움직임을 수행하지 못하고, 몸통 전체의 회전조차 일어나지 않는다. 또는 (3) 상부 체간의 선택적 회전움직임이 일어나지 않는다(한 덩어리로 움직임).	□ 0	
		상부 체간에서 부분적으로 선택적 회전움직임이 일어난다(부분적 = 비대칭적, 작은 ROM, 몸통보다 어깨를 사용함).	□ 1	
		상부 체간을 선택적으로 회전시킨다.	□ 2	
		이 항목에서 '0점'인 경우, 10b는 자동으로 '0점'		
10b		아동이 머리회전과 함께 상부 체간을 회전한다.	□ 0	
		아동이 머리회전 없이 상부 체간을 회전한다.	□ 1	
11a	시작자세 → 양팔을 가슴 앞으로 교차시킨다. **아동에게 시작자세처럼 머리를 고정시킨 채로 하부몸통을 3회 회전하게 한다.** 골반대에서부터 움직임이 시작된다.	아동이 (1) 넘어진다. (2) 하부 체간을 회전시키지 못한다. 즉, 아동이 회전움직임을 수행하지 못하고, 몸통 전체의 회전조차 일어나지 않는다. 또는 (3) 하부 체간의 선택적 회전움직임이 일어나지 않는다(한 덩어리로 움직임).	□ 0	
		하부 체간에서 부분적으로 선택적 회전움직임을 나타낸다(부분적 = 비대칭적, 작은 ROM, 상부 체간의 추가적인 움직임).	□ 1	
		하부 체간을 선택적으로 회전시킨다.	□ 2	
		이 항목에서 '0점'인 경우, 11b는 자동으로 '0점'		
11b		아동이 골반경사(골반 들기)를 하며 보상작용 한다.	□ 0	
		보상작용 없이 하부 체간을 회전한다.	□ 1	

그림 6-12 K-TCMS(계속)

항목	검사	채점 기준	양측/왼쪽	오른쪽
12a	시작자세 → 양팔을 가슴 앞으로 교차시킨다. **→ 아동에게 골반을 전방으로 3회 움직인 후 후방으로 다시 3회 움직여 시작자세로 돌아가게 한다.** 골반 움직이기: 몸통 외측굴곡과 골반회전의 혼합된 움직임으로 왼쪽골반과 오른쪽 골반을 번갈아 움직임	아동이 넘어지거나 골반을 전방과 후방으로 움직이지 못한다(즉, 어느 방향으로도 몸이 움직이지 못함).	□ 0	
		부분적으로 골반을 움직인다(부분적 = 주로 몸통 외측굴곡과 최소한의 골반회전, 작은 ROM, 평균수준보다 어렵게 함).	□ 1	
		양측 몸통 굴곡과 주로 한 방향으로만 골반을 회전하고 반대쪽은 부분적으로만 움직인다.	□ 2	
		양측 몸통 굴곡과 양쪽 방향으로 골반을 회전하며 움직인다.	□ 3	
		이 항목에서 '0점'인 경우, 12b는 자동으로 '0점'		
12b		아동이 지나친 몸통을 지나치게 움직이며 보상작용을 한다.	□ 0	
		보상작용 없이 골반을 움직인다.	□ 1	
		동적 앉기 균형능력(선택적 움직임 조절) 총점		/28
항목	**동적 팔 뻗기(평형반응) [Dynamic Reaching(Equilibrium Reaction)]**			
	검사절차: 검사자가 각 항목을 구두로 설명한 다음 아동이 3회 수행하고 그 중에서 가장 좋은 점수를 기록한다.		양측/왼쪽	오른쪽
13	시작자세 → 양팔을 쭉 펴서 앞으로 뻗는다 **→ 아동에게 양팔을 눈높이로 쭉펴서 전완부 길이**(*olecranon–ospisiforme*)**에 있는 목표물을 향해 앞으로 뻗게 하고 시작자세로 돌아오게 한다.**	아동이 넘어지거나 목표물까지 손을 뻗지 못한다.	□ 0	
		목표물까지 손을 뻗지만, 수행에 다음과 같은 어려움이 따른다: (1) 느리게 수행하거나 어려워함 또는 (2) 시작자세로 돌아올 때 손으로 약간 짚어야 함	□ 1	
		어려움 없이 목표물에 도달한 후 시작자세로 돌아온다.	□ 2	
14	시작자세 → 한쪽 팔은 옆으로 쭉 뻗고 다른 쪽 손은 다리 위에 올려 놓는다. **→ 쭉 뻗은 팔을 눈높이로 전완부 길이**(olecranon–ospisiforme)**에 있는 목표물을 향해 옆으로 뻗게 하고 시작자세로 돌아오게 한다.**	아동이 넘어지거나 목표물까지 손을 뻗지 못한다.	□ 0	□ 0
		목표물까지 손을 뻗지만, 수행에 다음과 같은 어려움이 따른다: (1) 느리게 수행하거나 어려워함 또는 (2) 시작자세로 돌아올 때 손으로 약간 짚어야 함	□ 1	□ 1
		어려움 없이 목표물에 도달한 후 시작자세로 돌아온다.	□ 2	□ 2
15	시작자세 → 한쪽 팔은 쭉 편 상태로 몸 옆에 편히 두고 다른 쪽 손은 다리 위에 올려 놓는다. **→ 아동에게 한 팔을 신체중심선을 지나 뻗고 (반대쪽으로 뻗기) 시작자세로 돌아오게 한다.** 목표물은 전완부의 1/2 거리에 아동의 눈높이에 둔다.	아동이 넘어지거나 목표물까지 손을 뻗지 못한다.	□ 0	□ 0
		목표물까지 손을 뻗지만, 수행에 다음과 같은 어려움이 따른다: (1) 느리게 수행하거나 어려워함 또는 (2) 시작자세로 돌아올 때 손으로 약간 짚어야 함	□ 1	□ 1
		어려움 없이 목표물에 도달한 후 시작자세로 돌아온다.	□ 2	□ 2
		동적 팔 뻗기 총점		/10
		TCMS		/58

그림 6-12 K-TCMS(계속)

15번 수행 시 참고:
- 예로써, 목표물은 왼팔을 옆으로 쭉 뻗게 해서 전완부의 1/2 길이를 측정한 거리에서 아동의 눈높이에 둔다.
- 왼팔은 내려서 무릎 위에 둔다.
- 오른팔을 들어 몸통을 돌리면서 왼쪽에 위치한 목표물을 향해 뻗게 한다.

점수 표

정적 앉기 균형능력	/20
동적 앉기 균형능력(선택적 움직임 조절)	/28
동적 팔 뻗기(평형반응)	/10
K-TCMS 총점	/58

그림 6-12 K-TCMS(계속)

- 소요시간: 평가하는데 15~20분 정도 소요된다.
- 신뢰도 및 타당도
  - 검사자간신뢰도: ICC = 0.968~0.992
  - 검사-재검사신뢰도: ICC = 0.827~0.932
  - 동시타당도: r = 0.667
- 장점: 뇌성마비아동의 몸통조절과 일상생활과의 연관성은 매우 밀접한 관계를 갖지만 근거중심물리치료에 활용할 수 있는 몸통조절을 평가해주는 도구는 거의 없다. 과거의 seated postural control measure (SPCM), spinal alignment and range of motion measure (SAROMM) 그리고 SATCo (segmental assessment of trunk control) 등은 주로 안정적으로 앉은 자세를 유지하는 능력을 평가한다. K-TCMS는 기능적 활동을 수행할 때 필요한 정적 및 동적 몸통조절력을 함께 측정할 수 있다.
- 제한점: 시작 자세를 유지하기 어려운 기능수준의 낮은 뇌성마비아동에게는 적용할 수 없다.
- ICF 장애모델에서 평가 영역: 신체기능 및 구조, 활동

PDMS

Peabody Developmental Motor Scales, 피바디운동발달검사

- 평가 목적: 아동의 운동기술 획득 수준을 결정하고 운동발달지연이나 장애가 있는 아동에서 운동발달 상의 작은 변화가 있을 때, 이를 확인할 수 있으며 중재프로그램을 계획하는 데 활용할 수 있다.
- 대상 연령: 1~72개월의 아동을 평가한다.
- 평가영역 및 항목: 대운동척도와 소운동척도로 나뉜다. 대운동척도에서는 반사, 이동, 물체 조작을 평가하고 소운동척도에서는 쥐기와 운동 통합성을 평가한다.
- 평가타입: 규준참조평가이며 미국인구통계국에 등록된 아동 2,003명의 자료를 바탕으로 표준화하였다.
- 시행방법 및 점수: 표준화된 절차에 따라 아동마다 개별적으로 평가한다. 점수는 3점척도로 측정한다. 원 점수를 등가연령, 백분위 점수 그리고 표준점수(대운동지수, 소운동지수 그리고 운동총지수) 등의 점수로 변환시킨다.
- 소요시간: 평가에 45~60분 정도 소요된다.
- 신뢰도 및 타당도
    - 검사자간 신뢰도: r= 0.97~0.99(대운동척도), 0.87~0.92(소운동척도)
    - 검사–재검사 신뢰도: r= 0.82~0.94(대운동척도), 0.98(소운동척도)
    - 내용타당도: r= 0.35~0.69
- 장점: 장애아동에게 시행할 수 있도록 검사절차를 수정할 수 있는 가이드라인이 제공되어 있으며 점수측정 체계가 새로운 기술의 출현을 예측할 수 있도록 구성되어 있다.
- 제한점: 움직임의 질을 평가할 수 없고, 검사자가 평가에 필요한 도구들을 직접 준비해야 하는데 쉽게 구할 수 없거나 설명이 분명치 않은 것도 있다.
- ICF 장애모델에서 평가 영역: 활동

BOT-2

Bruininks-Oseretsky test of Motor Proficiency, 2nd edition, 브뤼닝크스–오세레츠키 운동능숙도평가

- 평가 목적: 1978년 개발되어 정상아동과 중등도의 운동장애를 나타내는 아동들의 대운동기술 및 소운동기술을 개별적, 포괄적 평가하고 운동훈련프로그램을 개발하기 위하여 사용한다. 주로 자폐증(autism), 아스퍼거증후군(asperger's syndrome), 발달성협응장애(developmental coordination disability, DCD) 그리고 경도/중등도 지적 장애 아동들을 대상으로 한다.

- 대상 연령: 4.5~14.5세 아동을 대상으로 평가한다.
- 평가영역 및 항목
    - 달리기 속도 및 민첩성(Running speed and agility)
    - 균형(Balance)
    - 좌 · 우협응력(Bilateral coordination)
    - 근력(Strength)
    - 상지 협응력(Upper-limb coordination)
    - 반응속도(Response speed)
    - 시각-운동조절(Visual-motor control)
    - 상지 속도 및 능숙도(Upper-limb speed and dexterity)
- 평가타입: 규준참조평가이며 765명의 아동을 10개 연령군으로 나눠 표준화하였다.
- 시행방법 및 점수: 아동이 주의를 빼앗길 만한 자극이 없는 넓은 공간이 필요하다. 검사자는 특별한 훈련이 필요하지는 않지만 검사매뉴얼을 충분히 숙지하고 익숙한 상태라야 한다. 검사에 필요한 물건들은 검사키트(test kit) 안에 포함되어 있다. 평가를 하는 동안 원 점수를 기록한 것을 표준점수와 연령등가점수로 변환한다.
- 소요시간: 45~60분정도 소요되므로 어린아동의 경우 2회에 걸쳐 나누어서 평가하는 것이 좋다.
- 신뢰도 및 타당도
    - 검사자간신뢰도: r = 0.63~0.97
    - 검사-재검사신뢰도: r = 0.77~0.89
- 장점: 검사에 필요한 모든 내용물이 검사키트 안에 들어있어 사용이 편리하다. 선별검사에 유용한 축약형이 나와 있다. 평가항목이 다양하고 아동의 흥미를 유도할 수 있으며 10살이 넘은 아동은 표준점수를 활용할 수 있다.
- 제한점: 검사시간이 길어 어린 아동에게 시행하기 어렵고 정신지체나 언어장애가 있는 아동의 경우 매뉴얼의 지시사항대로 실시하기가 어렵다.
- ICF 장애모델에서 평가 영역: 신체 기능 및 구조, 활동

3) 포괄적 발달영역을 측정하는 평가도구

운동발달영역을 비롯해서 두 가지 이상의 발달영역을 평가하여 아동의 포괄적인(comprehensive) 발달을 이해할 목적으로 사용한다.

BSID-3

Bayley Scales of Infant Development, 3rd edition, 베일리영유아발달검사-3

- 평가 목적: 일차적인 목적은 발달지연을 확인하고 중재 계획에 정보를 제공하며 발달상태를 모니터링하는 데 있다.
- 대상 연령: 생후 1~42개월의 유아를 대상으로 한다.
- 평가영역 및 항목: 다음과 같이 5개 영역을 검사한다.
  - 인지(Cognition)
  - 의사소통(Communication): 수용 및 표현
  - 운동(Physical): 대운동기술, 소운동기술
  - 사회/정서(Social/emotional): 자기조절 및 세상에 대한 관심을 평가
  - 적응행동(Adaptive)
- 평가타입: 규준참조평가로 1,700명의 유아와 아동을 대상으로 표준화하였다.
- 시행방법 및 점수: 물리치료사, 작업치료사 또는 언어치료사가 대상아동의 수행력을 직접 평가하여 구한 원 점수를 변환점수로 바꾼다. 점수범위는 1~19이며 평균 10 표준편차 3이다.
- 소요시간: 보통 25~60분 정도 소요되지만 아이의 나이와 협조 정도에 따라 평가시간이 달라진다.
- 신뢰도 및 타당도
  - 인지영역 검사자간신뢰도: ICC = 0.91
  - 언어영역 검사자간신뢰도: ICC = 0.93
  - 운동영역 검사자간신뢰도: ICC = 0.92
  - 사회-정서영역 검사자간신뢰도: ICC = 0.90
  - 적응행동영역 검사자간신뢰도: ICC = 0.97
- 장점: 현재 가장 널리 사용되고 있는 발달평가도구이다.
- 제한점: 어린 유아를 위한 움직임의 질적인 면을 평가하는데 제한적이다.
- ICF 장애모델에서 평가 영역: 활동, 참여

PEDI

Pediatric Evaluation of Disability Inventory, 소아장애평가

- 평가 목적: 장애아동의 기능적 능력(functional capabilities)과 수행력(performance)을 평가하며 기능적 기술의 수행력의 향상을 모니터링하고 치료프로그램의 효과를 평가하

기 위하여 사용한다.

- 대상 연령: 생후 6개월~7세 6개월의 아이를 대상으로 평가한다.
- 평가영역 및 항목: 자조활동, 이동성 그리고 사회적 기능 등 3개 영역을 포괄적으로 평가하며 보다 자세한 내용은 다음과 같다.
  - 자조활동(Self-care): 먹기, 몸치장, 옷 입기, 목욕하기, 화장실 사용
  - 운동성(Mobility): 이동, 집안 및 집 밖에서의 운동성
  - 사회적 기능(Social ability): 의사소통, 사회적 작용, 집안 및 지역사회의 과제수행
- 평가타입: 규준참조평가 및 준거참조평가의 특성을 모두 갖추고 있다. 412명의 정상적으로 발달하는 아동과 그 가족 그리고 3명의 장애아동을 대상으로 표준화하였다.
- 시행방법 및 점수: 부모보고, 구조화된 인터뷰, 또는 아동의 기능적 행위에 대한 전문가의 관찰을 통해 시행한다. 기능적 기술 영역은 '예' 또는 '아니오'로, 양육자보조 영역은 6단계의 서술적 측정체계(독립적-완전 의존)로 점수를 매긴다. 표준점수와 변환점수를 사용한다.
- 소요시간: 평가하는데 20~60분 정도 걸린다.
- 신뢰도 및 타당도
  - 내적일치도: Cronbach's alpha = 0.95
  - 검사자간 신뢰도: ICC = 0.96~0.99
  - 동시타당도: r = 0.73
- 장점: 인지 및/또는 운동장애가 있는 아동의 기능과 독립성의 정도에 초점을 둔 평가도구로 과제의 수행에 필요한 양육자의 보조수준을 파악할 수 있다. 소아장애평가를 구성하는 3개 영역 모두 또는 경우에 따라서는 어느 한 영역만 따로 평가할 수 있으며 컴퓨터소프트웨어 프로그램을 사용하여 점수를 계산할 수 있다는 편리함이 있다.
- 제한점: 아이에 대한 치료사와 부모의 인식수준이 다르게 작용할 수 있는 항목들이 있다. 보다 다양한 장애아동을 대상으로 한 대규모 표본의 신뢰도와 타당도 조사가 필요하다.
- ICF 장애모델에서 평가 영역: 활동, 참여

WeeFIM

Functional Independence Measure for Children, 아동용일상생활기능독립측정

- 평가 목적: 아동의 전반적인 기능수준을 평가할 목적으로 FIM (Functional Independence Measure, 성인용일상생활기능독립측정)을 바탕으로 1987년 개발되었다. 아동

의 기능수준을 평가하여 치료목표를 설정하는데 활용할 수 있고 치료결과에 따른 기능의 변화를 추적할 수 있다.

- 대상 연령: 장애가 없는 생후 6개월~8세, 발달장애가 있는 생후 6개월~12세 그리고 정신연령이 7세 이하인 아동을 대상으로 평가한다.
- 평가영역 및 항목: 2개 영역(운동 및 인지영역), 6개의 하위 척도이며 평가항목은 18개이다.

  운동영역
  - 신변처리(Self-care): 식사하기, 치장하기, 목욕하기, 옷 입기, 화장실 이용하기
  - 대 · 소변조절(Sphincter control): 대 · 소변 처리
  - 이동성(Mobility): 의자, 휠체어, 화장실, 욕조, 샤워
  - 이동방법(Locomotion): 보행/휠체어/네발기기, 계단보행

  인지영역
  - 의사소통(Communication): 이해, 표현
  - 사회인지(Social cognition): 사회작용, 문제해결능력, 기억력
- 평가타입: 준거참조평가
- 시행방법 및 점수: 평가방법은 여러 전문가의 직접관찰 및 면담으로 이루어지며 직접관찰이 어려운 경우 본인, 가족, 다른 보건의료 전문가가 시행하거나 의무기록지를 활용한다. 18개 각 항목마다 1점(과제의 25% 미만 수행)에서 7점(과제의 모든 과정을 보조기나 보조도구 없이 적정시간 내에 안전하게 수행)의 7점 척도로 점수를 부여하며 총점은 18~126점 범위이다.
- 소요시간: 부모 인터뷰 방식으로 실시하는 경우 10~20분 정도 걸린다.
- 신뢰도 및 타당도
  - 총점에 대한 검사자간신뢰도: r = 0.95
  - 이동성에 대한 검사자간신뢰도: r = 0.74
  - 의사소통에 대한 검사자간신뢰도: r = 0.96
  - 사회인지에 대한 검사자간신뢰도: r = 0.96
  - 총점에 대한 검사-재검사신뢰도: r = 0.99
  - 대 · 소변조절에 대한 검사-재검사신뢰도: r = 0.83
  - 이동성에 대한 검사-재검사신뢰도: r = 0.99
  - 의사소통에 대한 검사-재검사신뢰도: r = 0.99
  - 사회인지에 대한 검사-재검사신뢰도: r = 0.99

- 장점: WeeFIM과 같은 맥락에서 성인용 FIM이 따로 있기 때문에 아동에서 성인으로 성장하는 과정에서 연속성을 갖고 기능적 독립성을 측정할 수 있다. 시행방법이 간단하고 아동의 기능적 독립성에 대하여 재활 팀원들 간에 원활한 의사소통의 도구로 사용된다. 또한 양육자의 보조수준을 고려하는 유용한 평가도구이다. 트레이닝 비디오테이프를 활용해 교육할 수 있다.
- 제한점: 아동의 기능적 독립성을 높여줄 수 있는 환경 수정을 고려하지 않았으며 성인의 관점에서 아동의 장애를 바라보았다. 또한 특정 일상활동의 독립적 수행 정도를 고려할 뿐 활동들을 구성하는 요소에 대해서는 고려하지 않았다.
- ICF 장애모델에서 평가 영역: 활동, 참여

SFA

School Function Assessment, 학교기능평가

- 평가 목적: 초등학생의 학업 또는 사회참여에 필요한 기능적 과제를 수행하는 능력을 측정하기 위하여 개발되었다. 구체적으로 첫째, 특수교육서비스가 필요한지 확인한다. 둘째, 학생 별로 필요한 부분에 대한 개별화된 교육프로그램을 개발하는데 필요한 정보를 제공한다.
- 대상 연령: 5~12세의 아동을 대상으로 평가한다.
- 평가영역 및 항목: 제 1, 2 그리고 3부로 구성된다.

제1부. 참여수준: 다음과 같은 6대 주요 학교활동에 참여하는 수준을 평가한다.

- 일반 또는 특수학급의 교실
- 놀이터 또는 휴식시간
- 등 · 하교 방법
- 욕실 및 화장실처리
- 교실 간 이동 방법
- 점심시간 또는 매점 이용

제2부. 학교과제 수행수준: 학교의 과제를 수행하는데 필요한 도움의 정도를 평가한다.

- 어른의 도움이 필요한 정도
- 교육프로그램 또는 환경수정의 정도

제3부. 특정한 기능적 활동을 시작하고 완성하는 능력을 평가한다.

- 신체활동수행: 여행, 자세유지 및 변경, 여가활동에 필요한 움직임, 손 사용, 학습 준비물의 사용, 수업준비 및 정리, 먹기와 마시기, 위생처리, 옷 관리, 계단 오르기/내려가기, 필기 그리고 학교장비의 사용 등

- 인지/행동 수행: 기능적 의사소통, 기억력/이해력, 사회적 관습 지키기, 어른의 지시와 학교규칙 준수하기, 과제/행동 완수, 긍정적 상호관계, 행동조절, 안전문제, 신변처리에 대한 인식 등

- 평가타입: 준거참조평가도구이며 678명의 정규교육 또는 특수교육을 받는 아동을 대상으로 표준화하였다.
- 시행방법 및 점수: 평가매뉴얼, 점수측정가이드 그리고 기록지 등이 필요하다. 평가자의 판단을 바탕으로 검사가 이루어진다. 일반(특수)학교 교사, 물리치료사, 작업치료사 그리고 언어치료사 등이 학생을 관찰하여 평가한다. 각 항목의 원 점수의 합을 준거 점수(criterion scores)로 변환하여 해석한다.
- 소요시간: 1시간 30분 정도 소요되므로 여러 날에 걸쳐 평가할 수 있으나 총 기간이 2주 또는 3주를 넘겨서는 안 된다.
- 신뢰도 및 타당도
  - 내적 일치도: Cronbach's alpha = 0.92~0.98
  - 검사-재검사신뢰도: r = 0.80~0.98; ICC = 0.80~0.98
  - 구성타당도: 활동 환경마다 과제의 난이도가 다르며, 다중회귀분석결과에 따르면 특정 환경에 맞는 핵심과제(key tasks)로 구성되어 있다.
- 장점: 신체 또는 감각 손상이 있는 아동을 평가하기에 적합한 항목들로 구성되어 있다. 한 아동에 대하여 여러 응답자의 검사결과가 요구되므로 다양한 발달영역과 환경으로부터 포괄적인 정보를 구할 수 있다. 평가의 판단 기준은 최적의 수행력이 아니라 전형적인(typical) 수행력을 평가하며 총점과 개별영역의 점수를 구할 수 있어 아동의 강점과 부족한 점을 알 수 있다.
- 제한점: 타당한 정보를 수집하기 위하여 여러 전문가의 협조가 요구되며 시간이 많이 소요된다.
- ICF 장애모델에서 평가 영역: 활동, 참여

Movement ABC-2

Movement Assessment Battery for Children, 2nd edition, 아동움직임평가-2

- 평가 목적: 경미한 수준에서 중등도의 운동장애를 확인하고 중재를 계획하며 치료결과를 평가하기 위해 사용한다.
- 대상 연령: 3~16세의 아동을 대상으로 평가한다.
- 평가영역 및 항목: 다음과 같은 3개 영역에서 8개의 과제를 평가하도록 구성되어 있다.

- 손의 능숙한 사용(Manual dexterity)
- 공의 사용(Ball skills)
- 정적 및 동적 균형능력(Static and dynamic balance)

- 평가타입: 규준참조평가이며 400명의 미국 아동을 대상으로 표준화되었다.
- 시행방법 및 점수: 평가자가 표준화된 절차에 따라 시행한다. 과제마다 점수측정 방법이 다르다. 영역별 원 점수를 변환점수로 바꾼다. 총 변환점수를 총 손상점수(total impairment score, TIS; 0~40점)로 변환한 후 다시 백분위수로 변환한다. 15 백분위수 미만의 아동은 중재를 통해 기능이 향상될 수 있고, 6~15 백분위수에 해당하는 아동은 발달성협응장애의 위험이 있고 5 백분위수 이하의 아동은 다른 진단기준에도 부합된다면 발달성협응장애로 진단한다.
- 소요시간: 평가에 20~40분 정도 소요된다.
- 신뢰도 및 타당도
  - 평가-재평가신뢰도: r = 062~1.0
  - 동시타당도: r = −0.53
- 장점: 질적 및 양적 자료를 구할 수 있고, 아이가 흥미를 느끼는 항목들로 구성되어 있다. 평가결과에 따른 중재 가이드라인을 제공한다.
- 제한점: 과제마다 점수를 부여하는 방법이 다르고 항목의 수가 제한적이다.
- ICF 장애모델에서 평가 영역: 신체기능 및 구조, 활동, 참여

4. 평가도구 사용을 위한 소아치료사의 역량
Competency of Pediatric PT for using assessment tools

표준화된 평가를 시행하고 얻은 결과는 근거(evidence)의 일부가 된다. 근거를 임상에 적용(knowledge translation)하는 근거중심소아치료를 위하여 소아치료사는 어떤 역량을 갖춰야 하겠는가? 미국아동물리치료협회의 전 회장이자 Chatham 대학교 교수인 Joe Schreiber 는 표준화된 평가도구를 사용하려면 다음의 네 가지 영역에 대한 학습이 선행되어야 한다고 하였다(표 6-8).

■ 첫째, 평가도구를 '선택(selection)'하는 역량

ICF-CY 장애모델의 장애영역(기능 및 구조의 손상, 활동제한 및/또는 참여제한) 별로 장애를 평가하는데 적합한 평가도구를 '선택'할 수 있고 준거참조평가에 대한 이해를 갖춰야 한다.

■ 평가도구를 '시행(administration)'하는 역량

K-GMFM을 포함한 소아치료의 대표적인 평가를 시행하기 위한 준비로 '매뉴얼'을 학습하고 '신뢰도'와 '타당도'를 구해야 한다.

■ 평가결과를 '해석(interpretation)'하는 역량

'측정 점수를 해석'하는 다양한 방법에 대한 지식을 갖추고 결과점수를 이용하여 물리치료 진단, 예후, 목표설정 및 중재계획, 치료종결기준 등을 계획할 수 있어야 한다.

■ 평가결과를 '공유(sharing)'하는 역량

아동의 기능 수준에 대한 검사결과는 우선 아동/보호자, 치료팀 구성원과 구두 및/또는 S.O.A.P. 노트의 형태로 '공유'하고 차차 다른 소아치료사에게 평가교육을 실시할 수 있는 역량으로 발전해나가야 한다.

표 6-8

자가평가리스트: 평가도구지식-수행빈도 Self-assessment of Knowledge and frequency of performance in TOOLs

I. 지식등급(Self-assessment of knowledge rating scale)

1. 익숙하지 않음: 기술에 익숙하지 않다.
2. 익숙함: 기술에 익숙하다.
3. 실기전문지식(Working knowledge): 기술을 수행할 충분한 지식이 있다.
4. 교육전문지식(Teaching knowledge: 기술 수행 및 교육할 수 있는 충분한 지식이 있다.
5. 전문가지식: 기술 수행 및 교육 능력이 전문가 수준이다.

II. 수행빈도등급(Self-assessment of frequency of performance rating scale)

A. 없음: 한 번도 수행하지 않았다.
B. 간혹: 지난 달에 평가하지 않았고 지난 4개월 동안 평가횟수가 2회 미만이다.
C. 다소 자주: 지난 달에 적어도 1회 수행했지만 지난 4개월 동안 5회 미만이다.
D. 자주: 지난 달에 최소한 2회 수행했지만 지난 4개월 동안 8회 미만이다.
E. 매우 자주: 지난 4개월 동안 15회 이상 수행하였다.

기술/과제	I. 지식등급					II. 수행빈도등급				
표준화된 평가도구 선택(selection)	1	2	3	4	5	A	B	C	D	E
1. 근거를 바탕으로 선별검사용 평가도구를 선택할 수 있다.										
2. 근거를 바탕으로 아동의 신체기능 및 구조를 평가할 수 있는 평가도구를 선택할 수 있다.										
3. 근거를 바탕으로 아동의 활동 및 활동제한을 평가할 수 있는 평가도구를 선택할 수 있다.										
4. 근거를 바탕으로 아동의 참여 및 참여제한을 평가할 수 있는 평가도구를 선택할 수 있다.										
5. 검사의 목적에 따라 규준참조 대 준거참조평가도구를 구별하고 선택할 수 있다.										
표준화된 평가도구 시행(administration)	1	2	3	4	5	A	B	C	D	E
1. 표준화된 테스트와 측정도구의 매뉴얼을 읽고, 해석, 시행할 수 있다. 즉, 각 평가항목을 효율적으로, 신뢰있게, 타당하게 시행할 수 있다.										
2. 아동의 정확한 수행수준을 평가하기 위하여 테스트하는 방법을 타당한 수준에서 적절히 조정하여 시행할 수 있다.										
3. 선택한 도구로부터 수집한 자료를 정확하게 분석할 수 있다.										
4. 표준화된 도구의 시행과 물리치료 빈도 및 기간의 임상의사결정을 연결 짓고 문서화한다.										
5. 임상의사결정을 위한 'GMFM' 검사를 할 수 있다.										
6. 임상의사결정을 위한 'PEDI' 검사를 할 수 있다.										
7. 임상의사결정을 위한 '30초보행검사'를 할 수 있다.										
8. 임상의사결정을 위한 'TUDS 검사를 할 수 있다.										
9. 임상의사결정을 위한 'TUG' 검사를 할 수 있다.										

표 6-8
자가평가리스트: 평가도구지식-수행빈도(계속)

기술/과제	I. 지식등급					II. 수행빈도등급				
평가결과 해석(interpretation)	1	2	3	4	5	A	B	C	D	E
1. 아동/보호자로부터 구한 자료들을 통합하여 ICF의 손상, 활동, 활동제한, 참여, 참여제한 영역별로 분류할 수 있다.										
2. 원점수, 표준점수, 퍼센타일점수, z 점수, t 점수, 신뢰구간, 점수변화를 결정하고 해석하는 것을 포함하여 검사결과를 해석할 수 있다.										
3. 표준화된 결과평가의 자료와 대운동 발달곡선을 통합적으로 사고하여 임상의사결정의 근거를 제시할 수 있다.										
4. 테스트 및 측정도구를 활용한 평가결과를 기타 다른 임상관찰 및 자료들과 통합적 관점에서 해석할 수 있다.										
5. 검사의 목적에 따라 규준참조 대 준거참조평가도구를 구별하고 선택할 수 있다.										
6. 테스트 및 측정결과를 바탕으로 프로그램 계획, 일정기간 중재에 따른 변화에 대한 결과평가를 실시하고 물리치료 종결의 근거로 활용할 수 있다.										
평가결과공유(sharing)	1	2	3	4	5	A	B	C	D	E
1. 아동/보호자에게 아동의 현재상태, 검사결과, 치료계획, 그리고 치료기대결과에 대하여 교육하고 필요한 경우 아동/보호자의 피드백을 활용하여 치료계획과 치료기대결과를 수정할 수 있다.										
2. 공통의 의미 있는 언어로 지속적으로 문서를 작성하며, 관련 정보를 간략하게 정리하고, 가족 및 다른 치료팀 구성원과 기록을 공유할 수 있다.										
3. 윤리적, 법적 측면에서 환자를 부정적으로 명명하지 않는 등 평가결과의 비밀을 유지할 수 있다.										
4. 테스트 및 측정결과를 환자의 기능 수준, 가족, 문화, 언어, 그리고 환경요인을 고려하여 원활하게 의사소통할 수 있다.										
5. 임상에서 동료가 적합한 테스트 및 평가도구를 사용할 수 있도록 도움을 줄 수 있다.										

요점정리

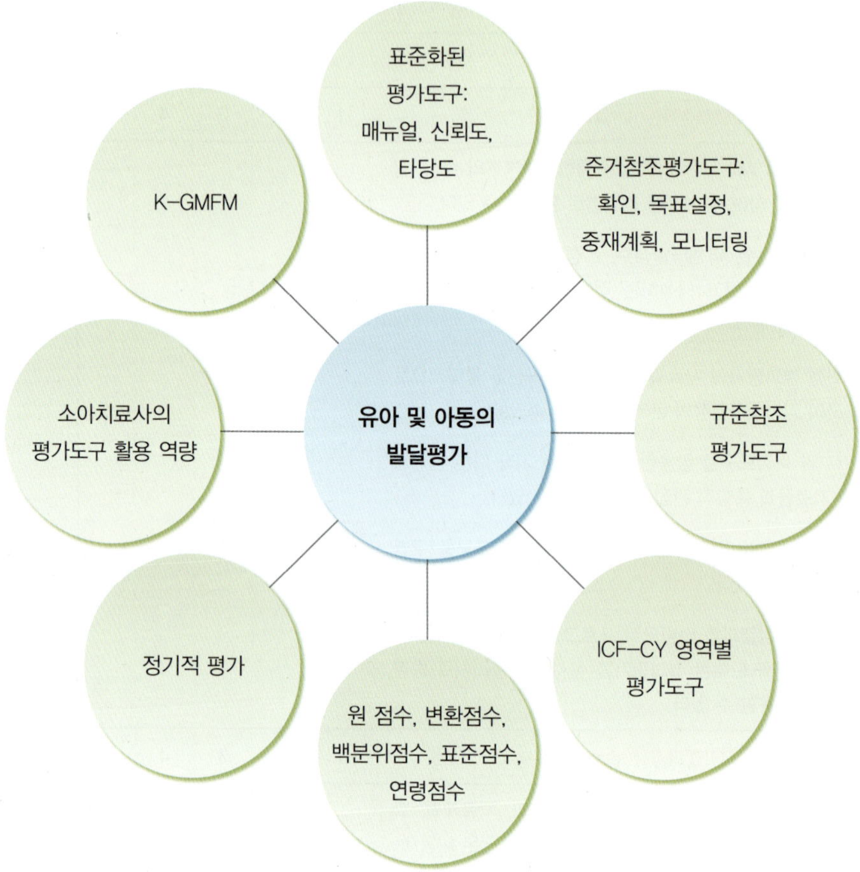

1. 발달평가의 목적은 현재의 발달 수준 확인, 치료목표 설정 및 중재프로그램 계획 그리고 기능변화의 모니터링 등이다.
2. 운동장애아동의 문제점에 따라 ICF-CY 장애모델의 신체기능 및 구조의 손상, 활동제한 그리고 참여제한 각 영역을 측정하는 평가도구를 사용한다.
3. 평가는 병력청취, 임상관찰 그리고 표준화된 평가도구의 사용 등의 방법으로 이루어지고 특히 임상관찰에는 기능적 자세 및 움직임의 관찰, 움직임과 관련된 신체계통 측정 및 평가로 구성된다.
4. 표준화된 평가도구란 정확한 사정을 할 수 있는 매뉴얼(지침)과 신뢰도, 타당도 그리고 민감도 같은 정신측정학적 속성이 입증된 평가도구를 말한다.
5. 준거참조평가도구로 측정한 아이의 점수는 같은 연령대의 평균적인 수행력을 나타내는 것이 아니라 관심 영역 안에서 발달 수준이 어느 정도 인지를 뜻한다. 규준참조평가도구로 측정한 아이의 점수는 또래의 평균점수와 비교한다.
6. 평가의 결과점수의 유형은 원 점수, 변환점수, 백분위수, 표준점수 그리고 연령/학년등가점수 등이다.
7. 운동발달수준의 선별검사도구에는 ASQ-3, DDST-2, Milani-Comparetti test-3 그리고 COMPS 등이 있고 운동발달영역을 전문적으로 평가할 때는 MAS, TIMP, K-AIMS, GMPM, K-PBS, K-TCMS, PDMS 그리고 BOT-2 등이 있다. 그리고 운동발달 영역을 포함하여 포괄적으로 발달하기 위하여 BSID-3, PEDI, WeeFIM, SFA 그리고 Movement ABC-2 등이 있다.
8. 소아치료사가 표준화된 평가도구를 사용하기 위하여 적합한 평가도구를 선택, 시행, 해석 그리고 공유하는 역량이 요구된다.

연습문제

1. 발달평가의 목적을 기술하시오.

2. 움직임과 관련된 신체계통의 측정 및 평가에서 신경계통, 근육 · 골격계통 그리고 심장 · 혈관계통에서 평가할 항목을 기술하시오.

3. 뇌성마비아동의 시간의 경과에 따른 운동발달의 수준을 평가할 수 있는 평가도구는 무엇인가?

4. 신뢰도가 무엇인지 기술하시오.

참고문헌

1. Albuquerque PL, Guerra MQF, Lima MC, et al. Concurrent validity of the Alberta Infant Motor Scale to detect delayed gross motor development in preterm infants: a comparative study with the Bayley III. Dev Neurorehabil. 2017 May 24:1-7.
2. Bar-Or, O., & Roland, T.W. (2004). Pediatric exercise science: From physiological principles to health care application. Champaign, IL: Human Kinetics.
3. Gibson EJ, Schmuckler MA. Going somewhere: an ecological and experimental approach to development of mobility. Ecol Psychol. 1989;1:3.
4. Haley SM, Coster WJ, Ludlow LH. Pediatric functional outcome measures. WB Saunders, Philadelphia, 1991.
5. Jary S. Motor impairment in children born preterm: assessment with the Movement ABC-2. Dev Med Child Neurol. 2017;59(5):455.
6. Ko J, Kim M. Reliability and responsiveness of the gross motor function measure-88 in children with cerebral palsy. Phys Ther. 2013;93(3):393-400.
7. McCoy DC, Sudfeld CR, Bellinger DC, et al. Development and validation of an early childhood development scale for use in low-resourced settings. Popul Health Metr. 2017;15(1):3.
8. Prechtl HFR. Qualitative changes of spontaneous movements in fetus and preterm infant are a marker of neurologic dysfunction. Early Hum Dev. 1990;23:151.
9. Rabinovich RV, Patel NV, Gates PE, et al. The Relationship between the School Function Assessment (SFA) and the Gross Motor Function Classification System (GMFCS) in Ambulatory Patients with Cerebral Palsy. Bull Hosp Jt Dis. 2013;73(3):204-209.
10. Schreiber J, Goodgold S, Moerchen VA, et al. A description of professional pediatric physical therapy education. Pediatr Phys Ther. 2011;23(2):201-204.
11. Stuberg WA, White PJ, Miedanger JA, et al. Item reliability of the Milani-Conparetti Developmental Screening test. Phys Ther. 1989;69(5):328-335.

07

운동기능 향상을 위한 소아치료중재

Pediatric physical therapy interventions for improving motor function

학습 목표

1. 운동기능 장애 아동을 위한 중재의 목적에 대해 이해한다.
2. 아동/부모, 다른 치료팀원들 간의 원활한 의사소통의 방법으로 적절한 용어의 사용 및 기록의 중요성에 대해 이해한다.
3. 소아치료에 적용할 수 있는 다양한 절차적(직접) 중재법에 대해 이해한다.
4. 가족중심치료의 개념에 근거하여 중재의 큰 맥락으로 부모교육의 중요성에 대해 이해한다.
5. 소아치료의 대상인 아이의 특성을 고려하여 연령별 놀이 및 장난감에 대해 이해한다.

핵심 단어

중재 Intervention
포지셔닝 Positioning
수동 스트레칭 Passive stretching
능동 스트레칭 Active stretching
신경발달학적 접근법 Neurodevelopmental approaches
신경성숙이론 Neuromaturational theory
보바스치료 Bobath therapy
억제 Inhibition
촉진 Facilitation
핸들링 Handling
핵심부위조절 Key point of control
보이타치료 Vojta therapy
반사적 뒤집기 Reflex turning
반사적 기기 Reflex creeping
겨드랑이걸치기반응 Axillary suspension reaction
파이퍼 이스베르트 역수직반응 Peiper–Isbert reaction
콜리스 수평현수반응 Horizontal–Collis reaction
콜리스 역수직반응 Vertical–Collis reaction
보이타반응 Vojta reaction
견인반응 Traction reaction
란다우반응 Landau reaction
감각통합치료 Sensory integration, SI
목표지향적 접근법 Goal–directed approaches
근력강화운동 Strengthening training
승마치료 Hippotherapy
트레드밀훈련 Treadmill training
기능적전기자극치료 Functional electrical stimulation, FES
부모교육 Parent education
홈 프로그램 Home program
터미타임 Tummy time
모니터링 Monitoring
상담 Consultation
놀이 Play

1. 중재의 목적 Purposes of intervention

운동기능장애아동을 위한 중재는 아동 각각의 개별적 요구에 맞아야 한다. 소아치료사는 가족 및 다른 치료전문가와 상호 협력적으로 아이가 최대 잠재력에 도달할 수 있도록 아래와 같이 4가지 영역에 초점을 맞추고 중재를 제공한다. 아울러, 아동시기의 치료를 포함한 모든 활동은 놀이(play)로써 즐거움과 흥미를 줄 수 있을 때 목표하는 바를 이룰 수 있다.

- 능동움직임의 촉진
- 기능적 기술의 촉진
- 활동 및 사회통합 촉진
- 손상의 예방

2. 중재의 방법 Strategies of interventions

제2장에서 학습한 (소아)환자관리모델의 중재단계에서 설명한 것처럼 중재는 '아동/보호자, 재활 팀 간의 원활한 의사소통 및 기록', '직접 또는 절차적 중재' 그리고 '부모교육' 등으로 구성된다. 소아치료에서 절차적 중재 또는 직접중재의 중요성에 대해서는 아무리 강조해도 지나치지 않지만 이에 못지않게 보호자, 작업치료사, 언어치료사, 의료진들과의 전문적인 의사소통, 기록 그리고 부모교육 등도 중요하다. 앞으로 체계적인 평가, 직접중재 그리고 부모교육이 균형 있게 포함된 중재 패러다임이 더욱 확산되고 정착되어야 할 것이다.

1) 아동/보호자, 재활 팀 간의 원활한 의사소통 및 기록

먼저, 의사소통은 아동/보호자 그리고 다른 재활 팀원들 간에 구두로 이루어진다. 재활 팀원들 간에는 각 전문분야의 용어 및 공통의 의학용어를 사용하여 간결하고 정확하게 내용을 주고 받으면 된다. 특히 신경을 써야 하는 부분은 아동/보호자와 의사를 교환하는 것으로 다음과 같은 내용에 주의한다.

- 치료와 관련된 대화를 시작하기 전에 아이와 먼저 친해지도록 한다. 아이를 터치하거나 안아주면서 이름을 부른다. 이름을 부른다는 것은 아이가 가진 장애가 아닌 한 인격체로써 아동에게 관심이 있다는 의미로 전달될 것이다.
- 엄마, 가능하다면 엄마 · 아빠와 함께 중재에 관한 계획을 논의한다.
- 아이와 관련해 부모가 가장 힘들어하는 점을 이해하고 존중한다.
- 부모에게 감정을 표현할 기회를 준다. 울거나, 우울해하거나, 화를 낼 수도 있을 것이다. 그 감정을 있는 그대로 이해하고 지원자의 역할을 한다.

- 부모로써 자녀의 미래에 대해 갖고 있는 기대감을 존중한다.
- 치료를 받는 아이 이외의 자녀에 대해서도 관심을 갖고 안부를 묻도록 한다.
- 지역사회 및 정부로부터 활용 가능한 지원 및 정책에 대한 정보를 제공한다.

그 다음으로 구두 전달보다 중요한 문서의 기록이 있다. 문서 기록의 형태는 다양하지만 제2장에서 다뤘던 S.O.A.P. 형태로 작성한다.

2) 절차적 중재

절차적 중재 또는 직접중재란 운동학습에서 절차적 학습(procedural learning)의 개념을 갖는다. 절차적 학습은 의식하지 않고 자동적으로 일상의 상황에서 요구하는 운동기능을 수행하는 것으로 물리치료에서 이루어지는 모든 중재의 기본 목적이라 할 수 있다. 소아치료사는 치료(remedy), 보상(compensation), 촉진(facilitation) 그리고 예방(prevention) 등의 목적으로 직접중재(direct intervention)를 수행하고 이와 함께 모니터링 및 상담(consultation)의 역할을 수행한다.

소아치료사들이 주로 사용하는 치료법으로 기본 자세 및 포지셔닝, 스트레칭, 신경발달치료(NDT 치료), 보이타치료, 근력강화운동, 승마치료, 트레드밀훈련 그리고 기능적전기자극치료 등이 있다.

(1) 기본 자세 및 포지셔닝 Basic postures and positioning

움직임을 수행하기 위하여 특정 자세의 준비가 필요하다. 다시 말해, 움직임을 수행하기 전, 수행하는 동안 그리고 수행한 후에 자세의 적절한 정렬상태를 유지해야 한다. 신경운동장애가 있는 아동에서는 움직임에 유리한 자세가 있는 반면, 긴장성반사(tonic reflexes)가 비정상적으로 활성화되는 자세도 있다. 예를 들어, 유아반사에서 설명한대로 신경학적 손상이 있는 유아 및/또는 아동은 바로 누운 자세에서는 긴장성안뜰반사의 지배적인 영향 하에 놓이므로 뒤집기나 일어나 앉기를 쉽게 할 수 없다.

특히, 아이를 특정 기능적 자세로 만들어 주는 것을 포지셔닝(positioning)이라 하며 기능적 운동기술을 촉진할 목적으로 사용한다. 자세는 아동이 수행하는 활동의 요구에 맞게 효율성을 고려해 달라져야 한다.

표 7-1에는 포지셔닝을 중재법으로 적용할 때 유용한 자세의 분절별 정렬상태를 그리고 표 7-2에는 자세별로 운동 기능적인 면에서 장점과 단점에 대해 설명하고 있다.

(2) 스트레칭 Stretching

운동기능 장애의 주된 문제점은 근육 길이의 짧아짐(shortening)과 관절 구축(contractures)이다. 이 문제를 해결하기 위하여 치료실과 가정에서 대운동기술에 밀접한 영향을

표 7-1
기본포지셔닝을 위한 분절별 자세정렬

신체 분절	바로 누운 자세	엎드려 누운 자세	옆으로 누운 자세	앉은 자세
머리(중립자세) 및 목	• 눈은 정면 • 목 약간 굽힘	• 한쪽으로 고개를 돌림 • 목 약간 굽힘	• 눈은 정면 • 목 약간 굽힘	• 눈은 정면 • 머리와 어깨 나란히
어깨 및 팔	• (양)팔 지지 • 팔은 몸통 앞으로 • 아래팔은 몸통에 올려 놓음	• (양)팔 지지 • 팔은 몸통 앞으로 • 어깨 굽힘 • 팔꿈치 굽힘	• 양팔로 지지 • 아래쪽 팔 앞으로 • 어깨 끝으로 눕지 않음 • 아래쪽 팔 중립 돌림 • 위쪽 팔 0~40° 안쪽 돌림	• (양)팔 앞으로
몸통: 똑 바로 편 자세	• 어깨와 엉덩이 나란히 • 몸통 중립 돌림	• 어깨와 엉덩이 나란히 • 몸통 중립 돌림	• 어깨와 엉덩이 나란히 • 약간 옆으로 굽힘 가능	• 어깨와 엉덩이 나란히 • 몸통 돌림 없음
골반 및 엉덩관절: 골반 돌림이 거의 없는 상태로 몸통과 일직선	• 엉덩관절 30~90° 굽힘 • 엉덩관절 10~20° 대칭적 벌림	• 엉덩관절 폄 • 엉덩관절 10~20° 대칭적 벌림	• 엉덩관절 굽힘 • 엉덩관절 10~20° 벌림	• 엉덩관절 90° 굽힘 • 엉덩관절 10~20° 대칭적 벌림
다리 및 발	• 무릎 굽힘 • 발 90° 굽힘 및 바닥에 닿음	• 무릎 폄 • 발 90° 굽힘 및 바닥에 닿음	• 무릎 굽힘 • 발 90° 굽힘 • 무릎 사이에 베개 끼움	• 허벅지 바닥에 닿음 • 무릎 90° 굽힘 • 발목 90° 굽힘 • 발 바닥에 닿음

미치는 근육들은 매일 스트레칭(stretching)하는 것이 좋다. 근육의 길이가 짧아질수록 스트레칭이 어렵고 손으로 하는 스트레칭(manual stretching)이 더 이상 효과가 없는 시점에 도달하면 지속적 석고 고정(serial casting) 및/또는 수술을 고려해야 한다. 스트레칭의 효과는 다음과 같다.

- 현재 관절가동범위의 유지
- 기능적 과제에 필요한 관절가동범위의 증가
- 수술지연 및 예방
- 완전가동범위의 획득

스트레칭은 수동 스트레칭과 능동 스트레칭으로 나뉜다. 나이가 어리거나 스스로 기능적 활동을 수행하기 어려운 아동에게는 주로 수동적인 방법으로 스트레칭을 시행하고, 인지 및 운동기능이 적당하고 연령이 높은 아동은 능동적인 형태의 스트레칭이 좋다. 현재 스트레칭 방법에 대해 국제적으로 합의된 가이드라인은 없지만, 2008년 Lesley Wiart 등이 캐나다 소재의 재활센터 46군데를 방문 조사한 연구결과에 따르면 수동 스트레칭은

표 7-2
기본 자세별 장점 및 단점

자세	장점	단점
바로 누운 자세	• 무릎을 굽히고 발을 바닥에 댄 상태에서 하지로 체중을 지지할 수 있음 • 머리와 상부 몸통을 전방 굽힘하는 자세로 포지셔닝 하면 대칭성긴장성목반사의 작용이 감소함 • 팔의 사용으로 놀이와 장난감 탐색에 용이함 • 롤(roll), 공 또는 볼스터(bolster) 위에 다리를 굽힘자세로 포지셔닝 할 수 있음	• 대칭성긴장성경반사가 강하게 작용할 수 있음 • 수면을 취하기 쉬운 자세 특성 상 각성상태가 떨어질 수 있어 치료적 활동이 어려울 수 있음
엎드려 누운 자세	• 아래팔로 체중지지 또는 팔을 펴고 손으로 체중지지에 용이함 • 엉덩이 및 무릎 굽힘근 스트레칭 • 목 및 상부 몸통의 능동 폄 발달 • 어린 유아나 운동발달장애아동의 머리조절의 촉진 • 경사반응에서 상지의 보호 폄 반응 유도	• 엎드린 자세에서 긴장성안뜰반사의 영향으로 굽힘 자세가 증가될 수 있음 • 환기(ventilation)에 유리하지만, 경우에 따라 가로막 작용을 억제해 호흡이 어려울 수 있음 • 영아돌연사증후군(sudden infant death syndrome) 주의
옆으로 누운 자세	• 머리가 중립위치에 놓이므로 대부분의 긴장성 반사의 영향을 줄여주는 최상의 자세 • 어깨와 골반 내밈 • 상부몸통과 하부몸통 분리 • 아래쪽 몸통길이 늘어남 • 몸의 왼쪽과 오른쪽 분리 • 몸통의 상 · 하부 분리로 안정성강화 • 뒤집기, 일어나 앉기, 이행동작 등의 수행을 위한 최상의 자세	• 외부지지 없이는 자세 유지가 어려움 • 한쪽으로 누워 있으면 각 분절의 위쪽에 놓인 면이 짧아질 수 있음
앉은 자세	• 능동적인 머리 및 몸통 조절 촉진 • 상지와 하지에서 체중지지 용이 • 먹기 활동에 유용함 • 팔이 자유롭게 놀이에 참여 • 머리 및 몸통바로잡기, 몸통 평형반응, 상지 보호 폄 반응에 유용함 • 옆으로 앉기는 몸통길이를 늘려주고 회전동작을 촉진함	• 굽힘 자세 • 근력이 약하거나 굽힘근 긴장도가 높은 경우 앉은 자세를 취하기 어려움 • 엉덩이–무릎–발목 90°–90°–90° 자세를 취하기 어렵고 외부 지지가 필요하기 쉬움 • 양반다리자세로 앉기나 w 앉기에서 하지 근육의 타이트니스와 구축이 발달하기 쉬움

각 근육마다 1~10회(중간 값 4회), 유지시간 15~90초(중간 값 30초) 그리고 능동 스트레칭은 1~10회(중간 값 4회), 유지시간 15~90초(중간 값 21초)가 적합하다. 이 같은 연구결과를 바탕으로 현재 가장 널리 사용되는 스트레칭 방법은 각 근육마다 통증이 유발되지 않는 범위 내에서 30초 유지 후 30초 휴식하는 사이클로 3~5회 반복하는 것이다.

다음은 치료사 및/또는 보호자가 수동 스트레칭운동을 실시할 때 참고해야 하는 기본 규칙이다.

- 아동과 치료사 및/또는 보호자 모두 최대한 편한 자세를 취한다.
- 스트레칭 할 근육을 천천히 움직인다. 특히 경직된 근육을 스트레칭 할 때 빠른 속도로 움직이면 저항이 증가되어 근육이 최대로 늘어나기도 전에 움직임을 멈추게 된다.
- 스트레칭 운동을 할 때 아이의 연령과 인지수준을 고려하여 노래를 불러주거나 관심을 갖는 주제에 관해 간단한 대화를 나눈다. 스트레칭의 지루함을 완화시켜 줄 것이다.
- 근육이 최대로 늘어났다고 느껴지는 순간에 멈춘 다음 약 30초 동안 유지한다. 근육을 과신장하면 아이의 얼굴표정이 일그러지거나 통증을 호소할 것이다. 특히, 어린 아이는 관절과 인대가 약하기 때문에 과도한 신장은 근육과 관절에 큰 손상을 초래할 수 있다.

다음은 상지와 하지의 주요 근육(엉덩관절 굽힘근과 모음근, 무릎관절 굽힘근 그리고 발목관절 발바닥굽힘근)에 대한 스트레칭 방법이다.

① 팔 스트레칭

- 치료사 및/또는 부모는 한 손으로 아이의 왼쪽 손을, 다른 한 손으로는 겨드랑이

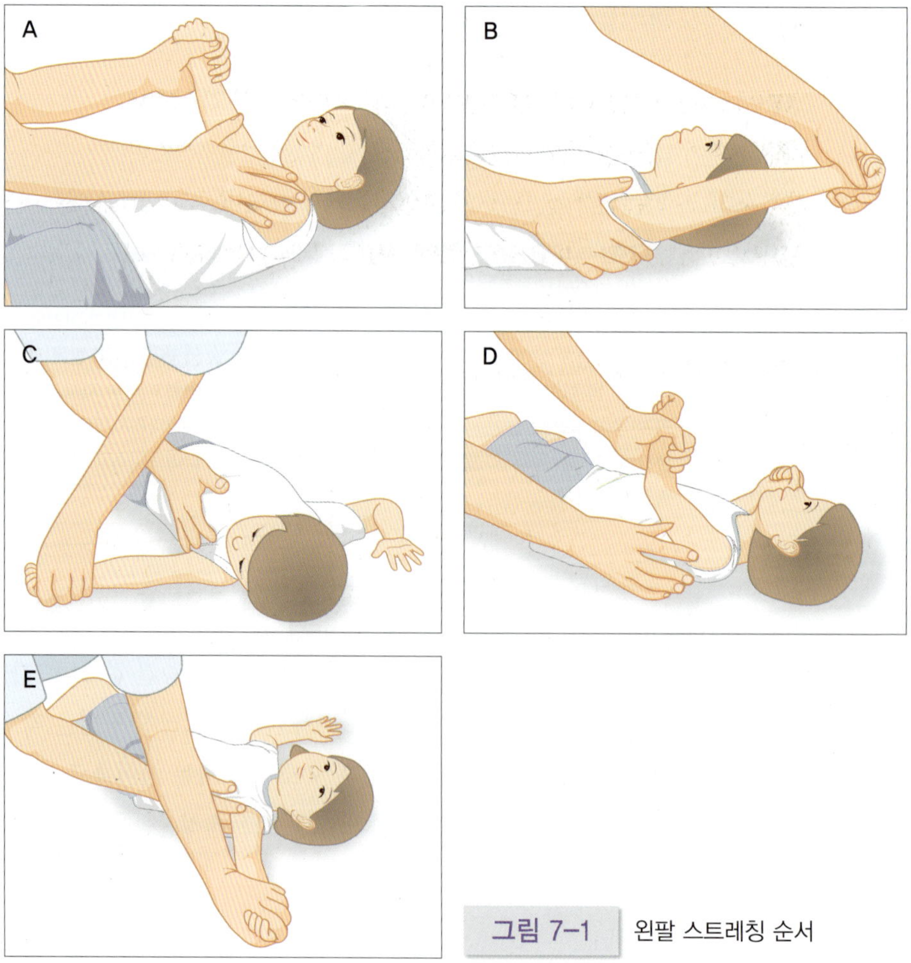

그림 7-1 왼팔 스트레칭 순서

부분을 잡고 아이의 왼쪽 팔꿈치를 가능한 범위까지 부드럽게 최대로 펴준다(그림 7-1A).

- 그림 7-1의 상태로 팔을 아이의 머리 옆을 스칠 정도로 위쪽으로 쭉 편 다음 30초간 유지한다(그림 7-1B).
- 쭉 편 왼쪽 팔을 앞쪽으로 움직인 다음 손이 바닥에 닿도록 옆쪽으로 움직여 30초간 유지한다(그림 7-1C).
- 왼쪽 팔을 앞쪽으로 움직인 다음 대각선 방향으로 움직여 가능하면 왼손이 오른쪽 허벅지에 닿게 하여 30초간 유지한다(그림 7-1D).
- 왼쪽 손등이 바닥에 닿도록 팔을 옆으로 움직여 30초간 유지한다(그림 7-1E).
- 오른쪽 팔도 같은 방법으로 반복한다.

② 엉덩관절 굽힘근(오른쪽) 스트레칭

- 아이를 바로 눕히고, 아이를 마주보고 무릎 꿇고 앉거나 스트레칭을 하기에 편한 자세로 앉는다.
- 아이의 양쪽 무릎을 구부려 배쪽으로 가져간다(그림 7-2A). 왼쪽 다리는 그대로

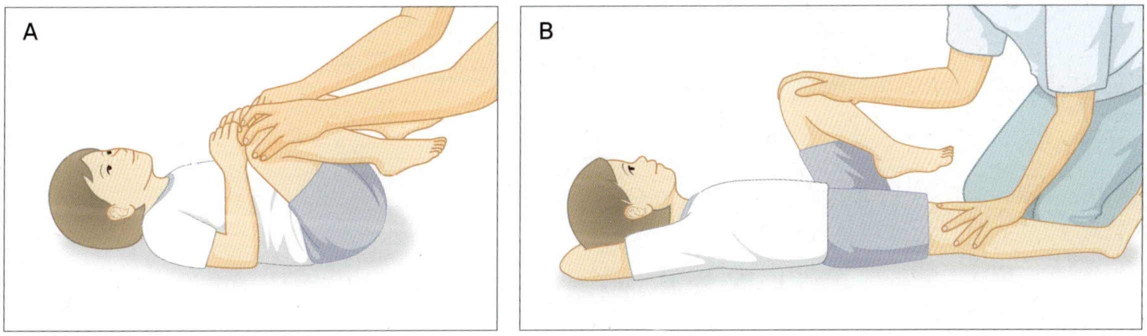

그림 7-2 오른쪽 엉덩관절 수동 스트레칭

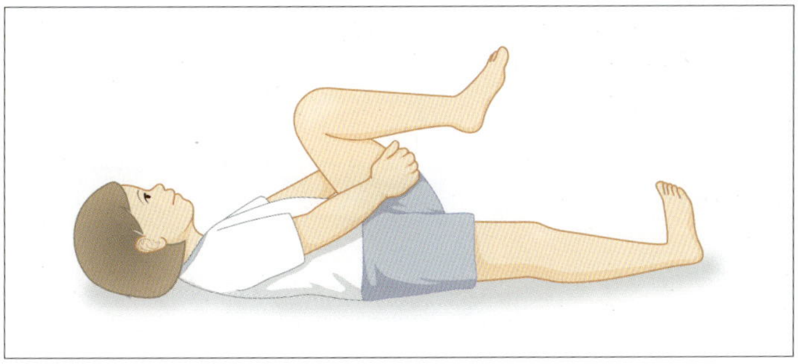

그림 7-3 오른쪽 엉덩관절 굽힘근 능동 스트레칭

유지하면서 오른쪽 다리를 바닥 쪽으로 쭉 펴서 내린 다음 30초간 자세를 유지한다(그림 7-2B).

- 왼쪽 엉덩관절 굽힘근도 반복해서 실시한다.

그림 7-3은 오른쪽 엉덩관절 굽힘근을 아이 스스로 능동적으로 스트레칭하는 모습이다.

③ 엉덩관절 모음근 스트레칭

- 아이를 다리를 펴고 발끝이 살짝 바깥을 향하도록 눕게 한다.
- 양쪽 무릎 위쪽 및 안쪽을 잡고 양쪽 다리를 최대한 벌린 다음 30초간 유지한다(그림 7-4).

아동 스스로 앉아서 할 수 있는 엉덩관절 모음근 스트레칭 방법은 그림 7-5와

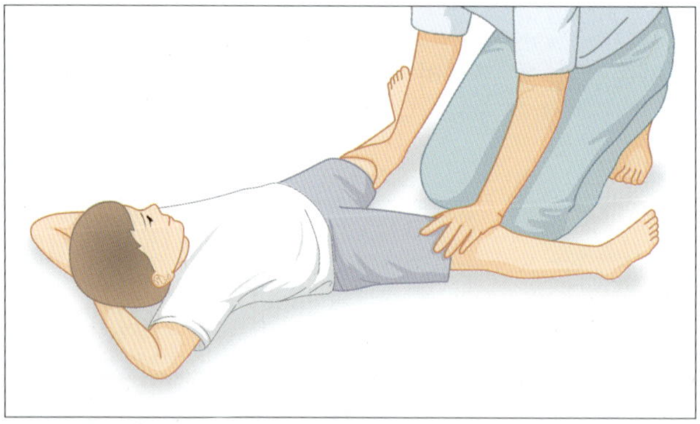

그림 7-4 엉덩관절 모음근 수동 스트레칭

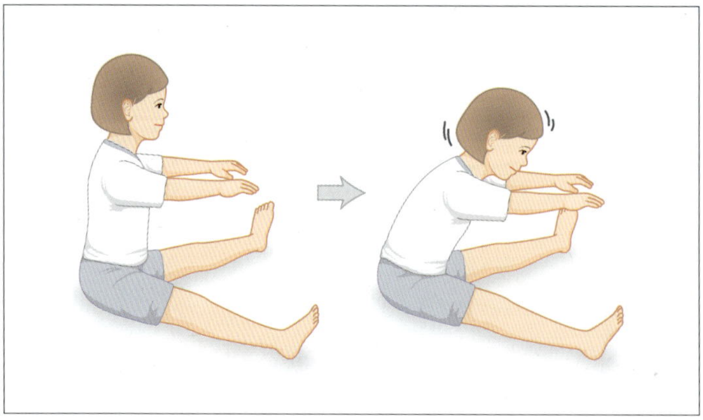

그림 7-5 엉덩관절 모음근 능동 스트레칭

같다.

④ 무릎관절 굽힘근(오른쪽)

- 아이의 다리를 펴고 눕힌 다음 한 손으로 오른쪽 발목 위쪽을 다른 한 손으로는 무릎 위쪽을 잡고 다리를 최대한 거상시킨 후 허벅지 뒤쪽이 당겨지는 느낌이 들 때까지 무릎을 편다.
- 이 자세를 30초간 유지한다(그림 7-6).

그림 7-7은 아동 스스로 두 손으로 무릎을 누르면서 오른쪽 무릎관절 굽힘근을 스트레칭하는 모습이다.

⑤ 발목관절 발바닥 굽힘근

- 아이를 등을 대고 바닥에 눕게 한다.
- 오른쪽 무릎을 굽히고 발뒤꿈치를 손으로 감싸 쥐고 늘린 다음 앞쪽으로 민다. 이때 발이 앞쪽을 향해야지 안쪽 또는 바깥쪽으로 향해서는 안 된다(그림 7-8A).

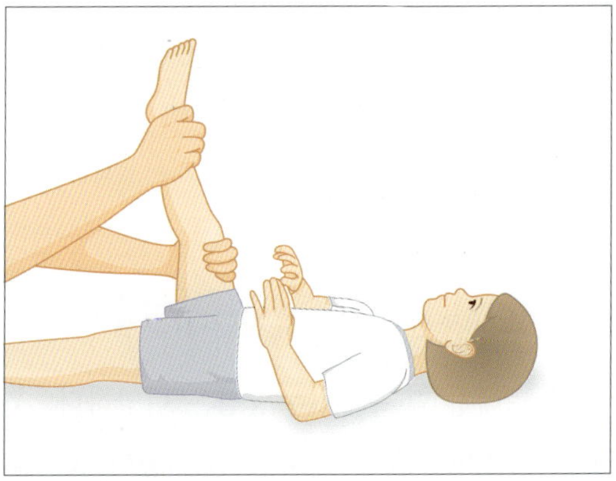

그림 7-6 오른쪽 무릎 굽힘근 수동 스트레칭

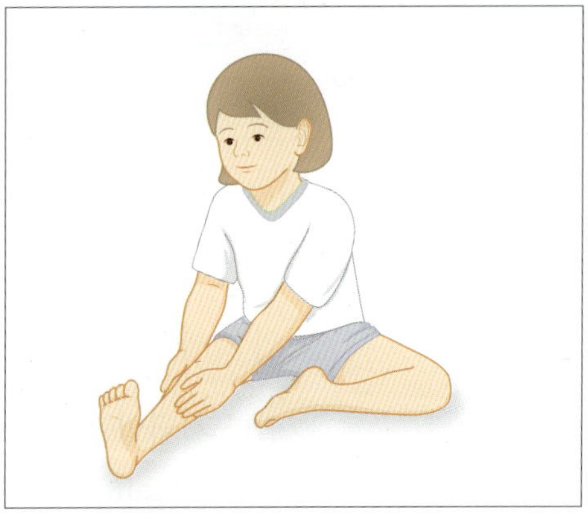

그림 7-7 오른쪽 무릎 굽힘근 능동 스트레칭

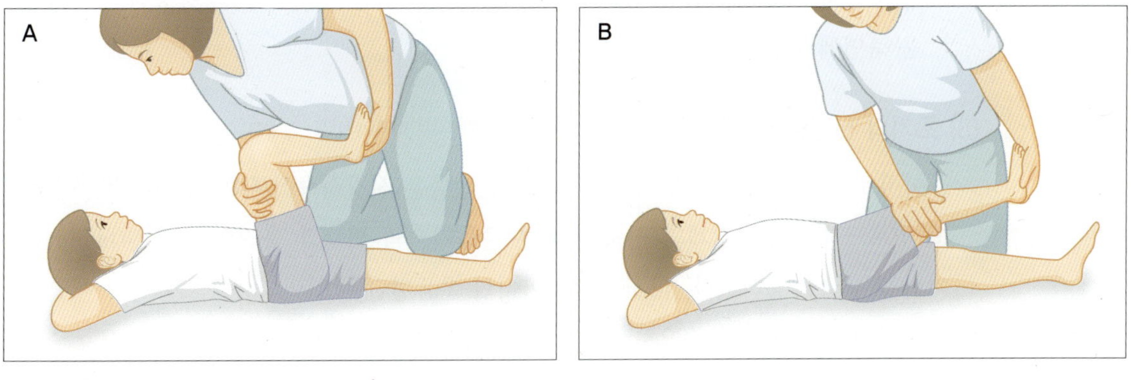

그림 7-8 오른쪽 발바닥 굽힘근 수동 스트레칭

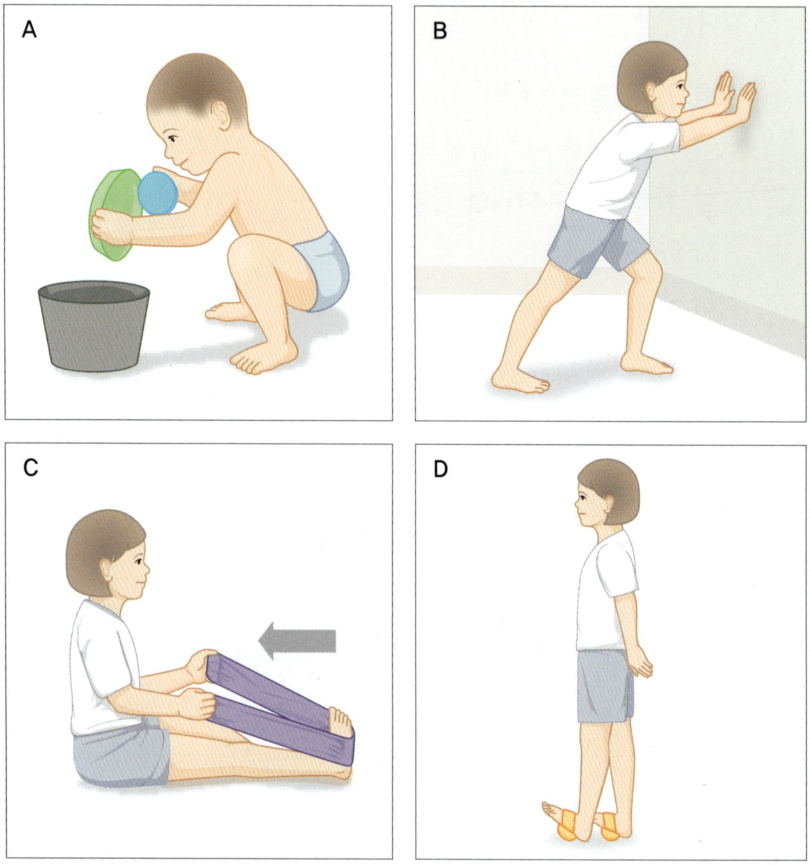

그림 7-9 발바닥 굽힘근 능동 스트레칭

- 위 자세에서 무릎을 부드럽게 펴고 30초간 자세를 유지한다(그림 7-8B).

발바닥 굽힘근을 능동적으로 스트레칭 할 수 있는 방법은 다양하다. 쪼그려 앉은 자세에서 놀이하기(그림 7-9A), 벽 밀기(그림 7-9B), 수건 이용하기(그림 7-9C) 그리고 발에 반달패드 감고 뒤꿈치로 걷기(그림 7-9D) 등이다.

능동적으로 스트레칭을 할 수 있는 아이라면 스스로 체중을 이동하면서 놀이와 결합된 동적 스트레칭(dynamic stretching)을 유도하는 것이 아이의 능동적 참여와 즐거움 측면에서 좋다.

(3) 초기의 신경발달학적 접근법 The earliest neurotherapeutic approaches

소아치료 초기에 발달한 신경발달학적 접근법들은 신경성숙이론에 그 이론적 근거를 두고 있으므로 중추신경계의 성숙에 따른 운동기술의 획득과 움직임의 촉진(facilitation) 기법을 주로 사용하였다. 다시 말해, 아이의 운동발달은 일련의 반사, 움직임 패턴 그리고 발달이정표의 발달 순으로 진행되므로 이와 같은 각 단계를 순차적으로 모두 거쳐야 연령에 적합한 정상적인 운동조절이 발달한다는 것이다. 우리에게 익숙한 초기의 보바스

치료, 보이타치료 그리고 감각통합치료 등이 위와 같은 논리(logic)에 근거한 신경발달학적 접근법들이다.

하지만 전통적 신경발달학적 접근법들은 치료적 경험이 일상의 기능적 활동으로 잘 이행(carryover)되지 않고, 치료과정에서 아이가 능동적으로 움직이며 참여하는 부분이 적으며, 신경계 이외에 움직임과 관련된 다른 요인들을 크게 고려하지 못했다. 또한 비정상적인 근긴장도나 원시반사가 억제되더라도 기대했던 정상움직임패턴이 나타나지 않는다는 논란이 제기되고 있다. 하지만 현재에 와서는 운동조절과 운동학습의 새로운 개념을 적용하고 있으므로 치료의 효과를 뒷받침할 수 있는 근거들이 더욱 보강될 수 있을 것이다.

① 보바스치료

a. 보바스치료의 발달 배경

보바스치료(Bobath therapy)는 미국에서는 신경발달치료(neurodevelopmental treatment, NDT)로 불리며 신경계물리치료에서 많이 사용하는 치료법 중 하나이다. 보바스란 이름은 이 치료법을 처음 고안한 보바스 부부의 이름에서 온 것으로 보바스 여사는 물리치료사, 남편은 신경생리학자였다. 1940년대에 보바스 여사가 반사모델과 신경성숙이론(계급이론)의 관점에서 뇌성마비를 임상관찰하기 시작하면서 살아있는 개념(living concept)으로 현재에도 끊임없이 발전을 거듭하고 있으며 지금은 ICF 장애모델, 역동체계이론 그리고 신경집단선택이론(neuronal group selection theory) 등을 치료 개념으로 받아들여 아동 개개인에게 가장 적합한 치료를 제공하고자 노력하고 있다.

b. 초기 보바스치료의 개념

보바스치료의 초기개념에서는 반사 억제와 바로잡기반응을 강조하였다. 치료적 경험이 수의적, 기능적 움직임으로 자연스럽게 이행(carryover)될 것이라는 가정을 바탕으로 한다. 다음은 초기의 주요한 보바스 개념들이다.

- 뇌성마비는 중추신경계의 손상으로 중력에 대한 정상자세조절기전(normal postural control mechanism)의 발달에 지장을 주어 운동발달이 정상적으로 이루어지지 못한다.
- 중추신경계 손상의 결과로 나타나는 근육긴장도, 반사, 비정상적 움직임 패턴, 자세조절, 감각, 인식 그리고 기억 등의 감각운동요소와 관련된 문제점들이 주요 관심대상이다.
- 치료의 목적은 경직, 비정상적 반사 그리고 비정상적 움직임 패턴을 억제하고 정상 근육긴장도, 평형반응 그리고 움직임 패턴을 촉진하여 정상운동발달, 기

능의 획득 및/또는 구축과 변형의 예방이다.

- 핸들링기법(handling techniques)으로 주로 반사억제자세(reflex-inhibiting postures)와 반사억제패턴(reflex-inhibiting patterns, RIPs)을 사용한다.
- 보바스 치료가 문제해결식 접근법이지만 치료사가 직접 손으로 치료하는 방법(hand-on therapy)이므로, 아동은 비교적 수동적으로 치료를 받는 입장이다.
- 바로잡기반응(righting reactions)을 강조한다
- 초기 개념의 이론적 토대가 되는 신경성숙이론의 정상발달순서가 치료의 기본틀(framework)을 이룬다.

초기의 가정대로 보바스치료가 일상생활에서 기능의 회복으로 연결되지 못한다는 제한점을 극복하고자, 현재의 보바스치료는 아동이 실제로 생활하고 놀이하고 학습하는 환경 속에서 필요한 특정 기능적 과제를 체계적으로 훈련해야 한다는 개념으로 발전하고 있다.

c. 현재 보바스치료의 핵심개념

- 치료목표의 설정과 치료에 아동/보호자가 능동적으로 참여할 때 의미 있는 치료결과를 기대할 수 있다.
- 아동맞춤 형태의 문제해결식 치료 접근법으로 움직임의 분석과 감각정보의 제공에 관해 깊은 통찰력을 갖게 해준다.
- 감각, 활동, 인식, 인지 그리고 감정 등의 상호작용으로 운동조절이 이루어진다.
- 보바스치료에서 균형은 다음과 같은 관점에서 이해한다.
  - 복합적이고, 다측면적인 개념이다.
  - 움직임 패턴의 계획 및 실행, 자세조절 전략, 선행적 자세조절력(anticipatory postural control) 등이 통합적으로 작용해야 균형을 유지할 수 있다.
  - 아이 각자의 운동과제 목표와 환경적 요인에 따라 균형에 대한 요구도가 달라진다.
- 자세조절은 안정성, 이동성 그리고 여러 관절의 운동학적 연결고리 등이 조직화된 것으로 어떤 자세나 활동 시에 평형상태의 유지, 획득 또는 회복에 아이 각자가 갖고 있는 신체 도식(body schema), 즉 신체 상(body image)이 반영된다.
- 보바스접근법에서 말하는 "전형적 운동 행위(typical motor behavior)"는 중추신경계의 손상이 없는 아동에서 볼 수 있는 다양한 운동기능을 뜻하는 것으로 실제 환경에서 목적하는 기능적 활동에 다양한 움직임을 결합시키는 능력이다.
- 보바스치료의 목표는 아이에게 익숙한 환경에서 역할 참여라는 목표 하에 손

상과 활동제한을 최대로 줄여주는 것으로 기능적 독립성(functional independence)을 최대화시키는 것이다. 이를 위하여 다음의 원칙이 적용된다.

- 전형적 운동행위의 재 획득이 최대로 이루어지게 한다.
- 비전형적 및 보상적 운동행위가 최대로 줄어들면 이차적 손상(secondary impairment)의 발달이 최소화된다.
- 운동조절, 운동발달 그리고 운동학습에 기초하여 아이의 운동기능을 이해한다.
- 운동기술의 학습과 적응에는 연습과 반복이 중요하다.
- 중재는 아동의 기능적 수행력의 평가에서부터 시작한다.

d. 보바스치료기법

보바스치료에서는 능동적인 자세조절 및 움직임패턴을 조절하기 위하여 치료사의 손에 의해 제공되는 핸들링(handling)기법을 사용한다. 핸들링은 비정상적인 근긴장도와 비정상적 자세 및 움직임패턴에 변화를 가져오는 '억제(inhibition)', 아이의 잠재적 능동 운동반응을 이끌어내 기능적 기술이 수행되도록 하는 '촉진(facilitation)' 그리고 긴장도를 증가 및/또는 조절하는 '자극(stimulation)' 등의 방법으로 이루어지며 핵심부위조절(key point of control)을 사용한다.

핵심부위조절이란 치료사가 아이의 특정 신체부위(관절 또는 근육군)를 잡고 가급적 아이가 능동적으로 움직일 때 억제, 촉진 그리고 자극의 방법으로 다음의 목적을 위하여 직접 핸들링하는 것이다.

- 정렬상태조절
- 움직이는 속도와 방향의 모니터링
- 연속 움직임의 촉진
- 근육(자세)의 긴장도 조절
- 활동을 방해하는 움직임의 억제
- 아동의 주의집중력(attention) 조절

보바스치료를 이해하기 위한 핵심용어는 박스 7-1에 나와 있다.

② 보이타치료

a. 보이타치료의 발달 배경

보이타치료(Vojta therapy)의 창시자는 체코에서 태어난 소아과 의사 보이타 박사(Dr Vaclav Vojta)이다. 보이타 박사는 뇌성마비와 유아에게 관심을 갖고 1950~1970년에 걸쳐 진단 및 치료를 위한 보이타치료의 기본 원칙을 개발하였다. 경직형뇌성마비아동을 치료할 때 특정 자세에서 특정부위의 피부나 근육을 자

박스 7-1 보바스용어

- 억제(Inhibition)
- 촉진(Facilitation)
- 자극(Stimulation)
- 핵심부위조절(Key point of control)
- 핸들링(Handling)
- 자동움직임(Automatic movements)
- 바로잡기반응(Righting reactions)
- 몸바로잡기반응(Body righting reactions)
- 안뜰바로잡기반응(Labyrinthine righting reactions)
- 목바로잡기반응(Neck righting reactions)
- 시각바로잡기반응(Optical righting reactions)
- 평형반응(Equilibrium reactions)
- 보호 폄 반응(Protective extensive reactions)
- 긴장성반사(Tonic reflexes)
- 뇌의 가소성(Plasticity)
- 원시반사패턴(Primitive reflex patterns)
- 자세반사기전(Postural reflex mechanism)
- 자세긴장도(Postural tone)
- 반사-억제 패턴(Reflex-inhibition patterns, RIPs)
- 반사-억제 자세(Reflex-inhibition postures, RIPs)
- 긴장도에 영향을 주는 패턴 (Tone influencing patterns, TIPs)
- 운동발달순서(Sequence of motor development)
- 신경성숙이론(Neuromaturational theory)
- 역동체계이론(Dynamic system theory)
- 신경집단선택이론(Neuronal group selection theory)
- ICF 장애모델(ICF disablement model)

극하면 몸통과 팔 · 다리에서 규칙적으로 반사적인 움직임이 나타나는 것을 관찰하였다. 자발적 운동에서는 나타나지 않았던 움직임 패턴이 활성화된 것으로 반복적인 자극을 통해 더욱 성숙한 패턴으로 발달하였다.

보이타치료원칙의 가정은 자극에 의해 유발된 운동활동은 '타고난 운동패턴(inborn motor patterns)'으로 보이타 박사는 건강한 신생아를 대상으로 이 가정을 검증하였다. 결과로써, '반사적 기기(reflex creeping)'와 '반사적 뒤집기(reflex turning)' 같은 반사적 이동성(reflex locomotion)이 유발되는 것을 확인하고 이를 '보이타 원칙(vojta's principle)'이라 하였다.

한마디로, 보이타치료의 원칙은 몸의 특정 부위의 자극은 신경계통을 자극하여 근육의 수축반응을 유발시키고 이를 바탕으로 전신적인 몸의 자세나 움직임의 변화가 생길 수 있다는 것이다.

b. 보이타치료의 기본 유발점과 자극방향

반사적 움직임을 유발시키려면 특정 자세와 몸의 특정부분, 즉 '유발점(zone)'을 눌러 자극해야 하는데 여기서 자극(stimulation)이란 아픈 자극(nociceptive)이 아니라 주로 고유수용성감각의 입력(input)을 말한다.

보이타치료에서는 11개의 운동유발점(주요유발점 6군데, 보조유발점 5군데)과 6개의 기본 자극방향을 사용한다. 유발점을 눌러 자극을 주는 방향은 머리

쪽, 꼬리쪽, 안쪽, 가쪽, 배쪽 그리고 등쪽으로 나뉘며 근육의 수축을 유도하고자 하는 방향으로 근육에 자극을 가한다. 11개의 운동유발점들을 나열하면 다음과 같다.

■ 주요유발점

- 어깨뼈봉우리(Acromion)
- 위팔뼈 안쪽위관절융기(Medial epicondyle of humerus)
- 노뼈 붓돌기(Styloid process of radius)
- 넙다리 안쪽위관절융기(Medial epicondyle of femur)
- 넙다리 가쪽위관절융기(Lateral epicondyle of femur)
- 발꿈치 가쪽부위(Lateral calcaneous)

■ 보조유발점

- 가슴점(Breat zone)
- 몸통점(Trunk zone)
- 어깨뼈 안쪽 모서리 1/3 이하(Scapular medial border below 1/3)
- 위앞엉덩뼈가시(Anterior superior iliac spine, ASIS)
- 중간볼기근(Gluteus medius)

c. 보이타 자세반응 평가 및 진단

보이타 박사는 견인반응, 란다우반응, 겨드랑이걸치기반응, 보이타반응, 파이퍼이스베르트 역수직반응, 콜리스 수평현수반응 그리고 콜리스 역수직반응 등 7가지 자세반응(postural reactions)을 출생에서 12개월까지 단계를 나누어 자세의 발달을 평가하고 비정상반응에 대해 정의하였다(표 7-3).

또한, 보이타 박사는 7개 자세반응의 비정상적인 반응의 수에 따라 '중추신경성 협동운동장애(central coordination disturbance, CCD)'를 4개의 범주로 분류하여 진단하였다(표 7-4).

d. 보이타치료기법

반사적 이동은 직립 상태로 이동하는 사람의 움직임에서 가장 기본적인 요소이다. 치료에서 반사적 이동을 사용하는 목표는 움직일 때 몸의 균형을 유지하고, 중력에 대하여 몸을 똑바른 자세로 유지하고, 목적 있는 쥐기와 보행을 위해서이다.

■ 반사적 기기

- 시작자세: 엎드려 누운 자세에서 머리와 몸통의 정렬상태를 맞춘 다음 이마융기(frontal eminence)가 바닥에 닿도록 머리를 30° 정도 옆으로 돌린다.
- 유발점과 자극방향: 그림 7-10과 같으며 신생아는 1개의 유발점만 자극해도

표 7-3
정상 자세반응 및 비정상 자세반응

견인반응(Traction reaction)

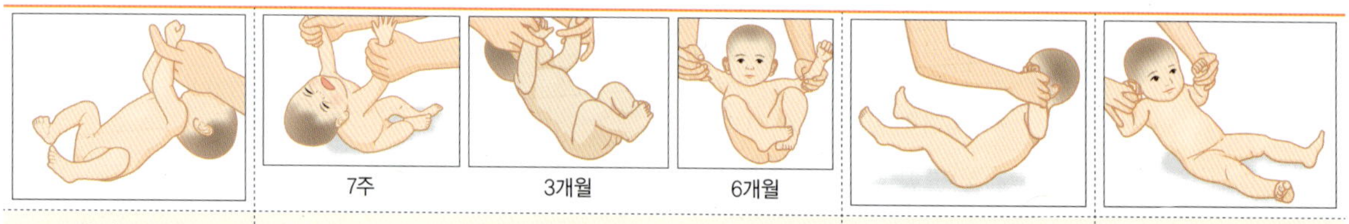

제1기: 0~6주	제2기: 7주~6개월	제3기: 8~9개월	제4기: 9/10~14개월

란다우반응(Landau reaction)

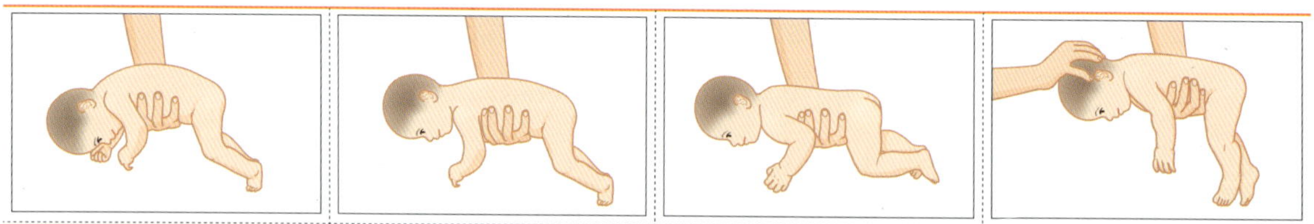

제1기: 1~6주	제2기: 7주~3개월	제3기: 4~7개월	제4기: 8개월

겨드랑이걸치기반응(Axillary suspension reaction)

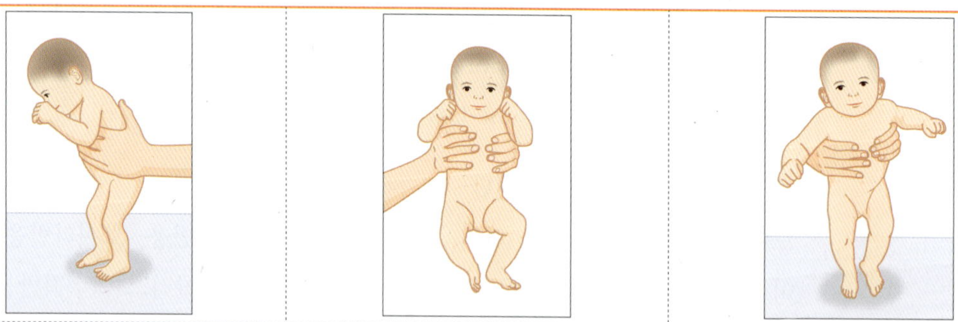

제1기: 0~3개월	제2기: 4~7개월	제3기: 8~12개월

보이타반응(Vojta reaction)

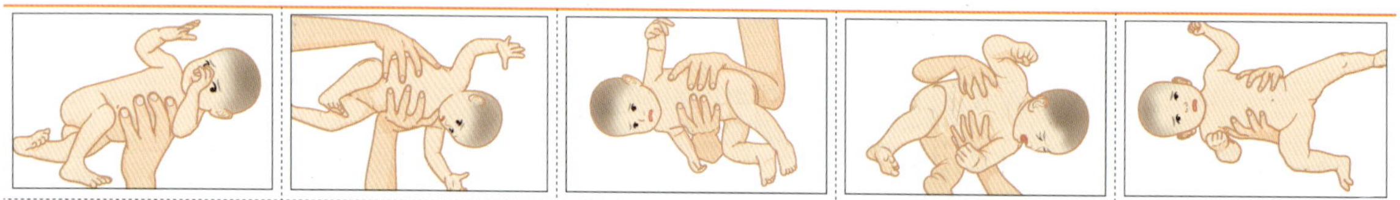

제1기: 1~10주	제1과도기: 11~20주	제2기: 4.5~7개월	제2과도기: 7~9개월	제3기: 9~13/14개월

파이퍼 이스베르트 역수직반응(Peiper-Isbert reaction)

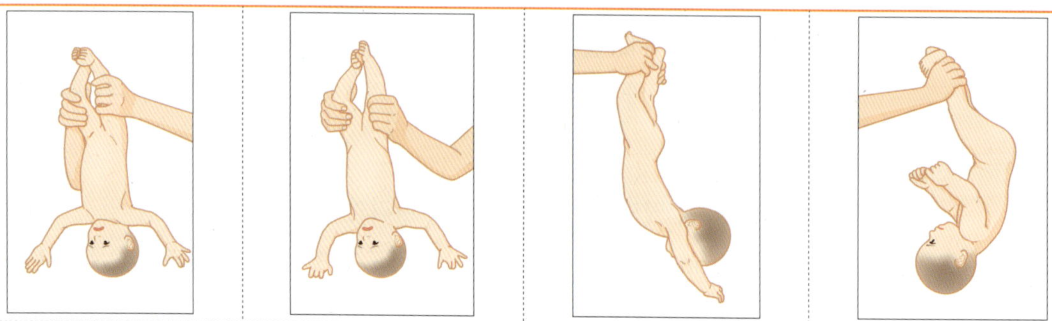

제1기: 1주~3개월	제2기: 4주~6개월	제3기: 7~9개월	제4기: 9개월 이후

표 7-3
정상 자세반응 및 비정상 자세반응(계속)

콜리스 수평현수반응(Horizontal-Collis reaction)

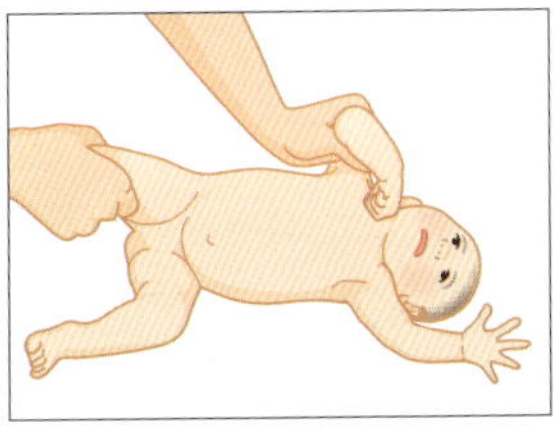 0~6주 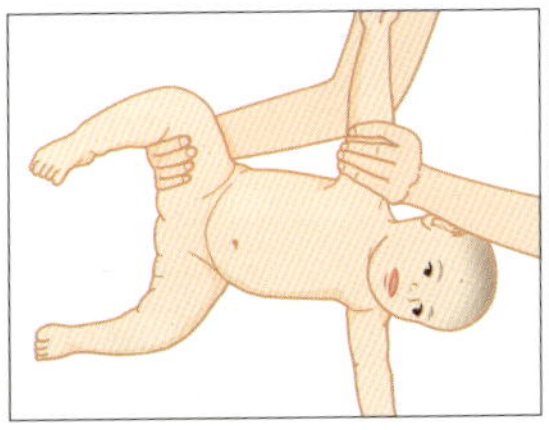 7~9주 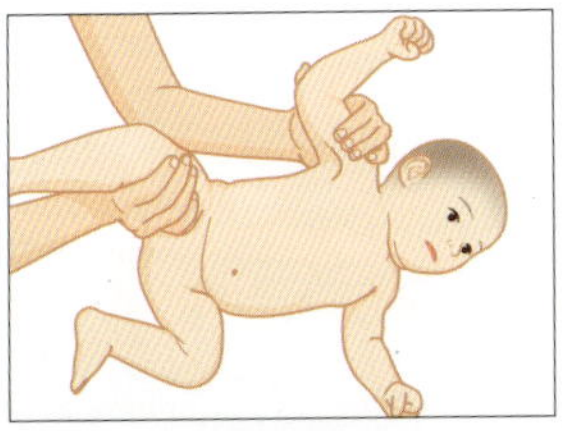 10~12주	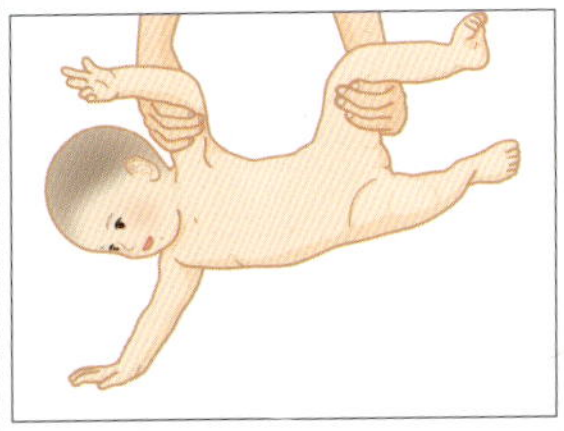	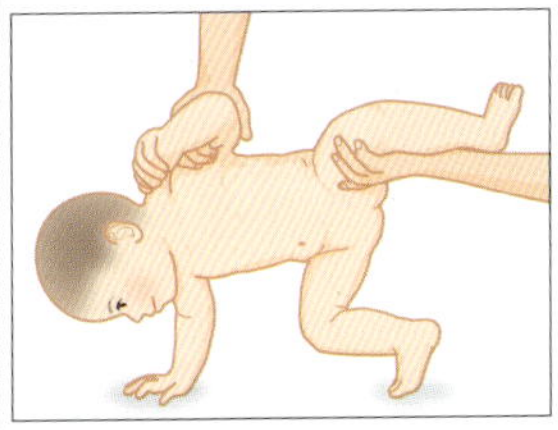 8개월 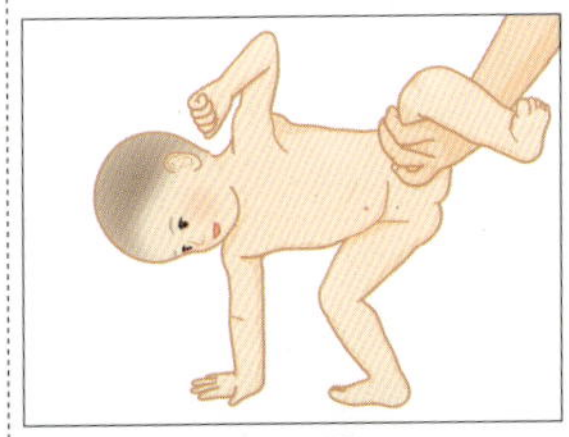 9~10개월
제1기: 1~12주	제2기: 4~6개월	제3기: 8~10개월

콜리스 역수직반응(Vertical-Collis reaction)

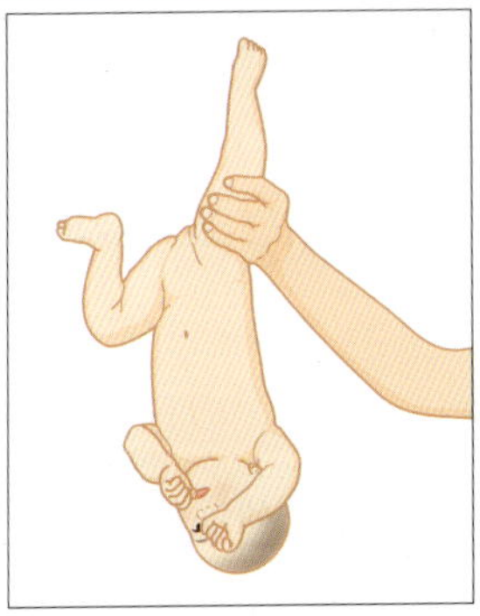	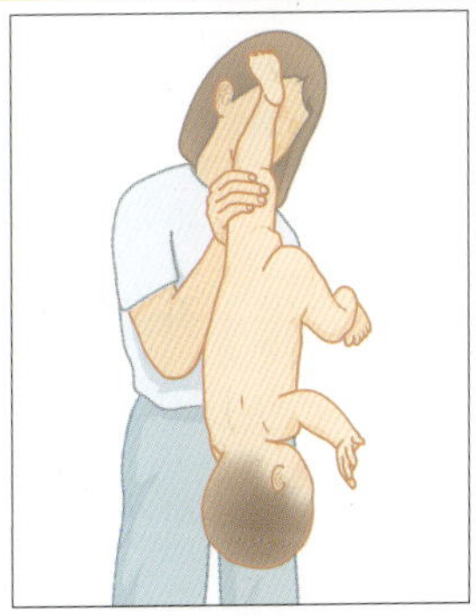
제1기: 1~7개월	제2기: 7개월 이후

*비정상반응: 각 단계에서 분절 별로 관찰되어야 할 자세가 나타나지 않으면 비정상반응으로 본다.

표 7-4
비정상적 자세반응에 따른 중추신경성 협동운동장애의 분류

비정상적 자세반응의 수	중추신경성 협동운동장애의 정도
1~3개	매우 경미함(very light)
4~5개	경미함(light)
6~7개	중등도(moderate)
7개	심함(severe)

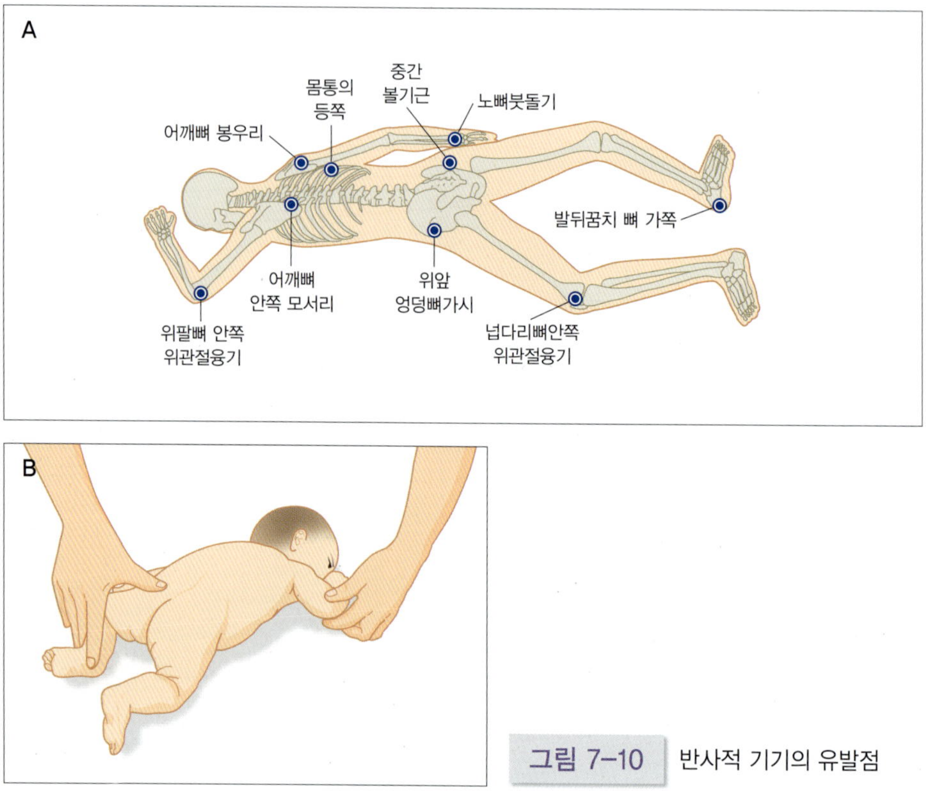

그림 7-10 반사적 기기의 유발점

반사적 기기가 출현하지만 그 이후의 유아에서는 몇 개의 유발점을 동시에 자극해야 한다.

■ 반사적 뒤집기

- 시작자세: 바로 누운 자세 또는 옆으로 누운 자세에서 시작한다. 바로 누운 자세라면 머리는 한쪽으로 30° 정도 옆으로 돌리고 양쪽 팔과 다리는 자연스럽게 바닥에 놓이게 한다.
- 유발점과 자극방향: 그림 7-11은 바로 누운 자세에서의 유발점이다.

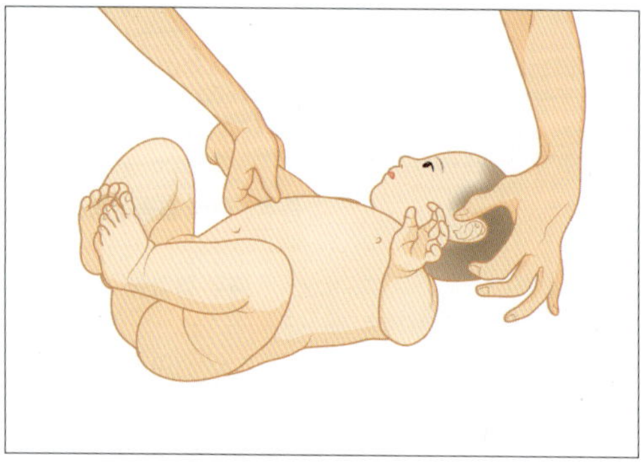

그림 7-11 바로 누운 자세에서 반사적 뒤집기 유발점

보이타치료는 뇌성마비, 발달성협응장애, 척추측만증, 선천성엉덩관절탈구, 뇌졸중, 요통, 호흡/삼키기/씹기 등의 기능적 장애를 갖는 아동에게 적용할 수 있으며 하루에 4번, 매회 20분 이내로 실시한다.

③ 감각통합치료

미국의 작업치료사 A. Jean Ayres가 개발한 감각통합이론을 바탕으로 하는 감각통합(sensory integration, SI)이란 신체 내부와 외부환경에서 들어오는 감각들을 조직화해 환경 속에서 신체를 효과적으로 움직일 수 있게 해주는 신경학적 과정이다. 다시 말해, 감각기관을 통해 정보를 받아들이고 조직화하여 일상생활에 정상적으로 참여할 수 있도록 사용하게 되는 과정이다.

a. 감각통합의 발달

시각, 청각, 촉각, 안뜰감각 그리고 고유수용성감각 등과 같은 감각들이 개별적으로 기능하는 것이 아니라 통합적으로 작용해야 먹기, 운동발달, 신체 협응, 언어 그리고 사회성 등이 발달하게 된다. 감각통합의 기능은 약 7세가 되었을 때 성인 수준으로 발달한다.

b. 감각통합치료가 필요한 아동

- 터치, 움직임, 시각이미지 또는 소리에 지나치게 민감하거나 둔감한 아동
- 활동수준이 비정상적으로 높거나 낮은 아동
- 말, 운동기술 또는 학업능력이 부족한 아동
- 협응력 문제로 행동이 어눌한 아동
- 신체 인식력이 부족한 아동
- 새로운 과제를 학습하는데 어려움이 있거나 새로운(익숙하지 않은) 장난감을 가지고 놀지 못하는 아동
- 양손을 동시에 사용하는 과제수행에 어려움이 있는 아동
- 동작을 바꾸는데 어려움이 있는 아동

c. 감각통합치료의 목표 및 필요한 도구

감각통합치료는 안뜰감각자극, 촉각자극 그리고 고유수용성감각 자극 등 표 7-5에 나와 있는 구체적인 목적에 대하여 특정한 감각통합 치료기구를 사용하여 제공된다. 외국의 사례를 보면, 거의 모든 소아운동치료실에 감각통합치료실이 세팅되어 있다.

표 7-5
감각통합치료의 목표 및 감각통합치료 도구

항중력 굽힘자세의 촉진

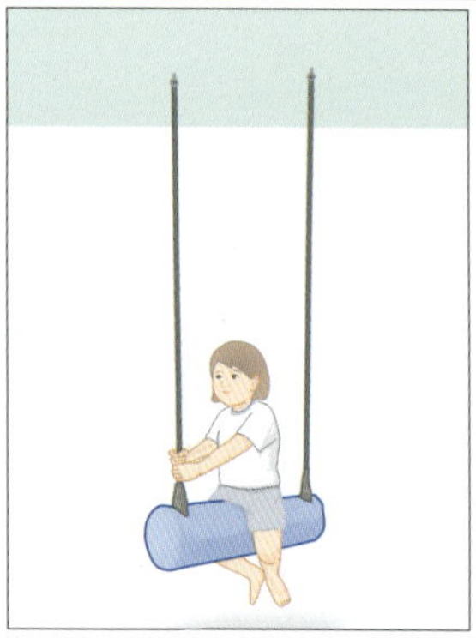

Bolster swing

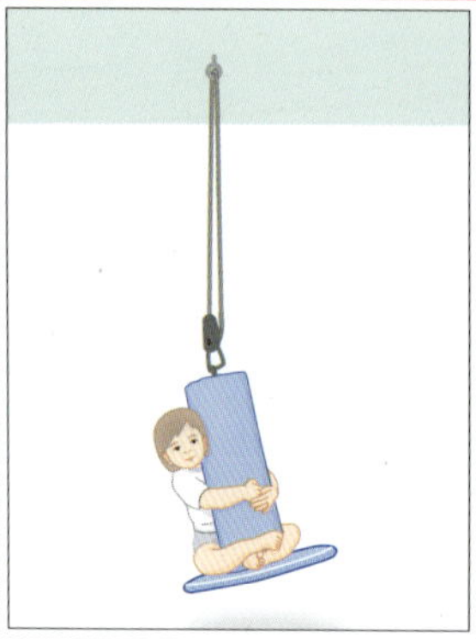

Flexion disc

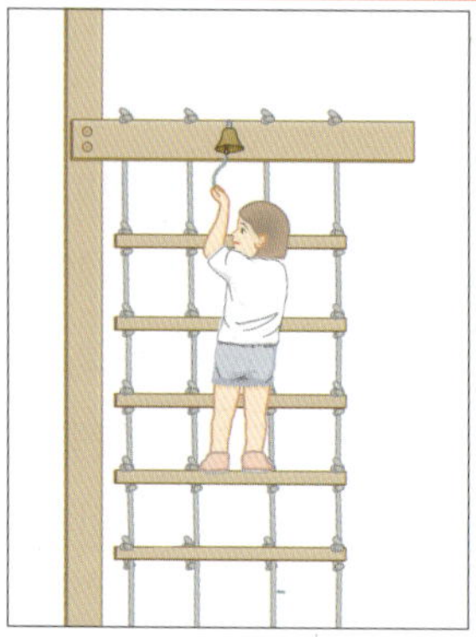

Rope ladder

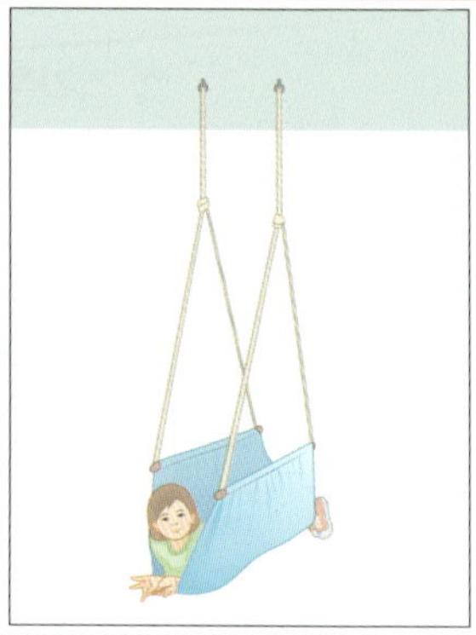

Zip swing

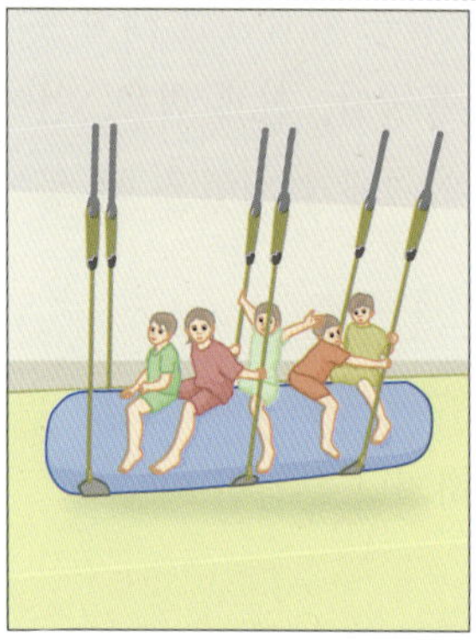

Hot dog swing

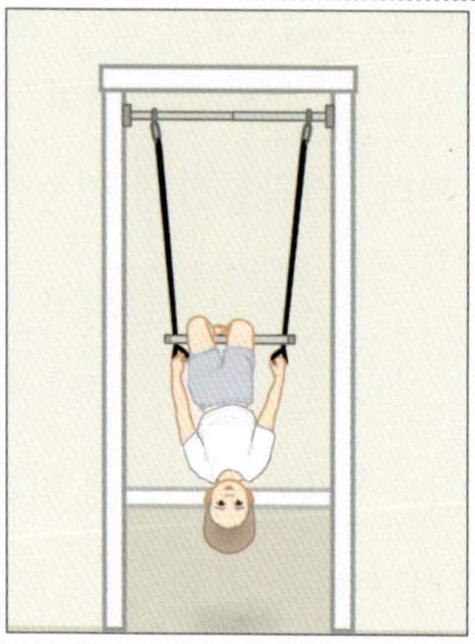

Bubgee Trapez bar swing

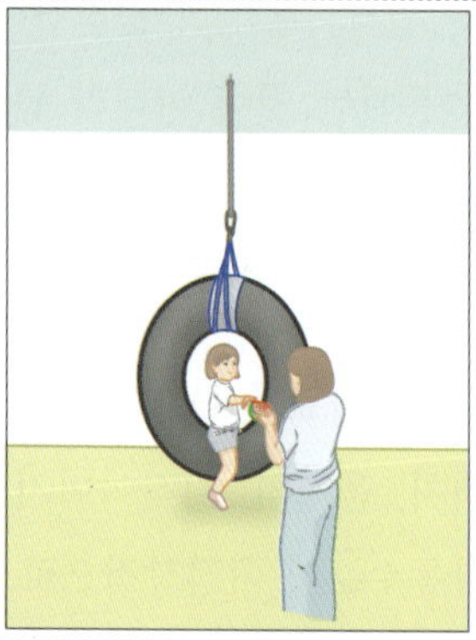

Inner tube

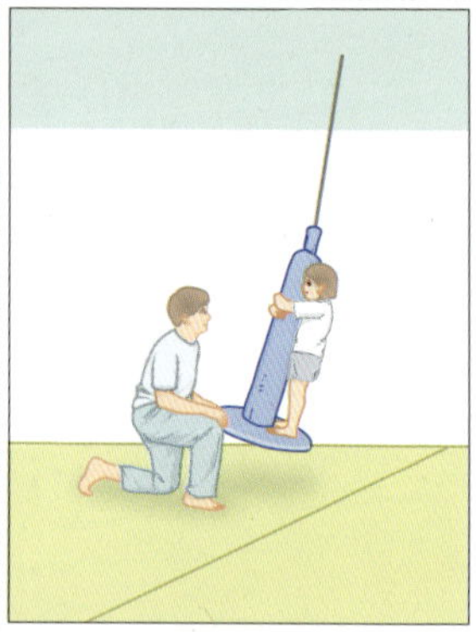

Vertical bolster

등뼈 폄 촉진

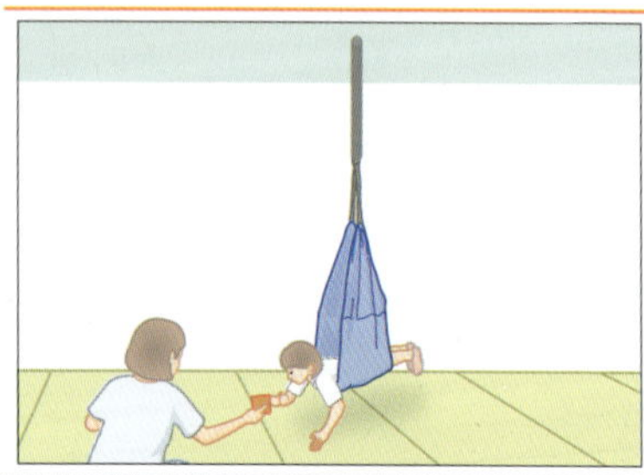

Hammock sling swing

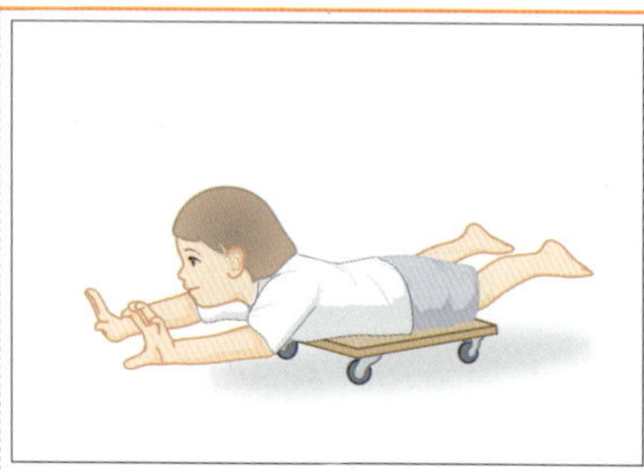

Scooterboard

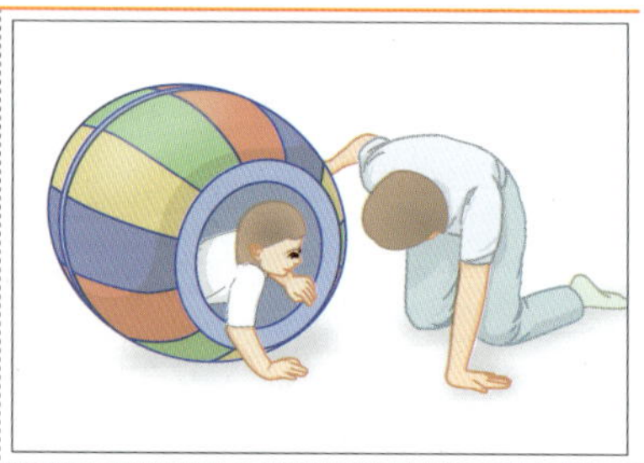

Barrel

움직임에 대한 적응력 촉진

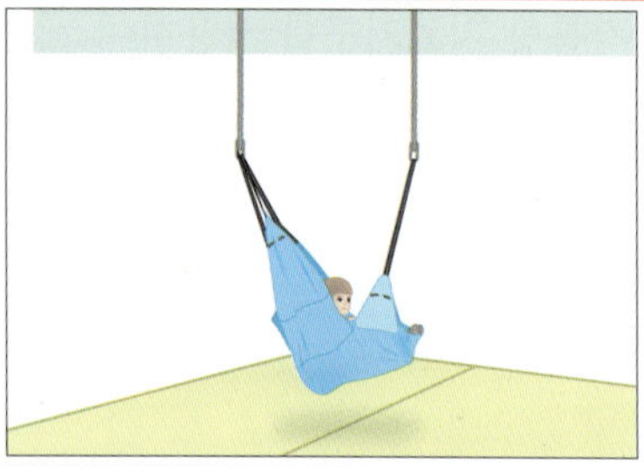

Cocoon swing

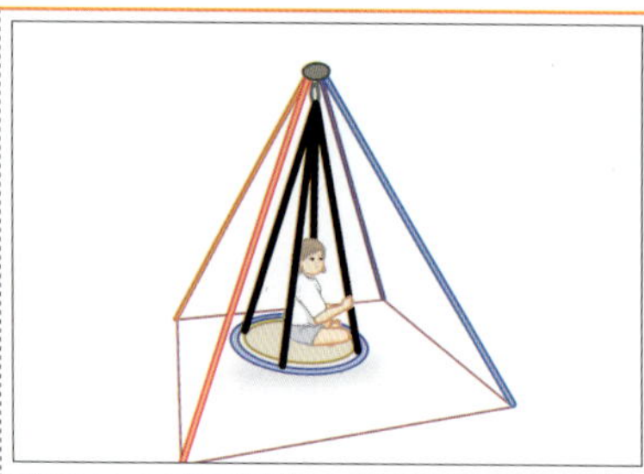

Plaform swing

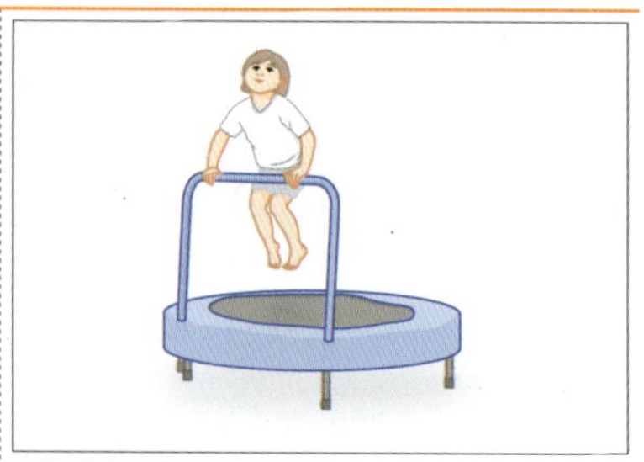

Trampoline

표 7-5
감각통합치료의 목표 및 감각통합치료 도구(계속)

균형과 평형감각 촉진: bolster swing, Platform swing, hoppy-hop ball, T-stool

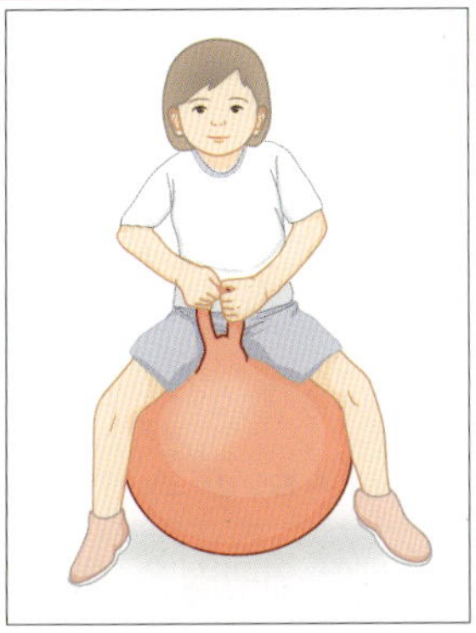	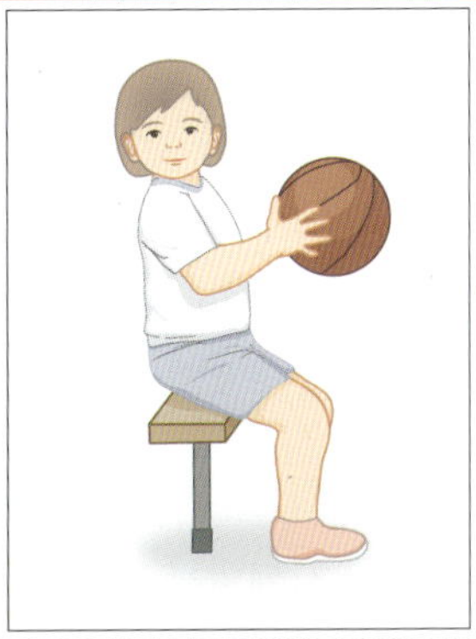
Hoppy-hop ball	T-stool

고유수용성피드백 촉진: Hoppy-hop ball, Weighted vest(collars)

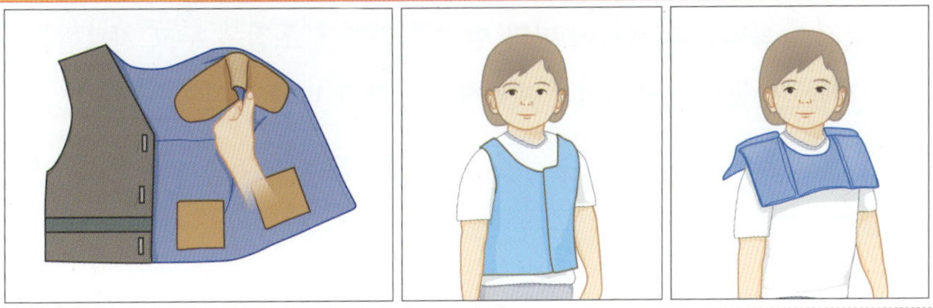

Weighted vest(collars)

운동계획 촉진: 위의 다양한 도구 활용

(4) 활동중심적 접근법

오스트리아의 물리치료사 Janet Carr와 그 연구진에 의해 개발된 활동중심적 접근법(activity-focused approaches)을 목표지향적 접근법(goal-directed approaches) 또는 과제지향적 접근법(task-oriented approaches)이라 하며 역동체계이론을 그 이론적 배경으로 한다. 목표로 하는 활동에 따라 신체계통(아동), 과제 그리고 환경 간에 상호작용의 관계가 변화한다. 예를 들어, 바닥에 앉을 때와 의자에 앉을 때 관여하는 신체계통 및/또는 환경조건이 달라지므로 앉기의 다양한 수행전략을 훈련 또는 학습해야 한다.

소아치료에 과제지향적 중재법을 적용하기 위하여 다음의 세 부분을 중점적으로 검사한다. 첫째, 자세 안정, 보행, 뻗기와 쥐기 등의 기능적 기술의 수행수준, 둘째, 이와 같은 기능적 기술을 수행하는 전략(감각/인식정보와 움직임의 패턴을 조직화하는 방법) 그리고 셋째, 기능적 기술의 수행을 방해하는 신체계통의 손상(예: 근력약화, 경직) 등이다.

이 모델에 따라 치료사는 아동 및 그 가족과 협력적으로 활동위주의 치료목표를 세운다. 치료적으로는, 운동학습과 운동발달 원칙을 운동장애가 있는 아동에게 그대로 적용하기 보다는 치료가 필요한 아동마다의 강점과 요구사항에 맞게 수정하여 적용한다. 다음은 3단계에 걸쳐 과제지향적 활동중심 중재를 실천하는 실제적인 방법이며 그림 7-12를 통해서 활동중심 접근법을 이해할 수 있다.

- 첫째, 활동중심(activity-focused)의 치료 목표를 정한다.
  - 활동과 관련된 치료목표는 일상생활에서 아이와 가족의 우선관심사에 기초한 것으로 치료사를 비롯한 다른 기능적 중재에 참여하는 치료사들과 협력할 때 기능수준을 높일 수 있으므로 활동과 참여수준이 향상된다.
  - 치료의 목표는 검사결과(인터뷰, 신체계통문진, 테스트 및 측정 결과)를 바탕으로 신체기능 및 구조의 손상이 활동 및 참여제한과 어떤 연관성을 갖는지 그리고 예후를 고려하여 정한다.
- 둘째, 활동중심의 중재법을 계획한다.
  치료적 운동학습의 원칙에 따라 환경과 과제에 초점을 두고 치료법을 계획한다. 박스 7-2에는 활동중심 중재법을 계획하는 단계가 나와 있다.
- 셋째, 손상중심(impairment-focused) 중재를 활동중심의 중재 및 일상활동의 맥락으로 통합시킨다.

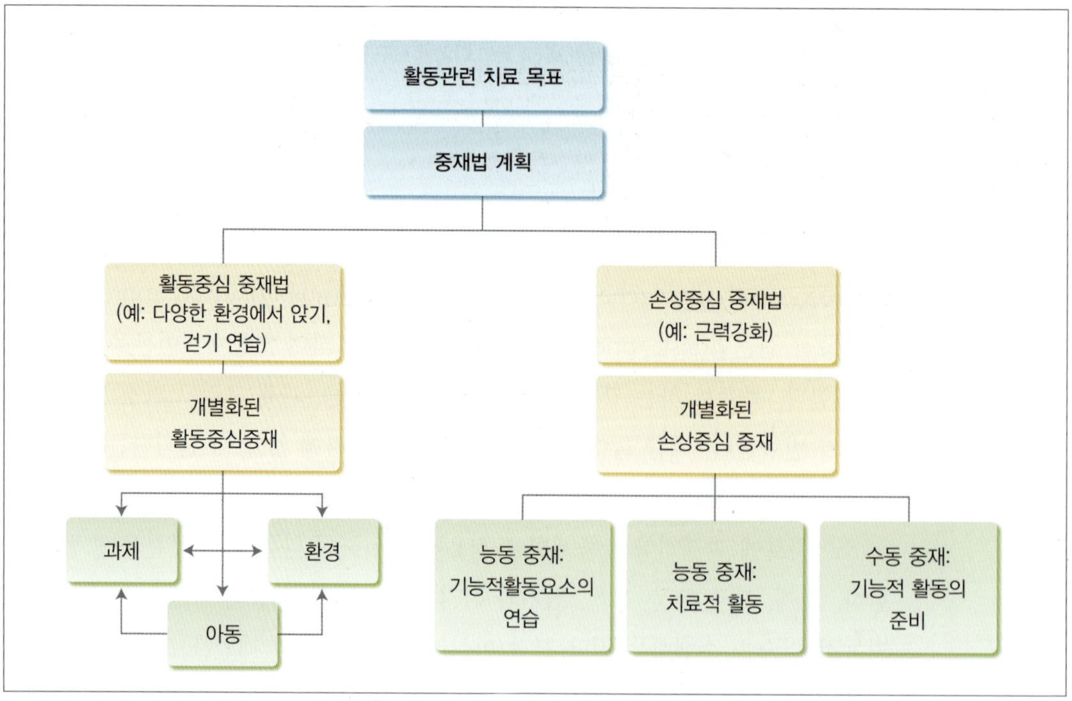

그림 7-12 활동(목표 또는 과제) 중심적

박스 7-2 활동중심 중재법의 계획을 위한 지침

활동중심 중재의 계획: 연습

- 연습, 연습, 연습한다.

활동중심 중재의 계획: 과제

- 연습은 재미있고 동기유발이 되는 것이어야 한다.
- 연습할 활동을 철저히 계획한다.
- 계획한 기능적 결과의 달성을 위하여 장난감을 사용한다.
- 과제의 복잡성과 어려움을 조절한다.
- 일상생활로 이행을 위하여 다양한 환경에서 연습한다.

활동중심 중재의 계획: 환경

- 계획한 운동행위를 연습하거나 수행할 수 있도록 물리적 환경을 조절한다.
- 가능할 경우, 아이에게 익숙한 자연스런 환경에서 연습한다.
- 동기유발을 포함한 심리적 환경의 영향을 고려한다.
- 기능적 활동과제를 연습하는 동안 관련 정보를 많이 제공한다.
- 인지손상이 심한 아동은 시각적 정보와 반복을 활용한다.

- 손상을 조절하는 목적 있는 능동적 활동: 능동적 활동중심 중재의 목적은 의미 있는 기능적 과제 또는 발달학적 활동의 연습을 통해 손상의 영향을 감소시키는 데 있다. 활동의 맥락에서 손상을 조절한다는 논리는 아동이 능동적으로 움직임의 연습에 참여해 맥락적으로 운동과제를 스스로 해결할 수 있어야 운동조절에 변화가 일어난다는 가정에 근거를 두고 있다.
- 기능적 활동요소(Task-specific components)의 연습: 기능적 활동을 학습할 때 두 가지의 고려사항이 있다. 첫째, 운동기술을 연습할 때 운동기술 자체가 아니라 움직임의 요소나 패턴을 연습한다. 과제 요구도를 수행하려는 아동의 노력이 운동행위의 변화를 가져오는 원동력이 된다. 둘째, 운동과제를 연습하는 목표는 정상적인 움직임의 질을 수행하는 데 있지 않다. 아이 고유의 움직임과 운동능력에 따라 과제를 수행하는 방법도 다양할 수밖에 없다. 정상적인 움직임 패턴만 강조하기보다는 가장 협응된 패턴으로 과제를 수행하게 한다. 물론, 아이의 수행패턴이 결과적으로 성공적이지 않거나 안전하지 못할 때 또는 이차적인 손상이 예상된다면 치료사는 운동패턴의 수정을 고려해야 한다.

  예를 들어, 왼쪽 팔꿈치 폄근의 완전 폄에 제한이 있는 편마비아동이 있다고 가정해 보자. 중재 목표는 뻗기, 물건 들기 같은 상지의 기능을 수행할 때 침범된 왼쪽 팔이 보조적으로 기능하도록 하는 것이다. 이때 왼쪽 팔꿈치 폄근의 근력강화 및 관절 범위의 향상을 위하여 양손으로(bimanually) 자전거 손잡이를 잡고 자전거를 타게 하거나 양팔을 머리 위로 올리는 기능적 놀이활동을 통해 차차 손상(근력 약화, 관절 범위 감소)을 해결해 나갈 수 있을 것이다. 능동적 중재법은 기능적 활동과 치료적 활동측면에서 수행할 수 있다.

- 기능적 활동에 대한 치료적 접근: 손상을 조절하기 위하여 치료적 핸들링테크닉, 기능적 전기자극치료, 수중치료, 승마치료, 저항근력운동 등의 방법을 활용한다.

• 손상에 대한 수동적 치료: 목적있는 활동과 아동의 능동적인 참여는 거의 이루어지지 않는다.

- 기능적 활동의 준비: 운동연습이나 활동을 위하여 최적의 준비상태를 갖추는 것을 말한다. 이러한 준비 활동은 주로 근육 · 골격계통에 관한 것으로 운동학습을 경험하기 전에 시행된다. 예를 들어, 뇌성마비의 뻗기 활동 전에, 타이트한 몸통 폄근을 부드럽게 늘려주면 몸통 굽힘근의 활성화가 촉진되므로 뻗기에 필요한 체중이동을 준비하는 것이다.
- 기능적 활동 이외의 중재: 비정상적 근긴장도와 관련있는 근육 · 골격계통의 제한을 조절하는 것이다. 예를 들어, 치료사나 아이의 보호자가 수동적 관절가동범위운동이나 스트레칭을 실시하는 것이다.

(5) 근력강화운동

아동의 근력발달을 위한 근력강화운동(strengthening training)에는 개별 근육의 강화운동, 활동 속에서 이루어지는 기능적 근력강화훈련(functional strengthening training) 그리고 점진적 저항운동 등이 있다. 어떤 프로그램이든 간에 아동이라는 특성을 고려하여 ' '놀이(play)'라는 맥락에서 아이의 능동적인 참여를 이끌어 내며 즐겁게 이루어져야 한다. 여기서는 대운동기술에 필요한 근육이 강화될 수 있는 능동 또는 능동보조방식의 기능적근력강화훈련의 예를 소개한다.

① 엉덩관절 폄근의 강화

■ 지시사항

• 누운 자세에서 양쪽 무릎을 구부리고 발을 바닥에 편평히 닿게 한다.
• 아동에게 양쪽 발을 바닥에 댄 채로 엉덩이를 들게 한다. 이때 엉덩이에 가벼운 압박자극을 주어 엉덩이 근육의 수축을 촉진할 수 있다.
• 작은 인형이나 아동이 관심을 갖는 물건을 이용해서 엉덩이 밑으로 옆으로 이동시키게 한다(그림 7-13).

■ 준비물: 아동이 좋아할 만한 한 손으로 잡을 수 있는 크기의 장난감

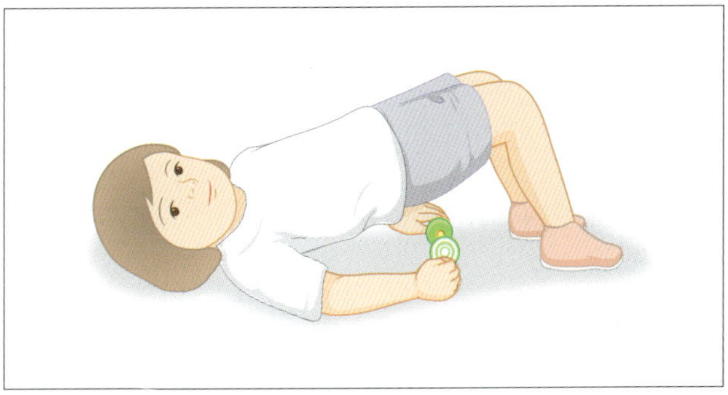

그림 7-13 놀이와 함께 하는 엉덩관절 폄근의 강화

■ 주의: 무릎이 펴지지 않게 하고, 등을 휘듯이 움직여 엉덩이를 들지 않게 한다.

② 무릎 폄근의 강화

■ 지시사항

- 준비한 자석판을 아이가 일어섰을 때 어깨 높이가 되는 곳에 걸어 둔다. 치료사는 그림 7-14처럼 바닥에 다리를 벌리고 앉는다.
- 치료사는 아이를 다리 사이로 한쪽 다리에 발이 바닥에 닿게 하여 앉힌다.
- 치료사는 한 손을 아이의 무릎 위에 두고, 나머지 한 손은 아이의 기능적 능력에 따라 허리, 등, 또는 어깨 부분을 잡는다.
- 아이가 체중을 발 위로 옮겨 일어설 수 있도록 필요하다면 손으로 움직임을 가이드 한다. 아이가 일어서기를 시작하거나 일어선 다음에 준비한 알파벳 또는 동물

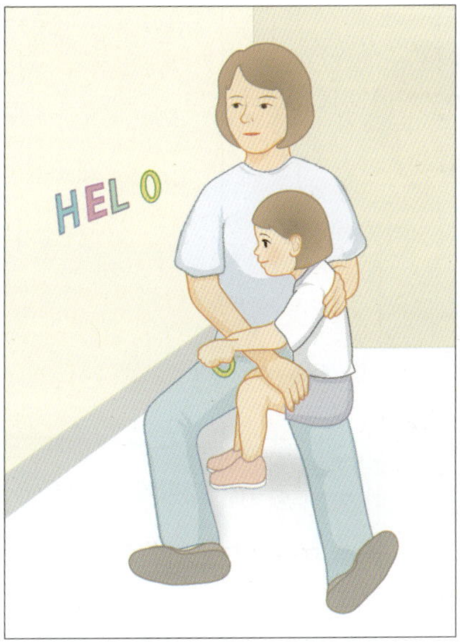

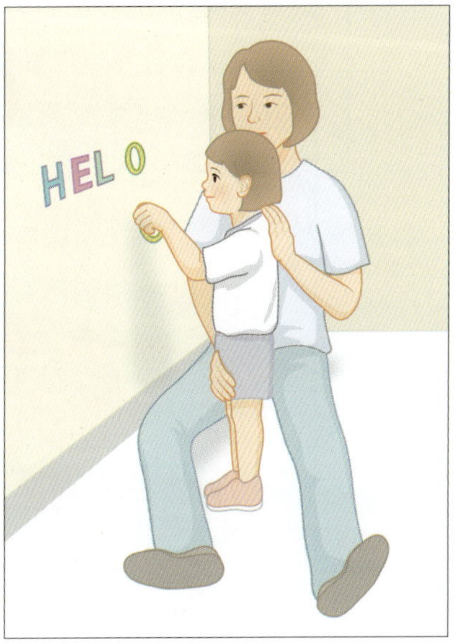

그림 7-14 앉은 자세에서 일어서기를 통한 무릎 폄근의 강화

자석을 주고 자석판에 붙이게 한다.

- 아이가 자석을 붙이는 동안 필요한 경우 무릎이 펴진 상태를 유지할 수 있게 무릎과 어깨를 적당히 잡아준다.

■ 준비물: 자석판과 숫자 또는 동물자석

■ 주의: 일어설 때 체중이 앞쪽으로 이동되도록 가이드 한다.

③ 발등 굽힘근 강화

■ 지시사항

- 아이를 등받이가 있는(없는) 작은 의자에 발이 바닥에 닿도록 앉힌다.
- 발가락을 올리면 닿을 높이에 풍선이나 비누방울을 준비한다.
- 발뒤꿈치는 바닥에 붙인 채로 발가락을 위쪽으로 들어 풍선을 건드리거나 비누방울을 터뜨리게 한다. 이때 치료사가 아이의 무릎에 손을 대고 발뒤꿈치를 향해 아래쪽 방향으로 약간의 압박을 가해주면 발뒤꿈치를 바닥에 대고 유지하는데 도움이 될 것이다(그림 7-15).
- 10회 정도 반복하기를 3세트 시행하고, 필요하면 반대쪽 발에도 똑같이 시행한다.

■ 준비물: 풍선, 비누방울

■ 주의: 발가락을 위로 올릴 때 엉덩이와 무릎을 움직여 보상하지 않게 하고, 양쪽 발이 함께 움직이지 않게 한다.

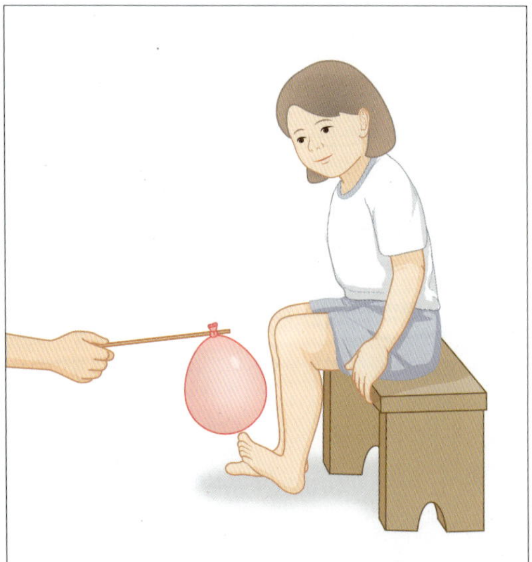

그림 7-15 놀이와 함께 하는 발등 굽힘근의 강화

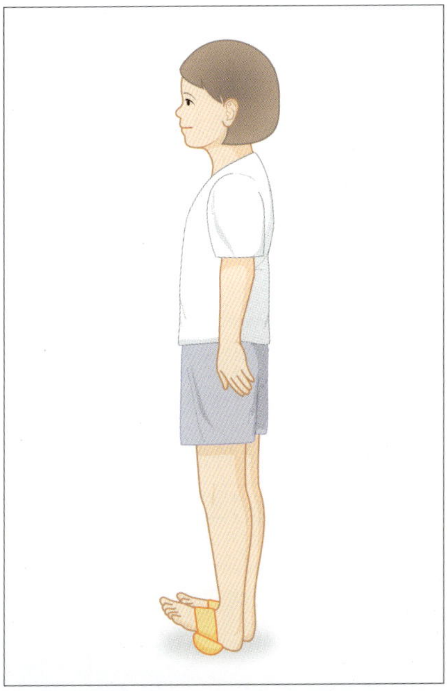

그림 7-16 발뒤꿈치로 걷기

보행이 가능한 아이라면 신발 밑에 타원형 볼을 고정시켜주어 자연스럽게 발뒤꿈치로 걷게 하는 식으로 발등 굽힘근을 강화시킬 수 있다(그림 7-16).

④ 걷기를 위한 하지 근력강화

한 번에 한쪽 다리씩 닫힌 사슬(closed-chain)에서 움직이며 하지의 근력강화 및 보행과 유사한 움직임을 연습할 수 있다.

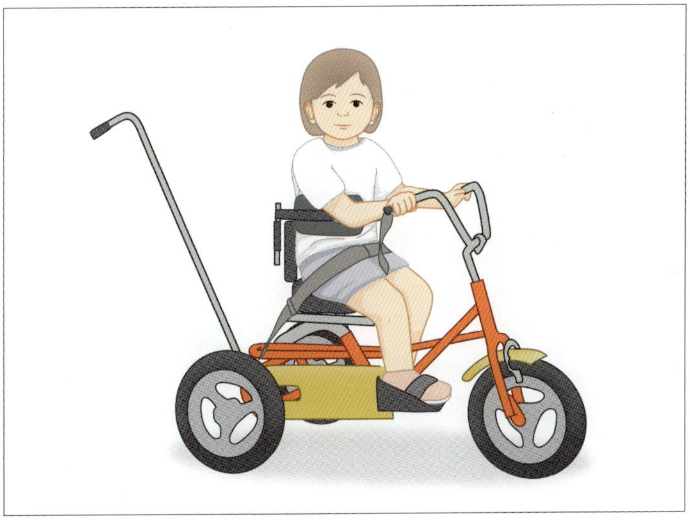

그림 7-17 세발자전거 놀이를 통한 하지 근력강화

■ 지시사항

• 일반 세발자전거 또는 치료용으로 특수 제작된 세발자전거를 태운다. 아이가 스스로 움직임을 조절하지 못하면 뒤에서 밀어주거나 앞에서 끌어준다(그림 7-17).

■ 준비물: 세발자전거, 발등 스트랩

⑤ 몸통 돌림근 강화

■ 지시사항

• 아동을 티볼스탠드(T-ball stand) 앞에 배트를 칠 수 있는 거리에 세운다. 필요하다면 엉덩이를 잡아 균형을 유지하도록 도와준다.
• 아동에게 배트를 어깨 뒤로 가져와 티볼스탠드 위에 놓아둔 공을 향해 치게 한다(그림 7-18).

■ 준비물: 티볼스탠드와 공

■ 주의: 치료사가 아이의 엉덩이를 잡아줄 때 배트에 머리를 부딪히지 않게 조심한다.

(6) 승마치료

아동을 위한 승마치료(hippotherapy)는 말의 움직임을 치료적인 움직임 및 활동과 접목하여 신경운동학적 기능을 향상시키기 위한 중재법이다.

① 승마치료의 역사

승마치료(hippotherapy)는 "말(horse)"을 뜻하는 고대 그리스어 "hippos"와 "치료를 뜻하는 "therapy"가 결합된 용어이다. 승마치료를 처음 언급한 사람은 히포크라테스

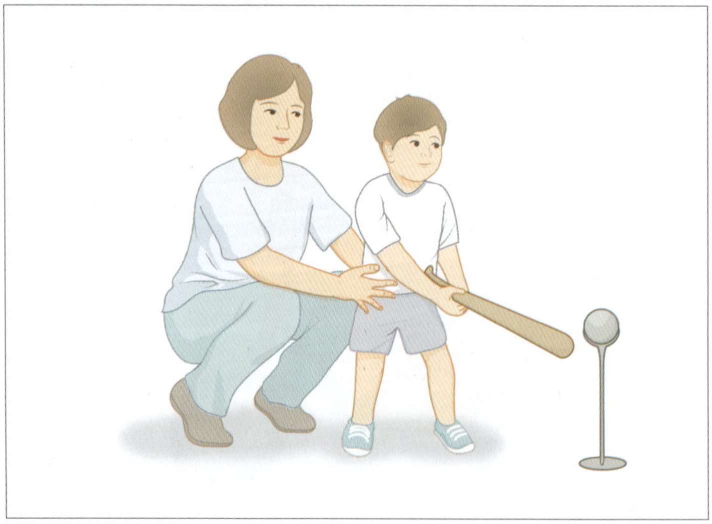

그림 7-18 놀이와 함께 몸통 돌림근 강화

였지만 1960년대에 독일, 오스트리아 그리고 스웨덴 등에서 전통적인 물리치료의 보조수단으로 적용되다가 1970년대에 미국에서 치료방법이 표준화되어 지금의 승마치료로 자리잡기 시작하였다(그림 7-19).

② 승마치료의 기전

말이 걸을 때 골반이 세 개의 축(three-axis)에서 규칙적이고, 리드미컬하게 일어나는 움직임을 치료에 적용하는 것으로 말이 한 걸음씩 내디딜때 마다 말 위에 타고 있는 아이에게 신체적, 감각적 피드백이 전달된다.

승마치료의 작용기전에서 코어 커넥션(core connection)은 일상생활의 수행에서 매우 중요한 부분으로 아이의 골반이 말의 등과 바로 맞닿아 말의 움직임에서 전달되는 감각정보가 골반과 몸통의 운동반응을 촉진해 코어의 안정성 향상을 가져온다.

③ 승마치료의 효과 및 적응증

소아치료에 말을 이용하는 이유는 다음과 같다. 첫째, 말이 걸을 때 전달되는 리드미컬한 움직임에 따라 아이의 골반이 앞뒤로 기울어지는 자극이 된다. 둘째, 아이는 말을 타고 있는 동안 능동 또는 능동보조의 형태로 균형과 자세조절이라는 과제를 역동적으로 해결해야 한다. 마지막으로, 말 자체와 주변환경으로부터 매우 다양한 감각운동자극을 받는다.

이를 통해 궁극적으로 기대하는 기능적 향상은 다음과 같다.

- 균형
- 근력

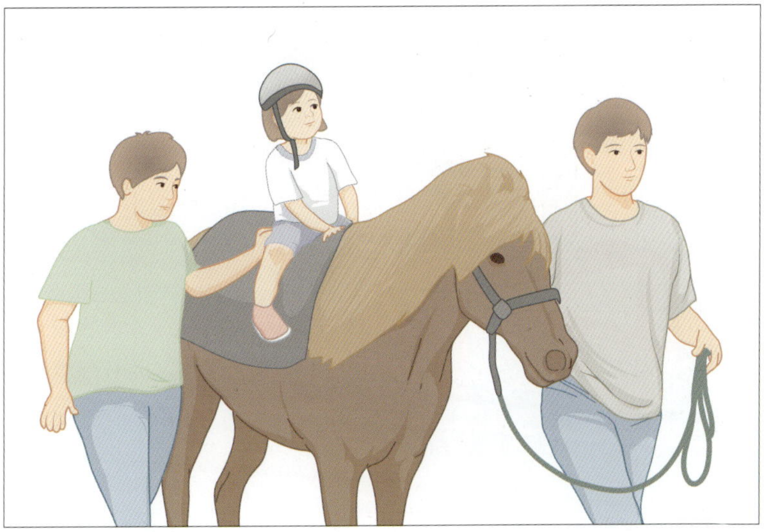

그림 7-19 승마치료

- 자세조절
- 인지
- 머리와 목 조절(언어발달과 조음능력의 향상이 되었다는 연구결과가 보고되어 있음)
- 에너지소비의 감소

현재 승마치료는 뇌성마비, 외상성뇌손상, 다운증후군, 근육위축증, 자폐스텍트럼장애(autistic spectrum disorder) 그리고 발달지연아동의 치료에 적용되고 있으며 여러 연구결과를 통해 대운동기술과 기능적 활동능력이 향상된다는 것을 알 수 있다. 국내에서도 96명의 뇌성마비아동(연령: 4~10세)을 두 개의 그룹으로 나누고 승마치료의 효과를 조사하였다. 두 그룹 중에서 매주 2회 한 번에 30분씩 8주간 승마치료를 받은 그룹이 K-GMFM-88로 실시한 사전-사후 평가에서 의미 있는 대운동기술의 향상이 나타났다.

(7) 트레드밀훈련

소아치료에서 트레드밀훈련(treadmill training)이 외국의 경우 치료시간에 꼭 포함되는 필수중재이다. 대부분의 아이들이 트레드밀 치료를 즐거워하며 점진적으로 시간 및 속

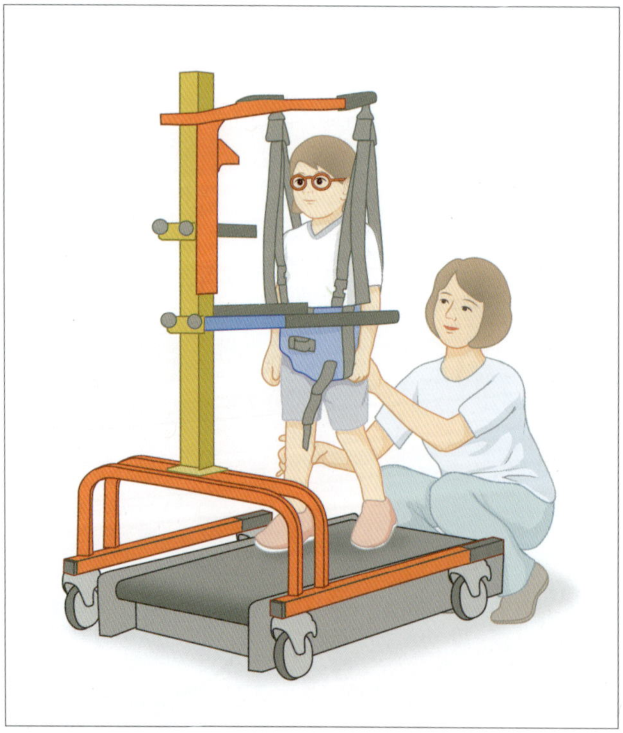

그림 7-20 부분체중지지 트레드밀훈련

도를 늘려갈 수 있어 성취감을 느낀다. 아이 스스로 또는 치료사의 보조만으로는 트레드밀훈련이 어려운 경우에는 부분체중지지(partial weight bearing) 트레드밀훈련(그림 7-20)을 할 수 있으며 그 기대효과는 다음과 같다.

- 지구력: 심장 · 혈관계통의 기능 향상
- 근력: 근육과 협응력 향상
- 보행패턴 개선
- 관절의 유연성 향상
- 균형능력 증가

(8) 기능적전기자극치료

기능적전기자극치료(functional electrical stimulation, FES)는 기능적 활동을 수행하면서 근육의 수축을 증가시키기 위하여 적용된다. 여러 근육을 순차적으로 또는 동시에 수축시킬 수 있다. 전기패드는 수축을 유발하고자 하는 근육의 운동점(motor point) 위에 대준다. 그림 7-21은 발등 굽힘근 중에서 특히 앞정강근에 기능적전기자극치료를 적용한 모습이다.

소아치료의 중재법에는 이외에도 수중물리치료(aquatic therapy), 필라테스(pilates), 마사지, 근막이완술(myofascial release), 관절가동술(mobilization), 로봇보조보행훈련(robot-assisted gait training), Movement Opportunities Via Education (MOVE) 그리고 Conductive Education (CE) 등이 있다.

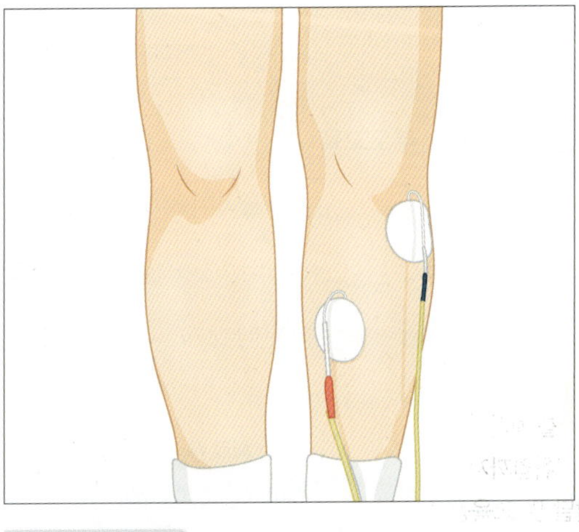

그림 7-21 앞정강근의 FES 패드 배치

3. 부모교육 Parent education

부모(가족)는 가족중심케어, 환자관리모델, 역동체계이론의 환경체계 그리고 ICF-CY 장애모델의 환경요인을 대표한다. 소아치료 의사결정에 치료사와 신뢰에 기초한 부모의 참여는 가족중심서비스의 실천모델이자 아이와 부모의 정신건강 및 치료에 대한 만족도를 높여준다.

부모교육은 여섯 단계의 과정으로 이루어지는 환자관리모델의 중재단계에 속하며 부모교육을 계획할 때는 신체계통수준의 해부 · 생리학적 손상의 조절뿐 아니라 연령에 적합한 활동과 사회적 역할 참여의 부분까지 고려해야 한다. 이를 위하여 영 · 유아 기본 케어, 대운동기술의 조절에 대한 교육과 홈 프로그램은 물론 발달 바우처정책, 이동 및 생활보조장비 지원정책, 장애인콜택시서비스 및 활동보조인 지원 같은 정부지원정책, 부모상담 및 정신적 지원, 치료기관 및 성장시기별 수술에 관한 물리치료 정보제공 그리고 출생에서 취업까지 전반적 발달과 교육상담 등의 내용을 고려한다(그림 7-22).

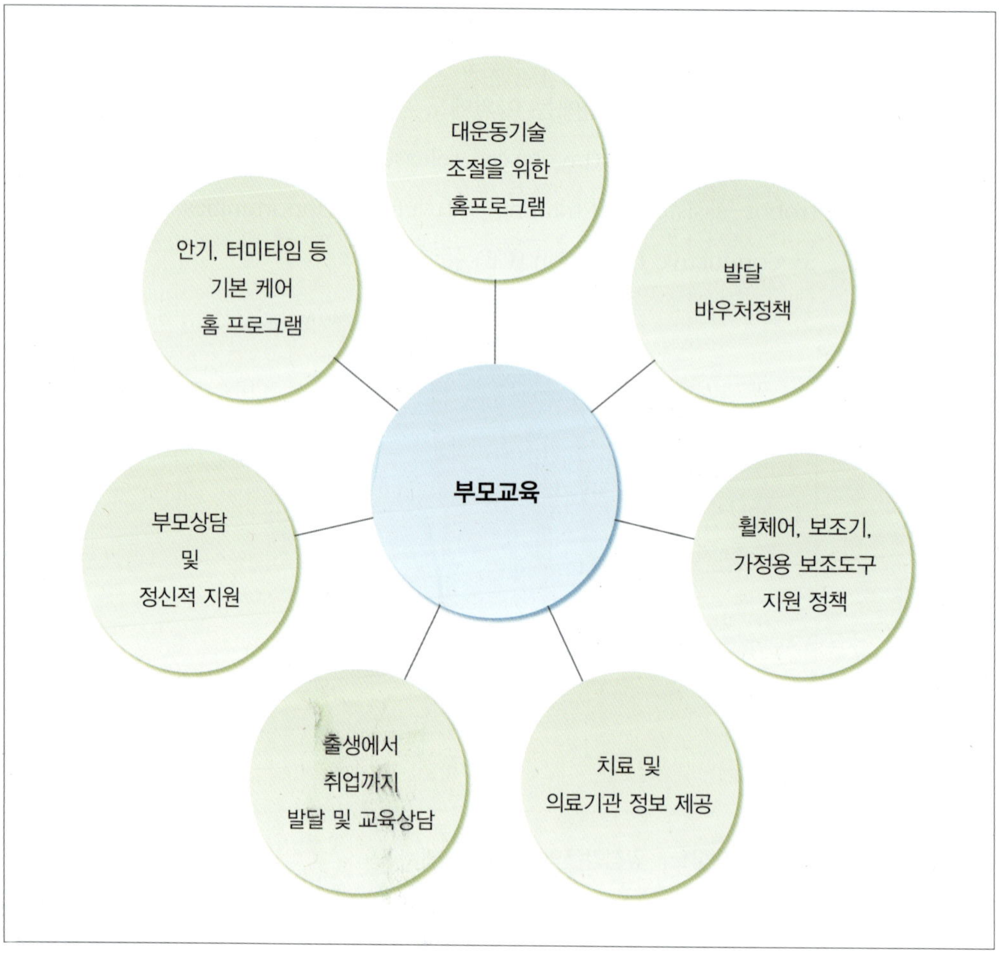

그림 7-22 부모교육의 범위

부모교육은 현재의 치료는 물론 '일생에 걸친(lifelong)' 발달의 틀 안에서 생각하고 배려해야 한다.

이 장에서는 위의 내용들 중에서 영 · 유아 기본 케어와 병적 근긴장도와 원시반사를 조절하기 위한 부모교육과 홈 프로그램에 대해 알아보자.

1) 대운동기술 발달을 위한 홈 프로그램 시 고려사항

홈 프로그램은 아이, 주양육자 그리고 소아치료사 간의 끊임없는 상호작용 과정으로, 아이에게 필요한 운동과제 및/또는 운동과제의 질적인 요소들을 반복적으로 연습할 수 있다는 장점이 있다. 하지만 홈 프로그램을 계획할 때 반드시 고려해야 할 점이 있다. 홈 프로그램이 아이의 기능 유지 및/또는 향상을 위한 최선의 방법이라 할지라도 가족에게 또 다른 부담(burden)이 되지 않도록 가족의 일상 속에 통합될 수 있는 수준에서 계획하고 꾸준히 모니터링해야 한다. 또한 부모교육 중에서도 홈 프로그램은 일회성 또는 특별교육이 아니라 아이의 정해진 치료 스케줄 속에서 체계적인 방식으로 이루어져야 한다. 박스 7-3에 홈 프로그램을 계획하고 실행하기 위하여 고려할 사항들이 나와 있다.

2) 영 · 유아 기본 케어를 위한 부모교육 및 홈 프로그램

다음은 Colleen Coulter가 애틀란타아동헬스케어시스템과 공동으로 제작한 '터미타임 툴(tummy time tools)'의 내용에 기초한 것으로 안아 들기(carrying), 먹이기 그리고 터미타임(tummy time) 등에 관해 알아본다.

박스 7-3 홈 프로그램 시 고려사항

- 아이의 주 양육자를 확인한다.
- 아이의 수면패턴, 식사(분유) 습관 및 양, 경기 약의 복용 여부, 형제자매의 유 · 무, 외부 치료스케줄 등을 확인한다.
- 가족의 가치, 분위기, 사회 · 경제수준, 교육 수준 등을 파악한다.
- 아이의 케어에서 가장 힘들어하는 부분과 잘 할 수 있는 점을 확인하고 홈 프로그램에 반영한다.
- 제공하는 프로그램에 대해 원활한 의사소통에 필요한 용어들을 주양육자가 이해할 수 있도록 잘 설명한다.
- 홈 프로그램의 내용을 치료사가 먼저 시연(demonstration)한 다음, 보호자(부모, 양육자)가 따라해 보게 하고 구두 설명, 글, 그림, 사진, 리플릿(leaflet) 그리고 영상촬영 등의 방법을 적극적으로 활용한다.
- 치료사는 주양육자는 물론 다른 가족들도 주기적으로 홈 프로그램 교육에 참여할 수 있게 한다.
- 주기적으로 홈 프로그램을 모니터링하여 내용을 수정, 보완 또는 업데이트한다.

① 안아 들기

- 아기가 걸터앉는 골반 부위를 교대로 바꾸어 주어 아기가 오른쪽과 왼쪽 방향을 모두 바라보며 고개를 돌리고 균형을 잡을 수 있게 한다(그림 7-23A).
- 아기가 주변을 볼 수 있도록 어깨 너머로 안고 머리가 가운데 오도록 부드럽게 받쳐준다. 아기를 안는 어깨를 바꾸면 아기가 양쪽 방향으로 고개를 돌리는 데 도움이 되며 아기가 머리와 몸통을 어느 정도 스스로 똑바로 세울 수 있게 되면 아기를 지탱하는 보조를 줄여준다(그림 7-23B).
- 아기가 앞을 볼 수 있도록 안아주고 이때 아기의 머리가 가운데 오도록 유지한다(그림 7-23C). 아기가 스스로 목을 들 수 있으면 그림 7-23D와 같이 안아 아기가 머리를 돌려 주변을 관찰할 수 있게 한다.
- 아기를 옆으로 안는다. 엄마의 한 팔로 아기의 가슴과 얼굴을 받쳐 준다. 아기가 자라면서 지탱하는 보조를 줄여준다(그림 7-23E).

② 먹이기

- 수유할 때 아기를 안는 팔을 교대로 바꿔주면 아기가 양쪽으로 보고 머리를 돌릴 수 있고 아기를 안은 엄마의 팔에서 아기의 머리 뒷부분에 가해지는 압박을 줄일 수 있어

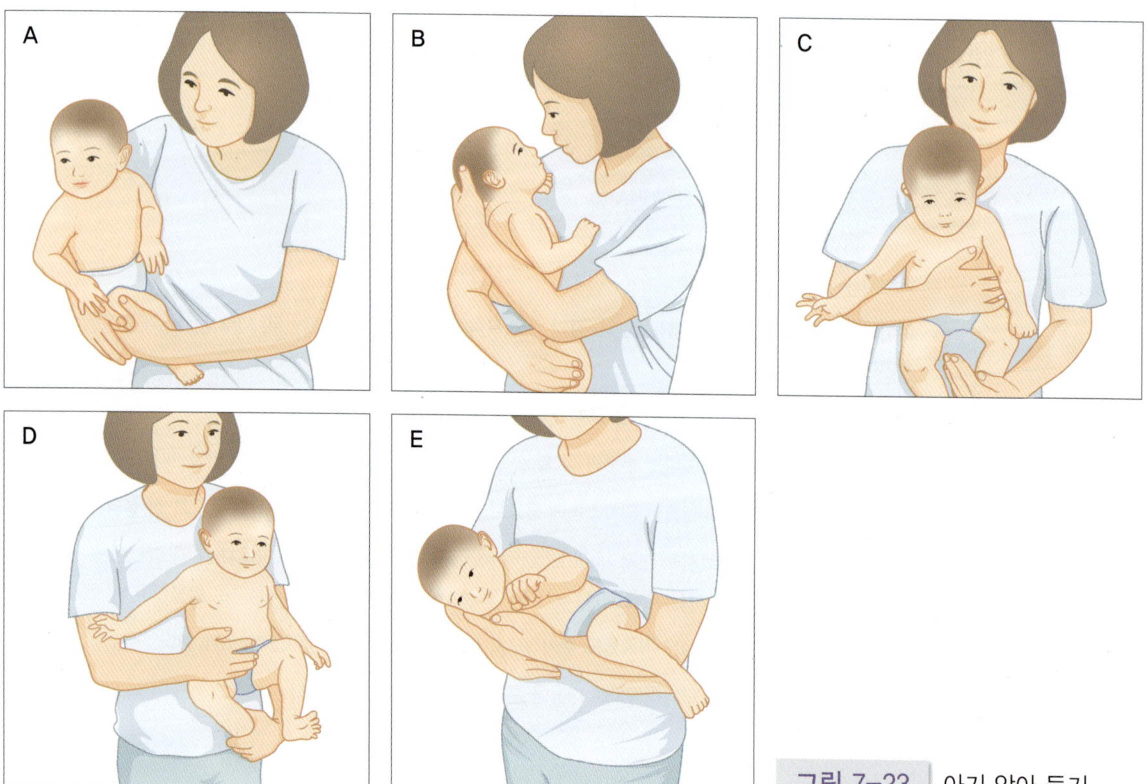

그림 7-23 아기 안아 들기

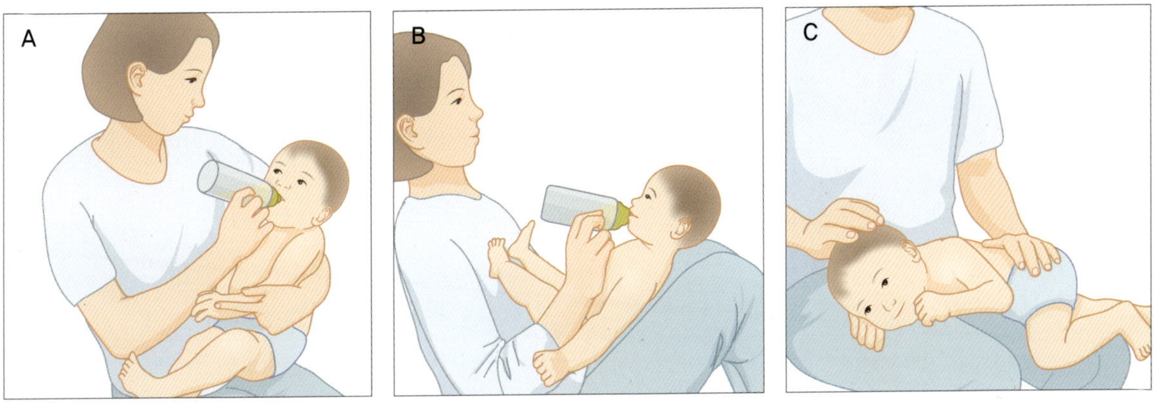

그림 7-24 먹이기

양쪽 목의 유연성이 고르게 발달하는 데 좋다(그림 7-24A).

- 등을 기댄 자세에서 무릎을 굽히고 앉아 아기가 엄마를 볼 수 있도록 다리로 아기를 받쳐준다. 수유를 하는 동안 아기 머리가 가운데로 유지되게 한다(그림 7-24B).
- 트림을 시킬 때는 그림 7-24C처럼 아기를 허벅지 위에 고개를 한쪽으로 돌려 엎드린 자세를 취하게 해본다.

③ 터미타임

터미타임은 단단한 표면 위에 아기를 한 자세로 편평하게 눕히는 것을 방지하는 모든 활동을 말한다. 즉, 아기가 엎드린 자세에서 아기를 안아 들고, 엎드려 두고, 함께 놀이를 하는 모든 시간이다. 터미타임이 필요한 이유는 여러 가지이다. 아기들은 하루 중 많은 시간을 바로 누운 자세로 보내므로 터미타임이 필요하다. 영아급사증후군(sudden infant death syndrome, SIDS)을 방지하기 위해 대부분의 엄마들은 아기를 바로 눕혀서 재우고, 유아용 카시트(car seat)와 캐리어(carrier)를 사용하기 때문에 아기들은 밤·낮으로 많은 시간을 바로 누워 지낸다. 그러므로 자연스럽게 머리에 압박이 가해져 머리 뒷부분이 납작해지는 사두증(plagiocephaly)이 생길 수 있다. 기운목이 있는 경우 머리의 납작함이 더욱 심해질 수 있다.

낮에는 엄마가 지켜보는 가운데 터미타임을 갖고 다양한 자세를 취하는 것이 아기의 발달에 중요하다. 터미타임의 이점으로는 목과 어깨 근육의 발달, 목 근육이 뻣뻣해지는 것과 머리 뒷부분이 납작해지는 것 방지 그리고 초기의 운동발달(목 가누기, 뒤집기, 앉기, 기기 등)의 촉진 등이다. 엄마의 다리·배, 타올, 수유쿠션 그리고 공 등 다양한 생활 도구를 활용하고 기저귀를 갈거나 옷을 갈아 입힐 때 혹은 목욕 후에 마사지나 로션을 바를 때도 즐거운 터미타임을 가질 수 있다(그림 7-25A, B, C, D, E, F 그리고 G). 터미타임은 만삭아와 조산아 모두에게 유용한 발달 촉진 방법이다.

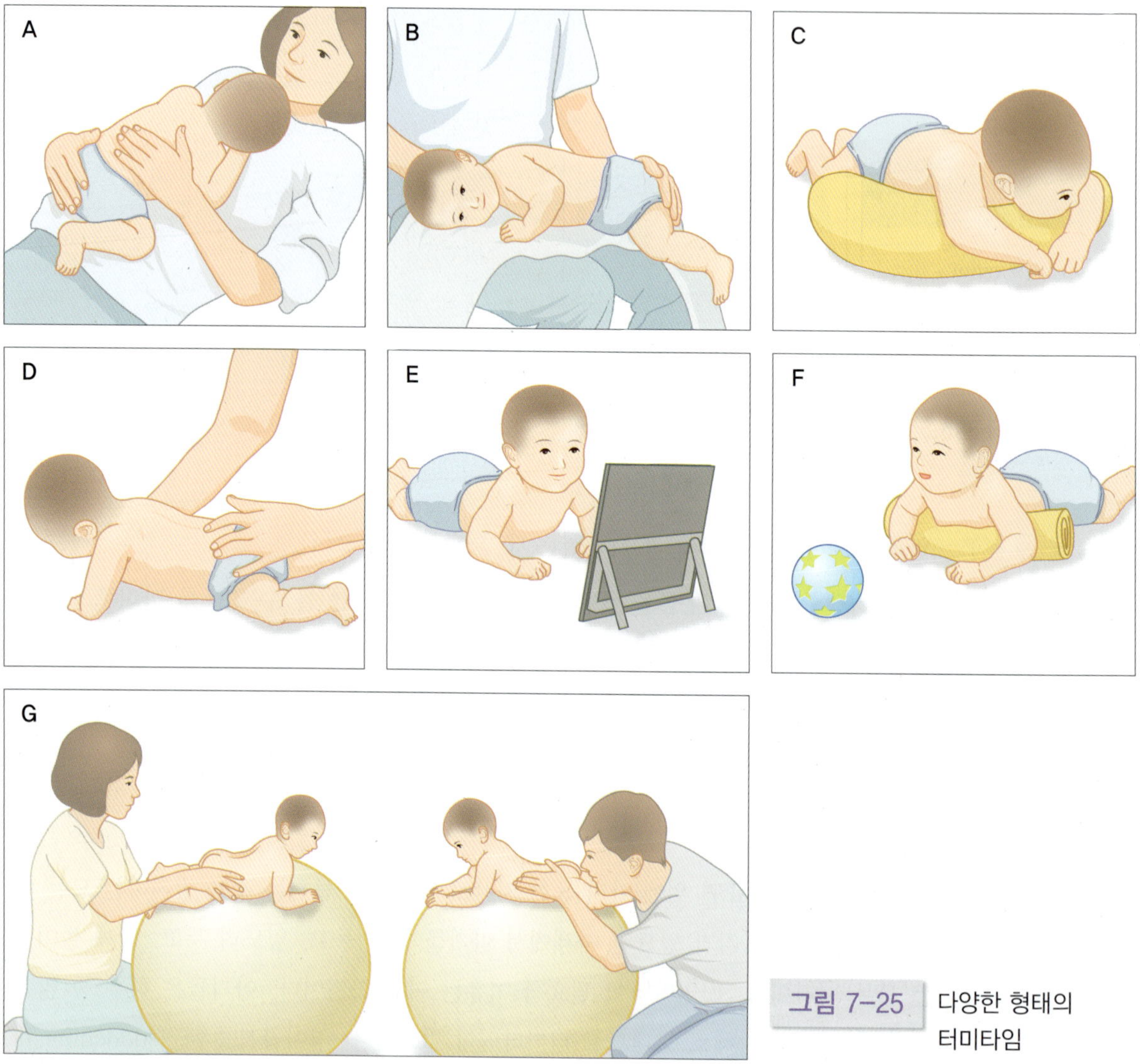

그림 7-25 다양한 형태의 터미타임

3) 비정상적인 근육긴장도과 원시반사 조절을 위한 부모교육 및 홈 프로그램

① 안아 들기

아이를 안아 들기(carrying) 할 때는 엄마가 부상을 입지 않도록 다음의 내용을 숙지한다(박스 7-4).

■ 폄근 긴장도가 높은 운동장애아동의 안아 들기

폄근 긴장도가 높은 아이는 그림 7-26A처럼 굽힘 된 자세로 안거나 안아서 이동한다. 아이가 앞을 향해 보게 하면 주변환경과 상호작용하는 기회가 많아진다. 체중이 많이 나가는 아이라면 엄마는 한 팔을 아이의 다리 사이로 넣어 체중을 지탱해준다. 또한 그림 7-26B처럼 머리를 살짝 아래로 숙이게 하고 머리와 몸을 받쳐주어 아이의 양 팔이 몸 앞으로 오게 한다. 엄마는 아이의 다리 사이에 손을 넣어 다리를 분리시켜준다.

박스 7-4 아이를 바르게 드는 방법

- 엄마 체중의 35% 이상의 몸무게가 나가는 아이는 반드시 타인의 보조를 받거나 보조장비를 사용한다.
- 아이를 들기 전에 아이의 근육긴장도, 현재의 자세 그리고 바람직한 자세 등에 대해 생각한다.
- 아이 가까이로 몸을 숙이고 아이의 몸을 감싸듯이 안아 올려 관절과 팔 · 다리에 안정성을 확보한다. 아이가 엎드린 자세나 누운 자세에 있다면 우선 옆으로 눕혀서 원시반사가 유발되지 않게 한다. 엄마는 한쪽 발을 다른 한쪽 발 앞에 두고 배에 힘을 주며 아이를 든다.
- 아이를 들어 올리는 동안 허리는 펴고 무릎은 구부린다. 방향을 바꿀 때는 몸통을 틀지 말고 발을 움직여 방향을 바꾼다.
- 아이가 누워 있는 거리가 엄마와 가까울 때는 무릎 선 자세에서 아이를 든다.
- 아이를 내려놓은 때는 허리를 펴고 무릎을 구부려 무릎 선 자세를 취하면서 한다. 절대로 선 자세에서 몸을 구부리지 않도록 한다.
- 아이를 장시간 안고 있어야 할 때는 한 발을 작은 의자 같은 곳에 올려 허리에 무리가 가해지는 것을 줄여준다.

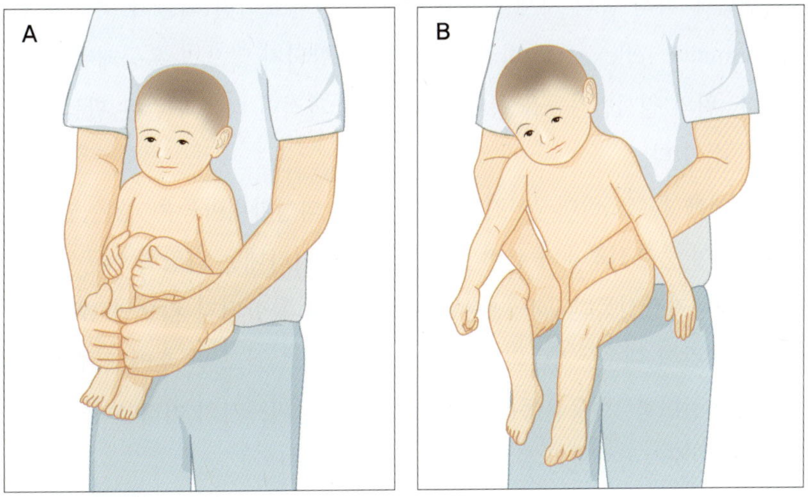

그림 7-26 폄근 긴장도가 높은 아이의 안아 들기

■ 근 긴장도가 낮은 운동장애아동의 안아 들기

근 긴장도가 낮은 아이는 그림 7-27A처럼 엄마의 몸통 앞에서 엉덩이를 잘 받쳐 안거나 이동할 때도 이 자세를 유지한다. 아이의 엉덩이를 벌려 엄마의 허리에 걸쳐 안아서는 안 된다. 또한 그림 7-27B처럼 엎드려 안으면 팔 · 다리가 신장되고 머리를 들 수 있도록 촉진할 수 있다.

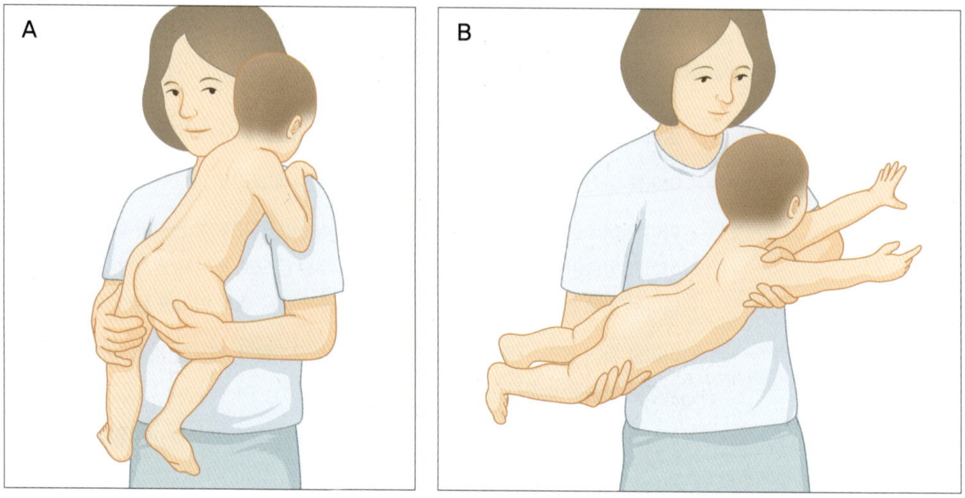

그림 7-27 근 긴장도가 낮은 아이의 안아 들기

② 원시반사 조절

비대칭성긴장성목반사, 대칭성긴장성목반사 그리고 긴장성안뜰반사 등은 근육 긴장도의 변화에 따라 몸의 자세를 달라지게 하는 대표적인 뇌줄기 수준의 긴장성원시반사(tonic primitive reflexes)로 적절한 시기에 통합되지 않으면 운동패턴의 발달에 지장을 초래한다. 위의 원시반사들을 통합시키는데 효과적인 다음과 같은 활동들을 부모교육에 포함시킬 수 있다.

예를 들어, 비대칭성긴장성목반사는 뇌성마비아동은 물론 발달성협응장애아동을 포함하여 중추신경계와 관련된 기능장애를 나타내는 다양한 아동기 질환에서 나타난다. 비대칭성긴장성목반사가 생후 4~6개월까지 통합되지 않으면 발달초기에는 뒤집기, 네발기기 같이 대운동기술의 발달에 지장을 주고 걷고 난 후에도 주변환경에 쉽게 주의를 빼앗겨 산만함, 협응운동능력 저하 그리고 글씨쓰기의 어려움 등이 나타난다. 다음은 비대칭성긴장성목반사의 통합을 위한 활동들이다.

- 첫째, 편평하고 단단한 바닥에 누워 양 손바닥을 바닥에 대고 앞에 거울을 보면서 머리를 귀가 바닥에 닿을 때까지 옆에서 옆으로 돌리게 한다. 머리를 오른쪽으로 돌리고 오른손으로 코를 터치하게 하고 왼쪽으로 돌리고 왼손으로 코를 터치하게 한다.
- 둘째, 바닥에 바로 눕히고 양팔을 그림 7-28A처럼 몸 앞으로 뻗어 아이가 좋아하는 장난감을 양쪽 손을 번갈아 옮기게 한다.
- 셋째, 양 팔을 그림 7-28B처럼 머리 위로 뻗고 손에 장난감을 쥐게 한 다음 아이가 왼쪽 그 다음에는 오른쪽으로 통나무 돌기를 하도록 보조한다.

긴장성안뜰반사-바로누운자세가 지속되면 머리를 들고 무릎을 구부리고 손을 발로 뻗고 양손을 가운데로 가져오는 활동을 방해한다. 이 반사의 통합을 위한 활동에는 다음과 같은 것들이 있다.

- 첫째, 바로 누운 자세에서 팔을 몸 옆에 두고 다리를 편 상태에서 턱이 가슴에 닿도

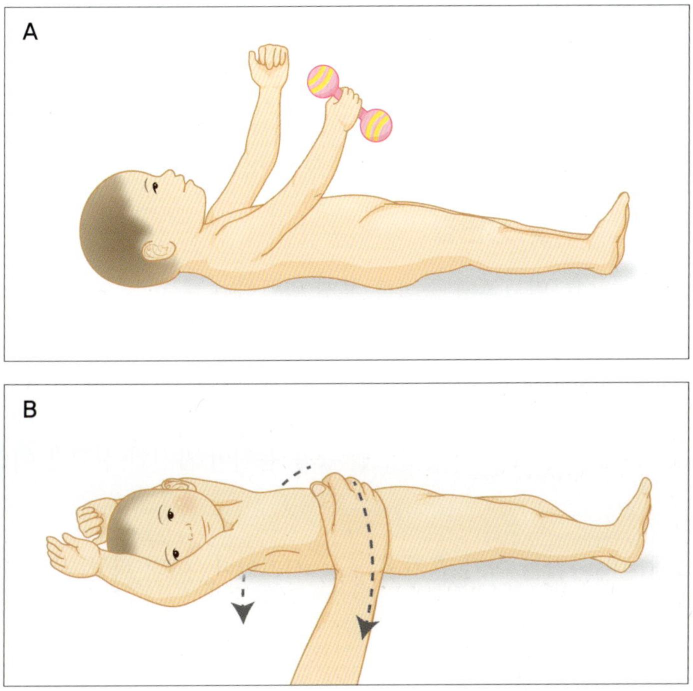

그림 7-28 비대칭성긴장성목반사의 통합을 위한 활동

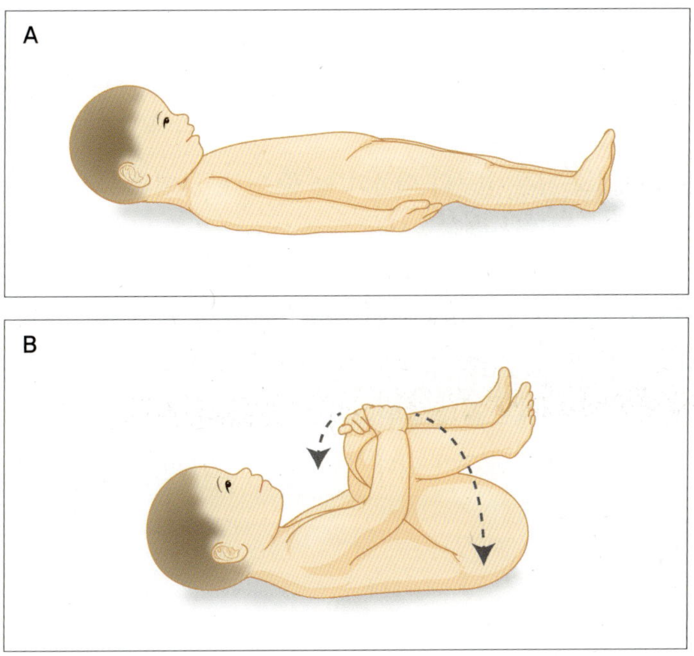

그림 7-29 긴장성안뜰반사 – 바로 누운 자세의 통합을 위한 활동

록 머리를 들어 무릎을 쳐다보게 한 다음 발가락을 가슴을 향해 구부리게 한다(그림 7-29A).

- 둘째, 아이를 옆으로 눕히고 무릎과 발가락을 구부리게 한 다음 머리를 숙이게 한다.
- 셋째, 팔을 가슴 앞으로 교차시키고 무릎이 팔에 닿도록 구부리게 한 다음 머리와 가슴을 무릎 높이로 든다. 이 자세로 몸을 앞뒤로 그 다음 양 옆으로 흔들어 준다(그림 7-29B).

4. 아동 연령별 놀이 및 장난감

아기는 세상에 태어나면서부터 놀이를 통해 발달한다. 놀이는 자신의 신체와 주변 탐색, 운동기술, 문제해결방법, 창의력 및 상상력, 다른 사람과 상호작용, 감정의 발달, 사회기술 등 모든 발달에 있어 중요하다. 아동초기에 놀이는 다음과 같이 여섯 단계에 걸쳐 발달한다.

- 출생~3개월: 아기는 팔, 다리, 손, 발 등을 움직여 자신의 신체가 어떻게 움직이는지 배운다.
- 출생~2세: 이 시기는 아기 혼자서 노는 시기이다. 아직 다른 사람과 함께 놀이를 하는데 관심이 없다.
- 2세: 다른 아이들이 노는 것을 쳐다보기 시작하지만 아직 함께 어울려 놀이를 하지는 않는다.
- 2세 이상: 친구 옆에 나란히 앉기는 하지만 여전히 혼자 논다.
- 3~4세: 친구들과 함께 어울려 놀기 시작하지만, 서로간에 상호작용은 많지 않다. 주변에 있는 또래와 비슷한 놀이를 하지만, 함께 어울리지는 않는다. 예를 들어, 놀이터에서 함께 놀지만 그네타기, 미끄럼틀타기, 벽 오르기 등 각자 다른 활동을 하고 논다.
- 4세 이상: 비로소 다른 친구와 어울려 놀 줄 안다. 놀이와 놀이에 참여하는 다른 친구들에게 관심을 갖고 협력한다.

표 7-6에서 소아치료에 유용한 시기별 놀이에 관해 설명한다. 그리고 놀이에는 장난감이 필요하다. 치료에 장난감을 잘 이용하면 유아 및/또는 아동의 관심을 유도해 즐거움을 주는 것은 물론 체중이동으로 연결된다면 기대하는 기능적 움직임의 요소 또는 움직임을 이끌어낼 수 있는 훌륭한 도구가 된다. 연령별로 아기들이 좋아하는 장난감을 사용하는 것이 좋다.

표 7-6
연령별 놀이 및 장난감

연령	놀이 및 장난감
0~6개월	• 신생아 시기를 지난 아기에게 밝은 색깔의 모빌이나 장난감을 보여준다. • 아기에게 치료사/양육자의 목소리를 자주 들려주어 익숙해지게 하고, 아기가 소리를 내거나 옹알이를 하면 적극적으로 반응을 보여준다. • 아기의 자세를 다양하게 바꿔주어 다양한 각도에서 주변을 볼 수 있게 한다. • 장난감을 입으로 빨고 놀게 하여 새로운 촉감을 탐색하고 경험할 수 있는 기회를 준다. • 얼굴표정과 제스처를 다양하게 보여주면서 아기가 모방할 수 있게 한다. • 아기 앞에 거울이나 좋아하는 장난감을 보여주며 엎드려 둔다. 이때 반드시 보호자가 아기 옆에 함께 있는다. • 시각과 청각을 자극하고 누워서도 가지고 놀 수 있는 월령에 적합한 다양한 장난감을 제공한다. 예를 들어, 모빌, 딸랑이, 헝겊/플라스틱 장난감, 아기체육관 등이 있다.
7~12개월	• 까꿍놀이를 한다. • 자기 모습을 볼 수 있도록 자주 거울을 보여준다. • 안전하게 기어 다닐 수 있는 환경을 제공한다. • 엎드려두기, 앉히기를 비롯해 다양한 자세를 경험시킨다. • 행위(원인)에 따른 결과에 대해 학습할 기회를 제공한다. 예를 들어, 들고 있던 장난감을 놓치면 바닥에 떨어진다. 장난감을 누르면 노래 소리가 나온다. • 신체움직임을 유도하면서 인지발달에 좋은 월령에 적합한 다양한 장난감을 제공한다. 예를 들어, 공, 촉각인형, 멜로디장난감, 장난감 스푼, 주전자, 도형퍼즐(shape sorter) 등이 있다.
1~3세	• 서서 걷기 시작하면서 모든 영역의 발달이 급속도로 전개된다. 이 때는 아이가 무슨 장난감을 좋아하는지 파악하여 가지고 놀게 한다. • 크레용으로 낙서놀이를 한다. • 또래와 함께할 기회를 준다. • 동적 균형감각을 높일 수 있는 예를 들어, 걷기, 점프, 한발 서기 같이 다양한 움직임을 유도한다. • '빈 컵으로 우유 마시는 척 하기' 같이 물건을 이용한 상상놀이를 한다. • 아이가 말을 하면 반응을 보이고 질문에는 꼭 대답을 해주어야 하며 말로 자주 칭찬하고 격려한다. • 구슬 꿰기, 끌고 다니는 장난감, 신체를 많이 움직이도록 도와 주거나 다양한 인지발달용 장난감 등이 좋다.
4~6세	• 노래하고 춤을 추는 놀이를 시킨다. • 스토리를 들려주고 무슨 내용이 기억에 남는지 물어본다. • 상상놀이, 역할놀이 및 활동을 시킨다. • 상상놀이에서 실제생활을 경험하게 한다. 예를 들어 엄마, 아빠 놀이에서 엄마 또는 아빠 역할을 하게 한다. • 친구들과 시간을 갖게 해 사회성을 키우고 친구관계의 형성을 돕는다. • 한발로 깡충 뛰기, 그네타기, 기어올라가고 내려오는 게임 등 다양한 신체활동을 유도한다. • 실물과 같은 장난감 또는 창의력이 발휘될 수 있는 장난감이 좋다. 예를 들어, 블록, 퍼즐, 점토, 예쁜 인형, 공룡, 비행기 등이 있다.

요점정리

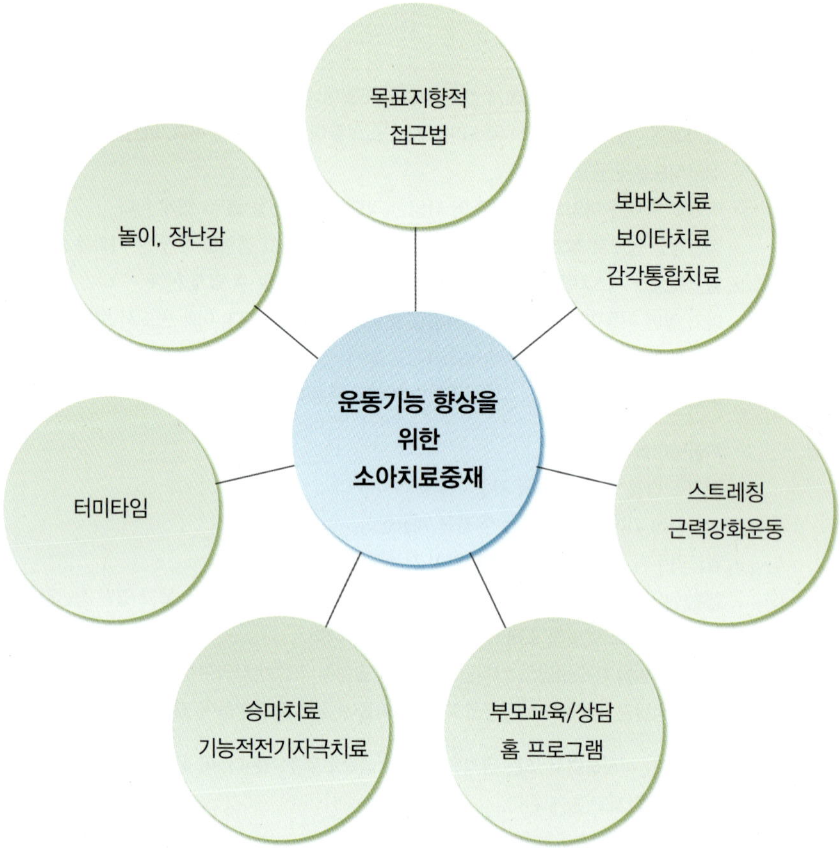

1. 운동기능 장애가 있는 아동을 위한 중재는 각기 아동의 특별한 요구에 맞게 계획되고 제공되어야 하며 가족과 다른 치료전문가와 상호 협력을 바탕으로 아이가 최대 잠재력에 도달할 수 있도록 하는 데 그 목적이 있다. 구체적으로는 능동 움직임의 촉진, 기능적 기술의 촉진, 활동 및 사회통합 촉진 그리고 손상 예방 등이다.
2. 중재는 '아동/보호자, 재활 팀 간의 원활한 의사소통 및 기록', '절차적 중재' 그리고 '부모교육' 등으로 구성된다. 소아치료사들이 주로 사용하는 절차적 중재에는 기본 자세 및 포지셔닝, 스트레칭, 신경발달치료, 보이타치료, 근력강화운동, 승마치료, 트레드밀훈련 그리고 기능적전기자극치료 등이 있다.
3. 가족중심케어의 개념 하에 부모교육 및 상담의 중요성이 매우 높아지고 있다. 부모교육은 주로 비정상적인 움직임 패턴을 갖는 뇌성마비와 조산한 아기들 둔 부모들을 대상으로 안아 들기, 먹이기, 터미타임 그리고 원시반사 조절 등의 내용으로 이루어진다.
4. 아동 초기 여섯 단계에 걸친 놀이발달과정과 시기별로 적합한 장난감을 활용함으로써 아이가 치료에 흥미를 갖고 능동적으로 참여할 수 있다.

연습문제

1. 보이타치료의 자세반응검사 7가지를 열거하시오.

2. 보이타치료의 유발점에 대하여 기술하시오.

3. 터미타임에 대해 기술하시오.

참고문헌

1. Carr JH, Shepherd RB. Neurologic rehabilitation: motor performance. 1998. Oxford: Butterworth and Heinemann.
2. Elshafe MA, Abd-Elaziem A, Gouda RE. Functional stretching exercise submitted for spastic diplegic children: a randomized control study. Rehabil Res Pract. 2014:1-7.
3. isher AC, Murray EA, Bundy AC. Sensory integration: theory and practice. 1991. F.A. Davis
4. Horak FB. Postural orientation and equilibrium: What do we need to know about neural control of balance to prevent falls? Age Ageing. 2006;35(Suppl 2) ii7?ii11.
5. Koca TT, Ataseven H. What is hippotherapy? The indicators and effectiveness of hippotherapy. North Clin Istanbul. 2015;2(3):247-252.
6. Kwon JY, Chang HJ, Yi SH, et al. Effect of Hippotherapy on Gross Motor Function in Children with Cerebral Palsy: A Randomized Controlled Trial. J Altern Complement Med. 2015;21(1):15-21.
7. Law M, Darrah J, Pollock N, et al. Focus on function: A randomized controlled trial comparing two rehabilitation interventions for young children with cerebral palsy. BMC Pediatrics. 2007;7:31.
8. Martin ST, Kessler M. Neurologic interventions for physical therapy, 2nd edition. 2007. Saunders Elsevier, St Louis, Missouri.
9. Ratliffe KZ. Clinical pediatric physical therapy: a guide for the physical therapy team. 1998. St Louis, MO: Mosby.
10. Shumway-Cook A, Horak FB. Assessing the influence of sensory interaction of balance. Suggestion from the field. Phys Ther. 1986;66(10):1548?1550.
11. Vaughan-Graham J, Cott C. Defining a bobath clinical framework? a modified e-delphi study. Physiotherapy Theory and Practice. 2016;32(8):612-627.
12. Wiart L, Darrah J, Kembhav G. Stretching with children with cerebral palsy: what do we know and where are we going? Pediatric Physical Therapy: 2008;20(2):173-178.

08

소아용 보조장비의 이해 및 적용

Understanding and application of the pediatric assistive equipment

학습 목표

1. 운동장애가 있는 아동의 활동과 참여를 증진시키기 위하여 보조장비의 중요성을 이해한다.
2. 이동성 보조장비와 보조기의 차이를 이해한다.
3. 전방 워커와 후방 워커의 차이점을 이해한다.
4. 파라포디움의 적응증을 이해한다.
5. 틸트-인-스테이스 타입 휠체어와 리클라이닝 타입 휠체어의 차이점을 이해한다.
6. 하지 보조기의 종류와 적용 목적을 이해한다.
7. 상지 보조기의 종류와 적용 목적을 이해한다.

핵심 단어

보조장비 Assistive equipment

전방 워커 Anterior walker

후방 워커 Posterior walker

보행훈련기 Gait trainer

파라포디움 Parapodium

팔꿈치 목발 Elbow crutches

틸트-인-스페이스 Tile-in-space

리클라이닝 Reclining

보조기 Orthoses

힐컵 Heel cup

복사위보조기 Supra malleolar orthosis, SMO

후엽스프링 Posterior leaf spring, PLS

고정된 발목 보조기 Solid ankle foot orthosis, SAFO

경첩 발목 보조기 Hinged ankle foot orthosis, HAFO

지면반발 발목 보조기 Floor reaction ankle foot orthosis, FRAFO

무릎-발목-발 보조기 Knee-ankle-foot orthosis, KAFO

힙-무릎-발목-발 보조기 Hip-knee-ankle foot orthosis, HKAFO

서기-걷기 및 앉기 힙 보조기 Standing-walking and sitting hip orthosis, SWASH

레그-칼베-페르테스 보조기 Legg-Calf-Perthes orthosis

경직-감소 스프린트 Spasticity-reduction splints

코크-업 스프린트 Cock-up splint

1. 소아물리치료와 보조장비 Assistive equipment and pediatric physical therapy

1) 보조장비의 정의

1998년 미국의 장애인을 위한 공학관련 지원법(technology-related assistance for individuals with disabilities act, Tech act)에 따르면, 보조장비란 장애인의 기능적 능력을 유지 또는 향상시킬 목적으로 사용되는 제품, 장비 또는 장비의 일부를 모두 지칭한다. 보조장비에는 이동용 장비, 자세유지보조도구, 의지, 보조기, 발달촉진을 위한 장난감 및 게임, 의사소통대체수단, 환경 개조 그리고 장애인이 보다 편안함을 느끼는데 도움을 주는 모든 제품들이 포함된다. 이 장에서는 장애아동의 기능적 능력에 영향을 미치는 보조장비를 위주로 학습한다.

2) 보조장비 선택 시에 고려사항

보조장비에 관한 의사결정 시에 재활 팀의 한 구성원인 아동과 가족이 보조장비를 사용하려는 목적과 기대하는 바를 모두 고려한다. 다음은 보조장비를 선택할 때 주의해야 할 점들이다.

- 기능적 목표는 무엇인가?
- 아이의 운동 및 인지발달 수준은 어느 정도인가?
- 아이의 활동수준은 어느 정도인가?
- 아이의 지구력 및 균형능력은 어느 정도인가?
- 아이의 시각 및 지각과 관련된 기술은 어느 정도인가?
- 아이의 안전에 대한 인식력은 어느 정도인가?
- 보조도구를 주로 사용할 장소는 어디인가?
- 아이의 연령에 적합한 활동을 보조하는데 유용한 보조장비는 무엇일까?
- 보조장비의 안전성을 확인할 수 있는 지표로는 무엇이 있는가?
- 보조장비를 사용하기 위하여 필요한 훈련과 장비유지를 위해 주기적으로 확인할 사항은 무엇인가?

2. 이동성 보조장비 Devices for mobility

보행이 어렵거나 보조가 필요한 아동이 이동성 유지 또는 향상의 목적으로 사용하는 보조장비에는 워커, 팔꿈치 목발, 지팡이 그리고 휠체어 등이 있다.

1) 워커

워커(walker)를 사용하면 지지면이 넓어지고, 가쪽 및 앞쪽 자세 안정성이 높아지며, 한쪽 또는 양쪽 다리로 지지해야 하는 체중지지의 양이 감소된다. 사용이 편리하다는 장점이 있는 반면, 양팔을 교대로 흔들 수 없고 계단보행을 할 수 없으며 전방 워커의 경우 굽힘 자세가 증가될 수 있다. 운동기능장애가 있는 소아인구 중에서는 주로 뇌성마비아동이 워커를 사용한다. 예를 들어, 만 2세가 지난 뇌성마비아동이 잡고 설 수 있는 능력을 획득했다면 이후의 치료 목표 중 하나는 워커를 사용한 독립보행일 것이다.

워커를 선택할 때는 아이의 다음과 같은 점을 고려한다.

- 다리에서의 체중지지 수준 및 잡고 서는 능력
- 팔에서의 체중지지 및 쥐기 능력
- 팔 · 다리 및/또는 몸통 변형
- 똑바른 자세로 균형잡기
- 보조(도구)를 이용한 보행의 효율성 및 속도
- 외부적으로 지지해주어야 하는 신체 부위

(1) 전방 워커

전방 워커(anterior walker)는 그림 8-1처럼 워커의 앞쪽에 핸들 바(handle bars)가 있다. 다음과 같은 경우 전방 워커가 유용하다.

- 엉덩관절을 약간 굽힘하여 자세를 유지하는 아이

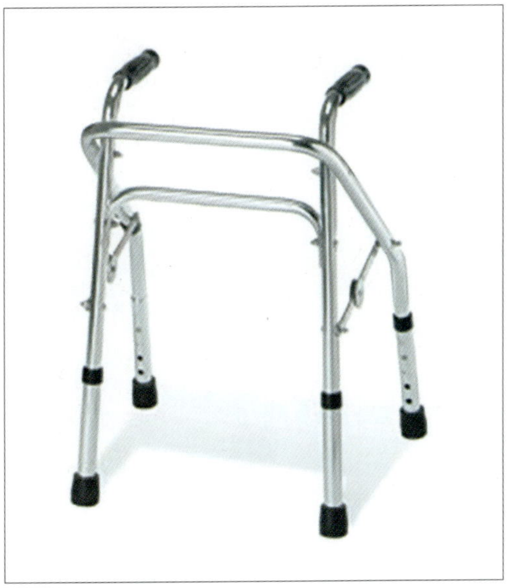

그림 8-1 전방 워커

- 신체분절을 과다 폄한 상태로 보행하는 아이
- 균형을 잃고 넘어지기 쉬운 아이

전방 워커를 사용할 때는 팔로 체중을 지지하고 엉덩관절을 굽힘하여 몸통을 앞쪽으로 기울이도록 한다.

(2) 후방 워커

후방 워커(posterior walker)는 그림 8-2처럼 워커의 뒤쪽에 U자 모양의 수평 바(horizontal bar)가 있어 손으로 짚고 몸을 펼 수 있으며 까치발 보행을 억제하는 효과가 있다. 또한 디자인 면에서 뒤로 넘어질 때 안전성도 고려하였다. 전방에 핸들 바(handle bar)가 없는 이유로 테이블, 선반, 사람 등 일상환경으로 보다 가까이 접근할 수 있다. 후방 워커는 양쪽 팔의 근력이 양호하고 워커를 스스로 조절할 수 있는 아이에게 적합하고 자세와 엉덩관절 폄을 증진시킬 목적으로 사용한다. 후방 워커는 운동장애가 있는 아동들이 가장 많이 쓰는 타입의 워커이다.

기본형태의 전방 워커 또는 후방 워커의 목적에 따라 다음과 같이 추가적인 장치를 장착할 수 있다.

- 팔꿈치 지지대: 손으로 워커를 잡기 어려운 경우 팔꿈치로 체중을 지지하여 일반 워커를 사용할 수 있음(그림 8-3).
- 골반가이드: 안정성 증진
- 다양한 종류의 조절용 손잡이

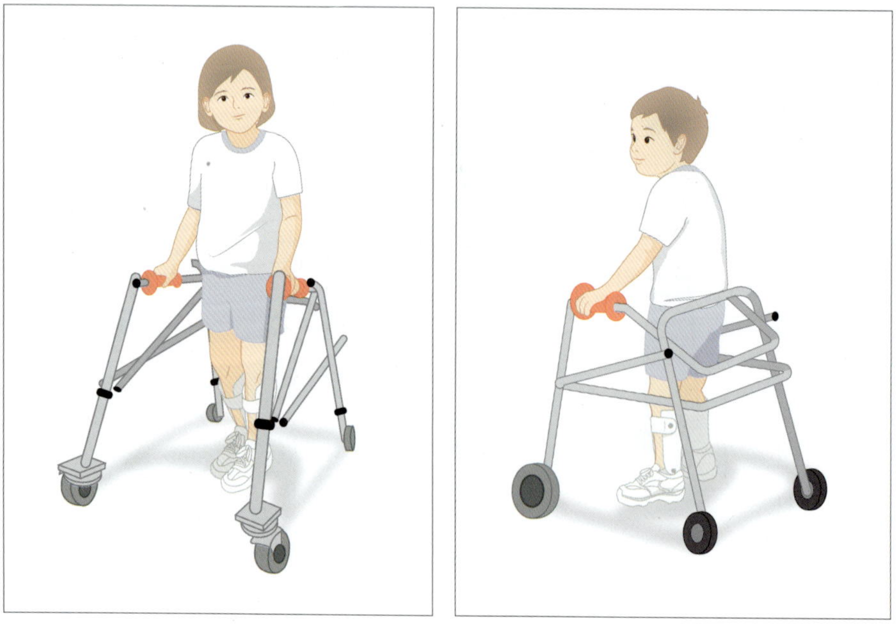

그림 8-2 후방 워커

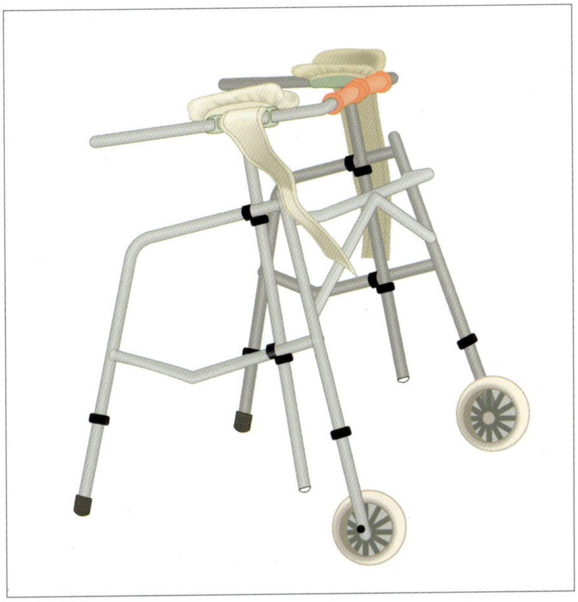

그림 8-3 앞쪽 회전바퀴와 팔꿈치 지지대가 달린 전방 워커

- 워커 앞쪽 또는 뒤쪽 다리에 바퀴나 회전바퀴 부착: 보행속도를 높이고 아이의 요구에 따른 워커 사용의 편의성 도모
- 바구니: 필요한 용품 운반의 용이
- 보관의 편리성을 고려한 접이식 워커

(3) 보행훈련기

팔과 어깨 근육을 조절하는 능력이 부족한 아이는 후방 워커보다 강한 지지가 필요하다. 네발자세에서 팔, 다리를 바닥으로 밀지 못하거나 네발기기를 하지 못한다면 후방 워커는 안전하지 않다. 보행훈련기(gait trainers)는 팔과 다리가 심하게 침범된 뇌성마비아동에게 적합하다(그림 8-4). 가슴 지지대(chest support)가 있어 몸통을 펼 수 있기 때문에 다리로 체중을 완전히 지지하지 못하는 아이일지라도 선 자세를 취하고 발자국을 뗄 수 있다. 이런 식으로 기본적인 이동성을 확보함으로써 정신적인 안정감, 뼈 밀도 강화 또는 심폐운동의 효과를 기대할 수 있다. 양쪽 다리의 모임근 긴장도가 항진되어 있는 경우 좌석안장이 부착된 보행운전기를 사용하면 앉기가 가능하다.

보행훈련기는 전방 워커나 후방 워커보다 비싸고 부피감이 크다. 사용적인 측면에서는, 앞으로 이동할 때는 바퀴가 매끄럽게 굴러가지만 방향을 바꾸기가 쉽지 않다.

(4) 파라포디움

파라포디움(parapodium)은 힙-무릎-발목-발 보조기(hip-knee-ankle-foot orthosis)와 비슷한 보조기로 독립적 서기, 앉은 자세에서 일어서기 그리고 상지운동 등이 용이하

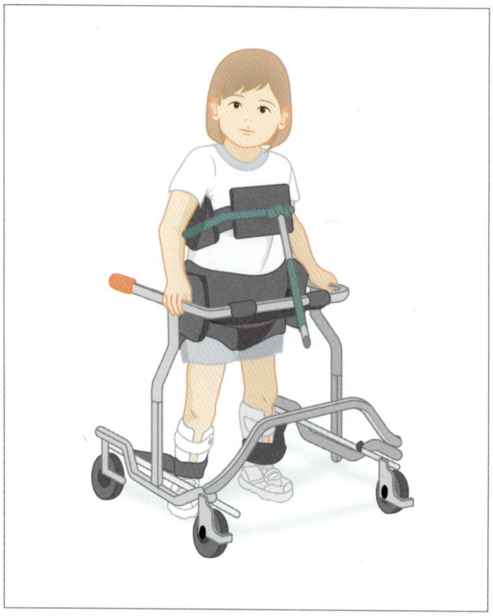

그림 8-4 보행훈련기

다. 또한 몸을 움직여 한쪽 다리가 굽힘 되거나 앞쪽에 위치하면 나머지 한쪽 다리가 폄 되는 기전에 따라 걸을 수도 있다. 파라포디움은 신체이미지 발달과 좁은 장소에서 독립적으로 이동하는데 유용하지만 기능 및 에너지 효율적인 면에서는 좋지 않다. 주로 하지에 심한 약화 및/또는 마비가 있는 척추갈림증(spina bifida), 척수손상(T7–L3) 그리고 근위축증 아동에게 좋다(그림 8–5).

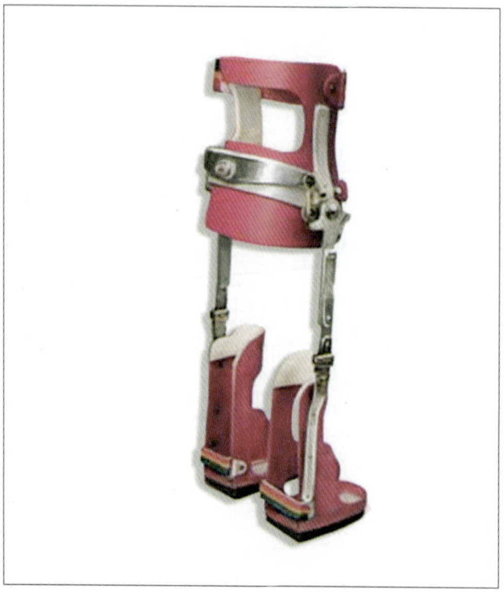

그림 8-5 파라포디움

2) 목발 및 지팡이

목발(crutches)과 지팡이(canes)는 하지 보조기와 함께 사용하거나 보행보조기를 사용하다 독립보행으로 발달하는 과정에서 주로 사용하다.

목발은 그 종류가 다양하지만 아동에서는 커프(cuff)와 핸드 그립(hand grips)이 있어 팔로 체중을 지지할 수 있는 팔꿈치 목발을 주로 사용한다(그림 8-6). 팔꿈치 목발을 워커와 비교하면 다음과 같은 장점들이 있다. 즉, 워커에 비해 빨리 걸을 수 있고 몸을 축으로 한 방향전환이 쉽고 좁은 공간에서 이동이 편리하며 비좁은 복도, 계단 그리고 턱(curbs)을 넘어다닐 수 있다.

소아용 지팡이(pediatric canes)는 핸드 그립(hand grip)이 있어 사용이 편리하다. 필요에 따라 한 쪽만 또는 양쪽 손에 각각 하나씩 쥐고 사용할 수 있다. 목발에 비해 더 높은 균형조절 능력이 요구된다. 지팡이를 사용하면 다리로 지지하는 체중의 30%까지 줄여줄 수 있어 보행 시 통증을 호소하는 경우에도 사용할 수 있다. 네발지팡이(그림 8-7A)는 한발지팡이(그림 8-7B)에 비해 기저면이 넓어 서기 또는 보행 시에 안정성 면에서 유리하다.

3) 휠체어

휠체어는 수동휠체어와 전동휠체어로 나뉘지만 공통적으로 프레임(frames), 좌석(seat), 뒷바퀴, 앞바퀴, 손잡이, 브레이크, 등받이(back rest), 팔받침, 발걸이 그리고 발판 등으로 구성된다(그림 8-8). 아이의 연령, 기능 그리고 기능장애에 따라 적합한 것을 선택하며 자세한 고려사항은 다음과 같다.

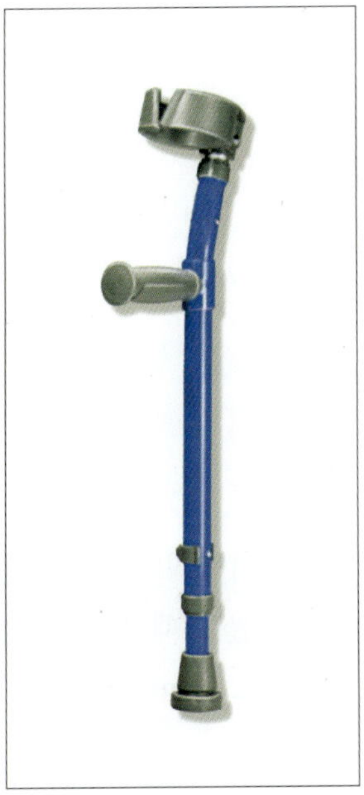

그림 8-6 아동용 팔꿈치 목발

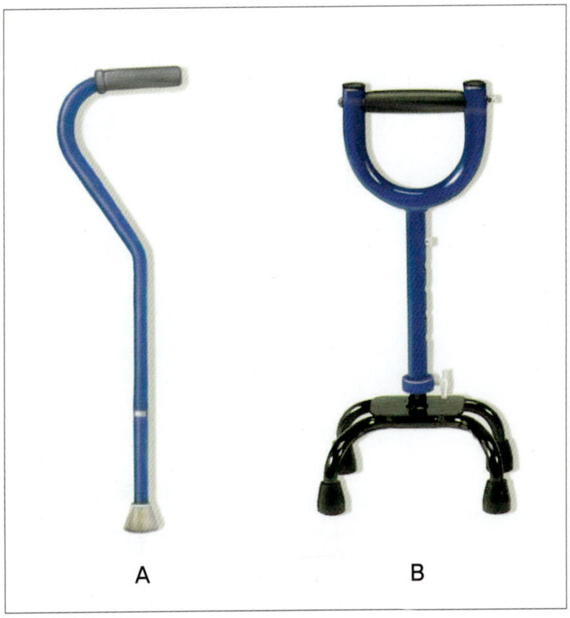

A B

그림 8-7 A: 아동용 한발지팡이, B: 아동용 네발지팡이

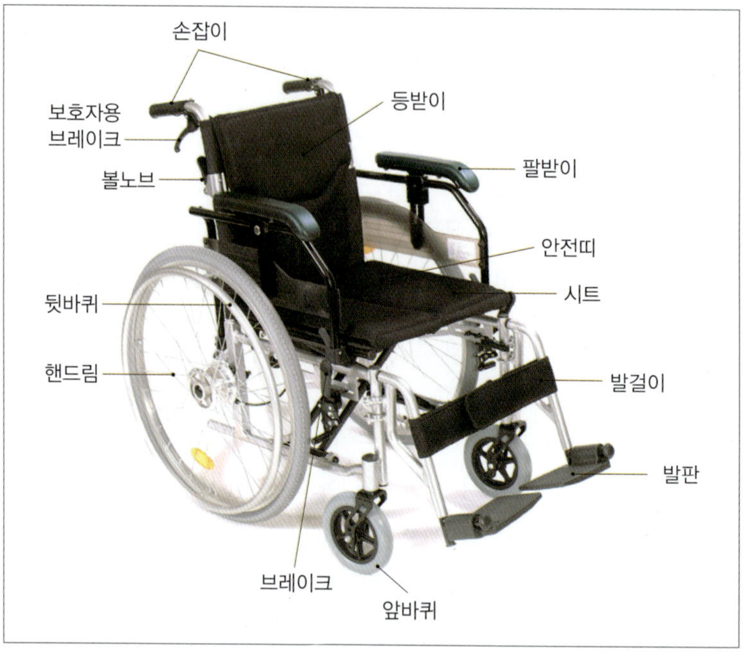

그림 8-8 휠체어의 기본 구조

- 아이가 주로 생활하는 환경에서 필요한 기능
- 아이의 상지 사용 능력
- 근력 및 지구력
- 인지수준
- 시각 및 지각 능력
- 손과 몸통의 조절 능력
- 휠체어 운반 방식(차량이용 등)
- 독립적 또는 의존적 사용
- 휠체어 구동방식(수동 휠체어 또는 전동 휠체어)
- 좌석 시스템(seating system)
- 의자 무게

특히 좌석은 앉는 의자 부분으로 아이의 기능과 사용 목적에 따라 표준, 틸트-인-스페이스 그리고 리클라이닝으로 분류된다. 아이를 휠체어에 앉혔을 때 분절 별로 이상적인 자세, 일반적으로 관찰되는 문제점 그리고 해결책 등에 관해서는 표 8-1에 나와 있다. 특히 운동장애가 있는 아이들에게 빈번한 뒤허벅지근의 타이트니스가 심한 경우에는 발판이 좌석 밑에 오도록 제작해야 뒤허벅지근의 타이트니스와 골반의 중립자세를 유지할 수 있다(그림 8-9).

표 8-1
좌석에 앉았을 때 신체분절의 올바른 정렬기준

신체 분절	이상적 자세	일반적 문제점	체크할 점
머리/목	• 머리는 신체중심선에 위치 • 머리를 양쪽으로 자유롭게 돌릴 수 있어야 함 • 목은 중립자세	• 머리가 한쪽으로 기울어짐 • 머리가 앞쪽으로 굽힘 됨 • 머리가 뒤쪽으로 폄 됨 • 머리를 앞으로 구부린 자세에서는 삼키기와 호흡문제가 따름	• 골반과 몸통의 자세 • 어깨의 자세와 안정성 • 머리지지 방법의 다양성 • 시각문제를 확인함 • 좌석을 뒤로 기울여줌
어깨	• 좌우대칭성 • 좌우 같은 높이 • 돌림, 거상 또는 하강되어 있지 않음 • 날개뼈 내밈 또는 당김이 없음	• 한쪽이 올라가거나 앞쪽으로 돌림되어 있음 • 날개뼈 내밈 또는 당김	• H-스트랩 또는 슬링형 어깨 스트랩 사용 • 날개뼈와 당김근에 내밈 패드를 대고 머리 뒤쪽을 지지해줌 • 몸통 자세 체크
상지	• 무릎, 팔걸이 또는 팔 받침대에 팔꿈치를 편하게 둘 수 있어야 함	• 팔 받침대 또는 팔걸이의 높이가 적절하지 않음(너무 낮은 경우가 흔함) • 상지의 모음 또는 벌림 • 상지의 당김 • 겨드랑이 피부마찰	• 팔 받침대 조정 • 가쪽 몸통지지대 체크 • 가쪽 지지대와 겨드랑이 사이로 손가락 2개가 들어갈 공간확보 여부 체크
몸통/척추	• 몸통이 어느 한쪽으로 기울어지지 않고 신체중심선에 유지 • 가슴뼈와 허리뼈 커브의 부정렬	• 몸통이 한쪽 옆으로 기울어져 있음 • 뒤굽이증 • 측만증	• 몸통 스트랩 체크 • 정적으로 변형된 신체부위에 좌석 인서트(inserts) 삽입 • 허리지지대 사용 • 가쪽 몸통지지 상태 체크
허리하부/골반/힙	• 골반의 약간 앞쪽 기울임 • 좌우대칭성 • 의자에 깊숙하게 앉음 • 궁둥결절에 체중을 고르게 주고 앉음 • 엉덩관절 90° 또는 90°보다 약간 더 굽힘	• 골반의 지나친 앞쪽 기울임 • 골반의 뒤쪽 기울임 • 한쪽 힙의 높이가 반대쪽에 비해 높음 • 한쪽 골반이 앞쪽 또는 뒤쪽으로 돌아감 있음 • 골반이 한쪽으로 기울어짐 • 힙이 지나치게 굽힘 또는 폄 되어 있음	• 골반의 앞쪽 기울임을 조절하기 위하여 힙을 약간 굽힘 시킴 • 힙에 좌석벨트를 둘러 적절한 좌석의 깊이 확보 • 발 받이 높이가 적절한지 체크 • 뒤허벅지근의 길이 체크: 타이트니스가 심한 경우 골반을 뒤쪽으로 당김 • 엉덩이 아래 삽입물을 넣어 힙 높이를 맞춰 줌
허벅지	• 편안함을 느끼도록 중립 또는 약간 벌림 • 중립 돌림 • 무릎관절 후면 바로 전 까지 좌석과 완전 접촉	• 허벅지 벌림 및 안쪽 돌림 • 허벅지가 좌석에 완전히 닿지 않음 • 엉덩이가 한쪽으로 쏠림(windswept deformity)	• 적절한 안쪽 및 가쪽 지지대 사용 • 좌석의 너비가 적절한지 체크 • 좌석 길이 조정
무릎	• 90° 굽힘	• 좌석이 무릎 뒤쪽에 닿음 • 무릎 최상부가 팔꿈치 받침대 바닥과 닿음	• 좌석 깊이를 짧게 조정 • 팔꿈치받침대 높이 조정
발목/발	• 발판에 90°도 또는 약간 발등 굽힘하여 편하게 둠	• 발이 안쪽 또는 가쪽을 향함 • 엎침 된 발 • 구축	• 발판에 안정 스트랩 사용 • 보조기 착용시킴 • 각도조절용 발판사용

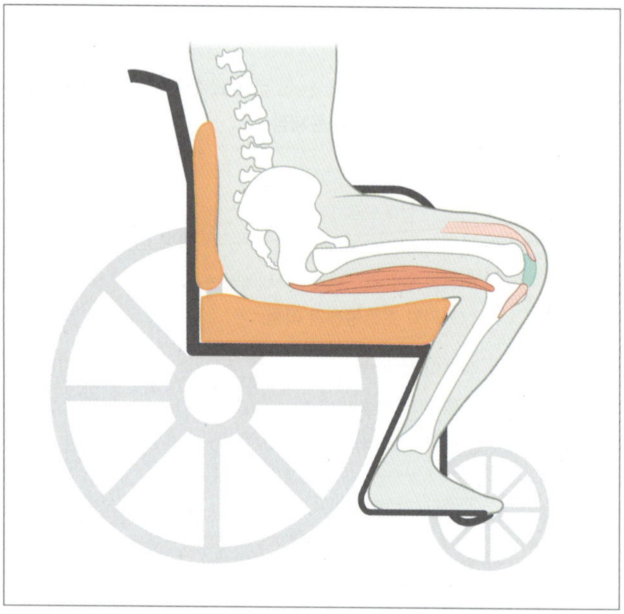

그림 8-9 뒤허벅지근 타이트니스를 고려한 발판 위치

- 표준: 좌석 각도가 90°로 고정되어 몸통을 똑바로 펴고 앉도록 설계되어 있다.
- 틸트-인-스페이스(tile-in-space): 좌석의 각도는 90°로 유지하면서 휠체어를 그림 8-10A의 α 만큼 뒤로 기울일 수 있다. 틸트-인-스페이스 휠체어는 먹기와 호흡기능을 촉진하고, 골반에 가해지는 압력을 경감시켜주며, 머리를 바로 해주어 시각 정렬이 향상된다.

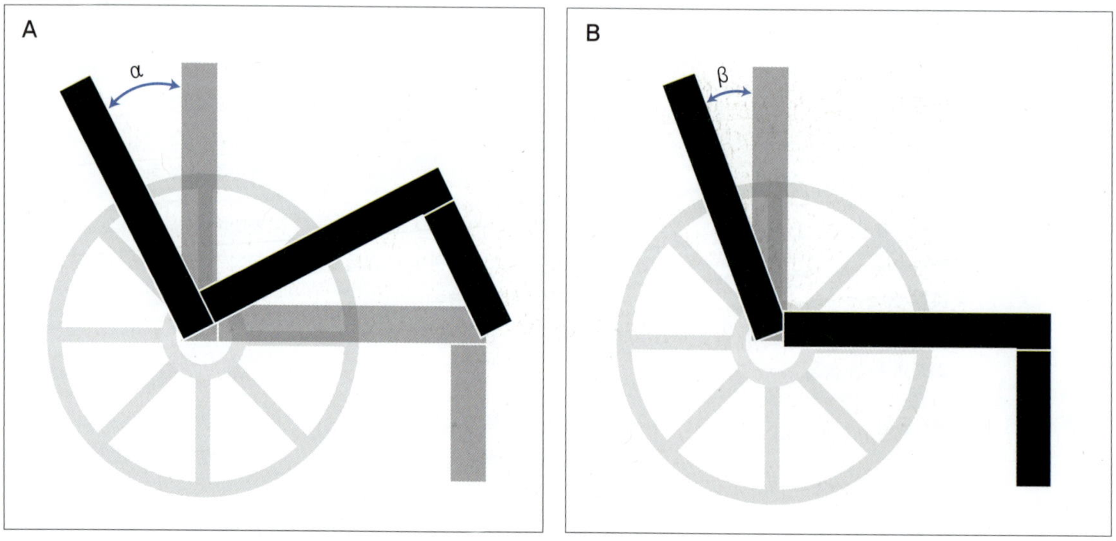

그림 8-10 A: 틸트-인-스페이스 휠체어, B: 리클라이닝 휠체어

- 리클라이닝(reclining): 좌석의 각도가 그림 8-10B의 ß만큼 최대 180°까지 뒤로 기울어진다.

3. 보조기 Orthoses

보조기는 관절의 정렬상태를 보다 바르게 하거나 관절을 지지하기 위하여 고안된 것으로 기능을 향상시키고 적절한 성장과 발달을 촉진하며 근육의 긴장도를 조절할 목적으로 사용된다. 보조기의 가장 중요한 고려사항은 움직임의 허용범위와 제한 사이의 균형을 이루는 것으로 보조기를 잘 사용할 경우 근육이 과도하게 길어지는 것을 제한할 수 있고 근육이 타이트해지는 것을 어느 정도 예방할 수 있다. 하지만, 보조기를 착용하고 있는 동안에는 해당 근육들이 제대로 활성화되지 못해 비사용에 따른 위축이 따르기 쉽다. 소아치료사가 꼭 알아야 할 보조기로는 하지 보조기와 상지 스프린트가 있다.

1) 하지 보조기

가장 많이 쓰이는 하지 보조기의 종류와 사용 목적은 표 8-2와 같다.

표 8-2
하지 보조기의 종류와 사용 목적

하지 보조기의 종류	기본 사항 및 사용 목적
힐컵(Heel cup) 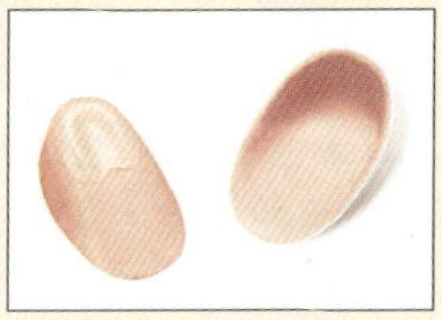	• 플라스틱 컵 모양의 보조기로 발뒤꿈치를 감싸서 지지한다. • 발뒤꿈치/발목의 경미한 불안정성 또는 엎침을 보이는 경우 안쪽/가쪽에 약간의 안정성을 제공한다.
복사위보조기 (Supra malleolar orthosis, SMO) 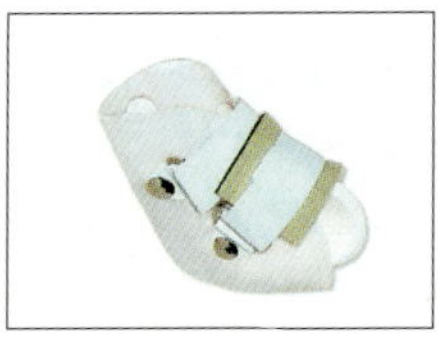	• 플라스틱 재질로 발목까지 감싼다. • 심한 엎침 또는 뒤침 된 발에 사용한다. • 입각기에 시상면과 수평면에서 발/발목에 안정성을 제공한다. • 유각기에 보다 안정적으로 초기 발 닿기(initial contact)가 이루어지도록 지나친 안쪽 번짐/가쪽 번짐이 일어나는 것을 막아준다. • 발등 굽힘, 발바닥 굽힘은 가능하지만 가쪽 움직임은 제한한다.
University of California Biomechanics Laboratory (UCBL) 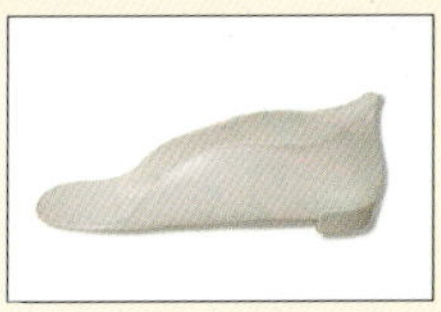	• 족저근막염(plantar fasciitis), 지나친 발의 엎침 또는 뒤침, 발허리뼈모음증(metatarsus adductus) 등에 사용한다. • 입각기에 시상면과 수평면에서 발/발목에 안정성을 제공한다.

표 8-2
하지 보조기의 종류와 사용 목적(계속)

하지 보조기의 종류	기본 사항 및 사용 목적
후엽스프링 (Posterior leaf spring, PLS) 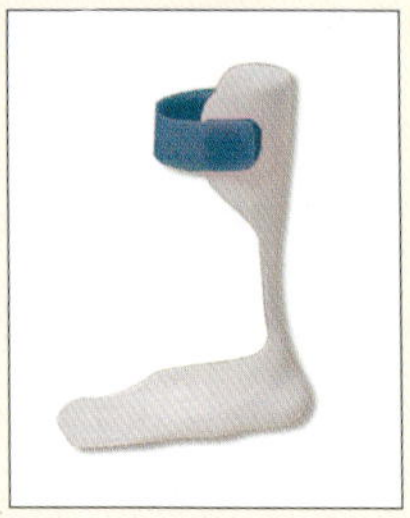	• 하수족(drop foot)이 있는 아동에게 적용 • 입각기 때 발목 뒤쪽이 움직여 정강뼈 전경 부위의 근육들이 편심성으로 수축하도록 자극해 발이 바닥에 끌리지 않게 함 • 유각기 때 발이 바닥에 끌리지 않게 함
고정된 발목 보조기 (Solid ankle foot orthosis, SAFO) 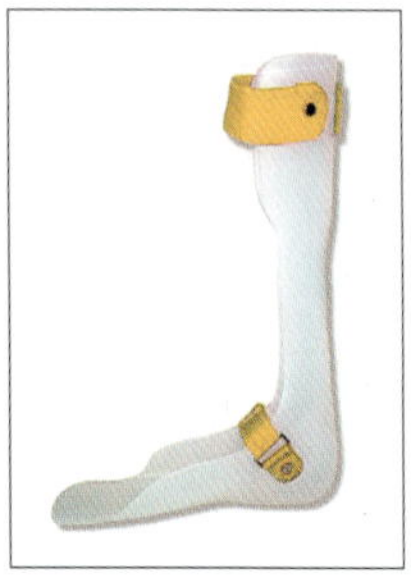	• 발과 발목에 심한 강직이 있는 아동에게 적용 • 입각기의 한발 디디기에서 무릎 굽힘 모덴텀을 촉진시킴; 지나친 무릎 굽힘과 발등 굽힘을 막아줌; 발 및 발목 전체에 안쪽/가쪽 안정성 제공함 • 유각기 때 발이 바닥에 끌리지 않게 함; 발과 발목을 가로질러 안쪽/가쪽 안정성 제공
경첩 발목 보조기 (Hinged ankle foot orthosis, HAFO) 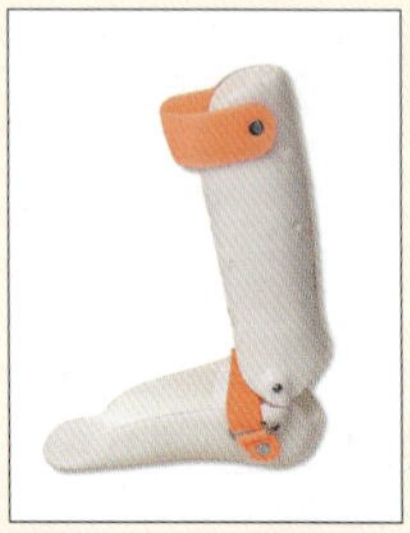	• 경미한 하수족이 있는 아동에게 적용 • 발등 굽힘을 보조함 • 입각기 때 발목 뒤쪽이 움직여 정강뼈의 앞쪽 근육들이 편심성으로 수축하도록 자극하여 발이 바닥에 끌리지 않게 함; 발과 발목을 가로질러 안쪽/가쪽 안정성 제공; 발등 굽힙으로 반대쪽 발이 앞으로 전진하게 함 • 유각기 때 정강뼈의 앞쪽 근육들이 동심성으로 수축; 발과 발목을 가로질러 안쪽/가쪽 안정성 제공
지면반발 발목 보조기 (Floor reaction ankle foot orthosis, FRAFO) 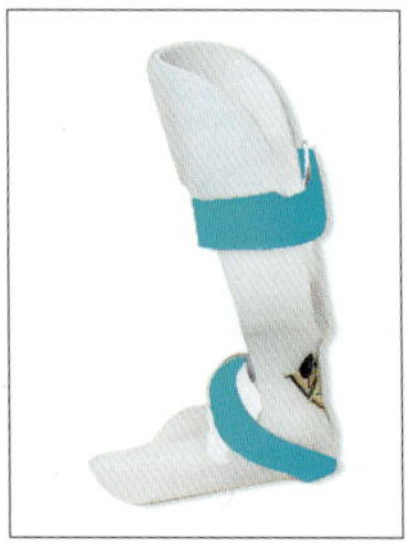	• 웅크린 보행을 감소시키고 몸통을 똑바로 편 자세로 유지시키고 무게중심점이 발의 한가운데 오게 할 목적으로 사용 • 입각기 때 발 및 발목을 가로질러 안쪽/가쪽 안정성 제공 • 유각기 때 발이 바닥에 끌리지 않게 함

표 8-2
하지 보조기의 종류와 사용 목적(계속)

하지 보조기의 종류	기본 사항 및 사용 목적
무릎–발목–발 보조기 (Knee–ankle–foot orthosis, KAFO) 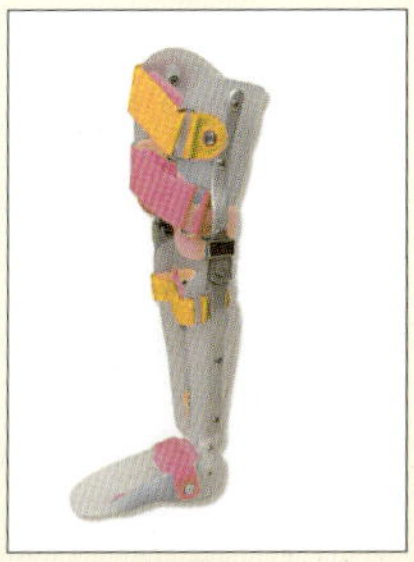	• 아래쪽 가슴뼈 레벨/위쪽 허리뼈 레벨 하지마비, 심한 무릎 과다폄, 안쪽/가쪽 불안정성을 보이는 아동에게 적용함 • 입각기에서 AFO부분은 발목의 안쪽/가쪽 안정성, 유각기 조절, 무릎에 지면반발력을 제공; 무릎 관절과 허벅지 폄 부분은 무릎의 안쪽/가쪽 안정성 제공; 무릎 관절을 잠그면 시상면에서 최대의 안정성이 제공되지만 앉기 위해서는 무릎관절을 열어야 함 • 유각기 때 발이 바닥에 끌리지 않도록 함; 초기 발 닿기의 준비로 무릎의 안쪽/가쪽 안정성을 제공함
힙–무릎–발목–발 보조기(Hip–knee–ankle–foot orthosis, HKAFO) 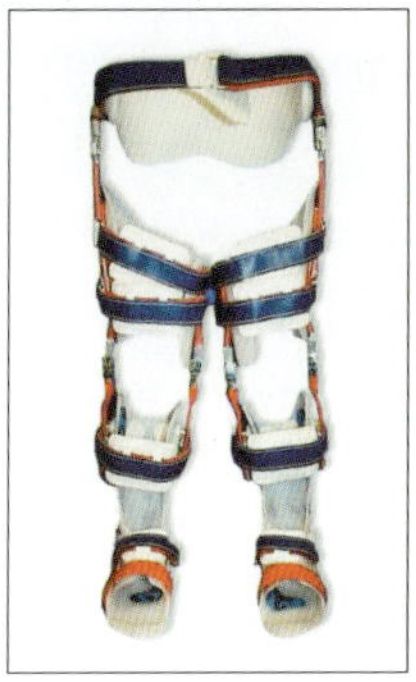	• 척수손상에 의한 하지마비아동에게 적용 • 입각기 때 하지 및 몸통 하부 3개의 모든 운동면에서 최대 지지를 제공함 • 유각기 때 발이 바닥에 끌리지 않도록 함; 발이 가위모양으로 교차되는 것을 방지
서기–걷기 및 앉기 힙 보조기 (Standing–walking and sitting hip orthosis, SWASH) 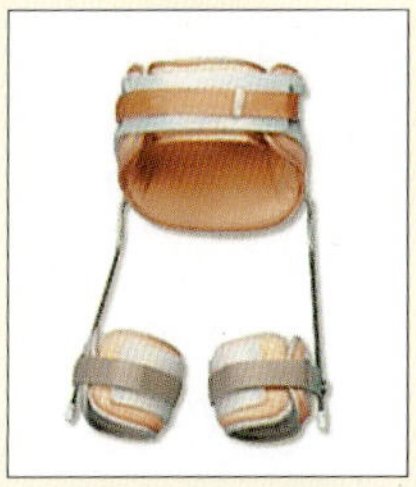	• 모음근 경직이 경미한 수준에서 보통인 수준의 아동에게 적용 • 발이 교차되는 것을 방지 • 앉기가 가능해짐 • 수술 후 힙의 안정화
레그–칼베–페르테스 보조기 (Legg–calf–perthes orthoses) 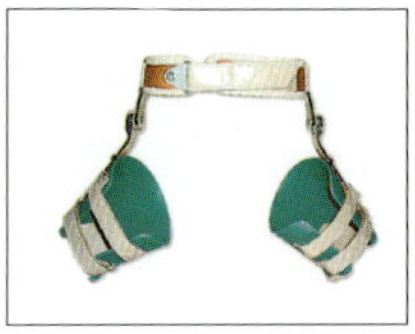	• 레그–칼베–페르테스병에 적용 • 넙다리 목 및 넙다리 머리에 원활한 혈액 공급을 촉진함

2) 상지 스프린트

손, 손목, 손가락 및/또는 팔꿈치에 지지를 제공해 기능을 향상시키고 기능적 관절가동범위를 증가 또는 유지시킬 목적으로 사용한다. 정적(static), 반-동적(semi-dynamic) 그리고 동적(dynamic) 스프린트로 나뉜다.

정적 스프린트는 한 개 또는 그 이상의 관절들을 적절한 정렬상태로 유지할 목적으로 사용하고 부동(immobilization)의 요인으로 인해 기능에 영향을 미칠 수 있다. 그 종류로는 다음과 같다.

- 경직-감소 스프린트(Spasticity-reduction splints): 손목, 손가락, 엄지 폄 및 손가락을 벌림 상태로 유지시켜 손목 및 손의 굽힘근 긴장도를 감소시키는 역할을 한다.
- 손가락 벌림 스프린트(Finger abduction splints): 손가락을 벌림 상태로 유지시키고 폄을 보조한다.

반-동적 스프린트는 일부 분절의 움직임은 허락하고 나머지 관절들은 고정시키는 역할을 한다. 그 종류로는 다음과 같다.

- 코크-업 스프린트(Cock-up splint): 손목과 손바닥을 지지하여 손가락을 자유롭게 움직일 수 있다.
- 썸 루프(Thumb loops): 네오프린(neoprene)같이 부드러운 재질로 만들며 중지의 손허리뼈(metacarpal)를 벌림 및 폄 상태로 잡아준다. 손목과 손을 기능적으로 사용할 때 자뼈측으로 편향(ulnar deviation)되는 정도를 감소시켜준다.
- 체중지지 핸드스프린트(Weight-bearing hand splints): 치료적 활동 및 이동을 보조하기 위하여 상지의 정렬을 맞춰 체중지지자세로 유지시켜준다.

동적 스프린트에는 움직이는 부위가 있어 자세 정렬과 관절가동범위의 향상을 보조한다. J자형 스프린트가 대표적이다.

- J자형 스프린트(J splints): 손바닥 지지대(palmar bar)를 이용해 엄지를 "J"자 모양으로 감싼 역학적 형태에서 발생하는 동력을 사용해 손목의 정렬 상태를 바르게 유지시키고 손 굽힘근에 압박을 가해 굽힘근 긴장도의 작용을 감소시켜준다.

요점정리

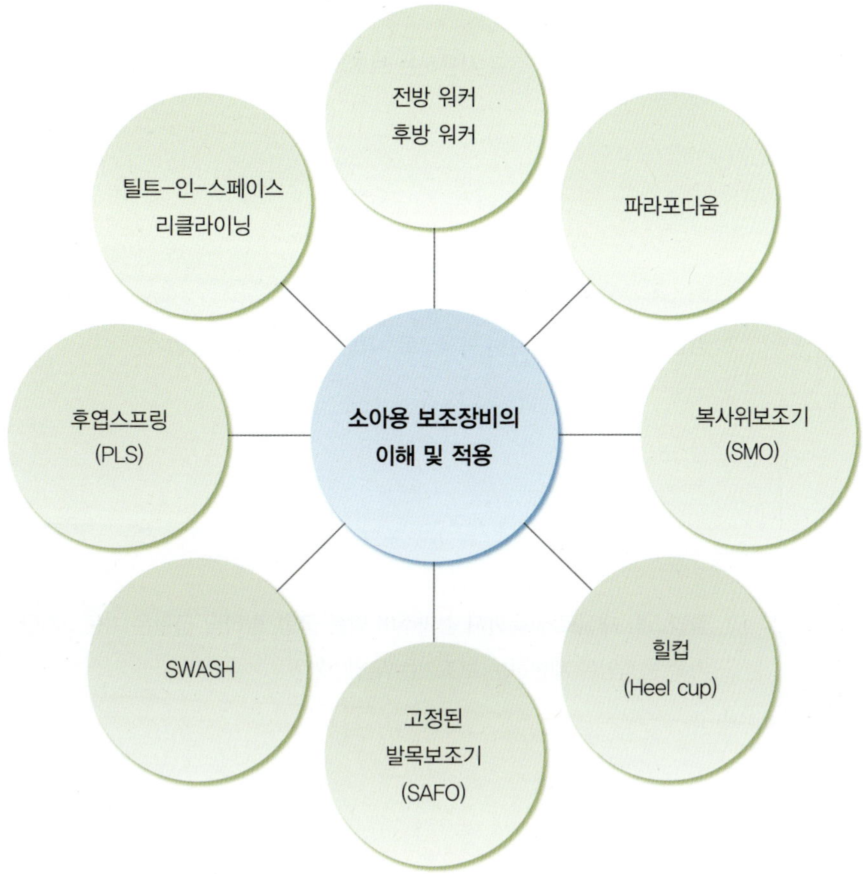

1. 보조장비란 장애인의 기능적 능력을 유지 또는 향상시킬 목적으로 사용하며 이동용 장비, 자세유지보조도구, 의지, 보조기, 발달촉진을 위한 장난감 및 게임, 의사소통대체수단, 환경 개조 그리고 장애인이 보다 편안함을 느끼는데 도움을 주는 모든 제품들이 해당한다.
2. 이동성 보조장비에는 워커, 목발, 지팡이 그리고 휠체어 등이 있고 보조기는 상지와 하지 보조기로 나뉜다.
3. 워커는 전방 워커와 후방 워커로 나뉜다. 전방 워커는 엉덩관절을 약간 굽힘하여 자세를 유지하거나 신체분절을 과다 폄한 상태로 보행하거나 균형을 잃고 넘어지기 쉬운 아이에게 주로 사용한다. 양쪽 팔의 근력이 좋고 워커를 스스로 조절할 수 있는 아이의 경우, 후방 워커를 사용한다. 후방 워커는 운동장애가 있는 아동들이 가장 많이 쓰는 타입이다.
4. 틸트-인-스테이스 타입 휠체어는 좌석의 각도를 90°로 유지하면서 휠체어를 뒤로 기울일 수 있어 먹기와 호흡기능의 촉진, 골반에 가해지는 압력 경감, 머리의 똑바른 자세 유지 및 시각 정렬의 향상에 도움이 된다. 리클라이닝 타입 휠체어는 좌석의 각도 자체가 최대 180°까지 뒤로 기울어진다.
5. 운동장애아동에서 주로 사용하는 하지 보조기에는 힐컵, SMO, UCBL, PLS, SAFO, HAFO, FRAFO, KAFO, HKAFO, SWASH 그리고 Legg-calf-perthes 보조기 등이 있다.

연습문제

1. 척추갈림증 아동이 주로 사용하는 보조기는 무엇인가?

2. 엉덩관절 폄을 증진시킬 목적으로 사용하는 워커는 무엇인가?

3. 플라스틱 재질로 발목까지 감싸주며 발등 굽힘, 발바닥 굽힘은 가능하지만 가쪽 움직임은 제한하는 보조기는 무엇인가?

4. 웅크린 보행을 감소시키고 몸통을 똑바로 편 자세로 유지시키고 무게중심점이 발의 한가운데 오게 할 목적으로 사용하는 보조기는 무엇인가?

5. 발목에 최대의 안정성을 제공하는 보조기는 무엇인가?

참고문헌

1. Bergen AF, Preperin J, Tallman T. Positioning for function: wheelchairs and other assistive technologies. Valhalla, NY, Valhalla Rehabilitation Publications, 1990.
2. Campbell PH, Milbourne S, Dugan LM, et al. A review of evidence on practices for teaching young children to use assistive technology devices. Topics in Early Childhood Special Education. 2006;26:3-13.
3. Gibson SK, Sprod JA, Maher CA. The use of standing frames for contractures management for non-mobile children with cerebral palsy. International Journal of Rehabilitation Research. 2009;32:316-323.
4. Jan YK, Crane BA, Liao F, et al. Comparison of muscle and skin perfusion over the ischial tuberosities in response to wheelchair tilt-in-space and recline angles in people with spinal cord injury. Arch Phys Med Rehabil. 2013;94(10):1990-1996.
5. Liu XC, Embrey D, Tassone C, Zvara K, et al. Long-Term Effects of Orthoses Use on the Changes of Foot and Ankle Joint Motions of Children With Spastic Cerebral Palsy. PM R. 2017; Sep 1. pii: S1934-1482(17)30004-7.
6. Malas BS. What variables influence the ability of an AFO to improve function and when are they indicated? Clin Orthop Relat Res. 2011;469(5):1308-1314.
7. Payehdar S, Saeedi H, Ahmadi A, et al. Comparing the immediate effects of UCBL and modified foot orthoses on postural sway in people with flexible flatfoot. Prosthet Orthot Int. 2016;40(1):117-122.
8. Poole M, Simkiss D, Rose A, et al. Anterior or posterior walker for children with cerebral palsy? A systematic review. Disabil Rehabil Assist Technol. 2017;6:1-12.

09

조산아-고위험군 아기

Preterm baby-high risk baby

학습 목표

1. 조산아의 정의에 대해 이해한다.
2. 조산아의 특성에 대해 이해한다.
3. 조산아에서 나타나는 대표적인 합병증에 대해 이해한다.
4. 조산아의 여러 발달영역에 걸친 발달과 학령기가 될 때까지 지속적인 관리의 중요성에 대해 이해한다.
5. 조산아의 다양한 중재법들 간의 차이와 적용에 대해 이해한다.
6. 재태기간 26주에 태어난 JY의 사례로 신생아집중치료실의 조산아물리치료를 이해한다.

핵심 단어

조산아 Preterm baby

저체중 Low birth weight

극소저체중 Very low birth weight

초극소저체중 Extremely low birth weight

교정연령 Corrected age, adjusted age

고위험군 아기 High risk baby

전반적 저긴장증 Global hypotonia

생리적 굴곡기의 결여 Lack of physiological flexion

굽힘근과 폄근의 불균형 Unbalance between flexor and extensor

발달성협응장애 Developmental coordination disorder, DCD

뇌실내출혈 Intraventricular hemorrhage, IVH

뇌실주위백질연화증 Periventricular leukomalacia, PVL

조산아망막증 Retinopathy of prematurity, ROP

신생아집중치료실 Neonatal intensive care unit, NICU

가족중심케어 Family-centered care

포지셔닝 Positioning

캥거루엄마케어 Kangaroo mother care, KMC

1. 조산아 정의 Definition of the preterm baby

임신 38~42주에 태어난 신생아를 만삭아(full-term baby), 임신 37주 이전에 태어난 신생아를 조산아(preterm baby)라고 한다. 조산아는 임신기간, 즉 재태기간(gestational age)에 따라 다음과 같이 3개의 하위 범주로 분류한다.

- 초조산아(Extremely preterm): 28주 미만
- 극소조산아(Very preterm): 28~31주
- 중도에서 후기조산(Moderate to late preterm): 32주부터 37주 미만

이른 조산(prematurity)일수록, 다시 말해 일찍 태어날수록 저체중(low birth weight, LBW)의 위험이 있다. 대개 저체중의 원인은 조산이다. 자궁 내 성장 제한의 결과로써 신생아는 출생 시 체중에 따라 박스 9-1의 저체중아, 극소저체중아, 초극소저체중아로 분류하고 재태기간을 각 주 수로 분류하여 경량아, 적정체중아, 부당경량아로 나눈다(박스 9-2).

조산아는 연령을 계산하는 방법도 다르다. 만삭아라면 실제연령(actual age) 또는 역연령(chronological age), 즉 실제 태어난 날로부터 몇 년, 몇 개월, 몇 주 또는 며칠이 되었다고 계산한다. 조산아는 조산한 기간을 "교정하다(correct)"라는 의미의 교정연령(corrected, adjusted 또는 post conceptual age)을 사용한다. 교정연령은 실제연령에서 조산한 기간(주) 또는 개월을 뺀 것으로 다음과 같은 공식을 사용한다.

(실제연령) − (조산기간[주 또는 개월]) = 교정연령

박스 9-1 출생 시 체중에 따른 저체중아의 분류

- 저체중아(Low birth weight, LBW): 출생 시 체중 2,500g 미만
- 극소저체중아(Very low birth weight, VLBW): 출생 시 체중 1,500g 미만 출생아
- 초극소저체중아(Extremely low birth weight, ELBW): 출생 시 체중 1,000g 미만 출생아

박스 9-2 재태기간과 출생 시 체중에 따른 분류

- 경량아(Large for gestational age, LGA): 재태기간에 대한 체중이 90백분위수 이상인 출생아
- 적정체중아(Appropriate for gestational age, AGA): 재태기간에 대한 체중이 10~90백분위수의 출생아
- 부당경량아(Small for gestational age, SGA): 재태기간에 대한 체중이 10백분위수 미만의 출생아

예를 들어, 재태기간 28주에 태어난 아기라면 조산기간이 12주(3개월)이다. 태어난 날로부터 실제나이가 6개월인 경우 교정연령을 계산하면 다음과 같은 계산식에 따라 '교정연령 3개월'이 된다.

6개월(실제연령) − 3개월(조산한 개월 수) = 3개월(교정연령)

교정연령을 사용하는 이유는 빨리 태어난 기간만큼 뇌와 다른 신경계통이 만삭아 수준으로 성숙하지 못한 상태이므로 조산기간을 교정하여 발달을 정확하게 평가하기 위해서이다. 대개 실제연령이 2세 또는 2세 6개월이 될 때까지 교정연령을 사용하며 문제가 없는 이른둥이는 이 시기까지 또래수준의 양적인 발달을 따라간다고 보고 있지만, 얼마나 일찍 태어났느냐에 따라 결과는 달라진다. 최근의 연구에서는 목적에 따라 교정연령을 5세까지 적용하기도 한다.

2. 조산의 원인 Causes of prematurity

전세계적으로 매해 1,500만 명의 조산아가 태어나고 있으며, 그 수는 증가추세에 있다. 이 숫자의 의미는 신생아출생아 10명 중에서 1명 이상이 조산이라는 의미이다. 우리나라의 경우 2015년 출생아 438,400명 중에서 이른둥이 출생아 구성비는 6.9%로 1995년에 비해 2.7배 증가하였다.

조산아에서 합병증으로 인해 운동, 인지, 언어, 정서, 학습 영역 등에서 신경학적 장애를 나타낼 위험이 큰 경우 고위험군 아기(high-risk baby)로 분류되며, 이 같은 조산의 원인은 박스 9-3에서 보는 바와 같이 다양하다.

박스 9-3 조산의 원인

- 융모양막염(Chorioamnionitis)
- 약물/알코올 남용
- 태아가사(Fetal distress)
- 엄마의 나이: 청소년 또는 고령의 임산부
- 모체의 만성질환
- 다태 임신
- 태반 조기박리(Placenta abruption)
- 전치태반(Placenta previa)
- 양수과다증(Poly hydramnios)
- 산전관리부족
- 양수막조기파열
- 전자간증(Preeclampsia)
- 자궁기형
- 자궁경부무력증(Incompetent cervix)

3. 조산아의 특성 Characteristics of preterm baby

조산아는 출생 시부터 신체적, 신경학적 그리고 행동학적 발달에서 만삭아의 발달과 차이가 난다.

1) 신체적 특성

만삭아에 비해 몸에 솜털이 많고, 지방의 발달이 부족하므로 피부색이 붉다. 또한 발의 피부주름과 귀의 연골의 발달도 미성숙하다.

2) 신경학적 특성

능동 근육긴장도는 태아가 생리적 굴곡(physiological flexion)으로 알려진 굽힘자세를 취하는 임신 약 36주에 발달하기 시작한다. 이 시기에, 태아는 제한된 자궁 내 공간에서 몸을 구부리고 움직이며 자궁벽을 밀며 근육을 강화시키며, 이때 태어난 아기는 팔 · 다리를 구부려 신체중심선으로 모을 수 있다. 신생아는 이 자세로부터 안정성을 획득하여 환경을 탐색하고 움직이는 학습을 시작할 수 있으므로 출생 전 자궁 내에서의 생리적 굴곡자세가 발달하는 임신 30주~42주 사이, 특히 출생 전 마지막 몇 주는 아기의 앞으로의 발달에 매우 중요하다.

조산아는 자궁 내에서 근육긴장도가 발달하는 이런 중요한 단계를 일부 또는 심한 경우 전혀 경험하지 못하므로 근육긴장도가 낮고(생리적 굴곡자세를 취하지 못함) 안정감, 수면, 편안함을 느낄 수 있는 자세를 취하거나 유지하기 어렵다. 일부러 자세를 만들어주지 않으면 중력의 영향으로 어깨와 엉덩관절이 바닥에 편평하게 놓여진 이른바 '개구리다리 자세'와 'W 팔 자세'가 된다. 이런 어깨 및 엉덩관절의 지나친 벌림과 가쪽 돌림된 자세는 앞으로 발달할 기기, 서기, 걷기 그리고 손뻗기와 같은 운동기술의 발달에 지연을 초래한다. 아기들은 보통 엄마의 자궁 안에서 보호받았던 것처럼 몸을 지지해주는 포지셔닝을 통해 편안함과 생리적 안정감을 갖는다. 더불어서, 양 손을 맞대거나 손가락을 빨면서 감정적 안정감을 느낀다. 포지셔닝에 대하여 이 장의 뒤쪽에서 자세히 설명한다.

조산아와 만삭아의 신경학적 특성을 비교하면 표 9-1과 같다.

3) 행동상의 특성

Heidi Als 박사는 조산아의 관찰을 통해, 특히 신생아집중치료실에 입원해 있는 동안 나타나는 표정, 몸짓, 생리적 상태를 관찰하여 아기의 상태를 이해할 수 있는 길을 연 선구자이다. 그녀의 주장에 따르면 시낵티브이론(synactive theory)을 바탕으로 조산아의 행동의 큐(cue)를 이해할 수 있다. 유아발달의 시낵티브이론은 조산아의 행동을 이해하는 이론적 틀이며, 유아의 행동은 다음의 4가지 하위계통 간에 균형잡힌 상호작용의 결과로 본다.

표 9-1
조산아와 만삭아의 출생 시 신경학적 특성

	조산아	만삭아
시각	• 인형 눈 반사가 나타남 • 사람의 얼굴을 보고 좋아함 • 호(arc)의 형태를 눈으로 따라 봄	• 사람의 얼굴을 보고 좋아함 • 수평으로 눈으로 따라 봄
청각	• 소리에 대한 반응으로 움직임과 심박수가 증가함	• 움직임이 증가하고 습관화(habituation) 됨
촉각	• 터치에 대한 행동반응이 부족함 • 구토반사가 약함	• 가벼운 터치에 행동반응이 나타나고 심박수가 증가함
안뜰감각	• 움직임을 좋아함	• 울고 보챌 때 흔들어주면 좋아함
운동	• 원시반사가 나타나지 않거나 감소 • 폄근과 굽힘근의 불균형적인 발달 • 생리적 굴곡기 결여(그림 9-1C, D) • 안정 시 자세: 어깨 및 힙 벌림, 가쪽 돌림(W 팔 자세, 개구리다리자세) • 움직임: 큰 범위, 불규칙한 패턴, 조직화되지 않음	• 빠르고, 관찰 가능한, 일정한 반사 • 정상범위의 근육긴장도 • 뚜렷한 생리적 굴곡기(그림 9-1A, B) • 안정 시 자세: 어깨 및 힙 굽힘, 벌림, 신체중심선으로 팔 · 다리 모음 • 능동움직임: 조절된, 비교적 규칙적 패턴, 신체중심선에서 움직임

- 운동조절: 자세, 근육긴장도, 몸통과 팔 · 다리의 움직임을 통해 관찰한다. 아기의 능동적인 움직임은 자율신경계통의 안정성에 밀접한 영향을 미친다.

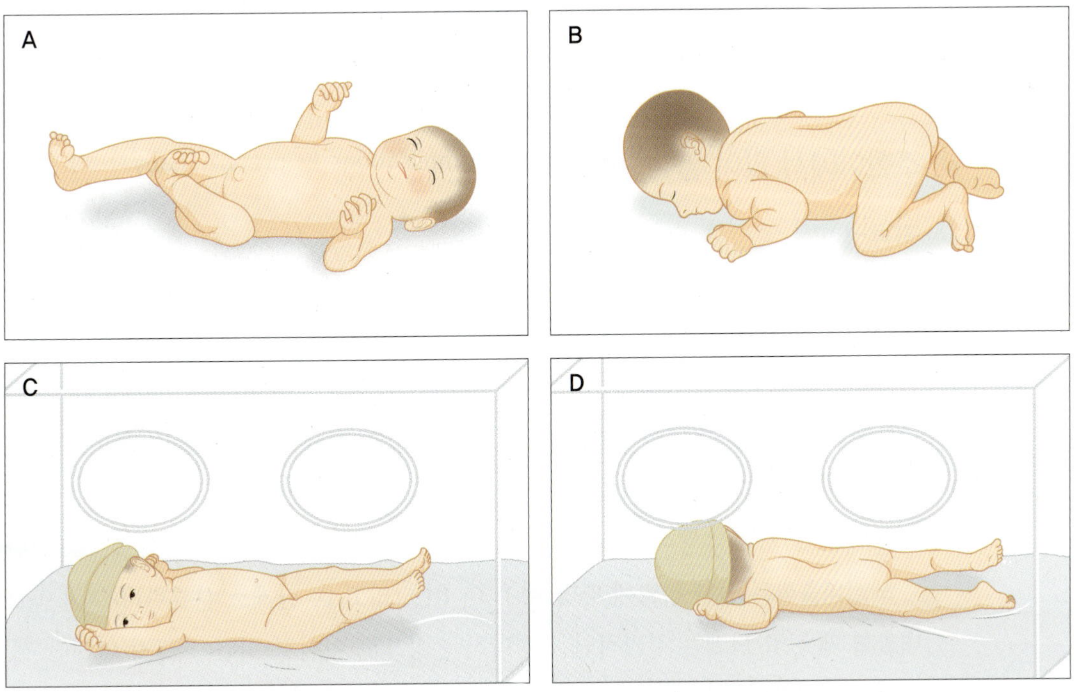

그림 9-1 A, B: 만삭아의 생리적 굴곡기, C, D: 조산아의 생리적 굴곡기 결여

- **자율신경조절:** 생존에 필요한 기본적인 생리적 기능을 말하며 호흡수, 심박수, 체온조절, 피부색 그리고 진전(tremor)/놀람(startles) 등을 통해 관찰한다.
- **각성상태:** 중추신경계의 각성상태 수준을 말하며 수면상태/졸림, 또렷이 깨어있음, 보챔/울기 등으로 분류하여 관찰한다.
- **집중/상호작용:** 또렷한 각성상태를 취하고 유지하는 능력을 말하며 사회적 인지를 포함하여 환경자극과 감정자극에 대하여 적절히 반응하는지 관찰한다.

① 30주 미만

대부분 졸립거나 자는 상태로 있어, 깨어 있는 시간이 거의 없다. 생리적 징후(physical sign)가 불안정하고 근육긴장도가 낮고 자극에 대한 반응이 거의 없으며 과민한 신경반응(jitteriness)을 보인다.

② 30~34주

30주 미만 조산아에 비해 깨어 있는 시간이 길고 졸린 상태와 칭얼거리는 상태가 반복되지만 생리학적으로 이전보다 안정적이다. 조직화되지 않은 발차기, 손을 휘젓듯이(hand-swiping) 입으로 가져가기 같은 움직임이 나타난다. 양육자에게 짧은 순간 집중할 수 있다.

③ 35주 이상

외부자극에 대해 어느 정도 규칙적으로 반응한다. 불편하게 느껴지는 자극에는 울거나 몸을 꼬며 바둥거린다. 양육자와 상호작용을 한다.

4. 조산아에서 많이 발생하는 합병증 Complications in preterm baby

1) 뇌실내출혈

뇌실내출혈(intraventricular hemorrhage, IVH)은 가쪽 뇌실(lateral ventricles) 내 또는 주변에 출혈이 일어난 것으로 재태기간 32주 이전에 태어난 조산아에서 가장 빈번하며 전체 조산아의 약 40%에서 발생한다. 재태기간 32주 이전의 뇌의 혈관은 취약한 구조로 주변 조직으로부터 보호도 충분치 않아 외상에 대해 손상을 입을 위험이 크다. 혈압의 변화는 외상을 일으키는 주된 원인이다. 출혈의 양에 따라 뇌실이 확장되거나 아주 심한 경우에는 뇌실 바깥조직으로까지 출혈이 일어난다. 뇌초음파, CAT 스캔, MRI로 뇌실내출혈을 진단한다.

뇌실내출혈은 심한 정도에 따라 제 I, II, III 그리고 IV 단계로 분류한다(그림 9-2). 뇌실내출혈 제 I, II 단계는 장기적인 신경학적 손상으로 이어질 위험이 크지 않지만 제 III, IV 단계는 뇌성마비, 뇌수종, 정신지체 등 신경학적 장애를 가질 위험이 높다.

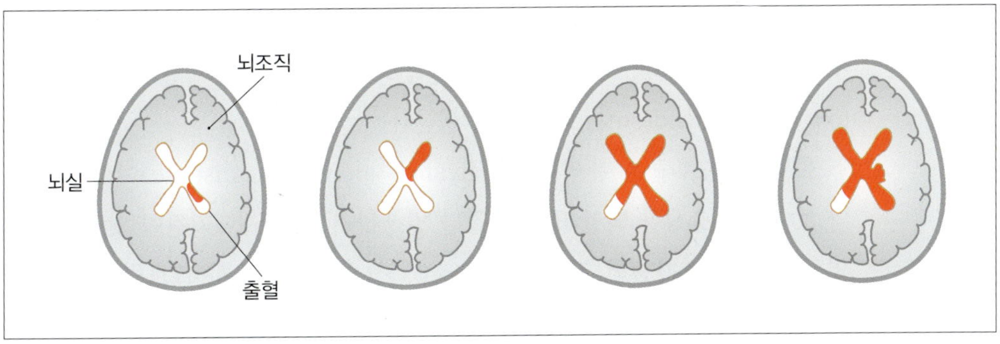

그림 9-2 뇌실내출혈 제 I, II, III 그리고 IV단계

2) 뇌실주위백질연화증

뇌실주위백질연화증(periventricular leukomalacia, PVL)은 조산아에게만 발생하는 뇌손상으로 임신 32주 이전은 특히 뇌와 신경아교세포가 손상에 취약한 시기이므로 신경학적 손상을 입을 위험이 높다. 뇌실주위백질연화증은 뇌실 주변 백질(white matter) 조직으로 혈류공급이 일시적으로 감소된 결과 연화(softening)가 일어나고 조직이 괴사하는 것을 말한다. 뇌실주위백질연화증을 일으키는 혈류의 감소를 가져오는 원인이 정확히 밝혀진 것은 아니지만 심한 조산, 뇌실내출혈 제 III 또는 IV 단계, 일시적 산소 결핍, 수막염, 경기, 무호흡 그리고 서맥 등이 있다.

뇌실주위백질연화증의 위험이 있는 조산아는 출생 후 2~4시간 내에 뇌초음파를 실시하는 것이 일반적이지만 출생 후 약 2~8주가 지나서야 진단이 가능한 경우도 있으므로 뇌초음파는 한 번 이상 실시하는 것이 바람직하다.

뇌실주위백질연화증이 심할수록 인지 및/또는 운동장애의 정도가 심각할 수 있다. 뒤통수엽쪽의 뇌조직이 침범당하면 시각기능, 이마엽이 침범당하면 지적기능, 뇌실 양쪽 주변이 손상당하면 움직임 장애가 발생할 확률이 높다. 신경섬유가 침범된 경우, 뇌의 여러 부위 간의 소통, 움직임, 협응력에 문제가 발생하기 쉽다. 특히, 경직성양지마비아(spastic diplegia)는 뇌실주위백질연화증에 의한 뇌성마비의 가장 흔한 타입으로 하지를 신경지배하는 내림신경로(descending motor fibers)가 침범된 결과이다.

뇌실내출혈 또는 뇌실주위백질연화증 진단을 받은 조산아에서 경기(seizures)가 나타나기도 한다.

3) 호흡곤란증후군

재태기간 약 25주가 되면 태아의 폐는 산소를 혈액으로 운반하기 시작하지만 재태기간 약 35~38주가 되어야 호흡에 필요한 충분한 양의 점액성물질인 계면활성제(surfactant)가 분비된다. 계면활성제는 폐포막을 코팅하듯 둘러싸고 폐포의 표면장력을 유지시켜 열린 상태로 유지시켜준다. 계면활성제가 부족하면 호기 시에 폐포가 팽창된 상태를 유지할 수 없어 무기폐(atelectasis)가 되므로 폐포에서 산소교환이 일어나지 않아 호흡곤란증후군(respiratory distress syndrome, RDS)이 발생한다.

호흡곤란증후군은 유리질막증(hyaline membrane disease)이라고도 하며, 조산아의 약 20%에서 출생한 당일 또는 이튿날 발생하기 쉽고 재태기간이 낮을수록 발생률이 높다. 임상적 특징은 가슴벽 견축(retraction), 청색증, 호기 시 그르렁거리는 소리(expiratory grunting), 콧구멍 벌름거리기 그리고 빈호흡(tachypnea) 등이다.

호흡곤란증후군을 겪는 조산아의 생존율은 약 90%이며, 계면활성제 대체물과 산소보충으로 치료한다.

호흡곤란증후군의 잠재적 합병증으로 기관지폐이형성증(bronchopulmonary dysplasia, BPD), 반응성기도질환(reactive airway disease), 천식(asthma) 등이 있으며 약 15%에서 심각한 수준의 발달장애가 발생한다.

4) 기관지폐이형성증

조산으로 태어난 아기들은 기관지폐이형성증이라고 하는 만성폐질환에 이환될 가능성이 크다. 미성숙한 폐, 감염, 28일 이상의 고농도 및/또는 기계적 환기 등이 기관지폐이형성증의 주된 원인이다. 그림 9-3에서 알 수 있듯이 폐포가 찢어지거나 신장되어 반흔조직이 생겨 과대팽창 및/또는 비후해지므로 폐포의 수가 줄어들어 산소와 이산화탄소의 교환이 어려워진다.

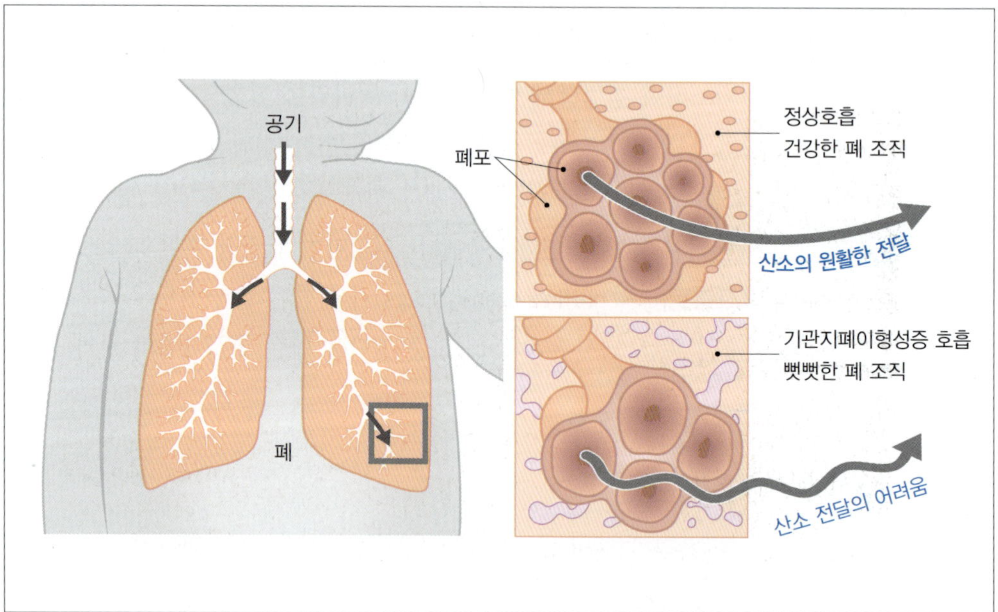

그림 9-3 기관지폐이형성증

기관지폐이형성증의 증상은 가슴 근육을 강하게 끌어당겨 숨쉬기, 호흡수 증가, 기침, 먹기의 어려움 그리고 천명(숨쉬기가 어려워 쌕쌕거림) 등이며 치료방법에는 인공환기, 기관지확장제(bronchodilators) 그리고 이뇨제(diuretics) 등이 있다.

신체활동 내성이 제한되어 발달에 문제를 가져올 수 있고 에너지요구와 소비가 증가해 신체성장이 지연될 수 있으며 발달장애의 위험도 있다.

5) 위식도역류

위식도역류(gastroesophageal reflux)는 위속의 내용물이 거꾸로 식도 또는 그 위쪽으로 역류하는 것으로 만삭아에 비해 조산아에서 발생률이 높다(그림 9-4A, B). 역류의 원인은 아직 정확히 밝혀지지 않았지만 식도와 위가 연결되는 근육, 즉 하부식도조임근(lower esophageal sphincter)이 빈번히 이완되어 위산와 일부 소화된 음식이 식도쪽으로 올라가기 때문으로 여겨진다.

조산아는 폐의 문제로 식도역류가 일어나기 쉽다. 호흡을 힘들어하거나 빠르게 호흡하는 경우, 횡격막이 하부식도조임근을 끌어당겨 위와 식도 이음부가 벌어지고 내용물이 식도로 역류하게 된다. 역류를 일으키는 다른 요인으로 신체적 문제와 특정 약의 부작용을 들 수 있다. 대개 생후 첫 8개월 간 위식도역류가 나타나지만, 심한 경우 더 오래가기도 한다.

위식도역류의 증상은 잦은 구토, 우유먹고 보채기, 우유 거부, 평균보다 작은 분유(수유)량, 우유 먹으면서 숨 참기(5초 미만), 체중 감소 그리고 잦은 호흡기 감염 등이다. 의학적 진단은 24시간 식도 산도 검사(24 hour pH probe), 식도내압검사, 내시경검사 등을 통해 이루어진다.

만성 위식도역류증상을 보이는 경우 섭식장애가 지속될 위험이 크다. 위식도역류의 치료는 가정에서 할 수 있는 케어에서부터 수술까지 광범위하다. 가정케어의 방법은 다음과 같다.

- 적은 양으로 자주 분유(젖) 먹이기

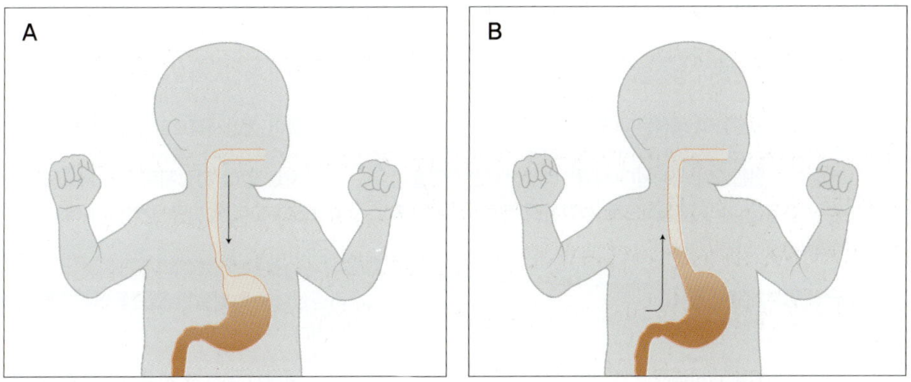

그림 9-4 A: 음식물이 위에 잘 남아 있다. B: 하부식도조임근이 이완되어 음식물이 식도로 역류된다.

- 우유나 이유식을 먹는 도중에 트림시키기
- 공갈젖꼭지로 빠는(sucking) 연습시키기
- 평소에 머리를 똑바로 들고 유지시키기(특히, 분유 먹고 한 시간 동안)
- 아기의 배가 눌리는 자세 피하기

6) 미숙아망막증

미숙아망막증(retinopathy of prematurity, ROP)은 조산아의 가장 대표적인 눈 및 시각문제이다. 미숙아망막증이란 망막(retina)에 혈관이 비정상적으로 증식하는 눈 질환이다(그림 9-5A, B). 망막은 시각 상(visual image)이 맺히는 곳이다.

망막 내의 혈관은 재태기간 약 16주경에 발달하기 시작해서 만삭 출생 직후까지 계속해서 발달한다. 조산으로 인해 미성숙한 망막 부위에 비정상적인 혈관이 생성되어 미숙아망

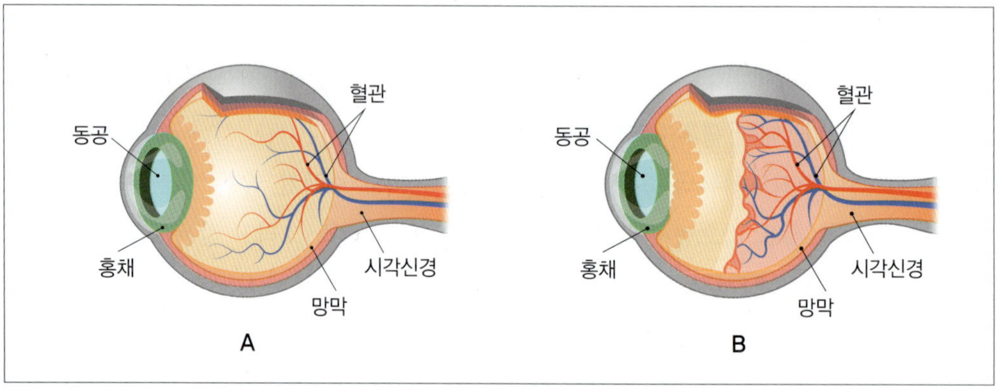

그림 9-5 A: 정상 눈의 구조. B: 미숙아망막증: 망막에 비정상적 혈관 생성

표 9-2
미숙아망막증의 제5단계

단계	특징	예후
I	비정상적 혈관들이 생성된다(경미함).	치료 없이 정상시력으로 발달한다.
II	비정상적 혈관들이 생성된다(중등도).	치료 없이 정상시력으로 발달한다.
III	비정상적 혈관들이 생성된다(심함). 비정상적인 혈관들이 망막 표면을 따라 정상적으로 성장하지 못하고 눈의 중심부를 향해 발달한다.	일부 치료 없이 정상시력을 갖기도 하지만, 망막 혈관이 확장되고 꼬이게 되면 망막분리 예방차원에서 치료가 요구된다.
IV	망막 일부가 분리된다.	비정상적으로 발달한 혈관들이 망막을 눈의 벽으로부터 당긴다.
V	망막이 완전히 분리된다.	이 단계에서 치료가 이루어지지 않을 경우 실명을 포함해서 심각한 시각손상이 발생한다.

막증이 발생한다.

미숙아망막증의 유발 요인으로 신생아집중치료실의 장기간 고농도 보충산소치료를 들 수 있다. 집에서 이루어지는 산소치료는 미숙아망막증의 요인으로 작용하지 않는다. 미숙아망막증은 조산시기에 상관없이 재태기간 약 37주경에 발생하며 재태기간보다 출생 시 체중이 더 심각한 요인으로 작용해 출생 시 체중이 작을수록 미숙아망막증이 발생할 위험이 커진다. 미숙아망막증은 제 I, II, III, IV 그리고 V 단계로 분류한다(표 9-2). 대부분이 제 I, II 단계에 해당하지만 일부 빠른 속도로 미숙아망막증이 심각한 단계로 발달하기도 한다.

미숙아망막증 진단을 받은 대부분의 경우, 생후 첫 1년 동안 비정상적으로 발달한 혈관들은 자연적으로 회복되지만 일부에서 근시(myopia), 약시(amblyopia), 망막분리(retinal detachment), 백내장(cataracts), 녹내장(glaucoma) 그리고 실명(blindness) 등의 시각문제가 생길 수 있다. 또한 취학 전 연령이 되었을 때 시각-운동(visual-motor) 및 시-공간(visual-spatial)장애가 발생할 위험이 크다. 시각-운동기능은 글씨를 쓸때 눈과 손의 협응작용을 예로 들 수 있으며, 읽기 및 쓰기의 학습에 중요한 기능이다. 시공간기능은 형태 또는 그림을 그리는 능력으로 수학 학습과 학교생활에 적응하는데 중요하다. 이러한 문제들은 눈 보다는 뇌와 관련이 있다. 미숙아망막증은 레이저치료, 한랭요법 그리고 수술 등으로 치료한다.

5. 조산아의 발달 Development of premerm baby

37주 이전에 출생한 조산아는 성장하면서 운동발달을 비롯하여 여러 발달영역에 걸쳐 장애가 나타나기 쉽다. 운동장애의 범위는 단순히 기기, 걷기가 늦게 발달하는 단순발달지연에서부터 심한 경우 뇌성마비까지 포함한다. 특히 조산아의 거의 50%에서 균형, 양손 사용 그리고 공 다루기 등에 어려움을 겪는 발달성협응장애(developmental coordination disorder, DCD)가 나타난다. 발달초기에는 조산아와 만삭아의 운동수행력에 차이가 없는 듯 보이기도 하지만 이른둥이로 태어나면 뚜렷한 신경학적 문제가 없더라도 취학 전 연령이 되고 성년기로 접어들수록 만삭으로 태어난 아이에 비해 발달상의 차이가 분명해진다. 즉, 생활 속에서 균형기술 및 숙련된 손 기술이 필요한 복잡한 운동과제에 대한 요구도가 커짐에 따라 차이가 확연해진다. 이외에도 주의력결핍과잉행동장애(attention deficit hyperactivity disorder, ADHD) 같은 행동 및 감정장애, 사회 관계 형성 장애, 학교 적응의 어려움, 또래에 비해 낮은 아이큐, 과제 처리 속도의 뒤쳐짐, 실행 기능(executive function) 장애 그리고 부주의함 같은 문제들이 나타나기 쉽다. 이런 행동, 학업 그리고 인지발달 상의 문제는 성인기까지 이어진다. 이와 더불어, 여러 연구결과들에 의하면 부모의 사회경제적 상태가 낮을수록 조산아의 발달에 부정적인 영향을 미치는 것으로 알려져 있다.

6. 신생아집중치료실에서의 조산아의 중재
Intervention of preterm baby in the neonatal intensive care unit

현대의 신생아집중치료는 1880년대에 프랑스에서 인큐베이터(incubator)가 발달하면서 시작되었다. 지난 30년 동안 신생아집중치료를 통해 조산아를 포함한 고위험군아기와 심각한 의학적 문제 또는 수술을 받은 아기들(박스 9-4)의 예후가 좋아졌고 특히, 1988년부터 2002년에 걸쳐 눈부신 의학기술의 발달로 저체중 또는 극소저체중아의 생존율이 증가하였다.

신생아집중치료실(neonatal intensive care unit, NICU)에서 고위험군 아기 및 부모에게 이루어지는 물리치료는 소아치료사의 전문적인 역량이 요구되는 중요한 분야이다. 조산아는 말한 대로 국·내외적으로 그 발생률이 증가추세에 있는 대표적인 고위험군 아기이다. 신생아집중치료실 소아치료사는 초기태아 및 유아발달, 고위험군 신생아를 둔 부모의 심리상태, 신생아의 생리적 상태의 평가 및 모니터링, 신생아질환(조산, 폐질환, 신경계질환, 태아알코올증후군, 통증 등), 치료, 예후, 신생아집중치료실 퇴원기준 및 부모교육, 신생아집중치료팀과의 협업 등에 대한 지식과 기술을 갖추어야 한다.

여기서는 조산아를 중심으로 신생아집중치료실의 케어 단계, 신생아집중치료를 위한 이론적 틀, 신생아집중치료실의 환경 그리고 발달학적 중재 등에 대하여 소개한다.

1) 신생아집중치료실의 케어단계

재태기간 37주 이전에 태어난 조산아는 인지, 운동, 사회-정서발달 영역 등에 걸쳐 장애가 발생할 위험이 높아 출생 초기부터 발달학적 및 치료적 중재를 통해 그 위험을 줄여주어야 한다. 신생아집중치료실에서 조산아의 케어 단계는 재태기간에 따라 제1~3단계로 나눈다(표 9-3). 소아치료사는 주로 제2, 3단계의 케어에 참여한다.

박스 9-4 신생아집중치료실의 고위험군 아기들

- 조산아
- 저체중아
- 극소저체중아
- 부당경량아
- 소두증
- 저산소성허혈뇌질환
- 유전성증후군 및 유전질환
- 호흡곤란증
- 지속적 섭식장애
- 경기
- 척수막탈출증

표 9-3
신생아집중치료실의 조산아 케어 단계

단계	예후
제1단계: 기본 케어	• 재태기간 35~37주의 조산아의 평가 및 케어 • 35주 이전 출생한 조산아에 대한 퇴원 전 까지 케어
제2단계: 전문 케어	
2A	• 재태기간 32주 이전에 태어난 중등도의 문제가 있는 조산아 케어
2B	• 단기간의 기계적 인공호흡기 치료
제3단계: 분과전문 케어	
3A	• 재태기간 28주 이전에 태어난 조산아 케어 및 간단한 수술
3B	• 재태기간 28주 이전에 태어난 조산아 호흡치료(고주파환기), 소아분과 전문 수술 및 진료
3C	• 체외막산소화요법 및 재태기간 28주 이전에 태어난 조산아 케어 및 심폐회로수술

2) 신생아집중치료를 위한 이론적 틀

신생아집중치료실에 입원하는 고위험군(high-risk) 아기의 물리치료는 역동체계이론, ICF-CY 장애모델, 가족중심케어 그리고 신생아집중치료실 임상의사결정알고리즘 등의 개념적 틀을 바탕으로 한다.

(1) 역동체계이론

역동체계모델의 관점에서 의미있는, 기능적 행위의 발달은 각 체계(아동, 과제, 환경)를 구성하는 요소들 간에 상호작용의 결과이다. 여러 하위체계와 환경들간에 상호작용의 결과가 신생아의 기능적 수행력에 영향을 미친다(그림 9-6). 신생아집중치료실의 역동체계요소는 다음과 같다.

- 아기의 생리적, 행위적, 신체적, 사회적 그리고 정신적인 면
- 신생아전문케어팀의 역할
- 생리현상 조절, 행동양상, 자세와 움직임 그리고 양육자에 대한 집중 및 상호작용 같은 신생아의 과제 또는 목표

아기의 생물학적 요소들이 각기 독립적으로 작용하는 것이 아니라 물리적, 사회문화적 환경 속에서 행동 과제로 수행된다. 예를 들어, 대사에 필요한 에너지를 유지하기 위하여 신생아는 수면-각성 기간을 조직화해야 한다. 하지만 24시간 불이 켜진 환경에 노출되거나 깊은 수면에 들지 못하고 자주 잠에서 깨어나면, 수면 또는 또렷한 각성상태를 촉진하는 생물학적 체계를 조직화하기 어렵다.

역동체계모델의 맥락에서, 어떤 기능을 수행한다는 것은 현재의 환경에서 동원할 수 있는 요소들이 서로 작용한 결과로 과제가 수행되는 것이다. 예를 들어, 아기가 손을 입

으로 가져가 빨고 싶은 상황을 생각해보자. 바로 누운 자세에서 항 중력적으로 움직일 근력이 부족하다면, 손을 입으로 가져가지 못할 것이다. 아기는 반복적으로 머리와 몸통으로 다소 딱딱한 매트리스를 누르며 손을 빨려는 시도를 계속할 것이고 이는 생리적 순환상태에 지장을 미쳐 무호흡 또는 서맥(bradycardia)을 초래할 수도 있다. 시간이 흐르고 이러한 시도가 계속되면 지나치게 폄된 뻗친 자세가 발달할 수도 있다.

그림 9-6을 통해 알 수 있듯이, 어느 체계의 한 요소라도 아기의 기능적 움직임과 자세조절을 촉진 또는 억제하는 요인으로 작용할 수 있다. 앞에서 들었던 예에서, 바로 누운 자세는 아기가 손을 입으로 가져가기 과제를 성공적으로 수행하는데 억제요인이었다. 환경요소와 아기의 신경 · 근육계통 간에 부정적인 상호작용의 결과로써 아기가 손을 입으로 가져가기를 할 수 없다. 하지만, 한 요소에서 작은 변화라도 일어나면 움직임과 자세조절에 큰 변화를 가져올 수 있다. 아기를 바로 누운 자세로부터 옆으로 누운 자

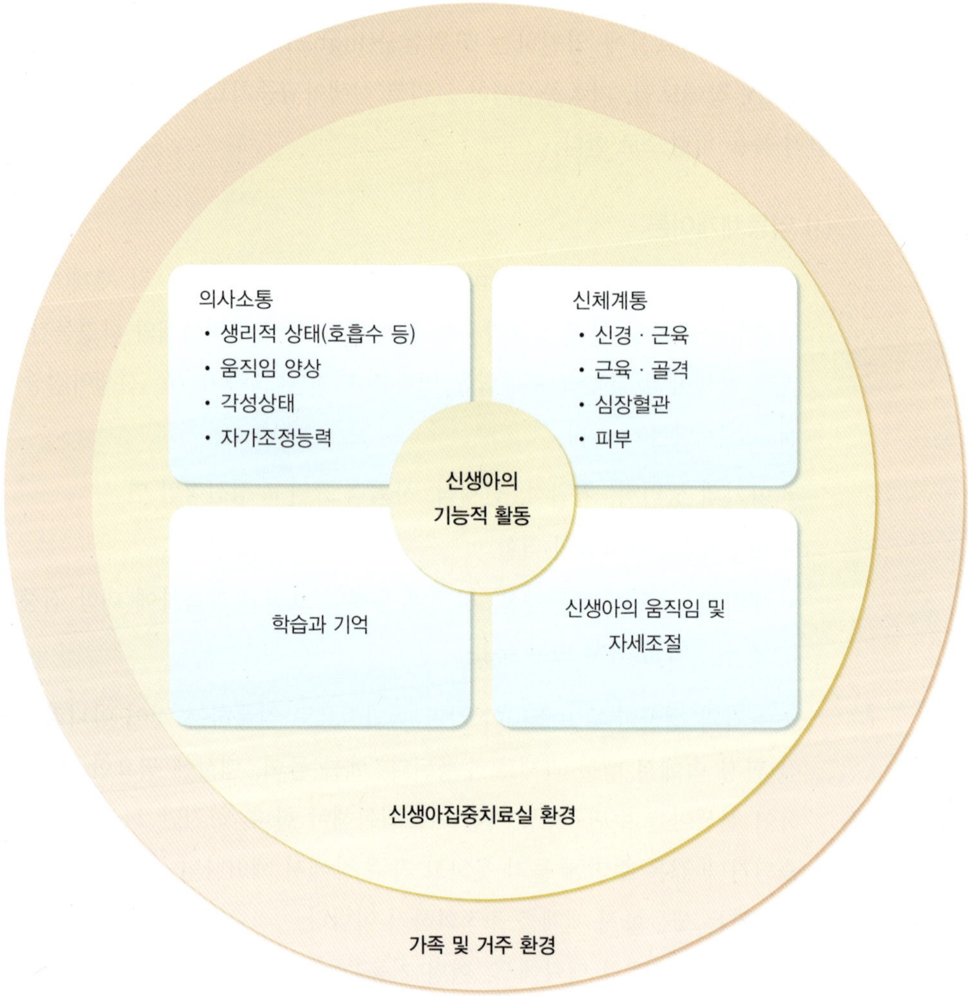

그림 9-6 역동체계이론[신생아-(신생아집중치료실) 환경-가족]

세로 포지셔닝해주면, 중력의 영향없이 손을 입으로 가져와 손을 탐색하고 손 빨기를 할 수 있다.

이 같은 운동계통의 조직화는 생리적 상태, 각성상태 그리고 자가조정능력의 조직화 등에 긍정적인 영향을 미치므로 아기는 편안하게 부모와 주변환경을 인식하고 상호작용을 할 수 있게 된다.

(2) ICF-CY 장애모델

신생아 소아치료의 관점에서 ICF 장애모델은 다음과 같이 세 가지 측면에서 이해하고 활용한다.

- 신체부위와 계통의 기능적 그리고 구조적 통합
- 연령에 적합한 자세와 움직임 활동의 촉진
- 신생아, 가족, 신생아집중치료실의 케어팀 간에 활발한 상호작용

ICF-CY 장애모델의 신체기능 및 구조의 손상, 활동제한, 참여제한, 환경요인 그리고 사람요인의 영역으로 신생아집중치료실에서 케어가 필요한 조산아의 장애를 이해한다면 그림 9-7과 같다.

(3) 가족중심케어

질 높은 많은 연구결과들은 조산아가 신생아집중치료실에서 집으로 퇴원하기까지 소아

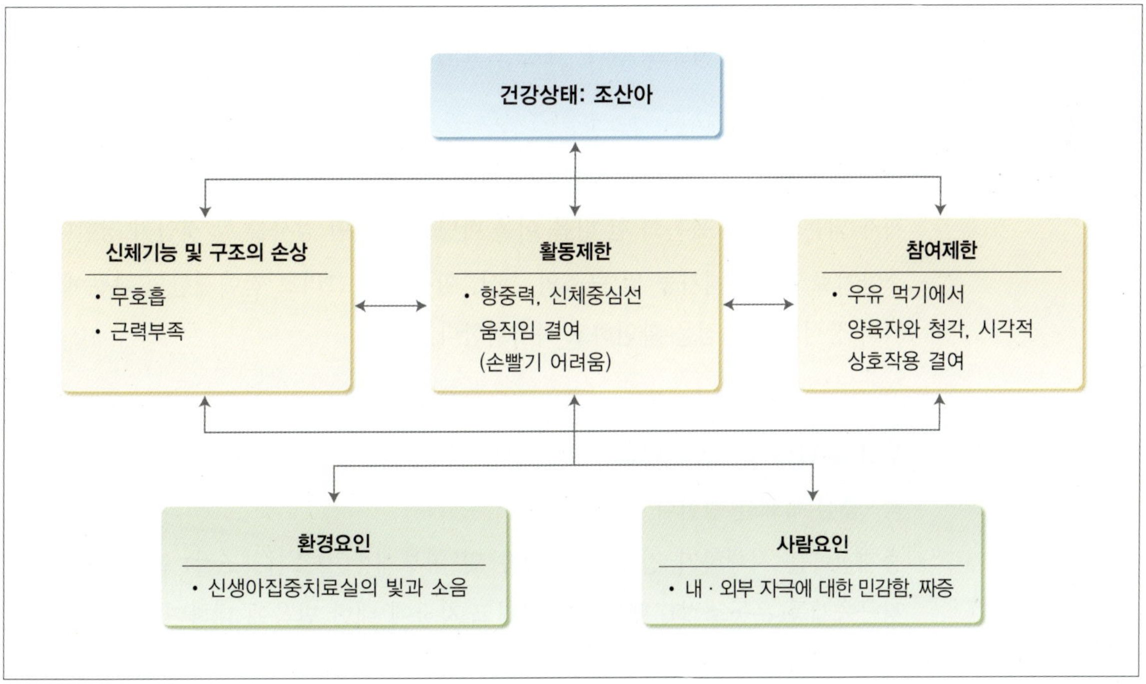

그림 9-7 ICF-CY 장애모델과 신생아집중치료실의 조산아

치료사와 부모 간에 원활한 의사소통을 강조한다. 정서적인 지지와 함께 유용한 정보를 전달할 수 있도록 협력적인 관계를 형성하고 유지하는 일은 몹시 중요하다. 이를 위하여 치료사와 부모 간의 파트너쉽, 부모의 가치(바람)를 고려한 치료 및 교육, 학습스타일, 감정적 스트레스 그리고 문화적 변수 등을 고려한다.

특히, 감정적 면에 있어서 신생아집중치료실에 입원한 자녀를 둔 부모가 겪는 정신적 어려움은 임신 및 분만 이력, 조산의 정도 그리고 병의 심각함 등에 따라 다를 수 있지만, 공통의 관심사는 아기의 생존과 앞으로의 발달에 관해서이다. 조산에 따른 정신적 외상, 예기치 못한 재정적 스트레스 그리고 신생아집중치료실에 입원한 아기의 육아에 대한 지속적인 스트레스는 집중치료를 요하는 아기를 둔 부모들이 호소하는 외상후스트레스(post traumatic stress)의 직접적인 원인이다.

신생아집중치료실 소아치료사의 역할은 부모가 받는 스트레스와 두려움이 조금이라도 완화될 수 있도록 그리고 아기가 보내는 신호를 잘 이해하며 양육할 수 있도록 도움을 주는데 있다. 아기마다 개별적인 접근을 해야 하며 중재 전략으로는 아기 안기, 이동하기, 먹이기 그리고 옷 입히기/벗기기 등과 관련된 움직임과 자세조절에 필요한 교육을 제공한다.

(4) 신생아집중치료실 임상의사결정 알고리즘

1999년에 개발된 신생아물리치료를 위한 임상의사결정 알고리즘이 현재의 개념과 실제 요구를 반영하여 개정되었다. '관찰 및 검사', '목표설정 및 중재계획', '중재' 그리고 '재검사' 등의 일련의 절차를 거치는 과정으로 가설지향알고리즘, 시낵티브모델 그리고 ICF-CY 장애모델의 개념을 기초로 한다. 내용을 요약하면 다음과 같다.

■ 관찰 및 검사

- 병력청취과정에서, 부모와 함께 아기의 움직임을 관찰하여 아이가 가진 장점과 문제가 되는 부분을 목록화 한 다음 이를 바탕으로 어떤 검사를 할 것인지 정한다.
- 소아치료사는 신체기능 및 구조의 손상, 활동제한 그리고 참여제한의 수준에서 아기의 장점과 문제점을 확인하고 목록화한다.

■ 목표설정 및 중재계획

- 우선 순위 3가지에 해당하는 문제점을 바탕으로 아기-중심(infant-centered)/가족-중심 목표를 정한다.
- 중재전략을 시행하기 전에, 심폐계통 및 피부계통(자율신경조절) 근육골격 및 신경근육계통(운동조절), 행동조절 그리고 자극에 대한 반응에 대하여 아기-중심/가족-중심 개념에 근거한 중재를 계획한다.
  - 자율신경조절: 호흡수, 심박수, 피부색, 산소포화도 등

– 운동조절: 근육긴장도, 움직임 패턴 등
– 행동조절: 주로 신생아행동평가척도(Neonatal Behavioral Assessment Scale, NBAS)로 평가하며 깊은 수면, 얕은 수면, 졸려움, 기민함(alertness), 활발함 그리고 울기 등의 6단계로 분류함
– 자극반응: 수정된감각조절척도(Modified Sensory Modulation Scale, MSMS)로 평가(표 9-4).

■ 중재

앞의 4가지 범주에 대해 다음의 세 가지 요소들을 고려하며 근거중심의 치료전략을 시행한다(표 9-5).

- 의사소통 및 기록: 아기의 가족/소아치료사 간에 협력적 관계 지지, 긍정적 강화 및 촉진
- 부모교육: 기본 케어, 발달, 건강, 영양 그리고 안전 등에 관한 인식 향상, 실제적 트레이닝 제공 및 모니터링
- 직접중재: 보조장치/용품 사용, 조절된 움직임 촉진(손 입으로 가져가기), 물리적, 사회적 환경 수정(조명, 소음 줄이기 등)

표 9-4
수정된감각조절척도

등급	정의
Good	아기가 손으로 이루어지는 케어(중재)에 아주 약간 스트레스를 받거나 전혀 스트레스를 받지 않는다. 케어(중재) 시간의 90% 이상을 심하게 보채지 않고 안정된 상태를 유지한다.
Good−	아기가 손으로 이루어지는 케어(중재)에 아주 약간의 스트레스를 표시한다. 케어(중재) 시간의 75~90%에서 심하게 보채는 일 없이 안정된 상태를 유지한다.
Fair+	아기가 손으로 이루어지는 케어(중재)에 약간에서 중등도의 스트레스를 표시한다. 케어(중재) 시간의 75%에서 딱 한 번 심하게 보챌 뿐 안정된 상태를 유지한다.
Fair	아기가 손으로 이루어지는 케어(중재)에 약간에서 중등도의 스트레스를 표시한다. 케어(중재) 시간의 50%에서 딱 한 번 심하게 보챌 뿐 안정된 상태를 유지한다.
Fair−	아기가 손으로 이루어지는 케어(중재)에 약간에서 중등도의 스트레스를 표시한다. 케어(중재) 시간의 50%에서 두 번 심하게 보채고 안정된 상태를 유지한다.
Poor+	아기가 손으로 이루어지는 케어(중재)에 중등도의 스트레스를 표시한다. 케어(중재) 시간의 25~50%에서 딱 한 번 심하게 보챌 뿐 안정된 상태를 유지한다.
Poor	아기는 손으로 이루어지는 케어(중재)에 심한 스트레스를 표시하고 안정적인 상태를 유지하지 못하며 5분 이상 견디지 못한다.
Poor−	아기는 손으로 이루어지는 평가를 참지 못하고 심한 스트레스를 표시해 관찰평가만 가능하다.

표 9-5
신생아소아치료 중재

심폐계통 및 피부계통 (자율신경조절)	근육 · 골격 및 신경 · 근육계통 (운동조절)	행동조절	자극에 대한 반응 (집중/상호작용)
의사소통 및 기록	의사소통 및 기록	의사소통 및 기록	의사소통 및 기록
부모교육	부모교육	부모교육	부모교육
직접중재 • 물리적 · 사회적 환경수정 • 개별화된 포지셔닝 • 아기 스스로 생리적 활동을 조절할 수 있도록 보조도구 활용 • 직접적인 물리치료핸들링은 하지 않음	직접중재 • 물리적 · 사회적 환경수정 • 아기 케어활동에 핸들링 통합 • 개별화된 포지셔닝 • 자연스런, 조절된 움직임의 촉진을 위한 보조도구 활용 • 물리치료핸들링 – 머리, 목, 팔 · 다리의 항중력 운동 – 빨고 삼키기 촉진 – 스프린트, 테이핑	직접중재 • 물리적 · 사회적 환경수정 • 개별화된 포지셔닝 • 자가–상태조절을 위하여 손을 입으로 가져가기 촉진 • 수면각성사이클 조직화 • 물리치료핸들링 – 소아치료사/보호자에 의한 단계적, 치료적 안뜰/운동 감각 자극	직접중재 • 물리적 · 사회적 환경수정 • 개별화된 포지셔닝 • 물리치료핸들링 – 눈으로 천천히 움직이는 얼굴 또는 장난감 수직, 수평, 원형 패턴으로 따라보게 하기 – 조용하고, 부드러운 목소리 또는 딸랑이를 좌우로 움직여 청각인식 촉진

■ 재평가

아기의 상태변화, 초기의 아기–중심/가족–중심적 목표의 달성 여부 그리고 중재 계획의 수정 여부 등을 확인한다.

신생아집중치료실 소아치료임상의사알고리즘에 근거한 치료사례는 이 장의 뒷 부분에 26주에 이른둥이로 태어난 JY의 사례를 통해 다시 학습할 수 있다.

3) 신생아집중치료실의 환경

태아가 경험하는 소리, 빛, 터치, 냄새/맛, 체온, 24시간 주기리듬 그리고 엄마의 움직임 등과 같은 감각 환경은 신경운동학적 발달에 매우 중요하다. 하지만 엄마의 뱃속과 신생아집중치료실의 인큐베이터(incubator)를 비교했을 때 이러한 자극들은 매우 다르다. 태아는 엄마 뱃속에서 따뜻하고 부력있는 양수에 둘러싸여 비교적 조용하고 어둑어둑한 환경에서 지낸다. 반면, 신생아집중치료실은 밝고, 시끄러울 때가 많고 중력의 영향을 받는 낯선 환경이며 제공되는 여러 가지 처치에 통증과 불편함을 느끼기 쉽다.

(1) 소리

태아는 엄마 뱃속에서 엄마의 심장소리, 숨쉬는 소리, 목소리, 스스로 만드는 움직임, 그리고 엄마의 움직임에 의해 수반되는 소리를 듣는다. 이러한 소리의 특징은 자극적이지 않다는 것이다. 신생아집중치료실에서는 전화소리, 컴퓨터소리, 간호사들이 이야기하는 소리,

엄마들 우는 소리 등 소음에 가까운 자극적인 소리를 듣게 된다. 실제로 1980년 Long 등은 소음이 신생아집중치료실의 신생아들에게 무호흡을 유발하고 산소포화도를 떨어뜨린다는 연구결과를 발표하였다. 신생아집중치료실에서는 출입문에 패드달기, 라디오 사용금지, 큰 목소리로 대화하지 않기, 전화벨 소리 최대로 낮추기, 소음이 적은 장비 구입 및 사용 그리고 바닥에 카펫 깔기 등과 같이 소음을 줄이는 노력을 기울이고 있다.

(2) 빛

엄마의 뱃속은 새벽 동이 트기 전의 어두컴컴한 상태라고 한다. 하지만, 신생아집중치료실의 아기는 24시간 지속적으로 직접 혹은 간접적으로 빛에 노출되어 있다. Penny Glass 등은 60피트 촉광 조명에 노출된 출생 시 체중 1,000g 미만의 조산아에서 25피트 촉광 조명에서 케어를 받은 같은 체중의 조산아에 비해 미숙아망막증이 심각한 수준으로 증가했다는 연구결과를 발표하였다. 신경감각계통이 발달하고 뇌가 성숙하는데 깊은 수면은 중요한 요인으로 작용한다. 지속적으로 빛에 노출된다면 수면패턴은 물론 체중증가에도 좋지 않은 영향을 받게 된다.

(3) 터치/운동감각

생리적으로 불안정한 상태에서 엄마의 뱃속과 달리 편평한 인큐베이터 바닥에서 그리고 타인의 터치로부터 부정적인 피드백을 갖게 된다. 조산아는 터치에 매우 민감하다는 것은 이미 알려진 사실로 신생아중환자실에 입원한 조산아의 90%가 누워 있는 것 자체로도 통증을 느낀다. 중력의 영향으로도 굽힘 자세를 취하거나 자연스런 움직임이 발달하기 어렵다. 반면, 엄마의 뱃속에서 양수는 중력을 제거해주기 때문에 보다 많은 움직임

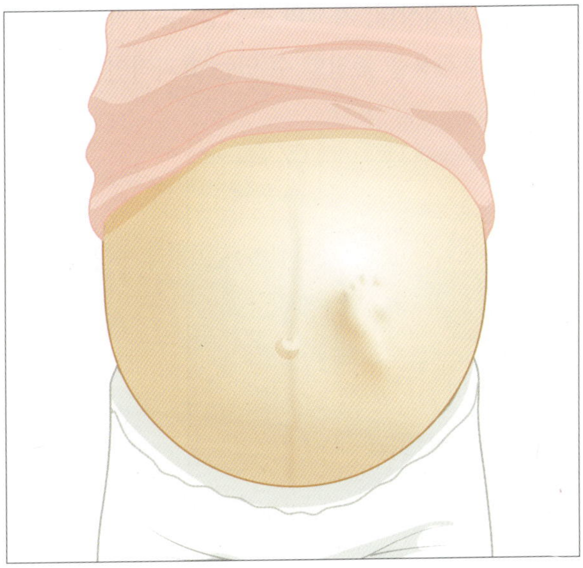

그림 9-8 엄마의 자궁벽을 밀고 있는 태아의 발

을 경험할 수 있고, 태아의 손, 발, 신체의 여러 부위가 자궁벽과 닿고, 밀고 당기면서 움직이는 대로 고유수용성 및 안뜰감각에 대한 피드백을 받을 수 있다(그림 9-8).

(4) 냄새/맛

보통의 신생아는 엄마의 모유, 기타 다른 좋은 향에 대해서는 긍정적인 반응을 하지만, 인큐베이터에서는 소독제를 비롯해 익숙하지 않은 냄새와 맛을 경험하고 이런 대부분의 자극을 유해한 것으로 느낀다.

4) 신생아집중치료실에서의 소아치료 중재

신생아집중치료실에서 중재를 제공할 때 아기들의 움직임을 잘 관찰하여 스트레스, 안정감, 또는 자발적 움직임 등을 구별할 줄 알아야 한다.

앞에서 설명한 Als 시낵티브이론에 따라 신생아가 안정감을 느끼거나 스트레스를 받을 때 나타나는 징후들을 정리하면 표 9-6과 같다. 간단히 정리하면 스트레스를 나타내는 움직임은 머리, 목, 몸통, 팔 · 다리를 뒤로 젖히는 폄 형태의 움직임, 손가락 벌리기, 하품, 응시 또는 시선회피, 얼굴 찡그리기 등이 있다(그림 9-9). 안정감을 느낄 때는 굴곡형태의 자세, 팔 · 다리를 신체중심선 쪽으로 모으기, 손 입으로 가져가기, 손 움켜쥐기 그리고 젖꼭지나 손 빨기 등의 모습이 나타난다.

소아치료사가 발달학적 위험을 나타내는 고위험군 아기들을 대상으로 하는 중재는 크게 운동 · 감각중재, 빨고 삼키기에 필요한 자세적 중재 그리고 부모교육 등이다.

(1) 포지셔닝

포지셔닝(positioning)은 엄마 자궁 속에서 느꼈던 안정적 울타리를 제공하는 것으로 그림 9-10처럼 자율신경기능, 의식상태, 자세와 움직임, 능동적 참여 등 아기의 내재적 및 외재적 환경 간에 긍정적 상호작용을 촉진할 수 있는 효과적인 중재법 중 하나이다.

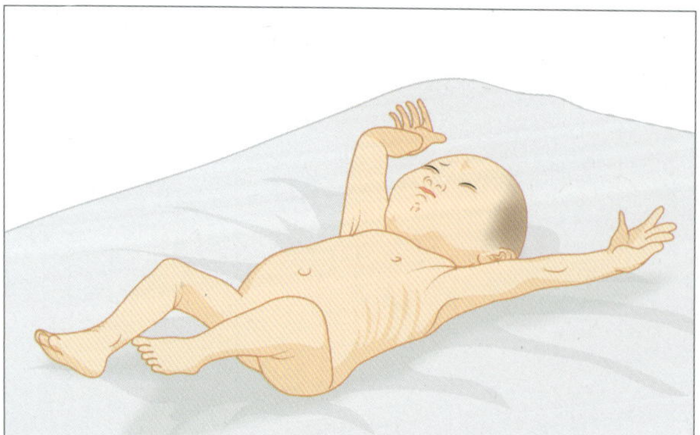

그림 9-9 조산아가 스트레스를 받았을 때 나타나는 몸을 펴는 움직임

표 9-6
신생아의 안정감과 스트레스 상태를 말해주는 행동

안정감을 나타내는 표시	스트레스를 나타내는 표시
• 편안한 호흡 • 핑크빛 피부색 • 활기찬 얼굴표정 • 또렷한 눈 • 소리내기(cooing) • 미소짓기 • 손 입으로 가져가기 • 잘 조절된 근육긴장도 • 부드러운 몸놀림, 최소한의 움직임	• 피부색 변화 • 입주변 청색증 • 피부의 붉은 반점(skin mottling) • 호흡수 또는 호흡리듬 변화 • 심박수 변화 • 기침, 재채기, 하품, 토하기, 딸꾹질, 변보기 • 갑작스런 근육긴장도의 변화 • 몸통, 팔 · 다리, 얼굴 등이 축 쳐짐 • 몸에 힘주기(얼굴 찡그리기, 혀 내밀기, 과다 굽힘, 손가락 벌리기, 몸 활처럼 뻗치기) • 움직임의 질적인 변화(몸통, 팔 · 다리 떨기) • 울기, 놀라기

- 자율신경의 안정화: 호흡수, 산소포화도, 심박수, 혈액순환, 소화 및 배설
- 의식상태 조절: 자가-진정 및 행위의 조직화, 팔 · 다리를 신체중심선으로 굽힘자세로 촉진, 수면-각성주기 조절
- 능동적 참여: 또렷한 각성상태 유지시간의 증가, 시각 및 청각 기술 발달 촉진, 다양

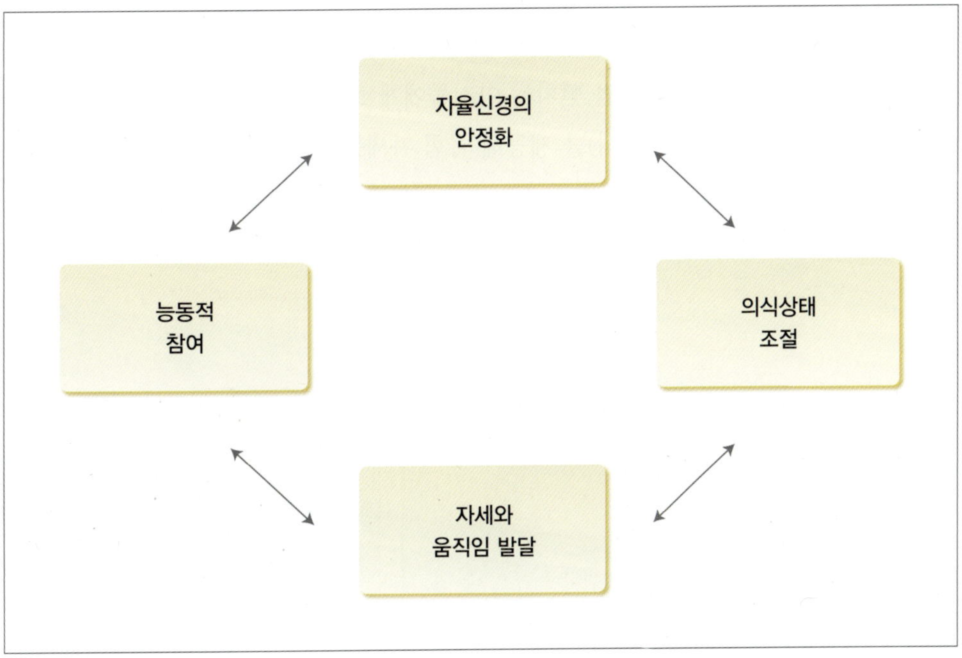

그림 9-10 포지셔닝의 작용

한 조절된 움직임의 촉진

- 자세와 움직임: 신경계통, 근육 · 골격계통 그리고 감각계통의 발달 촉진

자세별 포지셔닝 방법 및 목적은 다음과 같으며 타올을 비롯한 다양한 보조용품을 사용한다.

① 바로 누운 자세

- 머리를 신체중심선에서 조절할 수 있도록 촉진한다.
- 시각기술의 발달을 촉진한다.
- 되도록이면 상지의 "W" 자세(양쪽 어깨 벌림, 가쪽돌림, 그림 9-11A)와 하지의 "개구리다리 자세"를 취하지 못하게 한다. 팔이 W 자세로 있게 되면 어깨와 손을 몸 앞으로 가져오지 못해 손/손가락을 빨고 모으기 어렵고 입, 머리를 만질 수 없다. 이 자세로 월령이 높아지면 엎드린 자세에서 팔꿈치로 체중 지지하기, 기기, 앉기 및 균형잡기 등이 힘들어진다. 그러므로 어깨 내밈, 모음 그리고 안쪽 돌림자세로 포지셔닝해준다. 하지가 개구리다리 자세에 놓이면 엉덩관절이 탈구되기 쉽고, 기기, 서기 그리고 걷기의 발달이 어렵다.
- 팔과 다리의 대칭적 자세, 손 입으로 가져가기, 생리적 굴곡자세를 경험할 수 있게 한다(그림 9-11B).

② 옆으로 누운 자세(그림 9-12)

- 굽힘을 촉진하기 위한 자세이다.
- 손을 얼굴로 가져가기, 손을 입으로 가져가기가 용이하다.
- 몸을 활처럼 뻗치는 아기들에게 포지셔닝 용품으로 엄마의 자궁벽과 같은 경계(안정적 울타리)를 제공해 굽힘 자세를 취하게 한다.

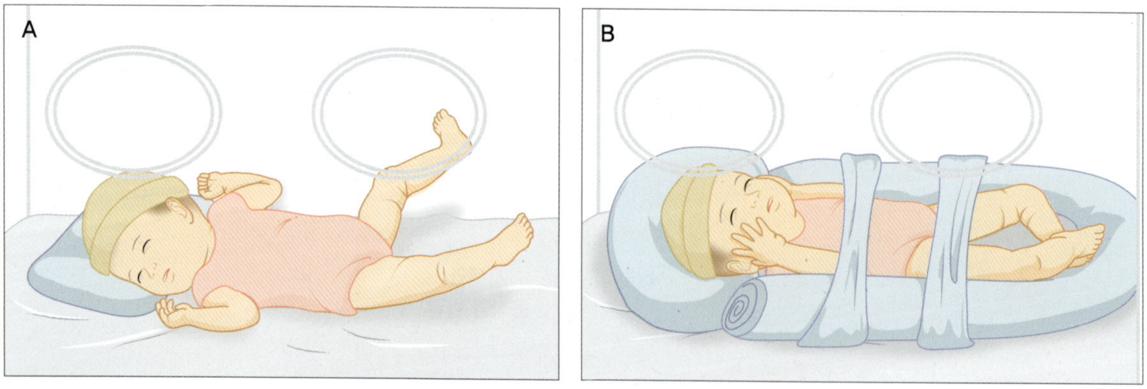

그림 9-11 A: 상지의 W 자세. B: 바로 누운 자세 포지셔닝: 손 얼굴에 가져가기, 조절된 움직임, 대칭성 촉진

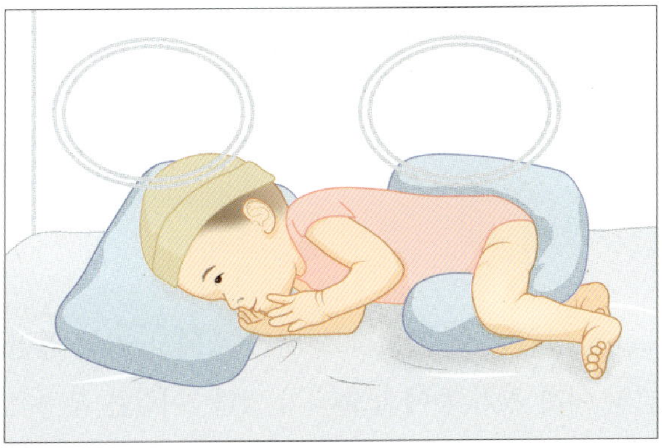

그림 9–12

옆으로 누운 자세 포지셔닝. 손 입으로 가져가기, 엉덩이의 바른 정렬, 조절된 움직임의 수행에 유용함

- 중력의 도움으로 머리를 중립자세 또는 턱을 끌어당긴 자세를 취하게 한다.

③ 엎드린 자세(그림 9–13A, B)

- 굽힘을 촉진한다.
- 머리 조절의 발달을 촉진한다.
- 가슴벽의 확장에 유용하다.
- 지지면 압박을 통한 피드백으로 굽힘근과 폄근의 균형 있는 발달을 촉진한다.
- 재태기간 40주에 가까워지면서 아래쪽 응시, 손 인식력이 촉진된다.

(2) 핸들링

■ 관절운동

팔 · 다리의 각 관절들을 수동으로 움직여주는 관절운동은 뼈의 무기질밀도를 높여주고 관절들의 유연성을 높여준다.

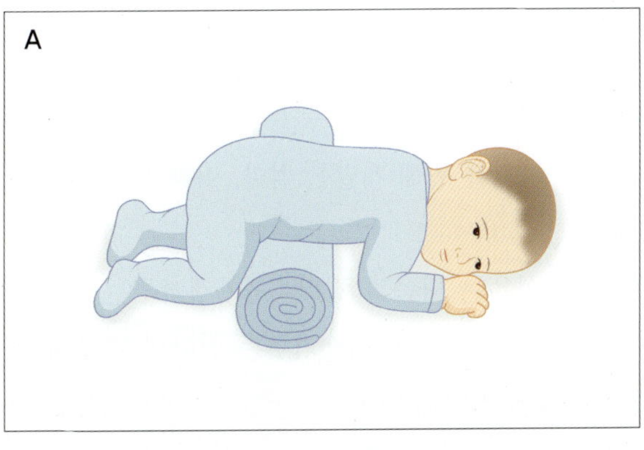

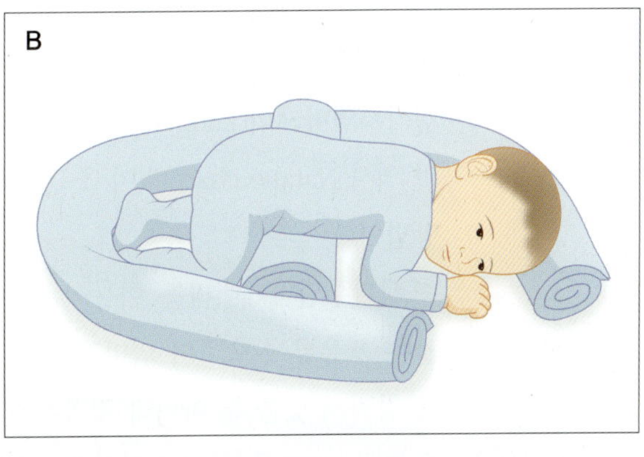

그림 9–13

A: 엎드린 자세 포지셔닝. 부드러운 수건 롤(towel roll)을 엉덩이 높이로 받쳐주면 양쪽 무릎이 신체중심선 쪽으로 모아지고, 엉덩관절이 굽힘 됨. **B:** 엎드린 자세 포지셔닝. 타올 등을 이용해 자궁 내 공간처럼 편안한 느낌의 제한된 공간을 만들어 줌

■ 치료적 핸들링

비전형적 또는 비대칭적 움직임을 나타내는 조산아를 대상으로 하는 양손 신체중심선으로 모아주기, 몸통과 팔 · 다리 굽힘자세 취하기 그리고 목/몸통 조절 등이 포함된다.

■ 다양한 감각계통 자극

이른둥이로 태어나 신생아집중치료실에 입원한 아기는 바로 머리 위에서 거의 종일 빛을 받고, 소음 그리고 불편한 느낌의 여러 처치 등에 노출되어 있다. 이같은 부정적인 자극의 영향을 최소화하기 위한 중재와 촉각, 안뜰감각, 청각 그리고 시각 등 다양한 감각을 적절히 자극하는 중재가 포함되어야 한다. 하지만, 한 연구결과에 의하면 백질연화증 진단을 받은 조산아에게 한꺼번에 다양한 자극이 복합적으로 제공되는 것은 부정적 결과를 초래할 수 있다고 한다.

■ 먹기의 보조

조산아를 포함해 어린 유아를 둔 부모가 가장 관심을 갖는 부분이 바로 먹기(feeding)이다. 먹기는 기능적 활동으로 신생아집중치료실의 소아치료에서도 중요하게 고려할 부분이다. 구강–안면(oral–facial)에 자극을 주면 신생아의 먹기 발달이 촉진된다는 연구결과들이 다수 나와있다.

■ 베이비마사지

굽힘근과 폄근의 불균형적인 발달에 따른 폄근의 뻗침, 비정상적 호흡패턴에 따른 어깨와 가슴근육의 타이트니스, '팔의 W 자세'와 '다리의 개구리다리 자세'로 인한 타이트한 근육들을 손바닥과 손가락의 편평한 면을 이용하여 깊게, 편안한 느낌이 들도록 마사지한다. 베이비마사지는 신체적 혜택과 함께 아기의 질 높은 수면을 유도하는 방법이다.

(3) 캥거루엄마케어

캥거루엄마케어(kangaroo mother care, KMC)는 약 25년 전 콜롬비아, 보고타의 소아과 의사 Natalie charpak이 조산아와 저체중 아기를 위해 개발한 엄마, 아빠의 직접 케어 방법이다.

캥거루엄마케어라는 이름이 붙여지게 된 이유는 다음과 같다. 엄마캥거루는 사람과 같은 포유류에 속하며 엄마캥거루의 주머니(pouch) 속 아기캥거루는 엄마의 피부에 의해 감싸져 있을 뿐 아니라 젖꼭지가 주머니 속에 발달해 있어 그 안에서 엄마캥거루의 젖을 먹는다(그림 9–14). 아기캥거루는 외부의 방해 없이 항상 따뜻한 엄마 품속에서 편안하게, 필요한 자극과 보호를 받는다.

다음의 2가지가 캥거루엄마케어의 중요한 구성요소이다.

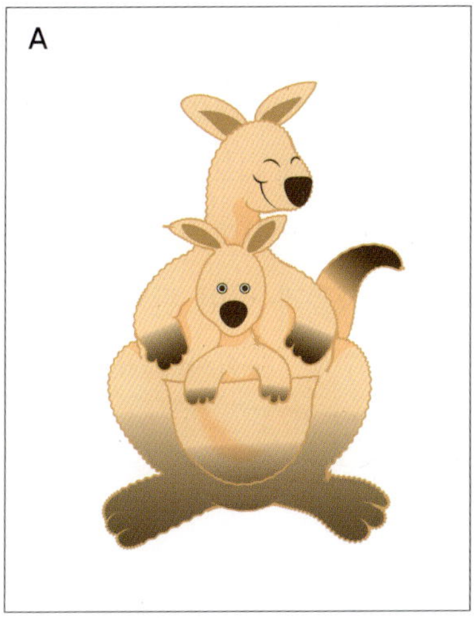

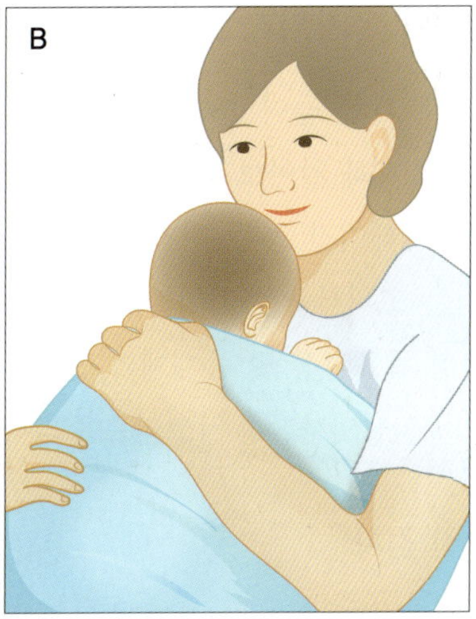

그림 9-14 캥거루엄마케어

- 엄마와 아기의 피부접촉(Skin-to-skin contact)

출생 후 초기에, 지속적으로 가급적 오랜 시간 엄마와 아기의 직접적 피부접촉이 이루어지게 하는 것이 캥거루엄마케어의 핵심이다. 엄마의 가슴과 유방 사이로 아기를 감싸 안는다.

- 모유수유(Exclusive breastfeeding)

캥거루엄마케어에서는 모유수유를 권장한다. 엄마와 아기의 피부접촉은 젖먹이기에 좋은 자세로 엄마-아기의 유대관계가 좋아진다.

신생아집중치료실에서 조산아의 캥거루엄마케어의 목적은 체온 조절, 호흡 및 심박수 안정, 정서적 안정감 등을 위해서이다. 신생아집중치료실을 퇴원한 후의 발달에서도 인큐베이터 케어만 받은 경우에 비해 감염 이환율과 보채는 빈도가 낮고, 잘 웃으며, 사회성, 언어 그리고 신체발달 등이 빠른 것으로 알려져 있다.

(4) 부모교육

부모 및 일차 양육자를 교육시키는 일은 신생아집중치료실에서 소아치료사의 주된 역할이다. 아기의 행동을 관찰하여 아기의 욕구를 파악하고 케어할 수 있을 때 부모로써 갖는 스트레스가 줄어들고 정신건강이 향상된다. 새내기부모, 특히 자녀가 신생아집중치료실이라는 민감한 곳에 입원해 있는 부모들에게 가장 효과적인 교육방법에 대한 연구도 활발히 이루어지고 있다. 대화, 시범, 비디오, 글로 적어주기 등의 다양한 방법 중에서 어느 한 가지에 의존하기 보다는 부모의 성향과 교육 수준을 고려하여 접근하는 것이 좋다.

7. 조산아의 물리치료 사례 Case of physical therapy in preterm baby-JY

이제 사례 JY를 들어 출생이력, 신생아집중치료실에서의 케어 그리고 집으로 퇴원 후 소아치료 등에 대해 알아보자. JY의 기초정보는 박스 9-5에 나와 있다.

JY는 재태기간 28주 이전에 태어난 신생아집중치료실의 조산아케어단계 제 III 단계에 해당하는 고위험군 아기이다. JY의 소아치료는 다음과 같이 관찰 및 검사, 아기-중심/가족-중심 목표설정 및 중재계획, 근거중심 중재 수행, 재검사(목표달성 여부) 등의 순서로 소아치료임상의사결정 알고리즘에 따라 진행되었다.

1) 관찰 및 검사

JY는 출생 후 18일부터 생리적 굴곡기의 결여, 자극과 핸들링에 대한 반응 부족의 이유로 소아치료를 시작하였다. 소아치료사는 신생아집중치료실에 방문하기에 앞서 JY의 의무기록지를 검토하였다. 신생아집중치료실 방문은 JY의 부모가 면회를 오는 시간에 맞춰서 이루어졌다. 관찰 및 검사의 목적은 JY가 연령에 적합한 자가-조절(자율신경조절, 운동조절, 행동조절) 및 감각 정보에 대한 반응을 보이는지 확인하기 위해서이다. 이를 위하여 부모와 함께 JY의 움직임 관찰, 표준화된 평가도구를 이용한 검사 그리고 임상판단 등의 일련의 복합적 과정이 수행되었다. 구체적으로는 다음과 같다.

(1) 자율신경조절

심박수, 호흡수 그리로 산소포화도 등을 체크한다. 신생아집중치료실에서 기저귀를 갈고 분유를 먹이는 등 일상적인 케어가 이루어지는 상황을 관찰하였다. 관찰 초기 JY의 심박수는 분당 160이었으나 케어가 이루어지는 동안 분당 180으로 증가하였다. 호흡수는 초기에 분당 50회에서 60회로 증가했으며 핸들링시에 산소포화도가 80%으로 떨어지면서 호흡수도 40회로 감소하였다. 일반케어를 마친 다음 포시셔닝을 했을 때 JY의 심박수, 호흡수 그리고 산소포화도는 다시 처음 수준으로 돌아왔다.

박스 9-5 조산아 JY의 기초 정보

JY는 여아, 재태기간 26주에 태어난 조산아로 출생 시 1분 및 5분 아프가스코어는 각기 6점, 7점이었다. JY 출산 시 엄마의 나이는 40세, 둔위(breech presentation)로 인해 제왕절개를 하였고 출생 시 체중은 1,095g이었다. JY는 출생 후 신생아호흡곤란증을 보여 인공환기요법을 실시했다. 출생 다음날 뇌초음파 검사 결과에서 양측 뇌실내출혈 제3단계 진단을 받았다. 출생 후 수일 내로 코위관(nasogastric tube)으로 영양을 공급했고 재태기간 34주가 되었을 때 모유수유를 시작했다. 신생아집중치료실 퇴원 전에 재 검사한 뇌초음파에서 뇌실내출혈은 흡수되었지만 두개내압(intracranial pressure)이 상승해 있다는 결과가 나왔다. JY는 재태기간 36주에 신생아집중치료실을 퇴원하고 집으로 갔다. 퇴원 시에 만성폐질환 치료를 위해 종합비타민, 철분제 그리고 이뇨제 등의 약 처방을 받았다.

(2) 운동조절

움직임은 전반적으로 능동적 항중력 굽힘패턴이 불충분하고 폄 패턴이 우세하였다. 양쪽 팔과 다리는 근긴장도가 높았고 엉덩이, 몸통 그리고 목은 근긴장도가 낮아 바로 눕힌 자세에서 팔 · 다리가 신체중심선으로 모이는 자세를 취하지 못하였다.

옆으로 눕힌 자세에서 JY는 스스로 약간 굽힘 자세를 취하고 여러 차례에 걸쳐 손을 입으로 가져가려는 시도를 하는 것을 관찰할 수 있었다.

(3) 행동조절

포지셔닝 없이 일반적인 상태에서 각성상태를 확인한다. 앞에서 설명한 신생아행동평가척도에서 자극의 강도가 높아짐에 따라 약간에서 중등도의 스트레스를 표시하며(예를 들어, 재채기, 시선 회피, 산소포화도 감소) 제4~5 단계에 해당하는 기민함과 활발함을 보였다.

(4) 자극에 대한 반응

JY는 소음, 빛과 같은 환경 자극에 대해 스스로 적응하는데 어려움을 보였다. 특히 빛과 소리자극이 동시에 주어질 때 힘들어하였다. 빛의 세기를 줄이고 환경적 소음을 줄여주자 자율신경을 안정적으로 조절하고 눈을 뜨고 있는 시간도 길어졌다. '수정된감각조절척도'의 평가결과는 Poor+였다. 일반케어와 환경적 자극 상황이 주어지는 시간의 약 25% 기간에 걸쳐 안정적으로 자가–조절이 가능했다. 소음과 빛의 세기를 줄여주고 핸들링을 하는 중간에 잠시 쉬는 시간을 주는 식으로 환경을 조절하자 핸들링시간의 75%에서 성공적으로 자가–조절을 할 수 있었다.

(5) 부모 역량

JY의 부모는 캥거루엄마케어의 엄마와 아기의 피부접촉의 효과에 대해 큰 기대를 갖고 있다. 실제로 캥거루엄마케어에 참여를 원하고 있다. JY가 조산아인데다 뇌출혈도 있었지만 정상적으로 발달하기를 기대하며 모든 면에서 적극적으로 협조하고 있다.

(6) 추가적인 진단학적 검사

JY의 운동조절능력의 관찰과 더불어, 소아치료사는 팔 · 다리의 관절가동범위, 반사(빨기, 먹이찾기, 양손의 손파악반사의 대칭성 등), 근육긴장도의 질 등을 검사하였다. 그리고 JY의 신경계의 미성숙함을 고려하여 표준화된 평가도구를 이용한 인지검사 대신에 신경행동검사를 일부 실시하였다. 예를 들어, 소아치료사의 얼굴과 목소리 자극에 대해 눈으로 쳐다보고 따라오는 반응을 관찰하였다.

(7) JY의 장애목록

초기평가는 재태기간 28주 5일, 즉 출생 후 18일 째 되는 날 실시하였다.

■ 신체기능 및 구조의 손상

- 지구력과 안정적인 자율신경조절능력이 부족하여 핸들링과 일반케어에 적응하지 못함
- 폄근 패턴이 우세하고, 항중력 굽힘과 팔 · 다리가 신체중심선으로 모이는 패턴이 제한적임
- 연령에 적합한 수준의 각성 또는 기민한 상태의 유지시간이 짧음
- 연령에 적합한 수준으로 양육자의 얼굴을 응시하지 못 함

■ 활동제한

- 제한적이고 일정하지 않은 독립적 자기조절기술
- 미성숙한 사회작용기술
- 미성숙한 먹기 기술
- 불규칙한 수면–각성사이클

■ 참여제한

- 부모와 유대관계를 형성하기 어려움
- 분유타임에 일반적인 신생아 먹기 패턴으로 참여가 어려움

2) 아기–중심/가족–중심 목표설정 및 중재계획

(1) 단기목표

- 첫째, JY는 일반케어와 핸들링(소아치료)이 이루어질 때 최소한의 활동 및 환경만 조절해주어도 연령에 적합한 자율신경조절을 할 것이다.
- 둘째, JY는 오른쪽 또는 왼쪽으로 옆으로 눕힌 자세에서 지속적으로 독립적인 능동 굽힘과 신체중심선으로 팔 · 다리를 모으는 움직임 패턴을 습득할 것이다.
- 셋째, JY는 치료사 또는 엄마가 안아줄 때 연령에 적합한 수준에서 시각을 고정할 것이다.
- 넷째, JY는 쪽쪽이를 물려줄 때 처음 10~15분 동안 기민한 상태를 유지할 것이다.

(2) 장기목표

- 첫째, JY는 교정연령에 맞는 운동발달을 할 것이다.
- 둘째, JY는 사회적 그리고 부모(가족)와 상호작용에서 자가–조절을 잘 할 것이다.

- 셋째, JY는 자율신경을 잘 조절하며 30분 이내에 연령에 적합한 빨기–삼키기–호흡하기 패턴으로 모유(분유)를 먹을 것이다.

3) 근거중심 중재 수행

(1) 의사소통 및 기록

JY의 재활 팀은 신생아전문 소아과 의사, 간호사, 소아치료사, 영양사, 수유전문가 등이다. 재활 팀 간에 의사소통이 원활히 이루어지기 위하여 소아치료사는 인큐베이터가 놓인 벽 쪽에 소아치료 내용과 진행상황을 기록한 메모를 붙여두었다.

(2) 부모교육

부모교육뿐 아니라 치료에도 엄마와 아빠를 협력적으로 참여시켰다. 그 내용으로는 캥거루엄마케어, 신생아집중치료실 면회 시간에 아기 꼭 안아주기, 감각자극 활동에 부모 참여시키기 그리고 JY의 발달에 대한 지속적인 부모교육 등이 포함된다.

(3) 직접중재

JY를 위한 근거중심 직접중재의 전략은 표 9–7에 나와 있다.

4) 재검사(목표달성 여부)

퇴원 5일 전에 재검사를 실시하였다. 자가조절, 비대칭, 비정상적인 근긴장도, 비정상적 행동 패턴 그리고 반사 등을 검사하였다.

JY는 재태기간 36주 5일되는 날 신생아집중치료실에서 집으로 퇴원하였다. 신생아집중치료실에서 계획했던 목표는 목의 비대칭, 왼쪽 다리 폄 자세(움직임)를 제외하고 모두 달성하였다.

표 9-7
신생아집중치료실 입원한 JY의 근거중심 소아치료

재태기간(주)	근거중심 중재	치료전략
29	• 포지셔닝 내용을 인큐베이터 옆에 붙여두고 필요한 경우 주 단위로 업데이트함 • 감각 및 자가-조절 활동, 수동저항 관절운동, 관절 압박운동, 구강운동 • 부모-아기 유대감 형성 및 부모교육 • 주 3~4회, 매회 15~20분 치료	• 생리적 굽힘과 팔 · 다리가 신체중심선으로 모일 수 있는 포지셔닝(보조장비 이용) • 감각운동: 손 신체중심선으로 가져오기, 손 입으로 가져오기, 손으로 얼굴탐색(만지기), 손 또는 공갈젖꼭지 빨기 • 수동저항관절운동: 위팔두갈래근 굽힘, 엉덩관절 굽힘 촉진과 관절압박을 함께 실시해 뼈 무기질 침착과 근육발달을 촉진 • 부모-아기 유대감 형성: 캥거루엄마케어와 JY의 감각활동에 부모 함께 참여 • 부모교육: JY의 발달과 신생아집중치료실에서 소아치료사의 역할에 관한 교육
30	• 29주 때 실시한 중재의 지속적 실시 • 마사지 시작 • 주 3~4회, 매회 15~20분 치료	• 주 5일, 1일 3회, 매회 15분 마사지 실시 및 아기 핸들링에 대한 부모교육 실시
31	• 30주 때 실시한 중재의 지속적 실시 • 구강운동활동 • 주 3~4회, 매회 15~20분 치료	• 코위관 제거 직후 엄마 모유를 묻힌 인공젖꼭지를 빨게 함
32~33	• 수동저항 관절운동과 관절압박운동 중재는 중지 • 감각, 자가조절, 마사지, 구강운동, 부모교육 또는 핸들링은 계속함 • 하지 굽힘이 증가될 수 있는 활동 시작 • 수유전문 간호사의 지도하에 모유수유 시도	• 하지 굽힘 증가 전략: 부드럽게 JY의 다리를 굽힘 및 폄시킴, 누운자세, 옆으로 누운자세에서 힙과 무릎이 굽힘되고 복부가 구부러지는 굽힘활동 실시
34	• 32~33주 때 실시한 중재의 지속적 실시 • 몸통과 목의 굽힘이 증가되는 활동 • 젖병 사용 시작 • 주 4~5회, 매회 15~30분 치료	• 몸통과 목 굽힘 증가: 지지하고 앉힘 • 목과 복부 굽힘근육 촉진: JY를 지지하고 앉힌 자세에서 뒤로 가볍게 흔들고 바로잡기 반응 촉진; 옆으로 흔들어 배가로근과 목의 가쪽굽힘근 발달 촉진 • 젖병으로 먹기 시작 • 치료시간 점차적으로 늘림
35	• 이전 주와 같음 • 젖병과 모유수유 촉진	
36	• 퇴원 준비	• 굽힘활동, 자가조절과 아기 달래는 방법, 마사지에 대한 부모교육 • 구체적 교육내용: 엄지손가락 벌림, 마사지, 다리로 자전거 타기 움직임 만들기, 머리와 몸통조절을 위한 앉히기, 몸통 굽힘, 팔 · 다리 신체중심선으로 모으기, 굽힘 및 폄 움직임, 엎드린 자세 활동 등

요점정리

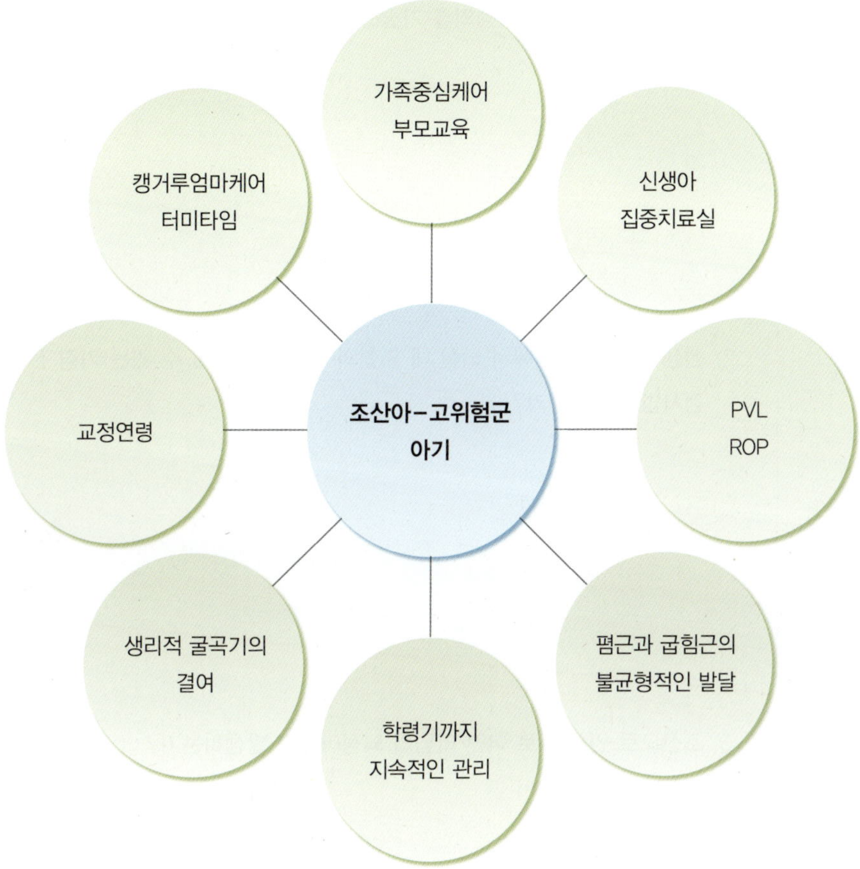

1. 조산아는 임신 37주 이전에 태어난 신생아를 뜻하며 그 발생률이 지속적으로 증가하고 있다.
2. 조산아는 폄근과 굽힘근의 불균형적인 발달, 생리적 굴곡기의 결여 그리고 안정 시 어깨 및 힙 벌림, 가쪽 돌림 된 운동패턴으로 'W 팔 자세', '개구리다리 자세'를 취하는 것이 특징이다. W 팔 자세의 의미는 팔을 몸 앞으로 가져오지 못한다는 것으로 포지셔닝을 할 때는 어깨 내밈, 모음, 안쪽 돌림으로 만들어 준다.
3. 조산아에서 나타나는 대표적인 합병증은 신경계통에서 뇌실내출혈, 뇌실주의백질연화증, 호흡기계통에서 호흡곤란증후군, 기관지폐이형성증, 소화계통에서 위식도역류증, 시각과 청각계통에서 각기 조산아망막증과 청각손상 등이 주요한 문제점이다.
4. 조산아로 태어난 아기의 많은 수가 뇌성마비, 발달성협응장애 등의 운동장애를 갖게 될 위험이 크며 운동발달영역 이외에도 인지, 정서, 언어발달에 부정적인 영향을 미칠 수 있어 학령기까지 지속적인 관리가 필요하다.
5. 조산아의 중재법으로 신생아집중치료실에서의 케어, 캥커루엄마케어, 포지셔닝 및 핸들링 그리고 부모교육 등이 있다.

연습문제

1. 조산아와 저체중아의 정의를 기술하시오.

2. 신생아집중치료실에서 뇌실 내 출혈의 여부를 확인할 수 있는 가장 신뢰도 있는 검사법은 무엇인가?

3. 조산으로 인해 주로 어떤 타입의 뇌성마비가 발생하는가?

4. 포지셔닝에 대해 기술하시오.

참고문헌

1. 통계청 http://kostat.go.kr/portal/korea/index.action.
2. Aarnoudse-Moens CS, Weisglas-Kuperus N, van Goudoever JB, Oosterlan J. Meta-analysis of neurobehavioral outcomes in very preterm and/or very low birth weight children. Pediatrics. 2009;124:717-728.
3. Allen MC, Cristofalo EA, Kim C. Preterm birth: transition to adulthood. Dev Disabil Res Rev. 2010;16:323-335.
4. Als H, Lawhon G, Duffy FH, McAnulty GB, Gibes-Grossman R,Blickman JG. Individualized developmental care for the very lowbirth-weight preterm infants.Medical and neurofunctional effects.JAMA.1994;272:853-105.
5. Als H, Lester BM, Tronick EZ, Brazelton TB. Manual for the assessment of [reterm infants' theory and behavior (APIB). IN: Fitzgerald H, et al., eds. Theory and research in behavioral pediatrics, Vol I. New York: Pkenub; 1982;65-132.
6. Anderson GC. Current knowledge about skin-to-skin (kangaroo) care for preterm infants.J Perinatol. 1991;11(30:216-226.
7. Brazelton TB, Nugent JK. Neonatal behavioral assessment scale. 3rd ed. London, England; Mac Keith Press; 1995:13-17.
8. Glass P, Avery GB, Subramanian KN, et al. Effect of bright light in the hospital nursery on the incidence of retinopathy of prematurity. N Engl J Med, 1985;313:401-404.
9. Heriza CB, Sweeney J. Pediatric physical therapy. Part 1: Practicescope, scientific foundations, and theory. Infants Young Child.1994;7:20-32.
10. Heriza CB. Motor development: traditional and contemporary theories.In: Lister M, ed. Contemporary Management of Motor Control Problems. Proceedings of the II Step Conference. Alexandria, VA: The Foundation for Physical Therapy; 1991:99-126.
11. Leppert M, Allen MC. Neurodevelopmental consequences of preterm birth: causes, assessment, and management. In: Coleman CC. Feldman E, eds. Developmental-Behavioral Pediatrics. Philadelphia, PA: Saunders Elsvier; 2009:259-268.
12. Long JG, Philip AG, Lucey JF. Noise and hypoxemia in the intensive care nursery. Pediatrics, 1980;65;143-145.
13. Mcmanus BM, Chambliss JH, Rapport MJ. Application of the NICU practice guidelines to treat an infant in a level III NICU.
14. Raz S, Debastos AK, Newman JB, et al. Extreme prematurity and neuropsychological outcome in preschool years. J Int Neuropsychol Soc. 2010;16:169-179.
15. Sansavini A, Guarini A, Caselli MC. Preterm birth: neuropsychological profiles and atypical developmental pathways. Dev Disabil Res Rev. 2011;17:102-113.
16. Spittle AJ, Orton J. Cerebral palsy and developmental coordination disorder in children born preterm. Semin Fetal Neonatal Med2014;19:84-89.
17. Sweeney JK, Heriza CB, Blanchard Y, et al. Neonatal physical therapy. Part II: practice frameworks and evidence-based practice guidelines. Pediatr Phys Ther. 2010;22(1):2-16.
18. Vandenberg KA. Individualized developmental care for high risk newborns in the NICU: a practice guideline. Early Hum Dev. 2007;83:433-442.
19. White RD. The newborn intensive care unit environment of care: how we got here, where we're headed, and why. Semin Perinatol. 2011;35:2-7.

10

뇌성마비

Cerebral palsy

학습목표

1. 뇌성마비는 아동기의 대표적인 운동장애로 그 정의를 3가지 핵심단어를 위주로 이해한다.
2. 뇌성마비의 운동장애와 동반장애의 차이를 구별하고 동반장애는 무엇을 의미하는지 이해한다.
3. 뇌성마비의 타입별 특징을 이해하고, 뇌성마비의 원인으로 주산기(perinatal period)의 조산과 뇌성마비의 연관성을 이해한다.
4. ICF-CY 장애모델로 뇌성마비의 기능장애를 신체계통수준(신체기능 및 구조의 손상), 사람수준(활동제한) 그리고 사회수준(참여제한)에서 포괄적으로 이해한다.
5. 유아기, 취학 전, 학령기 그리고 성인기 뇌성마비 물리치료를 검진, 평가, 치료계획 그리고 중재 등의 일련의 과정으로 이해한다.
6. 뇌성마비아동 CU의 사례를 들어 뇌성마비 물리치료를 이해한다.

핵심단어

- 뇌성마비 Cerebral palsy
- 초기발달중의 뇌 Early developing brain
- 비진행성 뇌병변 Non-progressive brain lesions
- 운동장애 Motor disorder
- 동반장애 Associated disorders
- 조산 Preterm birth
- 출생 이전시기 Prenatal period
- 주산기 Perinatal period
- 출생 이후시기 Postnatal period
- 편마비 Hemiplegia
- 양측마비 Diplegia
- 사지마비 Quadriplegia
- 경직 Spasticity
- 유아기 뇌성마비 Infants with CP
- 취학 전 시기의 뇌성마비 Preschoolers with CP
- 학령기 뇌성마비 School-aged children with CP
- 성인기 뇌성마비 Adulthood CP
- 구축 Contracture
- 경직형뇌성마비 Spastic CP
- 무정위형뇌성마비 Athetoid CP
- 불수의적 움직임 Involuntary movement
- 비대칭성 Asymmetry
- 실조형뇌성마비 Ataxic CP
- 저긴장형뇌성마비 Hypotonic CP
- 운동이상형뇌성마비 Dyskinetic CP
- 대동작기능분류체계 GMFCS
- 대동작기능평가 GMFM
- 과제중심접근법 Task-oriented approaches
- 억제유도치료 Constraint-induced therapy, CIT
- 보툴리눔독소 A형 주사 Botulinum toxin type A injection

1. 뇌성마비의 이해 Understanding of the cerebral palsy

1) 뇌성마비의 정의 및 유병률

뇌성마비(cerebral palsy, CP)는 1843년 영국의 외과의사 William John Little이 경직형양하지마비아를 처음 보고하면서 알려지기 시작한 것으로 처음에는 그 이름도 Little's disease로 불렸다. 이후 뇌성마비란 용어를 쓰게 되었고 정의 또한 발전을 거듭하고 있지만 다음의 3가지 핵심개념은 그대로이다. 뇌성마비는 '뇌의 초기발달시기(early period of brain development)'에 '뇌의 비진행성 병변(non-progressive lesion)'이 발생하여 일생에 걸쳐(life-long) '운동장애(motor disorder)'가 지속되는 것으로 정의된다. 박스 10-1에 뇌성마비의 정의를 구성하는 핵심요소에 대한 개념이 정리되어 있다.

뇌성마비는 그림 10-1A, B, C 그리고 D에서처럼 중추신경계의 비진행성 병변에 따른 뇌의 손상으로 결과적으로 겉질척수로 종말의 운동신경원과 근육의 연결부, 즉 신경근접합부(neuromuscular junction)에서 정상적인 아세틸콜린(acetylcholin)의 전달이 결여 또는 부족해 평생에 걸쳐(life-long) '힘(force)' 생산과 '관절가동범위'가 감소한다. 구조적인 면에서도 근육 크기의 감소와 근 섬유의 직경이 점차 작아져 힘 생산의 기본 단위인 근절(sarcomeres)이 매우 신장된 상태에 놓이게 된다. 또한 세포 외 기질(extracellular matrix)

박스 10-1 뇌성마비의 정의를 구성하는 3가지 핵심요소

1. 뇌의 초기발달

뇌의 초기발달시기란 언제를 말하는 것일까요? 여러 문헌에 따르면 임신에서부터 만 5세까지를 뇌가 한창 발달하는(developing brain) 초기발달시기로 보고 있지만 생후 2년에서 5년까지로 그 견해가 다양하다 뇌의 초기발달시기가 출생 이후에도 지속된다는 점에 근거하여 뇌성마비는 선천성뇌성마비와 후천성뇌성마비로 분류된다.

2. 뇌의 비진행성 병변

뇌의 초기발달시기에 발생한 뇌병변은 진행성이 아닌 비진행성으로 생명에는 지장이 없다.

3. 운동장애

여기서 운동이란 목적 있는 자세와 움직임을 말한다. 그림 10-1에서 설명한 것처럼 얼굴, 팔 · 다리와 몸통을 신경지배하는 중추신경계의 조절이 영구히 감소/소실되므로 근육 · 골격계통의 구조와 기능은 점점 나빠지며 비정상적인(abnormal) 자세와 움직임이 발달한다. 즉, 뇌성마비의 원인이 되는 뇌의 구조적 병변은 달라지지 않는 비진행성이지만 근육 · 골격계통은 계속해서 변화하는 특성을 갖는다.

뇌성마비는 뇌 손상에서 야기되므로 운동장애를 비롯해 다른 영역에서 동반장애가 나타나기 쉽다. 하지만, 정의 상으로 뇌성마비는 순수한 운동장애로 뇌성마비의 진단을 받은 아이라면 누구에게나 100% 운동장애가 나타나지만, 기타 다른 발달영역(언어, 인지, 정서, 시각, 청각, 학습 등)의 장애는 동반될 수도 그렇지 않을 수도 있다.

위의 뇌성마비의 정의에서 선천성 혹은 후천성뇌성마비의 운동발달은 비정상적인 자세와 움직임을 전형적인 특징(prototype)으로 한다는 것을 이해할 수 있을 것이다.

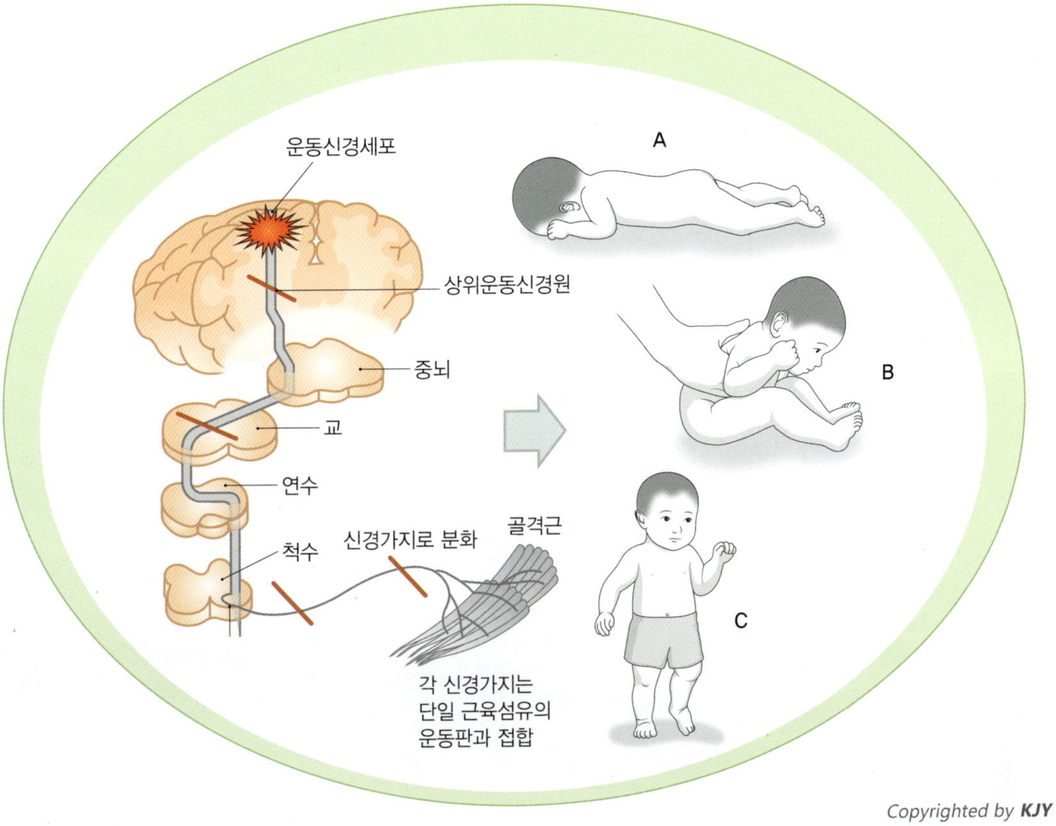

그림 10-1 초기 뇌손상으로 인한 뇌성마비의 비정상적 운동(자세와 움직임) 조절. **A:** 생후 3개월이 되어도 머리를 들 수 없고 팔로 체중을 지탱할 수 없고 다리가 뻣뻣함. **B:** 생후 6개월이 되어 몸통을 잡고 앉혀도 머리를 들지 못하고 몸을 똑바로 펴지 못하고 팔이 뻣뻣하며 손은 주먹을 쥐고 있음. **C:** 생후 18개월의 선 자세에서 왼쪽 팔은 뻣뻣하고 굽힘되어 있고, 왼쪽 다리는 까치발 형태로 선 자세에서 균형이 불안정함

과 결합조직의 구조도 달라진다. 2007년 영국의 Ritu Malaiya 박사의 연구결과에 의하면 편마비 뇌성마비아동의 마비측 장딴지근(gastrocnemius)의 근육량(muscle volume)이 비마비측에 비해 28% 감소되어 있고 같은 연령의 정상아동과 비교했을 때는 약 50%까지 감소되어 있다.

위와 같은 근육 · 골격계통의 손상은 운동발달에 부정적인 영향을 미쳐 아이가 성장함에 따라 그 수준이 더욱 나빠지기 쉽다. 결과적으로 근육의 길이가 비정상적으로 짧아지거나 길어져 '근육의 뻣뻣함(stiffness)-단축(contracture)-뼈의 변형(deformity)-수술-수술 후 물리치료'의 과정을 겪으며 일생에 걸쳐 형태와 기능이 변화(changing)한다. 그러므로 연령에 적합한 활동과 참여에 제한이 따른다.

이에 비해, 그림 10-2A, B, C 그리고 D에서 보는 바와 같이 뇌가 정상적으로 발달하는 정상아동들은 겉질척수로와 근육 간에 정상기전의 작용으로 엎드린 자세에서 목가누기, 앉아서 놀기, 성숙한 보행형태인 발뒤꿈치-발꿈치(heel to toe) 걷기 그리고 또래와 줄넘기하기 같은 활동과 참여의 운동발달이 제대로 이루어진다.

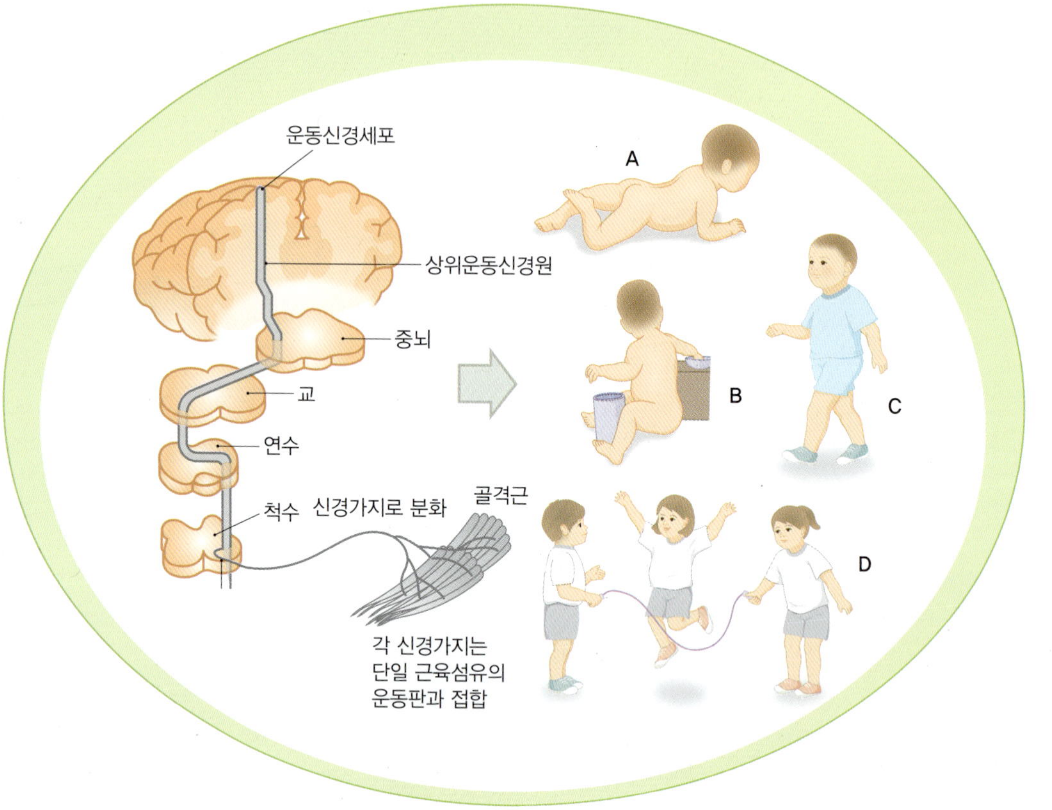

그림 10-2 정상 CNS 아동기의 운동(자세와 움직임) 조절. A: 생후 3개월: 엎드린 자세에서 고개들기. B: 생후 8~11개월: 다양한 앉기자세에서 놀이. C: 생후 11~15개월: 걷기. D: 5세: 줄넘기

뇌성마비 유병률은 외국의 경우 1,000명 출생아 중에서 2~3.5명으로 국가마다 큰 차이는 없다. 최근 미국 질병예방통제센터에서는 8세 아동을 기준으로 3.3명/1,000명의 뇌성마비 유병률을 보고하였다. 1,000명 신생아 기준으로 국내 뇌성마비 유병률에 대한 조사는 2011년 자료가 유일한데, 2004년부터 2008년까지 5세 아동을 기준으로 할 때 2.6명/1,000명이었다. 뇌성마비 의료비 청구 자료를 이용하여 계산한 것으로 2004년부터 2008년까지 뇌성마비 유병률은 증가하였다.

뇌성마비 유병률은 재태기간과 밀접한 연관성을 갖는다. 2008년 Eveline Himpens의 메타분석 결과에 따르면, 재태기간 22~27주 출생아에서 뇌성마비 발생률 14.6%, 28~31주 6.2%, 32~36주 0.7% 그리고 만삭아는 0.1%로 재태기간이 늘어날수록 뇌성마비 발생률은 감소하였다.

2) 뇌성마비의 동반장애

뇌성마비는 운동장애 이외에 여러 가지 의학적 문제가 나타나며, 이를 동반장애(associated disorders)라고 한다. 대다수에서 통증, 인지장애, 의사소통장애, 고관절 탈구, 간질, 행동장애, 수면장애, 시각장애 그리고 청각장애 등 한 가지 이상의 동반장애를 갖는다(표

표 10-1
뇌성마비의 동반장애

동반장애의 유형	발생율(%)
통증	75
인지장애	49
조음장애	38
고관절 탈구	28
간질	35
감각장애	45
행동장애	26
수면장애	23
시각장애	11
청각장애	4

10-1).

정상인과 비교하여 뇌성마비에서 만성통증을 경험하는 경우가 많다. 뇌성마비 타입에 상관없이 요통이 가장 흔히 보고되는 통증이다. 경직형양지마비는 발과 발목의 통증, 운동이상형뇌성마비(dyskinesia)는 목/어깨 통증과 두통이 많다. 만성통증은 알려진 바 대로 뇌성마비아동의 삶의 만족도와 기능적 활동에 부정적으로 작용한다.

뇌성마비의 약 50%에서 인지장애가 동반된다. 경직형사지마비에서 인지손상의 위험이 가장 높고 경직형편마비에서 가장 낮다. 경직형뇌성마비의 약 40%는 인지수준이 정상이다. 조음장애와 실어증을 포함하여 언어장애는 뇌성마비 타입 및 기능적 수준과 매우 밀접하다. 예를 들어, 조음장애는 뇌성마비의 약 38%에서 발생한다. 뇌성마비는 입술, 혀, 성대 그리고 횡격막 등 말을 하는데 필요한 근육들을 제대로 조절하지 못한다. 언어장애는 지적손상(intellectual limitation)과 연관 있다.

간질(epilepsy)은 사지마비에서 가장 많고 심한 인지장애를 동반하는 뇌성마비의 94%에서 나타난다. 감각장애는 경직형편마비에서 가장 흔한 것으로 약 90%에서 심각한 양측성 감각손상이 발생한다. 주로 손으로 물체를 만져서 형태와 속성을 파악하는 입체 지각(stereognosis)과 고유수용감각에 손상이 있다.

뇌성마비의 시각은 생후 첫 3년 동안 균형의 발달에 매우 중요하며 뇌성마비아동 10명 중 1명 꼴로 심한 시각손상이 있고 경직형뇌성마비의 20~60%는 사시(strabismus)가 있다. 사시 이외에도 뇌성마비에서 흔히 동반되는 시각장애로는 약시(amblyopia), 시신경 위축(optic atrophy), 안구진탕증(nystagmus), 시야결손 그리고 굴절이상(근시, 원시, 난시) 등이 있다. 안구진탕증은 실조형 뇌성마비에서 가장 많이 나타난다.

청각장애는 뇌성마비의 약 4%에서 동반된다. 극소저체중아, 핵황달, 신생아수막염, 심한 저산소허혈증 그리고 지적장애 등이 위험요인이다.

3) 뇌성마비의 원인

뇌성마비의 원인은 특정 시기와 연관 있으므로 출생 전(prenatal), 주산기(perinatal) 그리고 출생 후(postnatal) 요인으로 나뉜다(표 10-2). 뇌의 무산소증(anoxia), 출혈 또는 손상을 야기하는 어떠한 상태도 뇌성마비로 이어질 수 있으며 태반 기능부전, 조산 그리고 자궁내성장지연 등도 위험요인에 해당한다.

(1) 출생 전 원인

임신 초기에 태아가 모체 감염증[예: 풍진, 단순포진, 톡소플라즈마증, B형 간염, 매독, 거대세포바이러스(cytomegalovirus)]에 노출되면 뇌의 운동중추가 손상을 입을 수 있다. 태아는 엄마의 태반으로부터 산소와 영양분을 공급받기 때문에 태반이 자궁벽에서 분리될 경우 태아의 성장에 필수적인 산소와 영양분을 섭취할 수 없게 된다. 조산아의 약 50~80%에서 태반 감염이 보고되어 뇌성마비 발생의 위험요인 중 하나로 본다.

Rh인자가 있는 혈액형을 Rh+, Rh인자가 없는 혈액형을 Rh−라 하며 인구 85%가 Rh+형을 가진다. Rh−인 여성이 Rh+의 태아를 임신할 경우 Rh인자 부적합임신으로 핵황달(kernicterus)이 발생할 수 있다.

표 10-2
뇌성마비와 관련 있는 위험요인

출생 전 요인	주산기 요인	출생 후 요인
• 모체감염증	• 질식(Asphyxia)	• 뇌 감염증
• 풍진(Rubella)	• 장시간의 분만	• 수막염
• 단순포진(Herpes simplex)	• 둔위 분만(Breech birth)	• 뇌염
• 톡소플라즈마증(Toxoplasmosis)	• 겸자 분만(Forceps delivery)	• 뇌의 외상
• 거대세포바이러스(Cytomegalovirus)	• 탯줄 탈출(Prolapsed cord)	• 경기
• B형 간염(Hepatitis B)	• 태반 조기박리	• 익사
• 매독(Syphilis)	• 전치태반(placenta previa)	
• 태반감염	• 쌍태아 또는 다태아출산	
• Rh인자 부적합(Rh incompatibility)	• 조산	
• 모체 질환	• 저체중	
• 독혈증(Toxemia)		
• 당뇨(Diabetes)		
• 갑상선질환(Thyroid disease)		
• 뇌의 비정상적 발달		

이 외에도 임신한 여성이 독혈증, 당뇨 그리고 갑상선 기능부전 같은 질환에 이환되면 태아가 신경학적 손상을 입을 확률이 높아진다. 임신 중 당뇨로 인한 엄마의 대사장애는 태아의 성장지연과 조직성숙의 지연을 일으킨다. 독혈증(toxemia)으로 인한 혈압 상승은 엄마에서 태아로 충분한 혈류의 공급을 저해하는 요인으로 작용해 산소 결핍의 위험을 가져올 수 있다.

유전질환과 테라토젠에 노출로 뇌가 비정상적으로 발달해 뇌출혈과 무산소성 병변이 생길 수 있다.

(2) 주산기 원인

태아는 분만 중 무산소증, 장시간에 걸친 분만 그리고 출산 시 머리가 아닌 발이나 엉덩이가 먼저 산도(birth canal)로 들어가는 둔위 분만(breech birth)(그림 10-3) 등으로 질식을 경험할 수 있다. 질식이 뇌성마비의 중요한 원인이기는 하지만 흔한 경우는 아니다. 또한 전치태반(placenta previa)은 태반이 자궁하부 개구부에 부착되어 태반이 자궁내구를 덮고 있는 상태가 된다. 전치태반의 경우 겸자(forcep)로 태아를 견인하여 끄집어 내는 겸자 분만(그림 10-4)의 과정에서 아기가 뇌 손상을 입게 될 위험이 있다. 주산기에 뇌성마비 원인이 되는 가장 큰 위험인자는 무엇보다도 조산과 저체중이다. 재태기간 37주 이전에 태어나 평균체중에 미치지 못하는 경우에는 신경학적 문제가 발생할 수 있는 위험 요인이다. 재태기간에 상관없이 출생 시 체중이 1,500g 미만인 경우도 큰 위험요인으로 작용한다. 그러므로 만삭아일지라도 출생 시 체중이 1,500g 미만이라면 뇌성마비가 될 위험이 있다. 현재 뇌성마비의 가장 큰 원인을 조산으로 보고 있지만 여전히 25~40%에서는 그 원인을 알 수 없다.

스코틀랜드에서 1984년에서 1990년에 걸쳐 이루어진 뇌성마비 발생률에 관한 역학조사에 의하면 쌍둥이 임신에서 단일임신에 비해 뇌성마비 발생률이 4.8배나 높고 이 경우

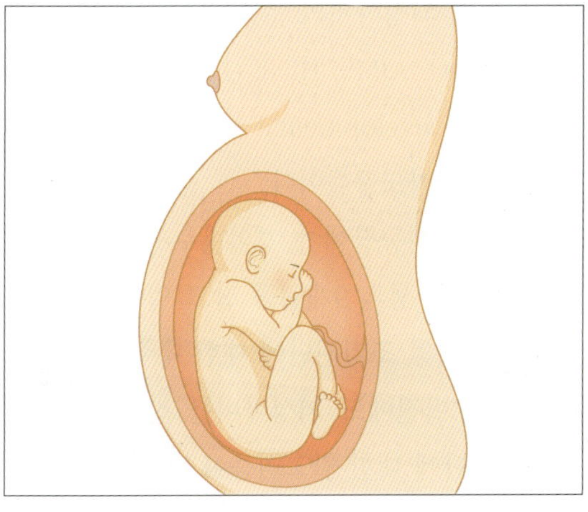

그림 10-3 둔위 분만

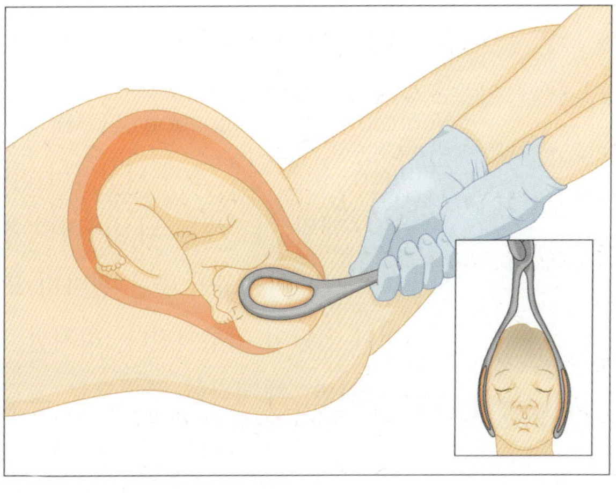

그림 10-4 겸자 분만

사지마비 타입이 많았다.

(3) 출생 후 원인

유아 또는 아장아장 걷는 아기의 뇌에서 출혈, 외상, 감염 또는 저산소증이 발생하면 뇌는 손상을 입을 수 있다. 자동차 사고, 흔들린아이증후군(shaken baby syndrome), 익사 또는 납 중독과도 관련 있다. 수막염과 뇌염은 후천성(acquired) 뇌성마비 원인의 60%를 차지한다.

4) 뇌성마비의 진단

정확한 조기진단에 따른 근거중심 조기중재를 통해 뇌의 가소성과 기능적 활동을 최대로 발달시킬 수 있다. 뇌성마비의 진단은 의학적 병력조사, 뇌 영상기법(neuroimaging technique), 신경학적 임상 검사 그리고 표준화된 운동기능평가 도구를 사용한 검사결과들을 종합적으로 고려하여 이루어진다.

의학적 병력조사에서는 신생아 경기, 신생아집중치료실 입원, 조산, 저체중 그리고 임신 중 엄마의 의학적 문제 여부 등을 확인한다.

뇌 영상기법은 크게 뇌 초음파, CT 그리고 MRI 등이 있다. 뇌병증이 의심되는 만삭 출생아에서 뇌출혈의 여부를 확인하려면 CT검사를 하고 MRI는 출생 1주 후쯤 뇌의 손상패턴과 신경학적 결과를 예측할 목적으로 검사한다.

신경학적 임상 검사에서는 자세와 긴장도, 긴장도 패턴, 심부건반사, 원시반사, 자세조절반응, 발달이정표, 자발적 움직임의 양과 질, 감각/지각수준, 행위수준(의식/정서-사회성) 등이 포함된다.

표준화된 운동기능평가도구에는 뇌성마비아동의 시간의 경과에 따른 운동발달수준을 모니터링하는 GMFM, 독립적 이동성을 5단계로 분류하는 GMFCS 그리고 이동성, 자조활동, 사회적 인지 등 포괄적 발달을 평가하는 PEDI 등이 대표적이다. 또한 예측도(predictability) 및 변별력을 갖춘 신경운동검사도구를 사용하면 뇌성마비의 운동발달을 예측하고 확인할 수 있다. GMA (General Movements Assessment), AIMS, HINE (Hammersmith Infant Neurological Examination), TIMP 그리고 DAYC (Developmental Assessment of Young Children) 등은 생후 초기 뇌성마비 진단에 유용한 평가도구들이다.

생후 6개월 이전에는 뇌성마비의 진단이 어렵고 운동장애가 경미할수록 더욱 그렇다. 보통, 기능적 이동성이 좋은 편마비 또는 양지마비는 생후 9개월쯤 잡고 일어서는 시기가 되어서야 진단이 이루어진다. 하지만, 최근 뇌성마비의 조기진단에 대한 우수한 연구의 결과에 따르면, 체계적인 방법으로 교정연령 5개월 이전에도 뇌성마비를 진단할 수 있다. 2017년 8월 JAMA에 발표한 Novak의 뇌성마비 진단에 대한 알고리즘이 바로 그것이다. 이 알고리즘에 의하면 기본적으로 병력조사, MRI 검사 그리고 HINE 평가를 한다. 운동기능평가는 교정연령 5개월 이전에는 GMA 또는 TIMP를 실시하고 5개월 이후에는 AIMS, MAI, DAYC 또는 NSMDA (Neuro Sensory Motor Development Assessment)를 시행한다.

5) 뇌성마비의 분류 및 자세/움직임 특징

이질적 특성(heterogeneous features)을 특징으로 하는 뇌성마비의 분류는 1956년 미국뇌성마비학회의 침범된 해부학적 신체부위 및 운동장애 형태에 따른 분류, 1998년 유럽 8개국으로 구성된 Surveillance of cerebral palsy in Europe (SCPE)의 역학조사를 위한 유럽의 뇌성마비 분류기준 그리고 2001년 이후 ICF 장애모델의 개념에 따른 기능적 분류 등 장애에 대한 시대적 관점에 따라 발전하였다.

(1) 침범된 해부학적 신체부위 및 근긴장도에 따른 생리학적 분류

초기의 임상적 관점에서의 분류이다. 해부학적으로 침범된 신체부위와 생리적 측면에서 근긴장도에 따른 운동장애의 형태에 관심이 모아졌다.

① 침범된 해부학적 신체부위에 따른 분류

비정상적 자세와 움직임을 나타내는 신체부위에 따른 분류로 편마비, 양측마비 그리고 사지마비로 나뉜다(그림 10-5).

- 편마비(Hemiplegia): 같은 쪽 팔 · 다리, 목 그리고 몸통이 이환된 경우로 흔히 상지가 하지보다 심하게 이환된다.
- 양지마비(Diplegia): 양측 팔 · 다리가 이환된 경우로 다리가 팔보다 심하게 이환

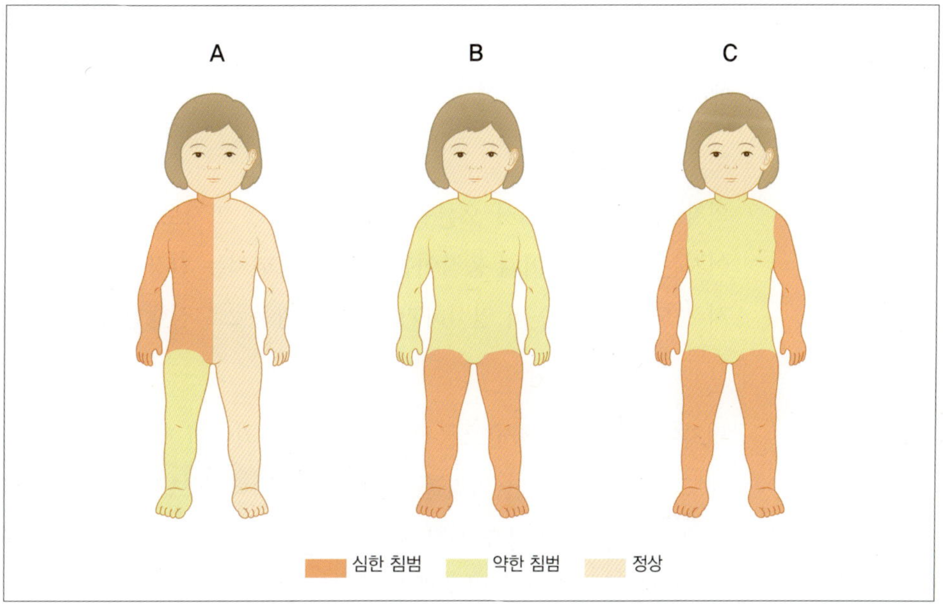

그림 10-5 침범된 신체부위에 따른 뇌성마비의 분류. A: 편마비. B: 양지마비. C: 사지마비

된다.

- 사지마비(Quadriplegia): 몸 전체가 이환된 경우로 팔 · 다리가 몸통보다 심하게 이환된다.

경직형뇌성마비는 침범된 부위가 편마비, 양측마비, 사지마비로 나뉘지만 불수의 운동형, 실조형 그리고 저긴장형은 모두 사지마비에 해당한다.

② 근긴장도에 따른 생리학적 분류

근육긴장도의 질에 따른 신경운동학적 분류로 경직형(spastic), 무정위형(athetotic), 실조형(ataxic), 저긴장형(hypotonic) 그리고 혼합형(mixed) 뇌성마비로 나뉜다.

뇌성마비아동의 근긴장도에 관해 다음과 같이 설명할 수 있다. 긴장도가 병적으로 낮을 경우 저긴장도(hypotonus)라고 하고 해당 근육을 만져보면 탄력을 느끼기 어렵고 관절운동범위가 정상 범위를 지나 과도하게 늘어난다. 팔 · 다리를 움직였을 때 아무런 저항감을 느낄 수 없을 정도이다. 반면, 긴장도가 병적으로 높은 것을 고긴장도(hypertonus)라고 한다. 근육을 만졌을 때 단단한(hard) 느낌이 들고 신장시켰을 때 저항력이 크다. 긴장도가 높은 근육을 천천히 신장시키면 근육이 원래 길이로 늘어날 때까지 일정한 양의 저항이 느껴지지만, 같은 근육이라도 빠르게 신장시키면 원래 길이로 도달하기 전에 저항이 증가하여 더 이상 움직이지 못하게 된다. 근육의 긴장도가 병적으로 낮은 수준에서 높은 수준으로 변화하는 경우(fluctuating)도 있다(그림 10-6).

정상적인 근육긴장도는 자세와 움직임의 조절[시작(initiation)-유지(ongoing)-마침(completion)]을 위한 필수적인 기본조건이다. 중추신경계가 정상인 학생들이 병적인 근육긴장도를 느껴볼 수는 없지만 똑같은 자세나 움직임을 다음의 세 가지 조건에서 취해본다면 이해에 도움이 될 것이다.

■ 활동 1

의자에 앉은 자세에서 오른팔을 들어 머리를 만져보면서 움직임이 얼마나 쉽게 이루어지는지 그리고 이때 움직이는 팔에서 느껴지는 긴장감을 인식해 본다. 눈을 감고 다시 시도해보면, 좀 더 인식하기가 쉽다. 활동 2로 진행한다.

■ 활동 2

의자에 앉은 자세에서 오른쪽 어깨의 힘을 최대한 빼고 늘어진 자세를 만든다. 이 상태 그대로 팔을 들어 머리를 만져보려고 노력해 보자. 팔의 긴장도가 정상으로 높아지지 않으면 팔 들기를 시작(움직임의 시작)하기 조차 어려울 것이다. 팔에서 느껴지는 긴장도를 활동 1과 비교해 본다.

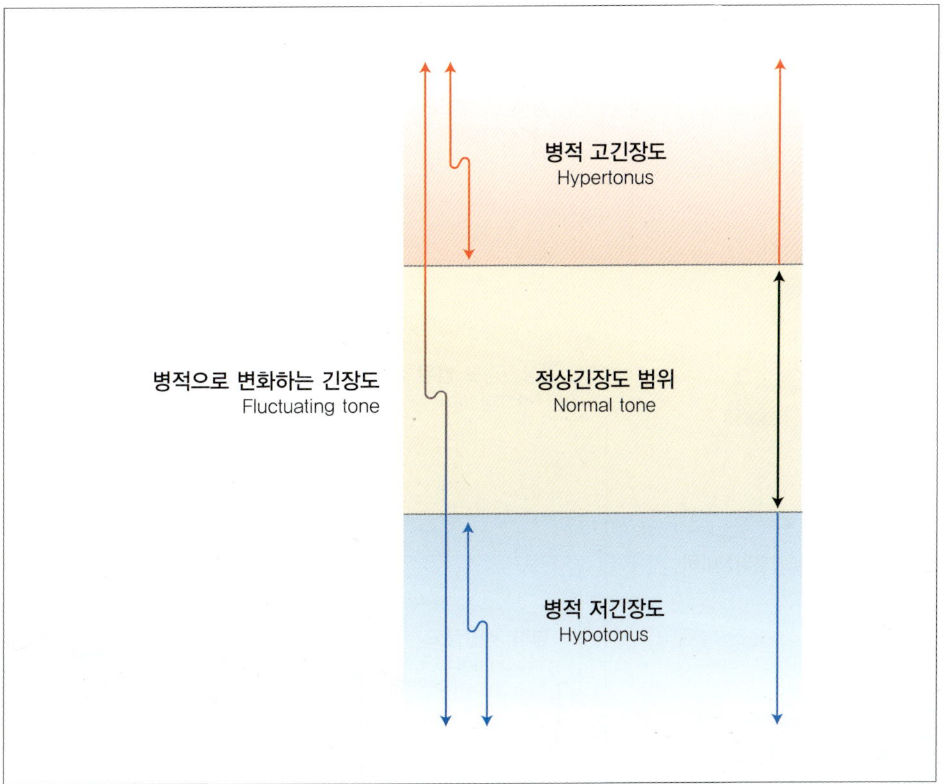

그림 10-6 정상 대 병적 범위의 근육긴장도

■ 활동 3

오른쪽 어깨를 최대한 힘을 주어 안쪽 돌림한 상태를 유지하면서 마찬가지로 머리를 만져보려고 노력해보자. 아무리 보상패턴을 사용하더라도 쉽게 머리를 만질 수 없을 것이다. 이때 움직임의 시작, 유지, 마침의 과정이 얼마나 어려운지 그리고 팔에서 느껴지는 긴장감을 활동 1 및 활동 2와 비교해 본다.

정상 대 병적 범위의 근육긴장도에 따른 경직형, 무정위형, 실조형 그리고 저긴장성뇌성마비의 자세와 움직임은 그림 10-7과 같다.

경직형뇌성마비가 전체 뇌성마비의 약 70~80%, 그 다음으로 무정위형뇌성마비가 10~20%, 실조형뇌성마비가 5~10%를 차지한다. 타입별 특징은 다음과 같다.

a. 경직형뇌성마비

항중력 근육의 근긴장도가 병적으로 높고(그림 10-7) 뇌 겉질과 추체로의 손상과 연관 있다. 침범부위에 따라 편마비(그림 10-8A, B), 양지마비(그림 10-9A, B) 그리고 사지마비(그림 10-10)로 분류한다. 제한된 특정적인 패턴(stereotypical pattern)으로 자세를 취하고 움직이기 때문에 다양성이 거의 없고 머리와 몸통조절, 자세와 움직임 변경, 이동성, 팔 · 다리로 균형유지 및 뻗기 그리고 일상생활활동 등

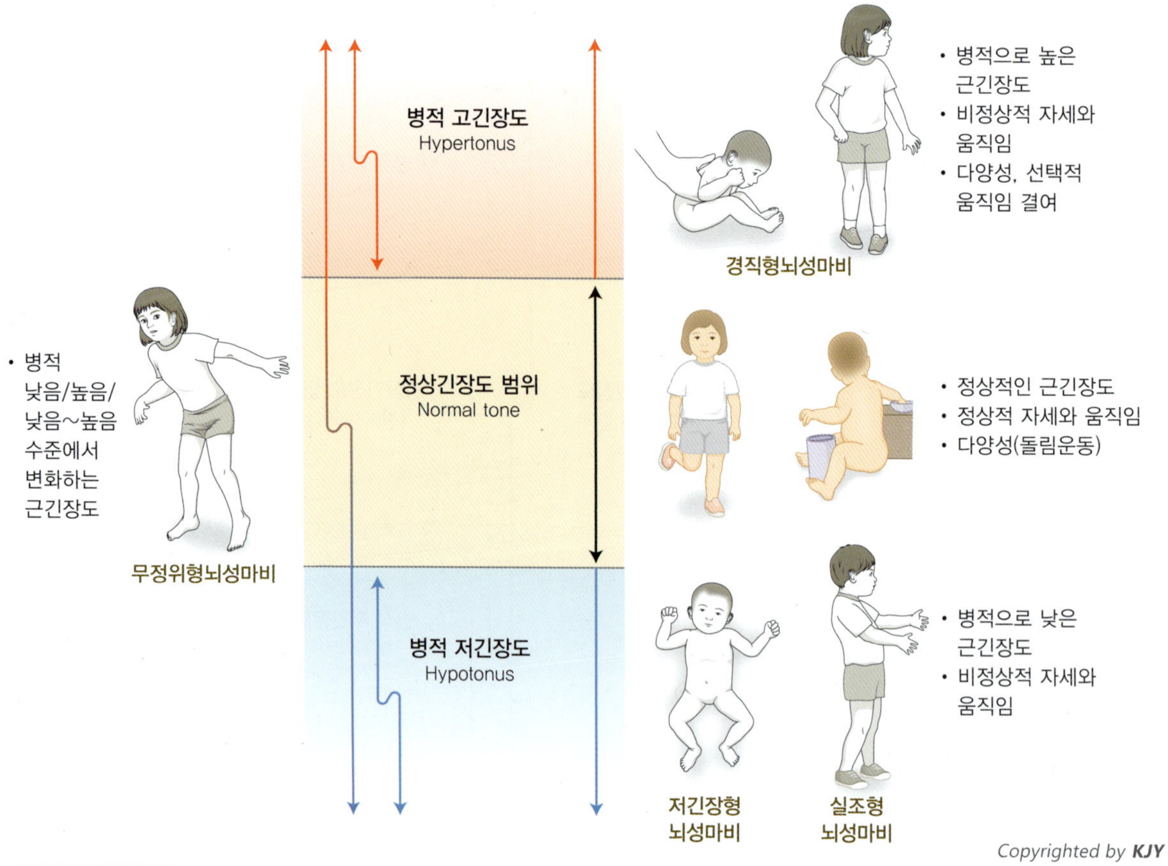

그림 10-7 정상 대 병적 범위의 근육긴장도에 따른 자세와 움직임(여러 타입의 뇌성마비 대 정상아동)

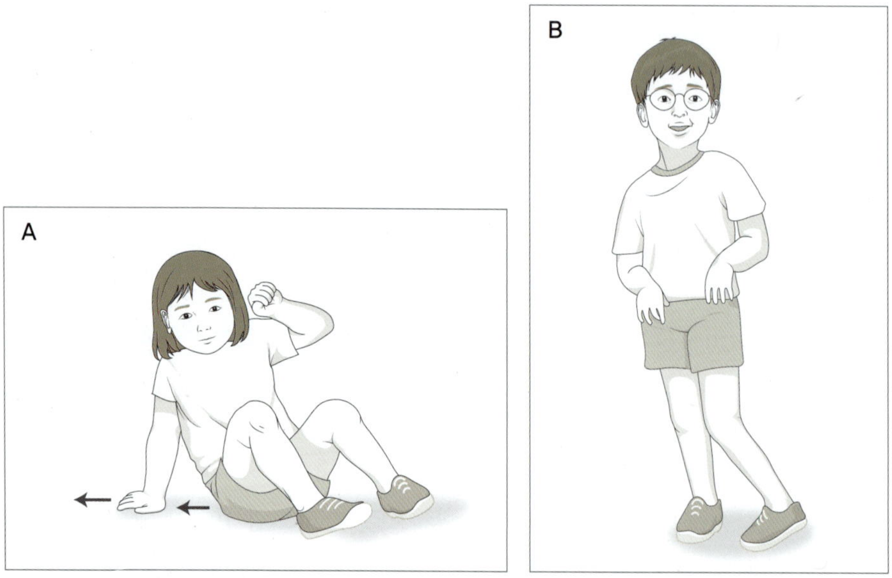

그림 10-8 경직형편마비. **A:** 왼쪽 편마비아동. 바닥에서 이동할 때 네발로기기가 아니라 그림처럼 왼쪽 몸통이 짧아진 자세로 왼쪽 팔 · 다리에서 체중을 지지하지 않고 손과 엉덩이로 체중을 지지/이동을 반복하여 오른쪽 방향으로 엉덩이를 밀면서 이동. **B:** 왼쪽 편마비 아동. 강한 힙 안쪽 돌림과 약간의 굽힘; 왼쪽 골반 거상, 힙/무릎굽힘으로 왼쪽 다리가 기능적으로 짧아짐; 발바닥 굽힘은 짧아진 다리길이를 약간이라도 보상하는 작용으로 볼 수 있음

박스 10-2 경직형뇌성마비의 기능장애

- 근육의 뻣뻣함 증가로 제한된 특정적인 자세와 움직임 패턴
- 느리고 힘이 들어가는 움직임으로 정적 및 동적 균형 감소
- 몸통돌림의 감소로 자세변경이 제한적
- 관절가동범위의 감소
- 척추측만증, 엉덩관절 탈구
- 근육약화에 따른 항중력적 움직임의 제한
- 신체 인식력 감소
- 굽힙근과 폄근의 균형있는 발달 제한

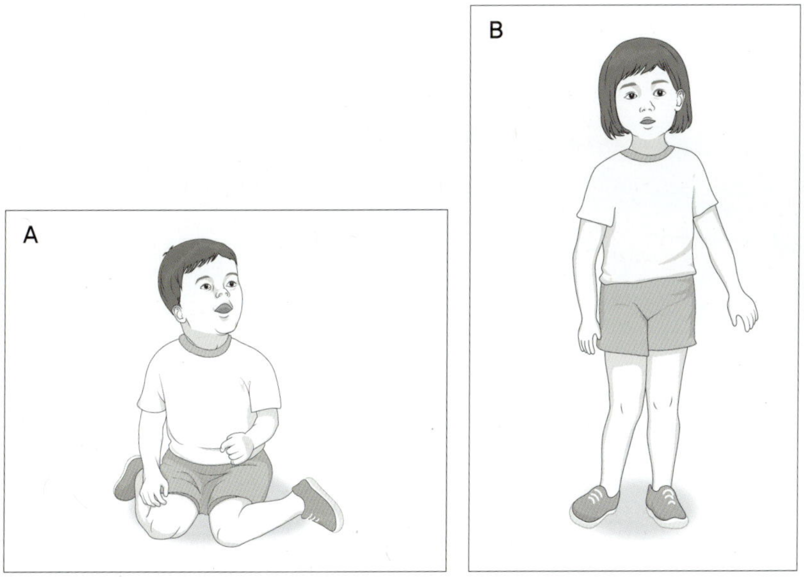

그림 10-9 경직형양지마비. **A:** W 앉기. 가슴 및 허리 굽힘과 함께 목의 과도한 폄; 힙 굽힘, 모음, 안쪽 돌림; 발이 몸 앞쪽에 오는 것 보다 넓은 기저면이 확보되지만 하부몸통과 다리를 움직이지 못해 팔 뻗기의 범위와 눈으로 따라가기가 제한적이며 하지의 변형이 초래될 수 있음. **B:** 독립보행하는 양하지마비아의 비대칭적인 선 자세. 체중을 주로 왼발로 주고 서 있음; 힙 약간 굽힘; 오른쪽 힙 벌림 및 안쪽 돌림; 무릎 약간 굽힘.

에 어려움이 따른다. 경직형뇌성마비의 기능장애는 박스 10-2에 나와 있다.

b. 무정위형뇌성마비

근육의 긴장도가 낮거나 변화가 심하다(그림 10-7). 특히 말하기, 먹기, 팔의 사용 등 깨어있는 상태 그리고 스트레스를 받을 때 심하다. 수면 중에는 근육긴장도의 변화가 나타나지 않는다. 모체-태아 Rh부적합, 고빌리루빈혈증(hyperbilirubinemia), 기저핵 손상 등과 연관 있다. 또한 불수의적움직임(involuntary movement),

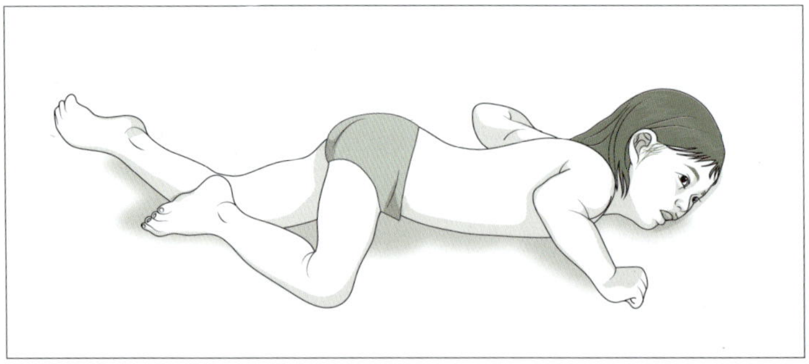

그림 10-10 경직형사지마비. 누운 자세: 턱 당김 없음; 상부-중간 가슴뼈 폄이 매우 부족; 어깨 폄, 안쪽 돌림; 가슴우리 들림 및 날개뼈 들림 및 벌림; 허리뼈 전만;힙 굴곡; 다리 안쪽 돌림, 발 엎침 및 발바닥 굽힘

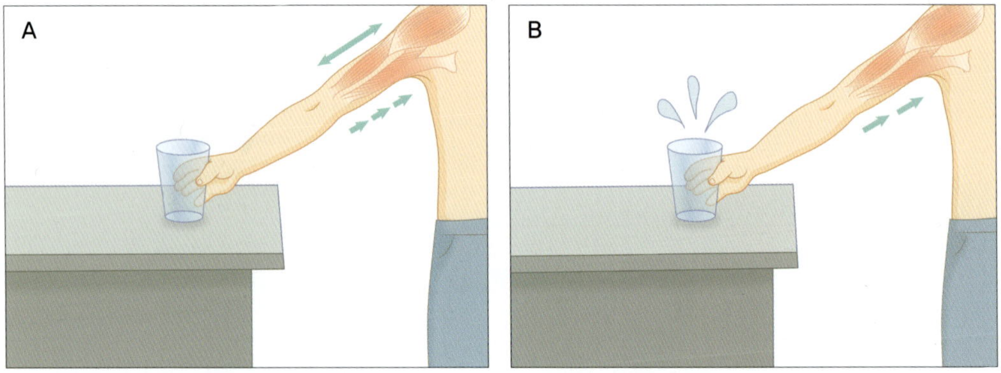

그림 10-11 물컵을 탁자에 놓는 동작. A: 단계적 동작(주동근과 대항근 섬유의 활동성 비율이 끊임없이 변화하여 물을 흘리지 않고 탁자에 놓을 수 있음). B: 단계적 동작의 어려움

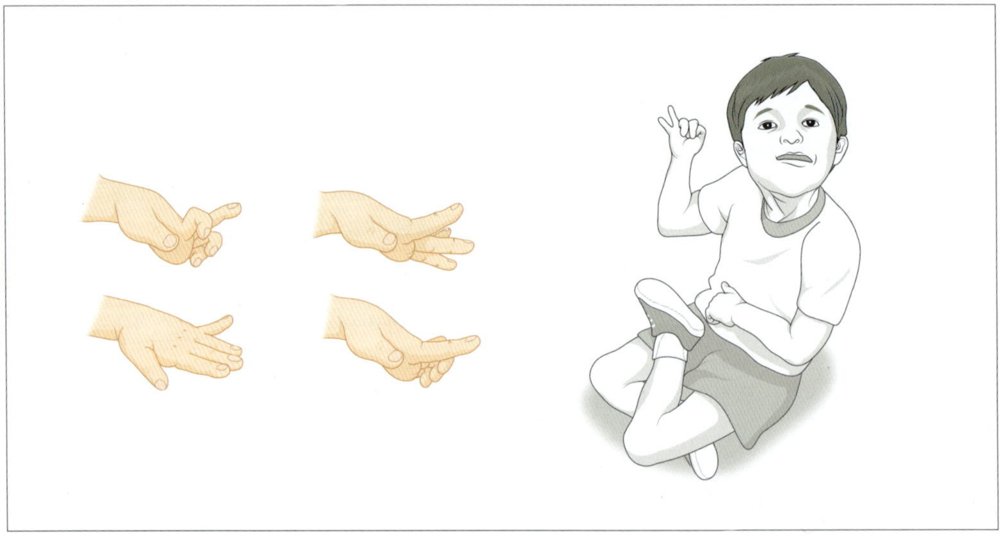

그림 10-12 무정위형뇌성마비. 머리의 비대칭성, 얼굴과 손의 불수의적 움직임을 특징적으로 관찰할 수 있다.

박스 10-3 무정위형뇌성마비의 기능장애

- 근육긴장도가 낮거나 변화함: 자세 불안정성, 균형 및 안전 문제
- 넓은 범위의 비협응적 움직임: 자세변경의 제한, 불안한 움직임
- 신체중심선에서 조절능력 부족: 손 뻗기, 걷기의 제한
- 손으로 지지 능력 부족: 움직임 변경의 제한, 불안한 움직임
- 단계적 움직임 부족: 잡기의 어려움, 자세 변경의 어려움
- 감정의 불안정: 균형 상실과 회복에 관한 판단 부족

심한 비대칭적 자세패턴, 머리조절 불량(poor head control) 등으로 시각고정의 어려움과 근긴장도의 심한 변화로 단계적 동작(grading movement)의 어려움(그림 10-11) 그리고 균형 또는 보호반응의 부족 등이 특징적이다(그림 10-12). 동반장애로는 시각장애, 청각장애, 언어장애 그리고 먹기 장애 등이 흔하다. 무정위형뇌성마비의 기능장애는 박스 10-3에 나와 있다.

c. 실조형뇌성마비

근긴장도가 낮지만 거의 정상에 가깝거나 약간 낮은 수준이다(그림 10-7). 초기에는 "근긴장도 저하 아기증후군(floppy baby syndrome)"으로 잘못 진단되기도 한다. 균형유지를 위해 체중지지 자세에서 기저면을 보다 넓게 유지하려 한다(그림 10-13). 무게중심점이 차차 높아지는 자세에서 기저면이 좁아지면서 운동실조 또는 비협응적 운동조절의 특징이 나타난다. 종종 힙 벌림근 구축이 발달하기도 한다. 소뇌의 비정상적인 발달과 연관성이 크다. 실조형뇌성마비의 기능장애는 박스 10-4에 나와 있다.

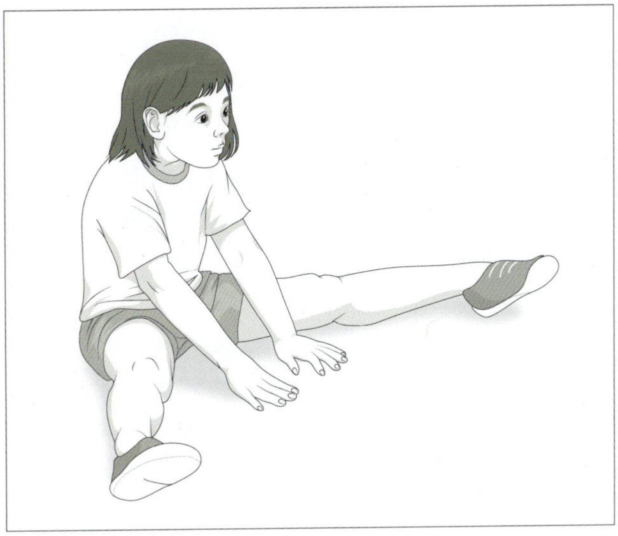

그림 10-13

실조형뇌성마비. 가슴뼈 굽힘, 시선고정, 다리를 최대로 벌린 넓은 기저면, 양손 짚기 등으로 자세 안정성을 유지하고 있다.

박스 10-4 실조형뇌성마비의 기능장애

- 근긴장도는 거의 정상 또는 약간 낮음
- 균형조절의 어려움: 자주 넘어짐
- 움직임 개시의 지연: 앉기와 서기를 시작하기가 어려움(주동근의 힘 발생 감소)
- 기저면이 넓고 불안정한 보행
- 비정상적인 움직임의 타이밍
- 환경탐색과 학습을 위한 눈 사용의 제한: 자세 유지를 위해 위쪽을 보거나 시선 고정; 눈의 움직임이 느림
- 손의 사용이 매우 미성숙함: 주로 자세유지를 위해 손을 짚어 고정하여 지지의 목적으로 사용; 양손 사용 및 잡기의 어려움
- 고유수용감각 감소
- 안뜰계통 작용 감소

d. 저긴장형뇌성마비

근긴장도가 병적으로 낮다(그림 10-7). 무정위형이나 실조형뇌성마비로 진행되기 전에 저긴장증 시기가 나타날 수 있다. 저긴장형뇌성마비는 그림 10-14A, B에서 볼 수 있는 개구리다리 자세가 특징적이다. 저긴장형뇌성마비의 임상적으로 특징적인 기능장애에 대해 박스 10-5에 나와 있다.

위의 경직형, 무정위형, 실조형 그리고 저긴장형뇌성마비의 분류에 해당되지 않는 혼합형(mixed) 뇌성마비는 보통 무정위형과 경직형이 혼합된 형태이지만 다른 타입이 혼합된 양상을 갖는 경우도 있다. 하지만 지금까지 학습한 어떤 타입에도 해당하지 않는 아이를 만나는 일도 빈번하다.

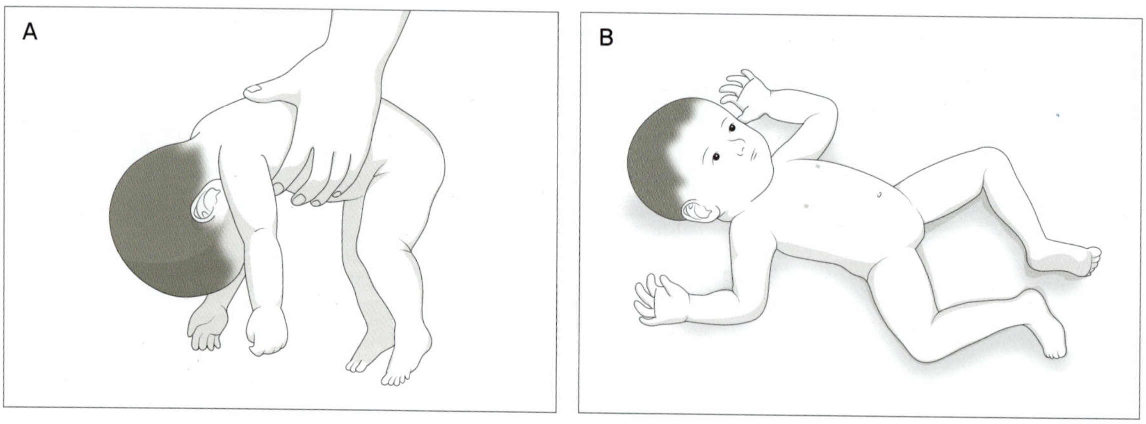

그림 10-14 저긴장형뇌성마비. **A:** 아이를 가슴을 잡고 들면 "U"자 모양으로 늘어지면서(floppy) 거의 또는 전혀 움직임이 없다. **B:** 몸통 근육의 수축이 일어나지 않아 팔 · 다리가 항중력적으로 작용하지 못하고 중력의 방향대로 지면에 붙어있는 형태이다. 다리는 전형적인 개구리다리 자세이다.

박스 10-5 저긴장형뇌성마비의 기능장애

- 근육긴장도가 낮음
- 근육의 동시수축이 부족함
- 동심성 및 원심성 수축 조절의 어려움
- 호흡, 먹기의 문제
- 근력 감소
- 촉각 정보처리능력의 감소

침범된 해부학적 신체부위 및 근긴장도에 따른 운동장애 형태를 기준으로 한 분류에서 사용하는 용어들은 그 명확한 구분에 대한 신뢰도가 부족하다. 예를 들어, 양지마비와 사지마비를 구분하는 팔의 침범 정도에 대한 기준은 무엇인가? 혼합형 뇌성마비로 분류하기 위해 몇 가지의 무정위운동형 및/또는 실조형 특징이 나타나야 하는가? Eva Alberman이 6명의 숙련된 소아치료사들을 대상으로 침범된 해부학적 신체부위에 따른 뇌성마비분류에 대한 검사자간신뢰도를 조사한 결과에서도 일치도가 40~60% 수준에 불과하였다. 신뢰도에 관한 문제를 제외하고라도 침범된 해부학적 신체부위 및 근긴장도에 따른 운동장애 형태에 따른 분류에서는 뇌성마비의 독립적 기능수준을 고려하지 못했다. 마지막으로, 중재에 직접적으로활용할 수 없어 분류체계의 의의에 부합되지 않는다.

③ 유럽의 뇌성마비 분류기준

1960년대와 1970년대는 임상학적 관점에서 침범된 신체부위나 근긴장도에 따른 생리학적 분류가 이루어졌다면 1980년대에는 빠르게 변화하는 신생아케어의 보건지표로 역학적 관점에서 뇌성마비 유병률을 모니터링하는 쪽으로 관심이 집중되었다. 앞에 기술한 대로 유럽 8개국의 13개 센터를 중심으로 뇌성마비 분류에 대한 단일화된 프로토콜 및/또는 낮은 신뢰도 문제로 뇌성마비를 일측성의 경직형(unilateral spastic), 양측성의 경직형(bilateral spastic), 운동이상형(dyskinetic) 그리고 실조형(ataxic)으로 구분하는 '분류 트리(classification tree)'를 개발하였다. 유럽 분류기준에 의한 타입별 특징은 표 10-3과 같다.

④ 기능적 분류

ICF 장애모델의 개념하에서 기능장애는 신체기능 및 구조의 손상, 활동제한 그리고 참여제한 등으로 분류한다. 뇌성마비의 기능적 분류란 뇌성마비의 심한 정도를 활동제한의 관점에서 바라본 것이다. 이 같은 기능적 분류는 이질적 특성(heterogeneous

표 10-3
유럽의 뇌성마비 분류기준

뇌성마비 타입		자세와 움직임의 특징
경직형(Spastic)	• 양측성(양쪽 팔 · 다리 모두 침범: 양지마비, 사지마비) • 일측성(한쪽 팔 · 다리만 침범: 편마비)	• 근육긴장도항진 • 병적반사 – 과도한 신장반사 – 추체로계 사인(바빈스키반사)
운동이상형(Dyskinetic)	• 근긴장이상형(dystonic) • 무도–느린비틀림운동형(choreo–athetotic)	• 불수의적, 조절되지 않은 움직임이 반복적으로 일어남 • 원시반사패턴이 우세하게 나타남 • 근육긴장도가 심하게 변화함(fluctuation)
실조형(Ataxic)		• 순차적 근육 협응의 장애: 움직임 수행 시 힘, 리듬, 정확도 조절이 비정상적

features)을 갖는 뇌성마비아동을 치료하는 전문가들 간의 의사소통을 포함하여 평가, 중재 그리고 모니터링을 수행할 수 있는 체계적인 틀로서의 역할을 한다.

뇌성마비의 기능적 분류 영역은 이동성을 비롯하여 손의 사용, 의사소통 그리고 먹기/마시기까지 각기 대동작기능분류체계, 손기능분류체계, 의사소통기능분류체계 그리고 먹기/마시기기능 분류체계로 평가한다. 그림 10–15에서처럼 기능적 이동성을 포함하여 아이의 전반적 기능에 대한 이해를 돕는데 유용하다.

a. 한국판대동작기능분류체계
(Korean version of Gross Motor Function Classification System, K–GMFCS)

이동성을 기준으로 뇌성마비의 심한 정도를 분류하기 위하여 1997년 Palisano 등에 의해 개발된 것으로 앉기, 네발기기, 걷기와 같은 움직임과 보조도구를 이용한 이동성의 정도에 따라 5단계로 나뉜다. 한국판으로도 개발되었다. 평가연령은 0세~만 18세의 영아에서부터 청소년까지 포함된다. 평가연령을 0~2세, 2~4세, 4~6세, 6~12세 그리고 12~18세 등 6개 그룹으로 나눈다.

제1단계에서 제5단계까지 단계가 높아질수록 기능적 이동능력은 낮아진다. 표 10–4는 단계별로 대표적인 특징을 간략하게 그림과 함께 기술한 것이다.

b. 한국판손기능분류체계
(Korean version of Manual Ability Classification System, K-MACS)

2006년 개발되었으며, 4~18세의 뇌성마비아동이 일상생활에서 사물을 조작(manipulation)하기 위해 손을 어느 정도로 사용할 수 있는지 기술하는 분류체계이다. 사물이란 식사하기, 옷 입기, 그림 그리기, 글씨 쓰기, 놀이 같은 동작을 수행할 때 사용하는 연령에 적합한 물건을 일컫는다. 한국판손기능분류체계의 단계를 결정할 때는 집, 학교, 동네에서 아동이 평소에 손을 사용해서 사물을 조작하는 능력을 가

뇌성마비아동의 기능적 분류체계

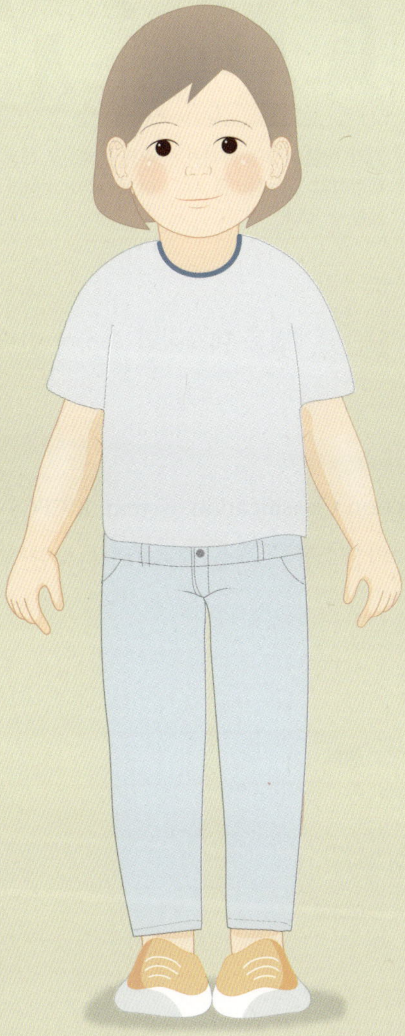

한국판의사소통기능분류체계(K-CFCS)

제1단계	친숙하지 않은 그리고 친숙한 상대와 효과적으로 화자 · 청자
제2단계	친숙하지 않은 그리고/혹은 친숙한 상대와 느리지만 효과적인 속도의 화자 그리고/혹은 청자
제3단계	친숙한 상대와 효과적인 화자 · 청자
제4단계	친숙한 상대와 일관성 없는 화자 및/또는 청자
제5단계	친숙한 상대와도 의사소통이 어려운 화자와 청자

한국판먹기/마시기기능분류체계(K-EDACS)

제1단계	안전하고 효율적으로 먹고 마신다.
제2단계	안전하게 먹고 마시지만, 효율에서 약간의 제한이 있다.
제3단계	안전하게 먹고 마시는데 약간의 제한이 있으며, 효율에서 제한이 있을 수도 있다.
제4단계	안전하게 먹고 마시는데 현저한 제한이 있다.
제5단계	안전하게 먹거나 마실 수 없다. 영양 공급을 위해 튜브 영양법을 고려할 수도 있다.

한국판손기능분류체계(K-MACS)

제1단계	양손 사용에 제한이 없다.
제2단계	양손으로 소동작기술을 수행할 때 제한이 있다.
제3단계	양손 활동이 필요한 과제를 할 때 도움이 필요하다.
제4단계	타인의 도움과 적합한 기구가 필요하다.
제5단계	전적으로 타인의 도움이 필요하다.

한국판대동작기능분류체계(K-GMFCS)

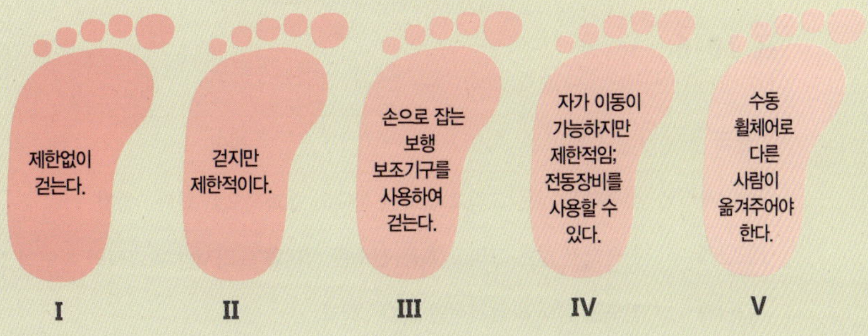

그림 10-15 뇌성마비아동의 기능적 분류(이동성, 손의 사용, 의사소통, 먹기/마시기)

표 10-4
한국판대동작기능분류체계(K-GMFCS)

제1단계	제2단계	제3단계	제4단계	제5단계
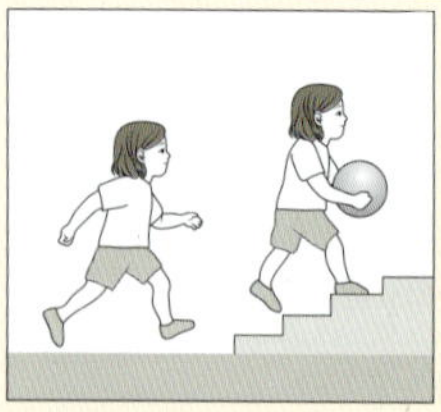	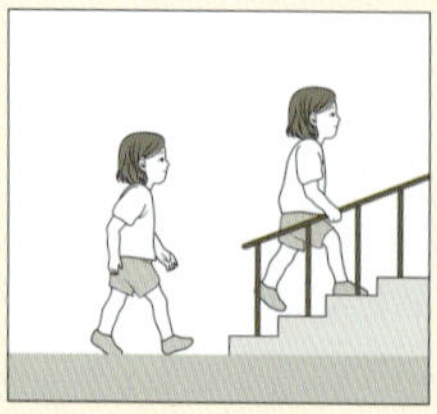	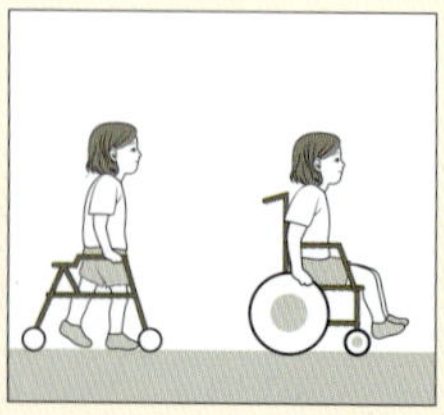	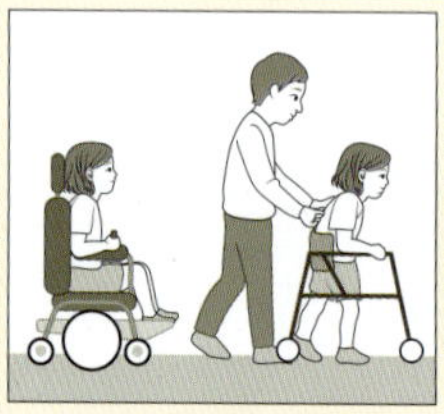	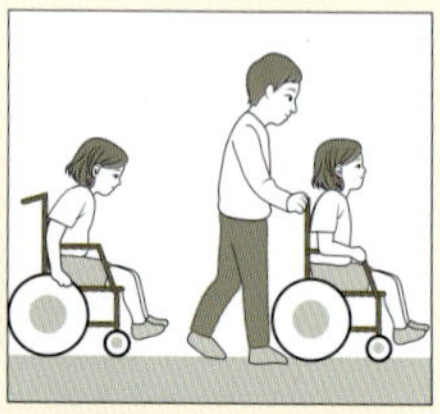
제한없이 걷는다.	걷지만 제한적이다.	손으로 잡는 보행 보조기구를 사용하여 걷는다.	자가 이동이 가능하지만 제한적임; 전동장비를 사용할 수 있다.	수동 휠체어로 다른 사람이 옮겨주어야 한다.

장 잘 말해주는 단계를 선택한다. 표 10-5는 단계별로 대표적인 특징을 간략하게 서술한 것이다.

c. **한국판의사소통기능분류체계**
(Korean version of Communication Function Classification System, K-CFCS)

2011년 개발된 뇌성마비아동의 일상적인 의사소통 능력을 5단계로 분류한 체계이

표 10-5
한국판손기능분류체계(K-MACS)

등급	정의
제1단계	양손 사용에 제한이 없다.
제2단계	양손으로 소동작기술을 수행할 때 제한이 있다.
제3단계	양손 활동이 필요한 과제를 할 때 도움이 필요하다.
제4단계	타인의 도움과 적합한 기구가 필요하다.
제5단계	전적으로 타인의 도움이 필요하다.

표 10-6
한국판의사소통기능분류체계(K-CFCS)

등급	정의
제1단계	친숙하지 않은 그리고 친숙한 상대와 효과적으로 화자 · 청자
제2단계	친숙하지 않은 그리고/혹은 친숙한 상대와 느리지만 효과적인 속도의 화자 그리고/혹은 청자
제3단계	친숙한 상대와 효과적인 화자 · 청자
제4단계	친숙한 상대와 일관성 없는 화자 및/또는 청자
제5단계	친숙한 상대와도 의사소통이 어려운 화자와 청자

표 10-7
한국판먹기/마시기기능분류체계(K-EDACS)

등급	정의
제1단계	안전하고 효율적으로 먹고 마신다.
제2단계	안전하게 먹고 마시지만, 효율에서 약간의 제한이 있다.
제3단계	안전하게 먹고 마시는데 약간의 제한이 있으며, 효율에서 제한이 있을 수도 있다.
제4단계	안전하게 먹고 마시는데 현저한 제한이 있다.
제5단계	안전하게 먹거나 마실 수 없다. 영양 공급을 위해 튜브 영양법을 고려할 수도 있다.

다. 표 10-6은 단계별로 대표적인 특징을 간략하게 서술한 것이다.

d. **한국판먹기/마시기기능분류체계**
(Korean version of Eating and drinking ability classification system, K-EDACS)
뇌성마비 아동이 일상생활에서 먹고 마시는 능력을 5단계로 분류한 체계이다. 한국판먹기/마시기기능분류체계도 빨기, 베어 물기, 씹기, 삼키기, 음식 혹은 유동식을 입안에 머금고 있기 등과 같은 기능적 활동에 초점을 두고 있다. 표 10-7은 단계별로 대표적인 특징을 간략하게 서술한 것이다.

2. ICF-CY 장애모델과 뇌성마비 ICF-CY disablement model and cerebral palsy

ICF-CY 장애모델로 뇌성마비의 기능장애를 신체계통, 사람수준 그리고 사회수준에서 상황요인까지 고려하여 포괄적으로 이해할 수 있으므로 ICF-CY 장애모델은 뇌성마비치료의 임상의사결정에 있어 체계적인 틀을 제공한다. 그 다음으로는 ICF-CY 장애모델의 각 영역을 구성하는 요소들 간에 그리고 영역 간에 상호작용을 고려해야 한다. 뇌성마비라는 건강상태에 대해 다음에 설명하는 세 가지 기능수준에서 아이를 포괄적으로 이해해야 시기별 검진, 평가, 진단, 예후 및 치료계획, 중재, 결과평가의 일련의 소아치료 과정을 효과적, 효율적으로 수행할 수 있다.

① 신체기능 및 구조

신체계통의 생리학적 기능과 해부학적 구조 상의 문제로 손상이 발생한다. 손상은 일차적 손상(primary impairment)과 이차적 손상(secondary impairment)으로 나뉜다. 일차적 손상은 병태생리 과정의 직접적 결과로 경직, 균형 및 자세조절, 선별적 운동조절 그리고 감각처리과정에 문제가 생기는 것이다. 이차적 손상은 뇌의 직접적인 병리에 의한 것이 아니라 시간의 경과나 환경요인에 영향을 받기 때문에 어느 정도 예방이 가능하다. 구축 또는 골격계통의 부정렬(malalignment), 몸통 및 팔 · 다리의 관절범위 제한, 근력 감소 그리고 지구력 감소 등이 뇌성마비아동에서 흔한 이차적 손상의 예이다. 통증, 심폐계통의 기능(심박수, 호흡수), 피부 상태 등의 이차적 손상도 있을 수 있다.

장애의 발달을 최대한 예방하기 위해서는 필수적으로 손상의 기전을 이해하고 있어야 한다. 다음은 소아치료와 가장 밀접한 연관이 있는 손상에 대해 알아본다.

a. 경직

근육긴장도의 조절은 정상 자세를 유지하고 움직임을 촉진하는 데 필수적이다. 근육이 신장되면 신경 · 근육계통의 작용으로 자동적으로 근육의 긴장도가 달라진다. 이런 신장반사의 조절은 움직임의 조절과 균형의 유지에 중요하다. 경직이란 1980년 James W. Lance의 첫 정의대로 근육을 수동적으로 신장시켰을 때 느껴지는 저항감이다. 경직의 발달에는 신경성 기전(neural mechanism)과 비신경성 기전(non-neural mechanism)이 모두 작용한다. 비신경성 기전으로 근육의 뻣뻣함(stiffness)과 점성(viscosity)의 감소는 경직의 발달에 영향을 미친다.

먼저 정상 근육긴장도를 조절하는 복잡한 기전에 대해 알아보자. 그림 10-16을 통해서 뇌성마비의 일차적 손상인 경직은 다양한 신경로의 부정적 작용의 결과라는 것을 쉽게 이해할 수 있을 것이다. 일반적으로, 운동조절의 소실은 대뇌겉질과 뇌줄기에서 척수로 이어지는 운동로(겉질척수로, 그물척수로, 안뜰척수로)의 조절력 상실로 일어난다. 숨뇌 피라미드(medullary pyramids) 또는 척수에서 겉질척수로의 손상만으로는 경직이 발생하지 않는다. 그보다는 겉질척수로와 상호작용하는 신경로가 손상되었을때 경직이 발생하는 것으로 본다. 예를 들어, 그물척수로 손상으로 그 억제작용이 감소한다면 근육긴장도가 높아질 것이다. 겉질의 안뜰척수로의 흥분성 조절이 소실되면 운동신경의 활성화가 감소되어 폄근 긴장도가 감소하므로 굽힌 자세가 될 것이다.

경직에 의한 임상적 양상으로는 간대성경련, 병적반사 그리고 자세와 움직임의 비전형적인 특정 패턴(stereotypes)이 나타난다.

경직의 비신경성기전으로 설명할 수 있는 근육의 뻣뻣함은 근육의 비정상적인 역학적 속성을 말하며 근육의 긴장도가 비정상적으로 높아졌거나 신장력이 감소(hypo-extensibility) 되었을 때 느껴지는 느낌이다. 손으로 힘을 주어 근육을 신장시킬 때 정상 범위만큼 근육의 길이가 늘어나지 않는다면 구축(contracture)이 발달한 것으로 근섬유의 크기/타입/정렬상태/분포, 근육 부피 그리고 근육세포의 뻣뻣함 등 근절(sarcomere)의 속성이 변한 것이다. 구축이 발달한 뇌성마비의 근 섬유의 길이는 정상아동에 비해 약 50% 수준에 불과하다.

근육은 움직이면서 경험하는 활동의 양과 타입에 따라 성장하고 반응한다. 정상아동의 근육은 활동시에 힘이 들어가지 않은 상태에서 정상적인 생리적 부하(loading) 아래 규칙적으로 신장되지만 뇌성마비아동은 움직일때 비정상적으로 힘이 들어가므로 만성적인 근육 불균형, 비정상적인 자세를 취하게 된다. 구축이 발달하기 쉬운 근

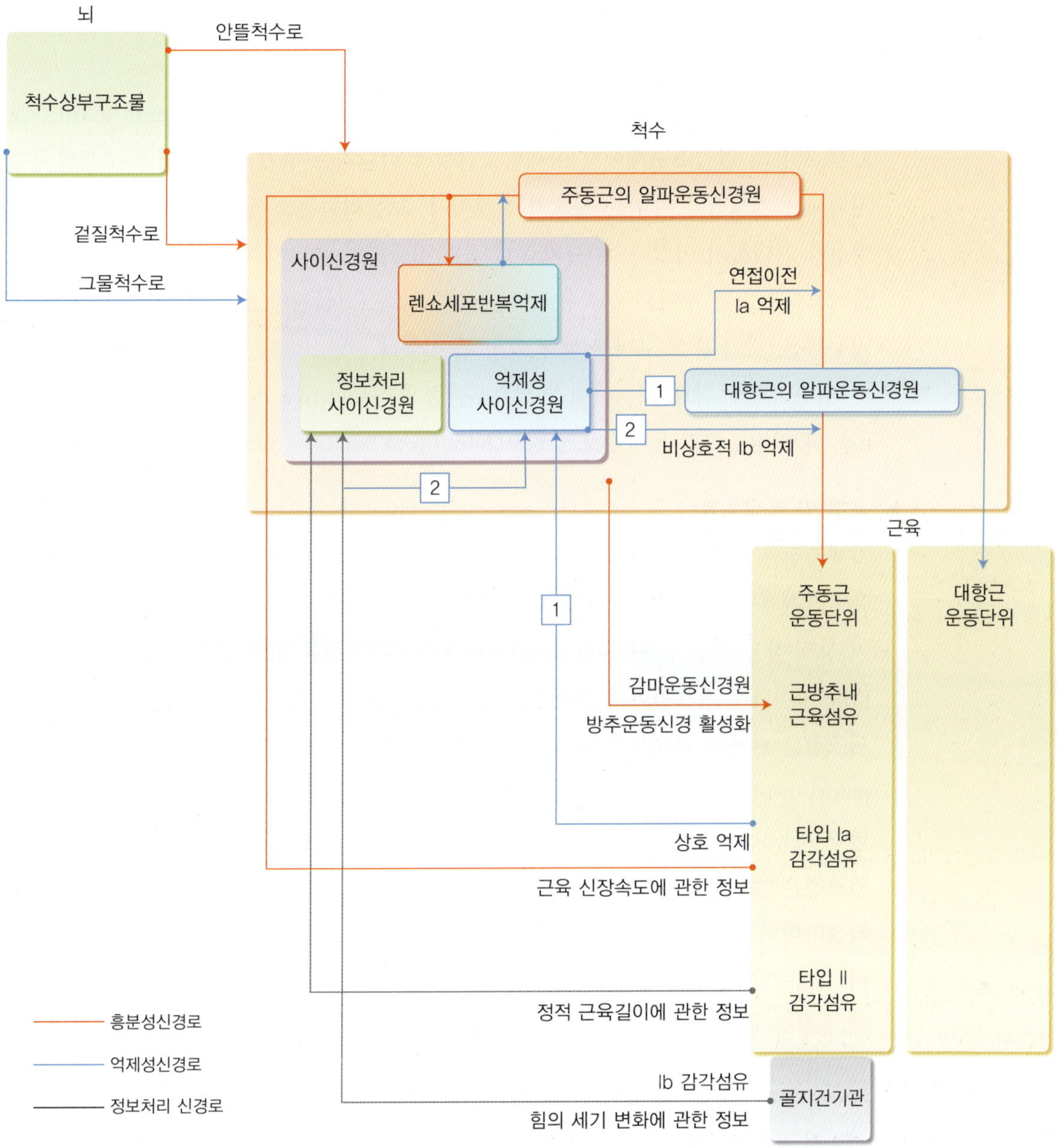

그림 10-16 정상적인 몸통, 팔 · 다리 근긴장도에 영향을 미치는 주요 흥분성(빨간 선), 억제성(파란 선) 그리고 정보처리(검은 선) 신경로: (1) 그리고 (2)로 표시된 신경로는 운동신경원과 연접하기 전에 먼저 사이신경원을 거친다. 그림에는 표시되어 있지 않지만 일부 추체외로계의 신경로들도 정상 근육긴장도의 유지에 기여한다.

육에는 어깨 모음근, 팔꿈치/손목/손가락 굽힘근, 엉덩이 굽힘근과 모음근, 무릎 굽힘근 그리고 발바닥 굽힘근 등이 있다. 경직의 치료는 신경약물치료, 신경근육차단 그리고 신경외과적 치료가 있다. 경구용 신경약물치료에 사용되는 근육이완 약물로는 바클로펜(baclofen), 디아제팜(diazepam), 티자니딘(tizanidine), 단트롤렌(dantrolene) 등이 있다. 이와 같은 약물들은 공통적으로 진정효과(calming effect)라는 부작용이 있어 경직 치료약을 복용하는 아동의 치료스케줄을 계획할 때는 이 점을 고려해서 치료시간을 정한다.

신경근육차단(neuromuscular block)은 보툴리눔독소 A형(botulinum toxin type A)을 사용해 연접소포제에서 아세틸콜린이 분비되지 못하게 차단하여 3~4개월 동안 지속되는 일시적인 마비를 일으키는 것이다. 보툴리눔독소 A형 주사만으로는 기능의 향상을 기대하기 어렵다. 주사치료 후에는 집중적인 물리치료가 이루어져야 한다. 보툴리눔독소 A형 주사의 부작용으로는 근육 약화, 드물지만 알러지 반응, 자율신경계 기능부전, 감기 증상 그리고 항체 형성 등이 있다.

신경외과적 치료에는 선택적 척수후근절제술[selective dorsal(posterior) rhizotomy, SD(P)R], 경막내 바클로펜 펌프(intrathecal baclofen pump) 삽입이 있다.

b. 균형 및 자세조절

자세조절은 기저면 내에서 무게중심의 위치를 조절하는 능력이다. 운동계통(신경 · 근육 · 골격계통), 감각/지각계통(시각, 안뜰, 고유수용감각), 인지계통(주의집중력) 등이 상호 작용하여 자세활동을 조절한다. 뇌성마비아동은 무게중심과 기저면의 변화에 따라 일어나는 자세변화와 이에 따른 미세한 자세근육 활동을 조절하기가 어렵다. 자세조절은 반응성 자세조정(reactive postural adjustments)과 예측성 자세조정(anticipatory postural adjustments)으로 나뉜다. 반응성 자세조정은 외부로부터 예기치 못한 자세동요(postural perturbations)가 일어날 때 균형을 유지하는 것이며 예측성 자세조정은 수의적 움직임이 시작되기 전에 예상되는 내적 동요에 대한 자세반응이다. 뇌성마비의 자세반응은 기능적 수준, 즉 GMFCS 레벨에 따라 다르다. 대체로, 머리에서 꼬리방향으로의 자세 근육의 활성화, 주동근과 대항근의 지나친 동시수축, 특정 과제나 상황에 적합한 근 수축력의 부족 또는 부재 등 비조직화된 특징적인 자세반응을 보인다.

c. 선별적 운동조절

정상적인 움직임은 근육이 조직화된 순서에 따라 활성화되고 유사한 생체역학적 기능을 하는 근육들의 협력적 동시수축과 함께 팔 · 다리의 자유로운 움직임이 일어나는 것을 말한다. 이때 대항근의 동시수축은 제한적인 편이다. 반면, 뇌성마비아동은 근활동의 선택적 조절 능력이 부족하다. 선별적 운동조절의 손상이란 수의적 자세의 요구에 대한 반응으로 근육들을 선별적으로 활성화시키는 능력에 문제가 있다는 것이다. 엉덩이, 무릎, 발목관절을 각 분절에 대해 독립적으로 움직이지 못해 기능적 움직임을 시도하면 여러 분절이 동시에 굽힘 및 폄 패턴(mass movement patterns)으로 움직인다.

선별적 움직임의 조절능력의 손상은 운동기능 장애의 주요한 요인이다. 예를 들어,

보행 주기 중에서 발뒤꿈치 닿기(initial contact)와 말기 유각기(terminal swing) 시에 발바닥 굽힘근이 무릎 폄근과 함께 작용하면 발뒤꿈치가 아닌 발 앞부분이 먼저 지면에 닿게 된다. 또한 중간 입각기(mid stance)에서 발바닥 굽힘근이 엉덩이 및 무릎 폄근과 함께 수축하면 까치발보행이 되고 입각기 때 무릎이 과다 폄 된다. 선별적 운동조절능력은 중재 전 · 후의 효과를 입증할 수 있는 중요한 예측인자(predictor)이다.

d. 감각처리과정

뇌성마비는 감각처리과정에 손상이 동반되기도 한다. 뇌성마비의 약 45%에서 발생하는 감각손상의 가장 중요한 요인은 백질(white matter)의 손상 때문이다. 감각정보는 입력(registration), 조절(modulation) 그리고 내적 조직화(internal organization) 등의 처리과정을 거쳐 과제수행으로 연결된다. 입력과정이란 중추신경계에서 감각자극을 인식(perception)하는 것이고 조절과정은 뇌에서 흥분과 억제의 균형이 이루어지도록 조정하는 것이다. 감각정보가 제대로 통합되어야 일상의 운동과제를 기능적으로 수행하고 환경의 요구에 대처할 수 있다.

② 활동 및 참여

대운동기술과 이동성 조절에 관한 뇌성마비아동의 ICF-CY 활동영역에는 머리조절, 몸통조절, 뒤집기, 걷기, 뛰기, 계단 오르기/내려가기, 앉기, 서기, 네발기기, 손 뻗기, 자세 변경, 공차기, 점프, 보조장비(워커, 휠체어)를 이용한 이동, 먹기, 집안일 하기, 화장실 사용, 집 밖에서의 이동, 놀이활동, 마시기, 손으로 짐 들기/옮기기 등이 포함된다. 익숙한 환경(집, 학교, 살고 있는 동네)에 참여를 높이기 위해서는 이와 같은 활동능력이 밀접한 영향을 미친다. 참여란 사회적 수준에서의 기능으로 참여를 통해 사회적 역할을 수행함으로써 기술의 학습, 사회참여기술의 발달 그리고 삶의 만족도가 높아진다. 활동 및 참여수준의 예측인자로는 GMFCS 레벨, 손의 기능 그리고 인지 등이 중요한 고려사항이다.

3. 뇌성마비의 물리치료

아동의 연령은 물리치료의 수행과정에 영향을 미치는 몹시 중요한 요인이다. 유아기, 취학 전, 학령기 그리고 성인기로 분류하여 시기별 소아치료의 중요한 점에 대해 알아보자.

1) 유아기

이 시기는 뇌의 가소성(plasticity)이 극대화 될 수 있는 시기로 조기진단과 조기치료가 단 하루라도 빨리 시작되어야 하는 때이다. 또한 뇌성마비 자녀를 둔 부모의 입장에서는 자녀의 앞으로의 운동발달에 대한 염려와 불안이 큰 시기이다. 검진-평가-진단-예후 및 치료계획-중재-재평가의 소아치료과정에서 아동의 기질, 행동조절양상 그리고 치료사의 핸들링에 대한 반응 등을 고려한다.

① 검사, 평가

- 부모 또는 양육자와 병력청취
  - 발달이력
  - 과거의 치료이력, 의학 및 수술적 처치 이력
  - 가족의 치료목표, 염려하는 부분, 우선시 고려하는 사항
- 관찰
  - 유아와 환경과의 상호작용
  - 유아와 부모(가족) 간에 상호작용
- 경직, 균형, 자세조절, 선별적 수의적 운동조절, 감각처리과정
- 자세정렬, 몸통 및 팔 · 다리의 관절가동범위(유연성 포함) 구축
- 근력, 지구력
- 통증, 심박수, 호흡수, 피부상태
- 자세와 움직임의 요소
  - 신체분절 간의 정렬상태
  - 자세 및 동작에서 체중지지 부위의 적절성
  - 체중이동
  - 항중력자세 및 움직임
  - 여러자세를 취하고, 유지하고, 다른 자세로 변경하는 능력
  - 힘을 들이지 않고 단계적, 분리된, 다양한 움직임의 수행 능력
- 반사와 자세반응의 영향
- 보조도구를 사용할 경우 좌석상태, 먹기 또는 호흡문제
- 성장: 머리둘레, 체중, 키
- 활동제한 및 참여제한
  - 이동성
  - 기능적 대운동기술
  - 자조활동
  - 놀이

- 기타: 영양상태, 먹기, 경기, 시각, 청각, 대소변기능

② 치료계획 및 중재

유아는 움직임을 통해 운동발달은 물론 언어, 인지, 정서–사회성이 발달한다. 뇌성마비 유아에서, 신체계통의 손상기전과 정도는 현재 및 앞으로의 모든 발달영역에 영향을 끼쳐 대운동기술의 발달과 관련된 활동제한과 부모 및 환경과 상호작용하는 능력에서 어려움이 따른다.

유아기 뇌성마비의 물리치료는 타인과의 상호작용, 놀이기술 그리고 환경탐색 등 잠재적 능력을 최대한 개발시킬 목적으로 부모교육, 유아–부모(양육자) 교감형성 그리고 감각운동 경험과 기술의 촉진에 중점을 둔다. 또한 유아기때는 중추신경계의 가소성 원칙에 근거하여 아이마다 고유한 최대의 정상적인 움직임 패턴을 획득할 수 있도록 돕는 것도 중요하다. 중재방법으로는 놀이에 기반한 활동 또는 기능 중심의 접근이 이동성, 지구력 그리고 운동발달과 관련된 치료목표를 달성하는데 유용하다.

a. 부모교육

뇌성마비 치료에서 아동의 연령에 관계없이 가장 중요한 부분이 부모교육이다. 이 시기의 뇌성마비 자녀를 둔 부모는 예후에 대해 막연한 불안감과 함께 한편으로는 낙관적인 관점을 갖기 쉬우므로 이때야말로 치료사와 함께 실현 가능하고 측정가능한 치료 목표를 세워야 한다.

유아기에도, 신체계통의 일차적 손상이 이차적 손상으로 이미 발달하기 시작한다. 아이의 비정상적인 자세와 움직임으로 핸들링하기가 쉽지 않을 것이므로 무엇보다 부모입장에서 손쉬운 핸들링과 케어 방법을 교육시켜야 하고 이렇게 함으로써 불필요한 이차적 손상의 발달과 활동제한을 늦추거나 방지할 수 있다. 대칭성 촉진, 비정상적 자세와 움직임 제한, 자세안정성과 기능적 운동능력 향상을 촉진하는 포지셔닝 그리고 아이를 안는 방법 등에 대해 알기 쉽게 교육한다. 이에 대한 내용은 제7장 '운동기능 향상을 위한 소아치료중재'를 참조한다.

b. 감각운동 경험 및 운동기술의 발달 촉진

아이에게 필요한 다양한 감각운동의 경험과 기술을 촉진하여 활동과 참여로 이어지게 한다. 팔 뻗기, 뒤집기, 앉기, 네발기기, 자세이동, 서기 그리고 보행 전 기술 등이 발달할 수 있도록 최적의 신체정렬상태를 갖춘 상태에서 자세 안정성을 바탕으로 아이마다 고유의 자연스런 이동성이 발달할 수 있도록 치료의 초점을 맞춘다. 이러한 운동기술의 획득을 통해 대칭성, 공간 인식, 신체 인식 그리고 놀이, 사회 작용, 환경 탐색을 촉진하는 이동성의 발달이 촉진된다. 대운동기술 또는 대운동기술로 이루어진 활동 속에 3개의 운동면(시상면, 이마면, 수평면)이 참여하는 움직임, 선별적 신체분절

조절, 체중이동, 체중지지 그리고 선택적 한 손 또는 양손 움직임을 통합시킨다. 이와 같은 움직임의 요소들을 적절한 신체정렬상태를 갖춘 상태에서 경험한다면 정상 움직임 패턴과 활동에 대한 감각피드백을 받을 수 있다. 아이의 능동적인 참여와 재미(fun)라는 측면을 고려하여 직접적인 핸들링이 필요할 때도 있겠지만 아이가 자발적으로 움직임을 시작하거나(active, self-initiated), 환경(장난감, 주변 정보, 치료도구 등)에 반응하기 시작하면 차차 아이에게서 손을 떼고 아이 스스로 움직임을 계획, 실행할 수 있는 기회를 준다.

부모교육에서 이와 같은 치료적 핸들링을 일과로 인식하고 수행할 수 있도록 케어에 대한 부담을 최대한 줄여주어야 한다. 부모교육의 방법으로는 3개의 운동면에서 일어나는 움직임, 정상운동발달순서의 설명 그리고 실제로 아이에게 필요한 치료 시연해보기 등이 효과적이다. 이에 대한 간결한 글, 그림, 영상촬영 등을 활용해 필요할 때 참고할 수 있게 하고 횟수와 시간을 고려한 홈 프로그램도 제공한다. 신생아 시기에서 생후 12개월에 걸쳐 관찰되는 뇌성마비의 징후들은 박스 10-6에서 보는바와 같다.

박스 10-6 생후 1년의 뇌성마비의 징후

신생아 시기
- 빨기 또는 삼키기의 어려움 또는 못함
- 서맥 또는 무호흡
- 근육긴장도의 감소
- 경기
- 원시반사(모로반사, 걷기반사) 유발의 어려움

3개월
- 먹기가 어려움, 혀를 내밀고 있음
- 근육긴장도의 감소
- 심부건반사 항진
- 원시반사의 지속
- 한 손 또는 두 손 모두 주먹을 쥐고 있음
- 폄근의 긴장도의 영향으로 바로 누운 자세보다 엎드린 자세에서 머리를 잘 들지만, 누운 자세에서는 머리를 신체중심선에 유지하기가 어려움
- 사시

6개월
- 운동발달이정표 발달의 지연 또는 비정상정인 운동 패턴(예: 분절적 뒤집기 대신에 통나무 돌기)
- 한쪽 손만 사용 또는 주먹 쥐기
- 자발적 움직임이 거의 없음
- 손을 신체 중심선으로 모으거나 뻗기를 하지 못 함
- 원시반사의 지속
- 앉기 보다는 몸을 뻗쳐서 서려고 함
- 핸들링 시 뻣뻣한 느낌이 느껴짐
- 옷 입히기가 어려움

9개월
- 운동발달의 지연
- 비정상적인 움직임
  - 네발기기: 손만 사용, 비교대적 팔 · 다리의 움직임, 비대칭성
  - 발차기: 누운 자세에서 비교대적 발차기
  - 팔을 굽힘 자세로만 유지

12개월
- 가위보행
- 발끝보행
- 무정위형 움직임

2) 취학 전 시기

유아기를 지나 취학 전 시기에는 이동성, 인지, 의사소통, 손의 사용, 자조, 사회적 능력의 발달 수준 등에 따라 기능적 독립성이 달라진다. 이 시기의 아동에게 익숙한 환경이라면 아직까지는 부모, 가족 그리고 집 등이 되겠지만 차차 바깥 세상과 상호작용을 시작하는 나이로 부모는 자녀의 장애 정도와 미치는 영향에 대해 걱정이 많아진다. 특히 일반학교 입학 여부, 또래와의 놀이터 활동, 인지와 의사표현의 발달 그리고 앞으로의 생활과 기능적 독립성 등이 주된 관심사가 된다.

① 검사, 평가

활동에 대한 평가가 주요 관심사이겠지만, 참여와 관련해 손상과 활동제한의 상호작용이 참여제한에 미치는 영향을 고려한다. 정기적으로 평가를 실시하고 치료의 결과를 기록함으로써 치료목표의 설정과 중재가 적절했는지 결정한다. 부모(양육자)와 아이의 병력청취, 관찰, 일차적 손상, 이차적 손상 그리고 특별히 다음의 내용에 대해 평가한다.

- 이동성
- 의사소통, 사회적 기능, 수면, 자조성
  - 일상생활수행을 위해 부모 및 보조장비에 대한 의존도와 요구되는 환경 수정의 정도
  - 환경 및 개인요인: 집중력, 협조수준, 평가 장소, 평가에 대한 아동의 반응

② 치료계획 및 중재

이 시기의 물리치료의 목표는 이차손상을 예방하는 쪽으로 중점을 둔다. 근육은 신장력을 유지하기 위하여 정기적으로 최대로 스트레칭하며 근력 유지를 위하여 가급적 자주 적절한 부하를 준다. 뼈에는 압박력(compressive forces)이 가해져야 튼튼한 상태를 유지할 수 있고 심폐계통은 중등도의 강도로 자극을 받아야 지구력을 유지할 수 있다. 기능적으로는 독립적 이동성의 획득에 초점을 맞춘다. GMFCS 단계에 따라 기대되는 이동성의 목표가 다르므로 GMFCS 제4, 5단계의 아이라면 정상발달단계를 기대하기 보다는 특수장비와 아이에게 맞게 수정 제작된 장난감을 이용해서 기능을 수행하는 것을 치료의 목표로 삼는 것이 좋다. 치료는 설정한 목표를 달성할 수 있도록 기능적이고 동기를 유발할 수 있어야 하며 아이가 재미를 느낄 수 있어야 한다.

a. 일차적 손상의 감소와 이차적 손상의 예방

- 근력 향상과 위축 예방
- 경직 관리
- 제한된 관절가동범위: 근육이 길어진 상태에서 능동 움직임이 이루어져야 근육의 길이가 유지된다. 스트레칭과 관절의 움직임이 포함된 활동을 촉진한다.

- 엉덩관절 검사: 아탈구의 조기 예방, 발견 및 중재는 탈구로 진행되는 것을 막아 준다.
- 하지 보조기
- 신체정렬의 중요성
- 체중지지프로그램

b. 활동 촉진

- 운동학습의 촉진: 역동체계이론, 운동조절이론, 운동학습 원칙 및 전략을 바탕으로 활동중심치료(activity-focused approaches)를 한다.
- 운동학습원칙: 움직임의 탐색과 아동 스스로 운동과제를 해결하려는 시도, 변화하는 환경에 적응 그리고 목표와 관련된 기능적 과제의 반복 연습 등을 강조한다.
- 아동이 관심을 유지할 수 있는 즐거운 치료: 예를 들어, 이 시기에 균형훈련을 할 때는 한 발 들고 서 있기 보다는 공 차기가 더 기능적이고 재미있는 방법이다. 독립적으로 선 자세를 유지하기 어려운 GMFCS 제3단계의 아동일지라도 워커를 잡고 선 자세에서 발 앞에 공을 놓아 주면 공을 차는 연습(놀이)을 할 수 있어 즐거운 치료활동이 될 것이다.
- 억제유도치료(Constraint-induced therapy, CIT)

c. 이동성

취학 전 시기의 주요 관심사는 독립적 이동성의 획득이다. 독립보행이 가능한 아이라면 신체정렬을 잘 맞춘 상태에서 체중지지활동, 보행에 필요한 관절의 움직임과 체중이동 조절, 그리고 균형능력 등의 향상을 위한 치료를 실시한다. 워커, 목발, 지팡이 등의 이동보조도구는 GMFCS 단계에 따라 일시적 혹은 영구적으로 사용할 수 있다. 이동보조도구의 사용여부에 상관없이 독립적 보행이 어렵거나 효율적이지 못 할 때 수동 또는 전동휠체어가 이동수단이 된다. 전동휠체어를 선택할 때는 소운동기술, 인지기술, 시각 및 청각 기능, 행동 양상, 환경의 접근성, 휠체어 운반 방법 그리고 재정적 문제 등을 모두 고려해야 한다.

d. 홈 프로그램

근력강화, 근육신장 그리고 운동학습 등의 목표를 달성하려면 치료실에서 이루어지는 운동경험만으로는 부족하다. 가족중심치료의 개념을 이해시키고 아이의 치료에 가족이 능동적으로 참여할 때 일상 속의 치료로 통합될 수 있다는 인식을 갖게 한다. 홈 프로그램이 새로운 양육의 부담이 되지 않도록 가족의 스트레스, 가치, 문화적 다양성 등을 고려한다.

3) 학령기

이 시기의 물리치료의 목표는 학교 활동(수업듣기, 교실이동, 매점 가기, 방과 후 활동, 체육 활동 등)에 참여하고 학습할 기회를 높여주는데 있다. 근거 중심의 평가와 중재를 위하여 절차적 중재는 물론 학생, 가족, 학교 선생님, 다른 영역의 치료사들과 역동적으로 협력해야 한다. 아이도 연령이 높아짐에 따라 의사결정과정에 능동적으로 참여하도록 유도한다.

① 검사, 평가

대부분의 뇌성마비는 초등학교 저학년 시기에 대운동기능이 최대로 발달한다. 그러므로 시간의 경과에 따른 운동발달의 변화를 알아보기 위한 검사의 빈도는 줄어들고 주로 경직 관리, 수술, 보조기의 사용 또는 집중치료 같은 중재 후의 운동기능의 변화를 모니터링할 목적으로 대운동기술을 평가한다. 검사와 평가는 부모(양육자)와 아이의 병력청취, 관찰, 일차적 손상, 이차적 손상 그리고 특별히 활동과 참여에 대한 부분을 강조한다.

- 아이가 실제로 생활하는 환경을 고려한 검사 및 평가: 보행속도, 지구력을 검사할 때 학교의 복잡한 복도에서 이동하는 상황을 고려한다. 정상발달을 하는 7세 아동은 1초에 평균 1m 20cm를 이동한다. 이와 같은 객관적인 기준 값은 치료목표를 수립하는데 도움이 될 것이다.
- 학교생활에 필요한 기능: 학교기능검사(SFA)로 참여와 신체 및 인지/행위과제의 활동을 평가한다.
- 균형 및 자세조절: 아동균형척도, 아동용 뻗기 검사
- 이동성: 30초걷기검사, 6분걷기검사, TUG 그리고 TUDS
- 지구력: 6분걷기검사
- 참여: CAPE/PAC
- 보조도구의 사용 및 영향
- 대동작수행력: GMFM, QualityFM

② 치료계획 및 중재

아동의 연령이 높아짐에 따라 기능적 독립성, 긍정적인 자아개념, 장애에 대한 개인적 대처, 치료 및 교육관련 의사결정에 참여하는 등의 문제를 고려한다. 소아치료서비스는 뇌성마비학생의 독립적 이동성의 향상에 초점을 두고 손상 또는 활동제한을 조절하지만 참여와 활동의 수행력이 높아지도록 주생활 환경에 적응할 수 있는 전략을 중요하게 고려한다.

a. 일차적 손상의 감소와 이차적 손상의 예방

- 점진적 저항훈련: 4~12주, 주 3회, 최대 부하의 80~90% 강도, 반복 및 휴식(근육

휴식과 회복)

- 지구력 훈련: 저강도 고빈도; 탄력밴드, 등속성운동기구, 기능적 움직임 연습
- 힘 생산과 근육 부피 증가를 위한 근력훈련 프로그램
- 전기치료: 경직감소, 근력 및 근육 신장력 증가, 초기 선별적 근육조절 학습 촉진, 보행패턴 향상
- 보툴리눔독소 A형 주사: 경직조절
- 체중지지 및 비스포스포네이트(bisphosphonate) 치료: 뼈 무기질밀도 조절

경직 조절과 포지셔닝 프로그램으로 정형외과적 수술의 시기를 늦추거나 횟수를 줄일 수 있지만 점진적 구축의 발달 또는 뼈의 변형, 보행, 자세, 위생기능을 향상시키고 통증을 예방하기 위하여 수술적 처치가 필요한 경우도 있다.

- 수술: 근육/건 늘림(lengthening) 및 이전술(transfer), 힘줄절제술(tenotomy), 신경절제술(neurectomy), 골절제술(osteotomy), 융합술(fusion)
  - 일회 다분절 수술(single-event multilevel surgery): 대운동기술이 최대로 발달한 시기에 엉덩이, 무릎, 발목을 한꺼번에 수술하는 방법이다. 정형외과적 수술을 한 번 실시할 때 따르는 고정기간, 수술 이전의 기능수준으로 회복하는데 걸리는 시간이 적어도 수개월이라는 점을 고려하여 점진적 퇴행을 막기 위한 목적으로 여러 분절을 한번에 수술한다.
  - 웅크린 보행(crouch gait) 패턴은 성장이 급증하는 사춘기에 갑자기 나빠질 수 있다. 이 패턴은 지나친 발등 굽힘, 무릎 굽힘, 엉덩이 굽힘, 넙다리뼈 전경, 엉덩이 아탈구, 무릎뼈고위증(patella alta), 정강뼈 가쪽 비틀림, 발뒤꿈치뼈 밖굽이(calcaneal valgus) 그리고 무릎 통증 등을 특징으로 한다. 신체의 여러 분절에 정형외과적 수술을 통해 무릎 폄근 기전에 가해지는 스트레스와 무릎 통증을 경감시켜 기능과 독립성의 향상을 기대할 수 있다.
  - 수술 전 물리치료 교육: 물리치료사는 수술 전 교육과 수술 후 물리치료에서 중요한 역할을 한다. 수술 전에는 포지셔닝, 신체 분절 들어 올리기, 이동, 호흡 케어, 먹기, 수면 그리고 통증 조절 등에 대해 미리 교육한다. 수술 후 캐스트, 움직임 제한, 통증 등으로 보호자는 빈번히 아이를 안거나 들어올려야 한다. 이때 필요한 바른 자세와 방법에 대해서도 교육한다.
  - 수술 후 물리치료: 수술 후 올바른 물리치료는 수술의 효과를 최대화시킨다. 특히 수술 후에는 뒤넙다리근의 근력이 크게 감소한다. 물리치료사는 앉은 자세에서 일어서기, 계단 오르기, 이동 같은 기능적 운동과제의 맥락에서 수술로 늘려놓은 근육의 길이를 조절한다. 고정, 체중지지 그리고 움직임 제한 등의 조건에 따라 물리치료방법이 달라지지만 근육 신장과 근력강화라는 큰 틀 안에서 이루

어진다.

- 척추측만증: 경직, 근육의 비정상적 짧아짐, 근육의 불균형, 약화로 척추측만증이 발달하면 포지셔닝과 호흡기능에 좋지 않는 영향을 미친다. 척추측만증의 치료에는 보조기의 적용과 수술적 요법이 있다.

b. 활동과 참여

이 시기에는 새로운 운동기술을 획득하기는 어렵지만 신체 및 인지 장애가 심한 경우라도 운동기술의 향상을 기대할 수는 있다. 최적의 운동기능을 유지하고 불필요한 퇴행을 방지하는 것이 물리치료의 목표이다. 그리고 가족중심서비스의 원칙에 따라 치료목표, 운동과제 그리고 동기부여 등이 연령에 적합한 것이라야 한다. GMFCS 제3, 4 그리고 5단계는 부분체중지지를 통한 트레드밀 훈련(treadmill training with partial-body-weight-support)으로 안전하게 과제지향적 보행훈련을 반복할 수 있으며 아동의 능동적 참여를 이끌어낼 수 있다. 또한, 보행 보조기를 이용한 로봇보조 트레드밀 훈련(robotic-assisted treadmill training)은 치료사의 수고는 줄여주고 보행속도를 높여가면서 보다 먼 거리보행을 연습할 수 있어 신경 재조직에 있어 긍정적인 치료효과를 기대할 수 있다.

학령기 뇌성마비아동은 신체가 성장하고, 사회활동과 교육활동을 위해 보다 먼 거리를 이동할 일이 많아지기 때문에 빈번히 또는 꾸준하게 휠체어를 사용하게 된다. GMFCS 제 2, 3 그리고 4단계의 학령기 아동은 정도의 차이는 있겠지만 독립 보행의 능력이 있더라도 학교나 동네에서 친구들과 어울릴 때 안전, 실용성 또는 참여의 목적으로 일반 또는 전동휠체어를 사용한다.

4) 성인기

성인 뇌성마비도 보통의 성인들과 마찬가지로 개인적, 사회적 삶을 살아가기를 바란다. 이 목표는 자조활동과 이동성의 독립적 수행 정도, 인지수준, 의사소통 기술 그리고 정책과 지원 등의 요인들에 따라 달라진다.

이 시기의 물리치료의 목표는 기능을 유지하는 능력을 최대화시키고 퇴행을 방지하며 최적의 독립적 삶을 영위하도록 하는 데 있다. 아동기를 거쳐 의학적, 치료적, 교육적으로 준비가 잘 된 경우 무난히 성인기로 전환될 것이다. 성인 뇌성마비도 근력, 탄력성, 뼈 밀도의 감소 그리고 기존의 문제들이 노화의 과정을 겪으면서 점점 나빠진다. GMFCS 제3, 4단계의 경우 비효율적인 운동조절로 인해 특히 피로를 많이 호소한다. 또한 연구결과에 따르면 성인 뇌성마비의 67%에서 신체 한 분절 이상에서 통증을 호소하는 것으로 나타났으며 요통과 하지의 통증이 가장 많았다. 보행능력의 감소도 심각한 문제로 성인 뇌성마비의 52%가 경험하는 것으로 알려져 있다. 근력, 심장 · 혈관건강이 나빠지는 것이 이러한 문제

박스 10-7 성인 뇌성마비의 운동 팁

근력과 지구력 강화를 위한 팁

- 근력강화는 운동횟수보다는 저항의 양이 중요하다. 동작을 15회 이상 반복할 수 있게 되면 저항이나 부하를 늘린다.
- 근육은 휴식이 필요하므로 매일 다른 근육군(다리, 어깨)을 훈련한다.

심장혈관 강화를 위한 팁

- 목표심박수는 최대심박수의 40~85%이다.
- 최대심박수를 계산한다. 즉 220에서 나이만큼 숫자를 뺀다. 36살이라면 220−36=184
- 목표심박수를 계산한다. 최대심박수가 184라면 74~157회/분이다. 목표심박수를 차차 높여 나간다.
- 목표구간에서 운동을 하고 있는지 체크한다. 운동하는 동안 10초 동안 심박수를 측정하여 6을 곱하면 된다. 심박수가 너무 낮으면 좀 더 고강도로 운동한다. 너무 높으면 강도를 약간 낮춘다.
- 운동시간이 중요하다. 심장혈관건강의 증진을 위하여 최소 10분 운동을 해야 하지만 1~2분씩 5~10회 반복하고 1~2분 휴식하는 방법도 좋다.

유연성(관절가동범위) 증진

- 근력강화운동을 하는 동안 스트레칭과 유연성운동을 함께 할 수 있다.
- 운동 전후에 스트레칭을 한다.
- 동적 스트레칭을 한다. 관절범위에는 근육의 길이뿐 아니라 근력도 작용한다. 운동을 할 때 전 범위에 걸쳐 근육을 수축시킨다. 손상을 입기 쉬운 동작 끝 범위의 근력이 강화되면 관절을 보호하고 부상의 위험을 낮춰줄 수 있다.

들의 원인이라는 다수의 연구결과를 바탕으로 신체활동을 증진할 수 있는 운동프로그램이 제공되어야 한다.

AACPDM (American Academy of Cerebral Palsy and Developmental Medicine)에서는 근육강화, 심장혈관강화 그리고 유연성(관절가동범위) 증진 등 성인 뇌성마비의 신체건강과 운동을 위한 가이드를 제시하였다(박스 10-7).

4. 뇌성마비의 물리치료 사례 Case of physical therapy in children with cerebral palsy, CU

경직형양하지뇌성마비 사례 CU를 들어 검진, 평가, 진단, 예후 및 치료계획, 중재, 결과평가의 과정에 따라 실제로 물리치료를 수행해 보자.

1) 검진

① 병력청취

CU는 6살 여아, 오빠가 한 명 있다. 재태기간 34주, 1,700g으로 태어났으며 빨기와 서맥(bradycardia)의 문제로 2주간 신생아집중치료실에 입원하였다. 백질연화증, 미숙아망막증 그리고 호흡곤란증후군 등 조산아에서 빈번히 나타나는 합병증은 없었지만 교정 9개월이 되어도 혼자 앉거나 기지 못하고 세웠을 때 다리가 매우 뻣뻣하여 병원을 찾았다. 진단명은 경직형양하지마비로 물리치료를 시작하였다. CU의 가족들은 매우 적극적으로 치료에 참여하였다. 의학적 발달이력으로는 4살 때 경직 감소의 목적으로 척수후근절제술을 받았고, 4살 6개월부터 경기가 시작되어 테그레톨(Tegretol)을 복용하고 있다. 만 5세 6개월 때 하지 정렬상태의 개선을 위하여 안쪽 뒤넙다리근이완술(medial hamstring release)을 받았다.

② 신체계통문진

■ 근육 · 골격계통

- 다리 먼쪽의 심한 근 위축과 근 약화, 몸통 약화가 관찰되며 엄마에 의하면 척수후근절제술 후 심해졌다고 함
- 수술 전 양쪽 엉덩이 및 무릎 굽힘근의 구축이 발달했지만 기능적관절범위는 정상범위
- 자세한 근력과 관절가동범위 검사가 필요함

■ 신경 · 근육계통

- 다리에서 경직과 근육의 뻣뻣함이 관찰됨
- 팔 뻗기, 손 사용 시에 떨림이 나타남
- 선 자세에서 균형을 잡기 어렵고 보조도구 없이는 보행이 어려움; 협응된 움직임 수행의 어려움
- 보행, 운동기능, 자조활동 기능에 대한 자세한 검사가 필요함

■ 심폐계통

- 신체활동이 활발하고 호흡기계통 질환은 없음
- 혈압 100/70 mmHg, 심박수 98(연령을 기준으로 정상)

■ 피부계통

- 부모에 의하면 CU는 양쪽 경첩발목보조기(bilateral hinged AFO)를 신기 때문에 가끔 발적과 가려움을 호소한다고 함
- 현재 검사에서 피부문제는 없음

■ 인지, 언어, 의사소통

- 언어발달과 의사소통 수준은 양호함
- 경미한 인지장애가 있으며 시-지각문제(visual perceptual problems)와 관계 있어 보임

- 정확한 작업치료 평가 필요함

③ 검사와 측정

■ 움직임 패턴

- 상호교대패턴으로 네발기기(reciprocal crawling)
- 무릎으로 선 자세로 1~1.5m 이동
- 움직임을 급하게 시작하는 패턴으로 인해 단계적 움직임의 조절이 어려움
- 쥐기와 가리키기(pointing) 시에 떨림이 나타남
- 선 자세에서 허리뼈 앞굽음증과 어깨를 뒤쪽으로 내미는 패턴으로 체중을 발 앞쪽으로 이동하며, 체중이 발 전체에 실리면 앞굽음증은 감소하지만 하지가 굽힘되며 바닥으로 넘어짐
- 앉은 자세, 무릎으로 선 자세, 또는 잡고 선 자세에서 앞쪽이나 옆쪽으로 넘어질 때 손으로 바닥을 짚어 신체를 보호하는 보호 폄 반응이 나오지만 뒤쪽으로 넘어질 때는 보호 폄 반응이 나타나지 않음
- GMFM-88로 앉기, 네발기기, 서기 그리고 걷기 능력을 평가하여 중재계획에 활용할 것임

■ 근육 수행력

- 상지근력 좋음
- 다리를 뻣뻣하게 폄 또는 모음한 상태에서 몸통을 편 상태로 유지할 수 있음
- 몸통 폄근 3/5, 엉덩이 굽힘근 및 넙다리근 4/5; 엉덩이 폄근, 벌림근 3/5; 무릎 굽힘근 2/5; 발등굽힘근 및 발바닥굽힘근 1~2/5
- 동심성수축은 쉽게 하지만 원심성(eccentric) 수축은 어려워 함. 예를 들어, 선 자세에서 바닥으로 천천히 몸을 낮추지 못 함

■ 관절가동범위

- 뒤넙다리근 타이트니스; 슬와각(popliteal angle) 15°/20°; 엉덩이 벌림근, 안쪽 돌림근, 발바닥 굽힘근은 타이트하지만 수동관절가동범위는 정상범위; 오른쪽 발등굽힘근은 0° 미만, 엉덩이 굽힘 범위는 5°~110°
- 허리뼈, 엉덩이 안쪽 돌림, 무릎 폄에서 과다운동성이 나타남

■ 유산소기능 및 지구력

- CU는 워커보행으로 친구들과 숨가쁨 없이 놀이터 활동을 할 수 있으므로 유산소기능과 지구력에 문제가 없어 보임

■ 보행 및 균형

- CU는 학교, 집, 동네에서 후방워커로 이동함; 네발지팡이 보행을 하면 발을 높이 들기 어려워 자주 넘어지고 많이 피로해 함
- 동네에서 멀리 움직일 때는 혼자서 전동휠체어를 타고 이동
- 바닥에 혼자 앉아 있을 수 있지만 기저면 밖으로 체중을 이동하며 팔을 뻗거나 머리 위로 손을 올리면 균형을 잃음; 주로 W-앉기를 함
- 아동용 기능적 손 뻗기 검사, 일어나 걷기 검사(워커 잡고), 아동균형척도 검사 실시
- 선 자세에서 균형조절이 어려워 지지 없이 스스로 선 자세를 유지하지 못 함

■ 보조기

- 현재 사용하는 발바닥굽힘 멈춤 장치가 달린 경첩발목보조기를 착용하면 보행의 입각기에서 무릎이 과다 폄 되지 않고 가족들도 보조기 관리를 잘 함

■ 반사

- 하지의 근육긴장도 증가; 왼쪽 긴장도가 오른쪽보다 높음
- 왼쪽 엉덩이 모음근, 안쪽 돌림근, 앞넙다리근, 발바닥 굽힘근군: MAS(수정된 애쉬워스척도, Modified Ashworth scale, MAS) 2점
- 오른쪽 엉덩이 모음근, 안쪽 돌림근, 앞넙다리근, 발바닥 굽힘근군: MAS 1점

■ 일상생활활동

- 목욕, 화장실 사용, 먹기 등을 스스로 함
- 옷입기에서 양말과 신발을 신을 때만 약간의 도움이 필요함
- 어린이집에서 워커를 사용하여 스스로 이동함
- 집에서 짧은 거리를 이동할 때는 양쪽으로 네발지팡이를 잡고 이동함
- 소아장애평가(PEDI) 검사 실시

2) 평가, 진단

검사결과를 종합해보면 CU는 보조기와 워커를 사용해 집, 어린이집, 동네에서의 활동에 잘 참여하고 있다. 근육 수행력(근력, 근육긴장도), 움직임 패턴, 무게중심점 이동, 협응력, 기능적 관절범위 등에 손상이 있다. 이러한 손상이 보행, 이동, 앉기와 서기, 소운동 기술 등의 활동제한과 놀이터 놀이 및 친구의 보행 속도에 맞춰 함께 어린이집에 등원하기가 어려운 점 등의 참여제한에 부정적인 영향을 끼친다.

보조도구를 사용해 걷고 독립적으로 앉을 수 있으므로 연령을 고려해 GMFCS 제3단계로 볼 수 있다.

검사 결과를 평가(evaluation)하고 물리치료진단에 도움이 되도록 CU의 운동기능 장애

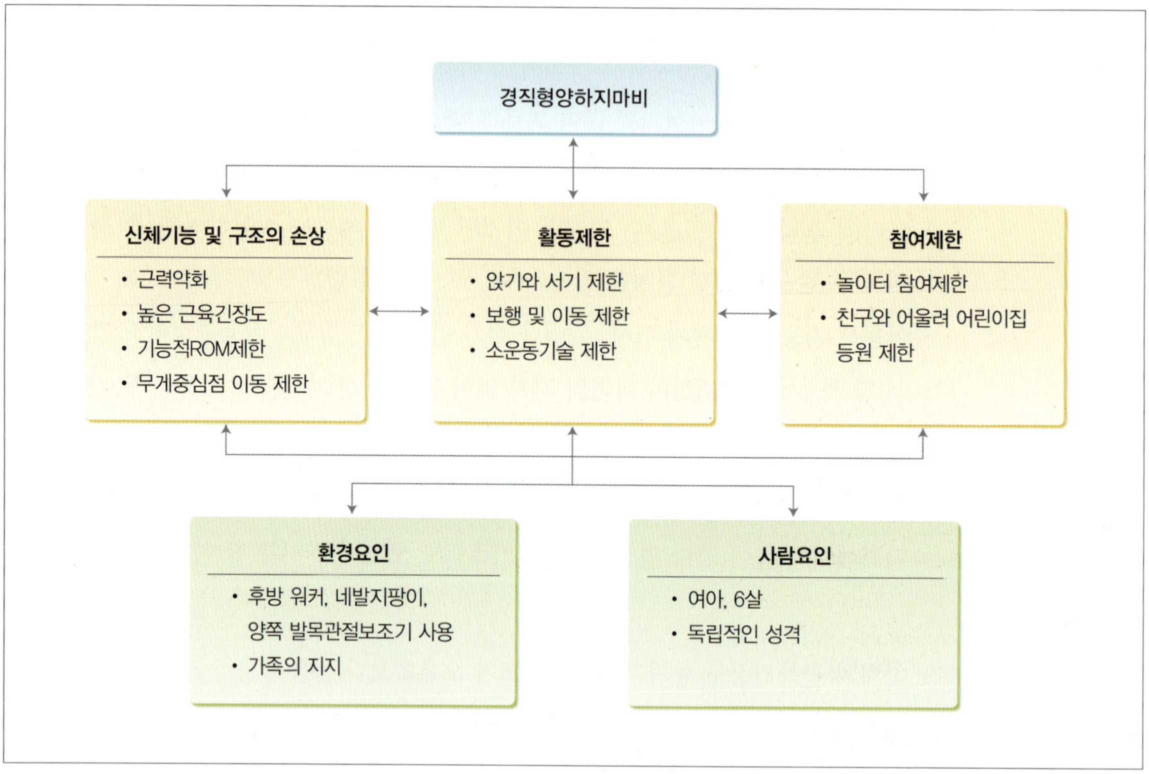

그림 10-17 ICF-CY 장애모델로 이해하는 CU의 기능장애

를 ICF-CY 장애모델로 기록 및 정리하면 그림 10-17과 같다.

3) 예후(치료계획)

물리치료를 통해 CU가 척수후근절제술을 받기 이전의 기능수준으로 회복할 수 있을 것으로 예상된다. 물리치료는 어린이집과 학교에서 최대한 독립적으로 기능을 수행할 수 있도록 초점을 둘 것이다. 이를 통해 움직임의 제한이 덜한 보조도구를 효율적으로 사용할 수 있게 되면 어린이집 활동과 참여가 증진될 것이다. 세발자전거 같이 연령에 맞는 놀이활동에 참여가 가능할 것이다.

CU의 6개월 내에 구체적인 치료목표는 다음과 같다.

- CU는 양측 네발지팡이로 집과 어린이집 안에서 스스로 걷게 될 것이다.
- CU는 어린이집의 계단을 난간을 잡고 옆에서 선생님이 지켜보는 가운데 세 계단 올라가고 내려올 수 있을 것이다.
- CU는 집 앞에서 세발자전거를 혼자 탈 수 있을 것이다.
- CU는 혼자 양말을 신을 수 있을 것이다.

4) 중재

CU의 치료에 참여하는 재활팀과 부모 간의 원활한 의사소통이 이루어져야 한다. 직접(절차적)중재 방법은 다음과 같다.

- 치료적 운동: 균형 및 협응력 훈련, 하지 및 몸통 근력강화 활동, 보행훈련
- 자조활동 향상을 위한 기능적 훈련: 바지(치마) 입기 같은 하지를 이용한 옷 입기, 어린이집과 동네에서 보행 및 이동 훈련, 연령에 맞는 놀이(그네 혼자 추진하기, 자전기 페달 돌리기)
- 관절운동: 연부조직의 운동성과 하지 관절범위 증진; CU가 스스로 하는 능동 관절 활동을 포함시킴(천천히, 오랜 시간에 걸쳐 스트레칭이 될 수 있도록 유도)
- 전기치료

위와 같은 직접중재는 이차적 손상의 발생위험을 낮추고 활동과 참여에 필수적인 안정성, 기능적 운동기술의 발달을 목적으로 이루어진다. 근력 감소, 관절범위 제한 그리고 무게중심 이동의 조절능력 부족 등 신체계통 수준의 손상도 향상되어야 한다.

직접중재와 함께 부모교육도 중요하다. 가족중심치료의 개념 아래 반복과 연습을 통해 뇌의 가소성을 높여 운동기능의 향상을 기대할 수 있다는 관점에서 CU의 사례에서는 다음과 같은 부모교육을 강조한다.

- 보조기 신기고 벗기기, 계단 오르고/내리기 같이 특별한 활동은 구두로 설명하고 글/그림으로 한번 더 강조해서 교육한다.
- 소아치료사가 먼저 시범을 보여준 다음 보호자가 시연해 보게 하고 피드백을 준다.
- 다음 치료시간에 모니터링과 필요한 경우 내용을 수정한다.

5) 결과평가

검사와 측정에서 사용한 것과 동일한 지표와 평가도구를 사용해 주기적으로 평가하여 기능의 변화를 체크하고 치료목표와 연결지어 일상생활에서 의미 있는 기능의 향상이 일어났는지 모니터링 한다.

요점정리

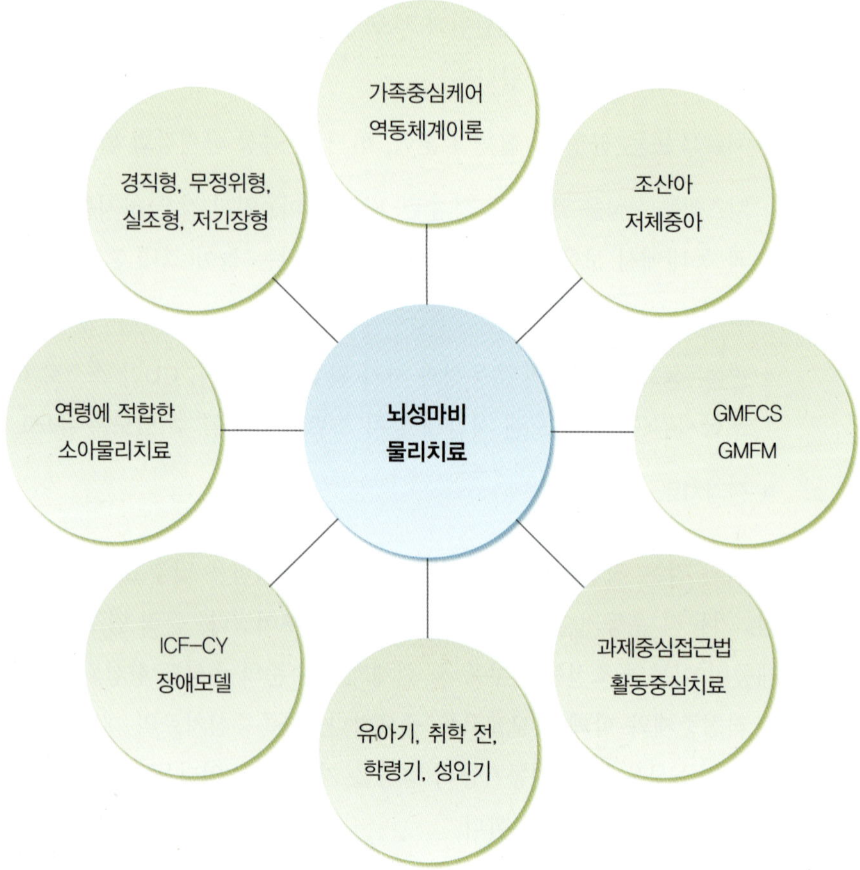

1. 뇌성마비는 초기 뇌 발달시기에 일어난 비진행성 뇌 병변이 원인이 되어 자세와 움직임에 영구적인 장애가 따르는 것이다. 뇌성마비의 원인은 특히 주산기의 조산과 밀접한 관련이 있다.
2. 뇌성마비는 운동장애이지만 이외에도 언어, 인지, 정서, 자조활동, 시각, 청각 등 다양한 발달영역에 걸쳐 장애를 동반하며 이를 동반장애라 한다. 동반장애는 운동장애처럼 모든 뇌성마비에서 나타나는 것은 아니다.
3. 뇌성마비의 분류는 역사적으로 1960년대의 해부학적 분류(편마비, 양지마비, 사지마비)와 근육긴장도에 따른 생리학적 분류(경직형, 무정위형, 실조형, 저긴장형)를 시작으로 유럽의 역학적분류(경직형, 운동이상형, 실조형) 그리고 현재의 기능적 분류(GMFCS의 5단계)까지 운동장애를 바라보는 시각의 변화에 따라 달라지고 있다.
4. ICF-CY 장애모델의 신체기능 및 구조의 손상영역에 해당하는 뇌성마비의 손상은 일차적 손상과 이차적 손상으로 나뉜다. 일차적 손상은 경직, 균형 및 자세조절, 선별적 운동조절 그리고 감각처리과정에서의 어려움 등이며 시간의 경과, 환경요인에 따라 발달하는 이차적 손상에는 구축, 부정렬, 관절범위 제한, 근력 감소 그리고 지구력 감소 등이 포함된다.
5. 유아기, 취학 전, 학령기 그리고 성인기에 따라 뇌성마비물리치료의 목표 및 접근이 달라진다. 유아기는 운동패턴을 고려한 기능적 기술의 획득에 치료의 초점을 두지만 취학 전 시기 이후로는 점차 활동을 강조한 운동학습을 통해 사회역할로의 참여를 고려해야 한다.

연습문제

1. 뇌성마비의 정의 중에서 '뇌의 비진행성 병변'의 의미는 무엇인가?

2. 뇌성마비의 정의 중에서 '뇌의 초기발달시기'는 언제를 의미하는가?

3. 뇌성마비의 운동장애는 뇌성마비의 동반장애에 포함되는가?

4. 비대칭성, 불수의적움직임을 특징으로 하는 뇌성마비타입은 무엇인가?

5. 뇌성마비물리치료의 두 가지 접근법에 대해 설명하시오.

참고문헌

1. Alberman E. Describing the cerebral palsies: methods of classifying andcounting. In: Stanley F, Alberman E, editors. The epidemiology of the cerebralpalsies. Philadelphia: JB Lippincott; 1984. p. 27–31.
2. Bar-On L, Molenaers G, Aertbeliën E, et al. Spasticity and Its Contribution to Hypertonia in Cerebral Palsy. Biomed Res Int. 2015; 317047, 10 pages.
3. Himpens E, Van den Broeck C, Oostra A, Calders P, Vanhaesebrouck P. Prevalence, type, distribution, and severity of cerebral palsy in relation to gestational age: a meta-analytic review. Dev Med Child Neurol. 2008;50:334-340.
4. Nelson KB, Ellenberg JH. Antecedents of cerebral palsy. I. Univariate analysis of risks. Am J Dis Child. 1985;139:1031-1038.
5. Novak I, Hines M, Goldsmith S, et al. Clinical Prognostic Messages From a Systematic Review on Cerebral Palsy.Pediatrics 2012;130:e1285–e1312.
6. Novak I, Morgan C, Adde L, et al. Early, accurate diagnosis and early intervention in cerebral palsy. JAMA Pediatr. 2017;171(9):897-907.
7. Parkes J, Hill N, Platt MJ, Donnelly C. Oromotor dysfunction and communication impairments in children with cerebral palsy: a register study.Dev Med Child Neurol. 2010;52(12):1113-1119.
8. Pavão SL, Rocha NA.Sensory processing disorders in children with cerebral palsy. Infant Behav Dev. 2017;46:1-6.
9. Pharoah PO, Cookie T, Rosenbloom L. Acquired cerebral palsy. Archives of Disease in Childhood. 1989;64:1013-1016.
10. Rosenbaum P, Gorter JW. The 'F-words' in childhood disability: I swear this is how we should think. Child Care Health Dev. 2012;38:457–463.
11. Rosenbaum P, Paneth N, Leviton A, Goldstein M, Bax M, Damiano D, Dan B, Jacobsson B. A report: the definition and classification of cerebral palsy April 2006. Dev Med Child Neurol Suppl. 2007;109:8-14.
12. SCPE Collaborative Group. Surveillance of cerebral palsy in Europe: a collaboration of cerebral palsy surveys and registers. Developmental Medicine and Child Neurology. 2000;42:816-824.

11

선천성근성기운목

Congenital muscular torticollis

학습목표

1. 선천성근성기운목의 정의와 유병률을 이해한다.
2. 선천성근성기운목의 원인과 진단법에 대해 이해한다.
3. 선천성근성기운목의 타입에 대해 이해한다.
4. ICF-CY 장애모델의 각 영역 별로 선천성근성기운목의 기능장애를 포괄적으로 이해한다.
5. 선천성근성기운목의 물리치료를 검진, 평가, 진단, 치료계획 및 중재의 단계에 따라 체계적으로 이해한다.
6. 생후 4개월 된 IW의 사례를 들어 선천성근성기운목의 물리치료를 이해한다.

핵심단어

기운목 Torticollis

선천성근성기운목 Congenital muscular torticollis, CMT

목빗근 Sternocleidomastoid

기울기 Tilt

가쪽 굽힘 Lateral flexion

돌림 Rotation

두개안면비대칭 Craniofacial asymmetry

사두증 Plagiocephaly

목빗근 종괴 Sternomastoid tumor, SMT

근성기운목 Muscular torticollis, MT

자세성기운목 Positional torticollis, POST/PT

척추측만증 Scoliosis

엉덩관절 아탈구 Hip joint subluxation

관절범위제한 ROM limitation

근력약화 Muscle weakness

근육기능척도 Muscle function scale, MFS

스트레칭 Stretching

포지셔닝 Positioning

근력강화운동 Strengthening exercise

가쪽 목바로잡기반응 Lateral neck righting

터미타임 Tummy time

운동발달치료 Motor development therapy

부모교육 Parent education

TOT 브레이스 Tubular orthosis for torticollis

1. 선천성근성기운목의 이해 Understanding of the congenital muscular torticollis

1) 선천성근성기운목의 정의, 유병률

선천성근성기운목(congenital muscular torticollis, CMT)이란 한쪽 목빗근(sternocleidomastoid)의 단축에 의한 머리와 목의 자세를 말하는 것으로 단축된 목빗근 쪽으로 머리가 기울어지고 반대쪽으로 돌림된다(그림 11-1). 또한 목의 폄 자세가 비대칭적이고 머리는 전방으로 돌출된 자세가 되기도 한다. 목빗근이 침범된 쪽이 어느 쪽인지에 따라 왼쪽 기운목 또는 오른쪽 기운목이라 한다. 선천성근성기운목의 물리치료 목표는 목 분절의 완전 운동범위를 회복하고 두개안면비대칭, 뼈와 자세의 변형을 방지하는데 있다.

우리나라 지역병원에 내원하는 환아의 수를 집계한 통계에 의하면, 선천성근성기운목의 유병률은 신생아 1,000명당 0.2~2% 정도로 외국의 0.3~2% 수준과 유사하다.

2) 선천성근성기운목의 원인 및 진단

선천성근성기운목의 원인으로 뚜렷하게 알려진 바는 없지만 허혈, 출생 시 외상, 자궁 내 위치이상 등을 주된 원인으로 꼽는다. 선천성근성기운목은 엉덩관절형성부전, 곤봉발(clubfoot)의 뒤를 이어 발생하는 선천성 근육 · 골격계통 질환이며 사두증(plagiocephaly)은 선천성근성기운목의 약 80~90%에서 동반되는 손상이다. 기운목이 발생할 수 있는 위험요인으로는 크게 태어나는 아기(large birth weight), 둔위 자세(breech position), 남아, 다

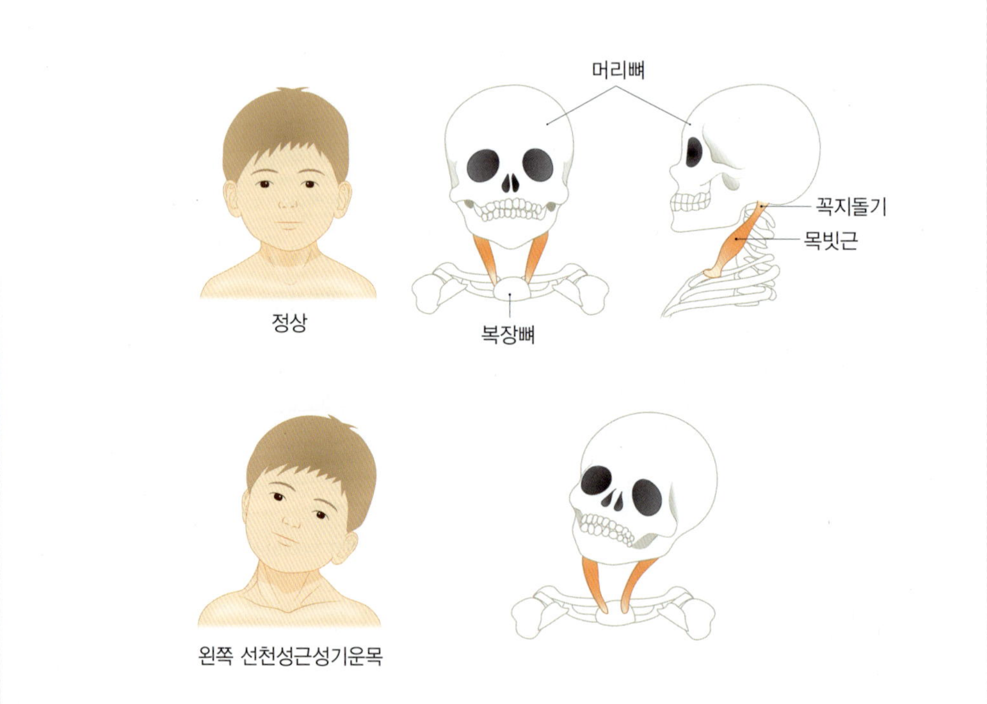

그림 11-1 왼쪽선천성근성기운목

태 출산(multiple births), 초산, 난산, 겸자 분만(forceps delivery), 목에 감긴 탯줄 그리고 모성자궁기형 등이다.

기운목의 임상양상이 나타나는 유아 5명 중 1명은 그 원인이 근육에 있지 않다. 비근육성 원인에는 골격계통 이상으로 클리펠파일증후군(Klippel–Feil syndrome) 또는 신경적 원인으로 위팔신경얼기 손상을 들 수 있다. 후천성으로 발생하는 비외상성기운목은 눈 근육의 병변, 센디퍼증후군(Sandifer syndrome), 근긴장이상증후군(dystonic syndrome), 아놀드–키아리증후군(Arnold–Chiari malformation) 그리고 척수공동증(syringomyelia) 등과 관련있다.

선천성근성기운목은 보통 생후 1~4주 사이에 양육자에 의해 발견되고 초음파검사(좌우 목빗근의 두께 차이 검사), 안구 운동, 목뼈 또는 빗장뼈의 X–선 검사 그리고 운동발달검사 등으로 진단한다.

3) 선천성근성기운목의 타입

Donald Macdonald의 분류에 따라 다음과 같이 크게 세 가지 타입으로 나눈다.

- 목빗근 종괴(Sternomastoid tumor, SMT): 목빗근에 종괴가 만져지고 X–선 검사 결과는 정상이다.
- 근성기운목(Muscular torticollis, MT): 목빗근에 종괴는 없지만, 촉진 시에 타이트한 밴드(tight band)가 느껴진다. X–선 검사 결과는 정상이다.
- 자세성기운목(Positional torticollis, POST/PT): 목빗근에 종괴나 타이트니스가 느껴지지 않는다. X–선 검사 결과도 정상이다.

근래 들어, 자세성기운목의 발생률이 증가하고 있다. 그 원인으로는 목의 근육군 중 일부 근육 또는 가로인대가 전혀 발달하지 않았거나 목빗근 이외의 다른 목 근육의 구축에 의한 것으로 보고 있다.

2. ICF–CY 장애모델과 선천성근성기운목

ICF-CY model and congenital muscular torticollis

선천성근성기운목은 단순히 머리와 목의 문제가 아니라 몸 전체에 영향을 미친다.

1) 신체기능 및 구조의 손상

선천성근성기운목은 관절범위 제한, 머리 가운데로 유지하기의 어려움, 두개안면비대칭, C1~C2 아탈구(집중적인 물리치료 후에도 비대칭적인 머리와 목의 기울기가 남아있다면 C1~C2의 아탈구를 의심해 볼 수 있음), 목 앞쪽 근육의 타이트니스(구강운동기술과 엎드린 자세에서 머리 폄의 발달에 저해요인이 될 수 있음), 척추측만증, 골반 경사(pelvic obliquity), 엉덩관절형성부전 그리고 감각 되먹임 감소 등의 신체기능 및 구조의 손상이 있다.

2) 활동제한

목 근육의 구축과 굽힘근과 폄근의 불균형 및/또는 좌우의 불균형으로 머리를 대칭적으로 움직일 수 없어 기운목 쪽의 손 사용 감소, 시야 인식수준 감소, 팔꿈치로 지지하기 및 기운목 쪽으로 뒤집기 발달의 지연 등이 나타나고 월령이 높아지면서 앉은 자세, 네발기기, 걷기 등에서 비대칭적인 패턴으로 체중을 지지하게 된다.

일상생활의 필요에 따라 머리와 목을 돌리지 못하기 때문에 몸을 돌리는 보상작용이 일어나고, 자동적 자세반응도 제대로 발달하지 못한다. 종종 선천성근성기운목아동은 편마비 뇌성마비와 같은 양상을 보인다. 구체적인 활동제한으로 항중력 자세를 유지하거나 체중을 이동할 때 머리를 가운데로 유지하기가 어렵다.

ICF-CY 장애모델로 선천성근성기운목 중재에 관한 의사결정을 할 때 신체기능 및 구조

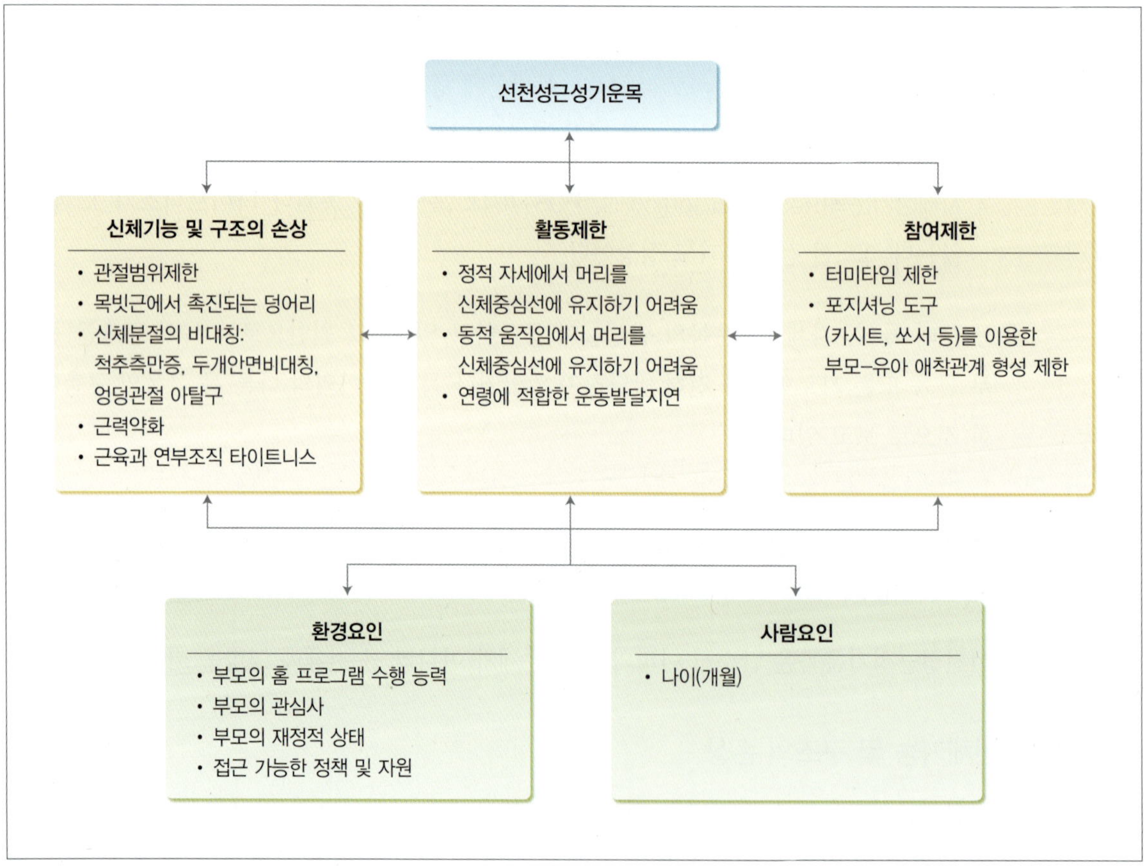

그림 11-2 ICF-CY 장애모델로 이해하는 선천성근성기운목의 기능장애

의 손상, 활동제한, 참여제한의 영역 그리고 환경 및 개인요인이 선천성근성기운목에 미치는 영향을 포괄적으로 정리하면 그림 11-2와 같다.

3. 선천성근성기운목의 물리치료 Physical therapy in congenital muscular torticollis

1) 검진, 평가, 진단

① 병력청취

■ 기본정보

출생일, 검사일, 성별, 형제자매의 수, 치료가 필요한 이유, 보호자가 염려하는 점, 아이의 전반적 건강상태 그리고 다른 전문가의 진료(치료) 여부

■ 출생 및 건강과 관련된 요인

- 첫 치료실 방문시기, 증상이 시작된 시기
- 임신관련 요인: 임신 마지막 6주 동안 태아가 한 자세로 있었는지에 대한 엄마의 견해
- 분만방식: 정상분만/제왕절개, 둔위 분만, 겸자 분만
- 머리자세/주로 쳐다보는 쪽
- 기운목 또는 다른 선천적 장애 또는 발달장애에 대한 가족력
- 연령에 맞는 발달이정표
- 유아시트, 카시트, 쏘서 같은 유아 포지셔닝 기구의 사용 여부 및 사용 시간
- 아기가 엎드려서 그리고 바로 누운 자세에서 보내는 시간
- 수면자세 및 고개의 방향

② 신체계통문진

아이에게 나타나는 비대칭이 선천성근성기운목에 의한 것인지 확인하고 다른 비대칭의 원인(예: 엉덩관절형성부전, 척추측만증, 빗장뼈 골절, 위팔신경얼기손상, 선천적/유전적 질환)이 있는지 스크리닝한다. 위팔신경얼기손상, 엉덩관절형성부전 같이 선천성 기운목이 발달할 위험이 높은 유아의 부모에게는 그 가능성에 대해 인식시키고 예방차원의 교육을 한다.

■ 근육 · 골격계통: 얼굴, 머리뼈, 척추의 대칭적 모양, 어깨, 목뼈, 엉덩이의 대칭적 정렬상태, 가슴우리의 대칭적 형태, 엉덩관절형성부전, 목의 수동적 관절범위의 대칭성, 목빗근 덩어리 움직임 제한 유무 촉진

■ 신경계통: 비정상적 또는 좌우 비대칭적 근육긴장도, 원시반사의 지속, 움직임에 대한 저항, 노신경의 기능, 위팔신경손상, 각성상태, 보채는 정도, 연령에 맞는 발달이정표 획득, 시야결손 및 안구진탕증 확인(두 눈이 대칭적으로 사방으로 따라가는지 확인)

- 피부계통: 양쪽 엉덩이, 목 부위 피부주름의 대칭성, 피부 색깔 및 상태 확인
- 심장 · 호흡계통: 비대칭적 자세를 유발할 수 있는 질환을 스크리닝하기 위하여 가슴우리 확장, 빗장뼈 움직임 확인 및 급성상기도질환 등의 스크리닝(각성상태가 양호하고, 연령에 맞는 옹알이와 함께 쌕쌕거림이 없어야 함)
- 위장계통: 부모 인터뷰로 비대칭적 자세에 영향을 줄 수 있는 역류나 변비의 여부와 젖(우유)을 먹을 때 고개를 한쪽으로만 돌리는 경향이 있는지 확인

③ 검사와 측정

- 발달평가: AIMS로 유아의 운동발달수준을 주기적으로 확인한다.
- 관절가동범위 및 근 길이: 가쪽 굽힘, 돌림 그리고 기울기 등을 측정한다. 1세 이하의 유아의 목의 가쪽 굽힘, 돌림 범위는 표 11-1과 같다. 임상적으로 턱이 젖꼭지까지 돌아가면 40°, 젖꼭지와 가슴 사이는 70°, 어깨까지는 90° 그리고 어깨를 넘어가면 100°로 본다. 이 외에도 굽힘, 폄, 근육/연부조직의 신장력 그리고 목의 피부주름 등을 체크한다.
- 근육기능: 목빗근을 포함해 목의 가쪽 굽힘근의 근력을 근육기능척도(Muscle Function Scale, MFS)로 측정한다. 근육기능척도는 0~5점 범위를 갖는 6점 척도로 0점은 머리가 수평선 아래로 내려간다; 1점은 머리를 수평선에서 든다; 2점은 머리를 수평선 약간 위로 든다; 3점은 머리를 수평선 위로 45° 미만으로 든다; 4점은 머리를 수평면 위로 45° 이상 든다; 5점은 머리를 거의 수직위치로 든다. 정상적으로 발달하는 유아의 점수기준은 생후 2개월은 평균 1점, 생후 4개월은 평균 2.6점, 생후 6개월은 평균 3점 그리고 생후 10개월은 평균 3.4점이다. 방법은 그림 11-3처럼 아기의 머리는 그대로 두고 몸통만 잡고 수평으로 안아서 가쪽머리바로잡기반응이 나타나는지 확인한다.
- 목 근육의 타이트니스 검사: 여러 방향에서 어깨와 뒤통수 부위를 가볍게 견인하여 위등세모근, 사각근 그리고 목 뒤쪽 근육에 타이트니스가 있는지 확인한다.
- 기운목 쪽 어깨와 팔의 사용: 어깨를 수평 모음 및 굽힘하여 팔을 능동적으로 몸 가운데로 가져오는지 확인한다.
- 체중이동 및 체중지지: 체중지지 쪽 몸통 근육의 길이가 늘어나고 같은 쪽 골반과 하지에

표 11-1
1세 이하 유아의 목 가쪽 굽힘, 돌림의 관절가동범위

관절가동범위	평균(°)	표준편차(°)
가쪽 굽힘	70	2.4
돌림	110	6.2

서도 적합한 정렬상태에서 체중을 지지하는지 확인한다.

- 발달반사: 연령에 적합한 발달반사의 유무를 확인한다.
- 엉덩관절 비대칭성: 다리길이, 피부 주름 그리고 힙 폄의 범위 등을 측정한다. 선천성근성기운목의 8~20%에서 엉덩관절 비대칭이 발생하며 침범된 목빗근과 같은 쪽이 주로 (아)

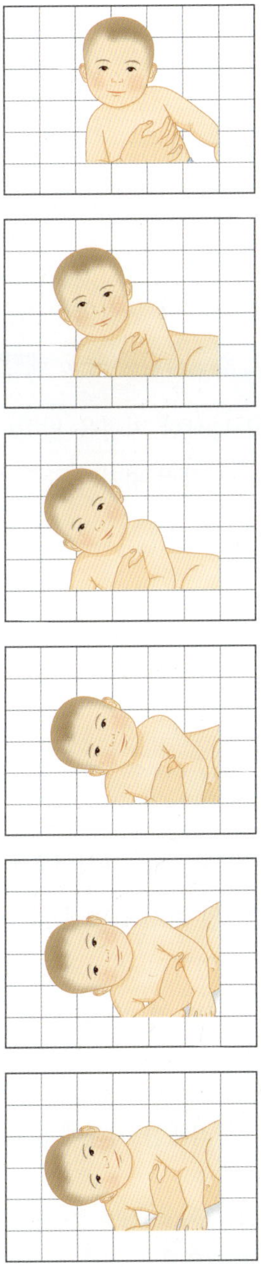

5. 머리를 거의 수직위치까지 든다.

4. 머리를 수평선 위로 45° 이상 든다.

3. 머리를 수평선 위로 들지만 45° 미만이다.

2. 머리를 수평선 약간 위로 든다.

1. 머리가 수평선과 일직선이다.

0. 머리가 수평선 밑으로 내려간다.

그림 11-3 근육기능척도

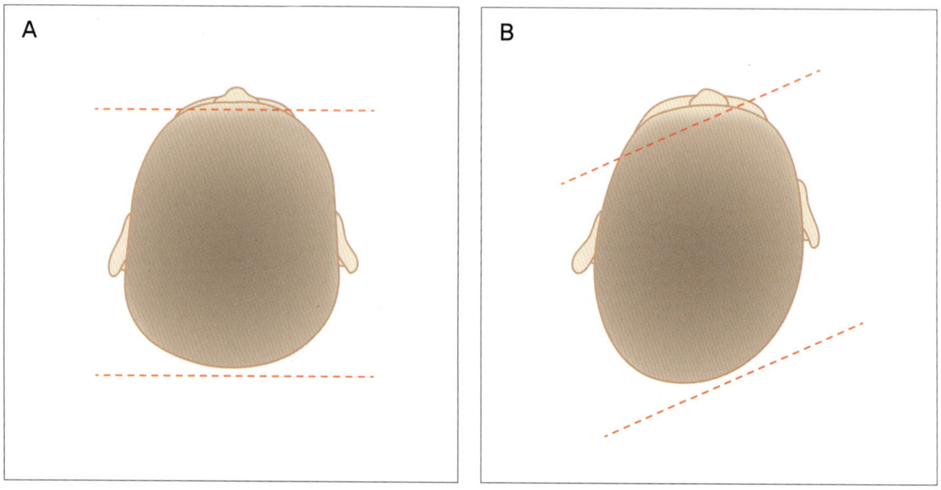

그림 11-4 A: 정상아기의 머리뼈. B: 사두증 아기의 머리뼈

탈구된다. 또한 잇몸선의 발달부전, 턱 관절의 거상, 기운목 쪽 귀의 하후방 위치, 눈의 비대칭성(기운목쪽 눈이 작음), 얼굴측만증 등도 해당된다.

- 사두증: 머리뼈의 비대칭적이고 납작한 기형을 말한다. 사두증의 평가는 아기의 머리를 앞, 뒤, 위에서 눈으로 관찰하는 시각적 평가가 중요하다(그림 11-4A, B).

2) 중재

선천성근성기운목의 중재에는 보존적인 방법으로 스트레칭, 근력강화훈련, 보조기 착용, 부모교육, 수영 등이 있지만 수술을 고려해야 하는 경우도 있다.

① 수동 스트레칭

1세 이전에 진단된 선천성근성기운목의 약 95%에서 안전하고 효과적인 치료방법으로 알려져 있지만 기운목의 타입(목빗근 종괴, 근성기운목 또는 자세성기운목), 초기 목 돌림의 제한 정도 그리고 증상이 발견된 시기 등에 따라 예후가 달라진다.

치료방법은 목을 살짝 당겨 견인하여 머리의 움직임을 보다 자유롭게 만들어서 움직임의 제한을 줄여준 상태에서 침범된 쪽 반대쪽으로 가쪽 굽힘 그리고 침범된 쪽으로 돌림시킨다.

- 오른쪽 사경: 왼쪽 가쪽 굽힘(귀가 최대한 어깨에 닿도록), 오른쪽 돌림(턱이 어깨에 최대한 닿도록)(그림 11-5A, B)
- 왼쪽 사경: 오른쪽 가쪽 굽힘, 왼쪽 돌림

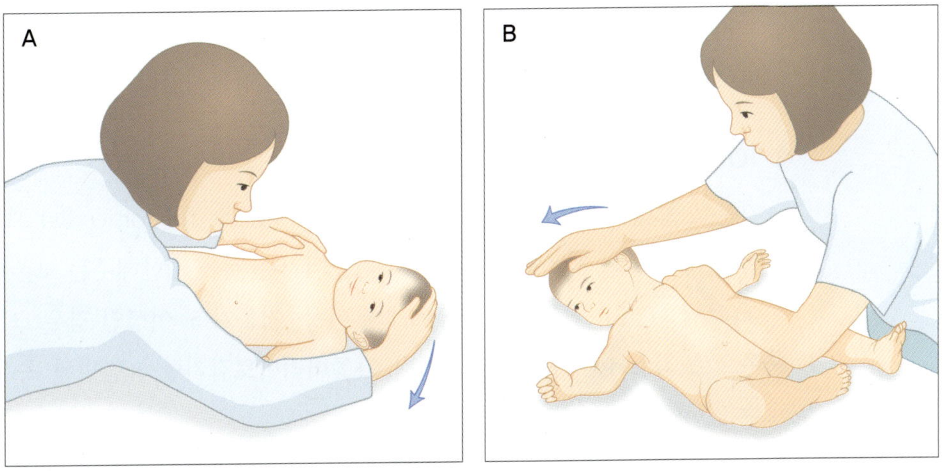

그림 11-5 A: 오른쪽 사경의 왼쪽 가쪽 굽힘. B: 오른쪽 사경의 오른쪽 돌림

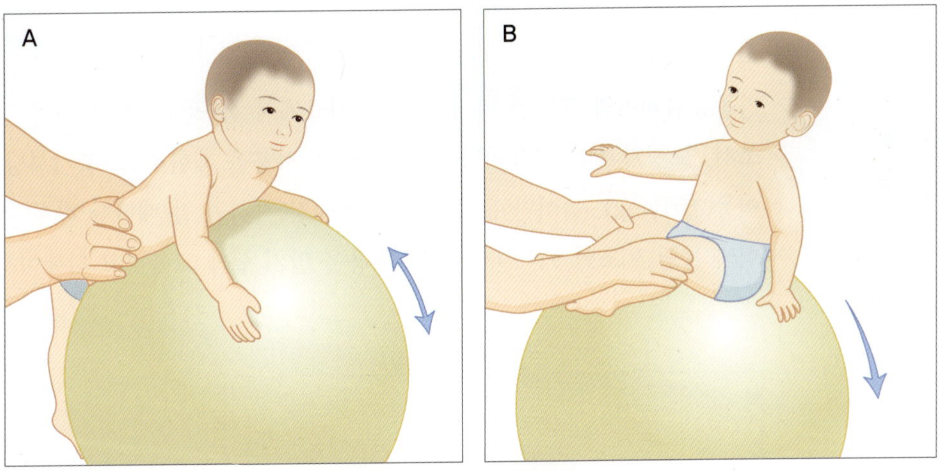

그림 11-6 근력강화훈련. A: 아기를 짐볼 위에 엎드려 두고 몸통을 잡아 앞, 뒤 그리고 옆쪽으로 가볍게 움직여준다. B: 아기를 짐볼 위에 앉힌 다음 뒤로 기울여주면 몸을 돌려 똑바로 앉으려고 한다. 이때 몸통 근력과 안정성이 발달을 한다.

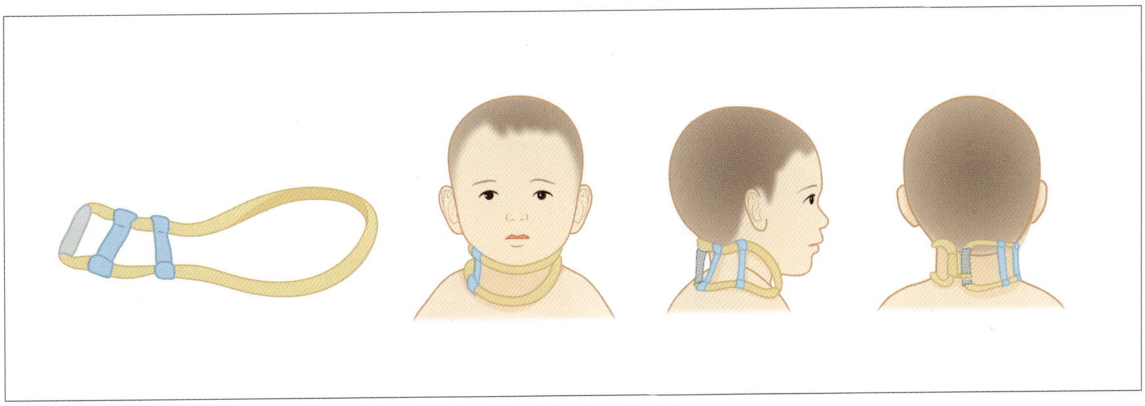

그림 11-7 기운목의 TOT 브레이스

② 근력강화훈련

머리/목 근육, 몸통, 허리 및 상지의 근육들을 강화시킨다(그림 11-6A, B).

③ TOT 브레이스

기운목 브레이스라고 하는 TOT (tubular orthosis for torticollis) 브레이스는 소프트한 목 보조기로 고개가 침범된 쪽으로 기울어지는 것을 제한해주는 보존적 치료법으로 쓰인다(그림 11-7). 적응증은 생후 4개월 이상, 기울기 5° 이상인 경우 그리고 침범되지 않은 쪽으로 최소 10° 가쪽 굽힘되거나 가쪽머리바로잡기반응(침범된 쪽으로부터 머리를 들 수 있는 능력)이 나타나는 경우이다.

TOT 브레이스 적용 시에 주의할 점으로는 카 시트에 앉힐 때나 수면 중에는 착용시키면 안 된다. 반드시 아기가 깨어 있을 때만 착용시키고 옆에서 지켜보아야 한다. 브레이스를 벗긴 다음에는 적어도 두 시간에 한 번씩 피부상태를 체크한다.

④ 홈 프로그램을 위한 부모교육

가족중심케어의 개념에 따라 기운목 치료에서 홈 프로그램은 매우 큰 부분을 차지하며 쏘서, 보행기 같은 컨테이너(container)의 사용을 제한하고, 포지셔닝, 안기(holding) 및 이동(carrying), 놀이와 운동활동, 스트레칭(기저귀 갈 때마다 하루 최소 4~6회 가쪽 굽힘과 돌림 30초씩 5번 실시) 등의 내용을 알기 쉽게 교육하고 시행여부를 모니터링한다.

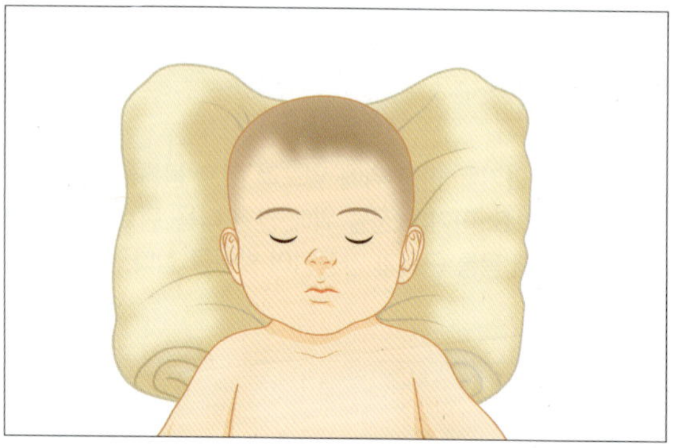

그림 11-8

바로 누운 자세에서 헤드허거(head hugger)를 이용한 포지셔닝

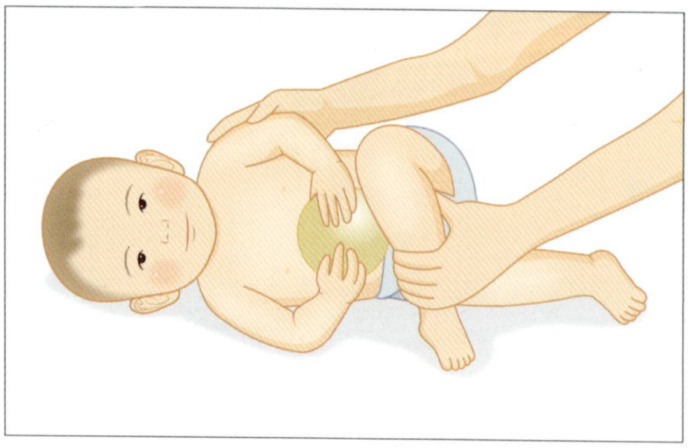

그림 11-9

오른쪽 기운목 아기. 오른쪽이 밑으로 오도록 옆으로 누운 자세에서의 포지셔닝

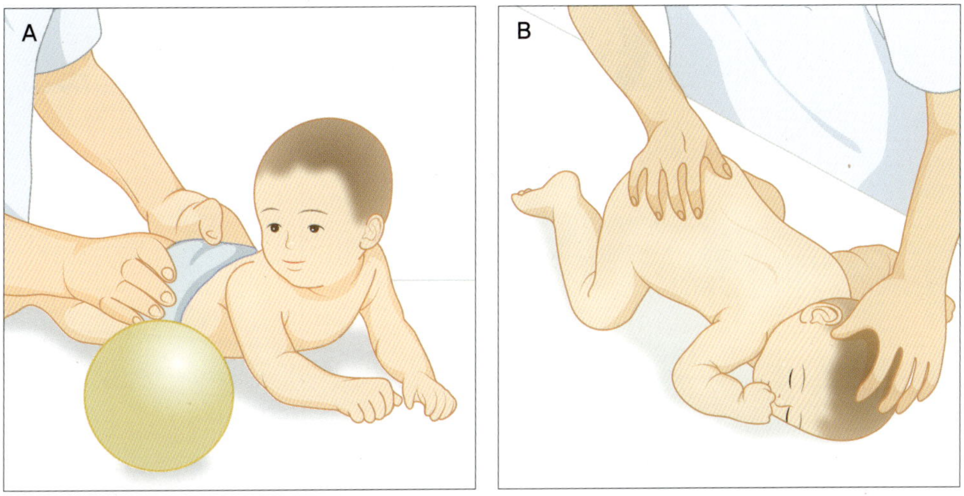

그림 11-10 오른쪽 기운목 아기. A: 터미타임에서의 놀이. B: 터미타임에서의 스트레칭(오른쪽으로 목을 돌려줌)

■ 포지셔닝

그림 11-8처럼 낮 동안 아기를 바로 눕혀 둘 때는 헤드허거(head hugger)를 사용하거나 타월을 이용해 머리가 가운데 오도록 한다.

놀이를 위한 치료적 포지셔닝은 오른쪽 기운목의 경우 옆으로 누워 놀이를 할 때는 그림 11-9에서 보는 것처럼 중력의 영향을 받을 수 있도록 오른쪽이 밑으로 오게 옆으로 눕혀 목의 스트레칭과 양손이 몸 앞으로 올 수 있는 자세가 되게 한다. 또한 터미타임(tummy time), 즉 아기를 엎드려 놓거나 놀이탐색을 하게 하는 것은 목 근육의 발달, 어깨 안정성 발달 그리고 머리를 몸 가운데로 유지하는 능력 등의 발달에 매우 중요하다. 그림 11-10A처럼 아기를 바닥에 배를 대고(어깨 아래 적당한 높이의 타올을 받혀 줄 수 있음) 엎드리게 하고 장난감을 오른쪽에 놓아 얼굴을 오른쪽으로 돌릴 수 있도록 유도한다. 또한 그림 11-10B처럼 엎드린 자세에서 얼굴(목)을 오른쪽으로 돌림 운동시킬 수 있다.

■ 안기 및 이동

오른쪽 기운목의 경우 아기의 오른쪽 귀가 보호자의 오른쪽 아래팔에 닿도록 옆으로 안아 아기가 앞쪽을 보게 한다. 보호자의 오른쪽 아래팔이 아기의 귀와 어깨 사이에 오게 하여 타이트한 근육을 신장시킨다. 또한 오른쪽 아래팔로 아기가 목을 세울 수 있도록 가쪽으로 굽힘시킬 수도 있다. 보호자의 왼쪽 팔을 아기의 양쪽 다리 사이로 넣어 몸통과 팔을 지지해준다(그림 11-11A). 오른쪽 기운목 아기를 어깨에 기대어 안거나 안고 이동할 때는 그림 11-11B처럼 보호자의 왼쪽 어깨로 안아 아기가 오른쪽을 볼 수 있게 한다. 수유를 할 때도 아기의 고개가 오른쪽으로 돌아가게 한다.

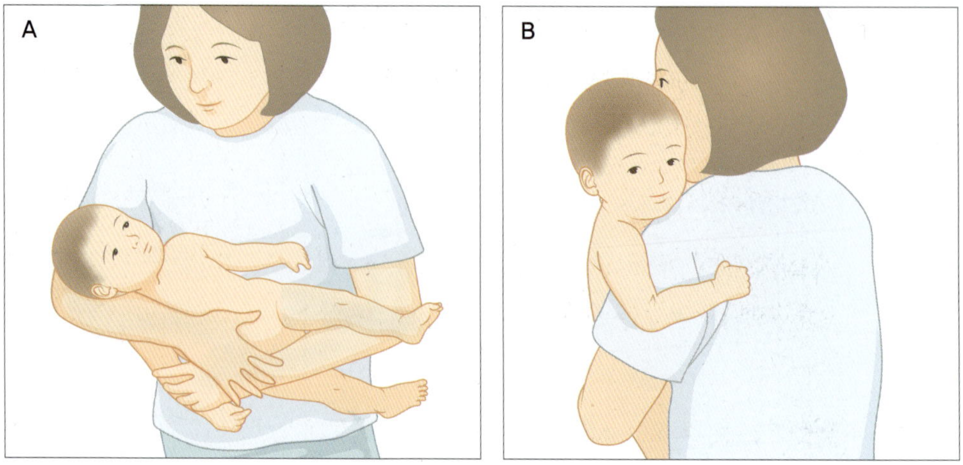

그림 11-11 오른쪽 기운목 아기. A: 안기. B: 이동자세

⑤ 수술

침범된 쪽 목빗근을 6개월 동안 손으로 스트레칭치료를 한 후에도 기능의 향상이 없을 때는 수술적 중재를 고려한다. 수술의 적응증은 머리 기울기, 수동적 목의 가쪽 굽힘 및 돌림 범위 제한 15° 이상, 목빗근에 타이트한 밴드나 종괴, 자세성 사두증의 교정 효과가 기대에 못 미치는 경우 등이다.

수술의 목표는 짧아진 목빗근의 완전 이완 및 관절범위 회복, 목뼈의 정상적인 역학 기능 회복 그리고 두개안면비대칭의 개선 등이다. 생후 10개월에서 5세 사이에 수술을 하는 경우에서 예후가 가장 좋다. 얼굴과 머리뼈의 기형이 있다면 1세 이전이 수술에 적합한 시기이다.

⑥ 기운목과 관련 있는 사두증의 치료

사두증의 85%에서 기운목이 나타난다. 아기의 편평한 머리뼈 쪽으로 체중이 실리지 않도록 눕힌다. 이 방법은 능동적 머리뼈재형성(repositioning)기법으로 생후 첫 3개월이 머리뼈 모양의 재형성이 가장 잘 이루어지고 뇌의 내적 발달이 빠르게 일어나므로 효과를 기대할 수 있는 시기이다.

생후 5~6개월이 되면 뇌의 내적 성장이 이전 개월에 비해 느려지기 때문에 이 시기까지 사두증이 해결되지 않았다면 DOC (dynamic orthotic cranioplasty) 밴드 치료가 필요하다. DOC 밴드는 다음의 2가지 기전으로 머리뼈의 재성장을 유도한다. 첫째, 머리의 앞쪽과 뒤쪽에서 가장 돌출된 부위를 직접 압박한다. 둘째, 1주일 또는 2주일 간격으로 DOC 밴드의 안쪽 스폰지를 조정해 머리뼈의 편평한 부위와 그 주변 부위가 자랄 수 있는 공간을 만들어 준다. 계속해서 밴드를 조정하므로 이에 따라 돌출부위에 가해지는 압박도 달라진다. 그러므로 DOC 밴드치료는 동적(dynamic)인 치료이다. DOC 밴드는 하

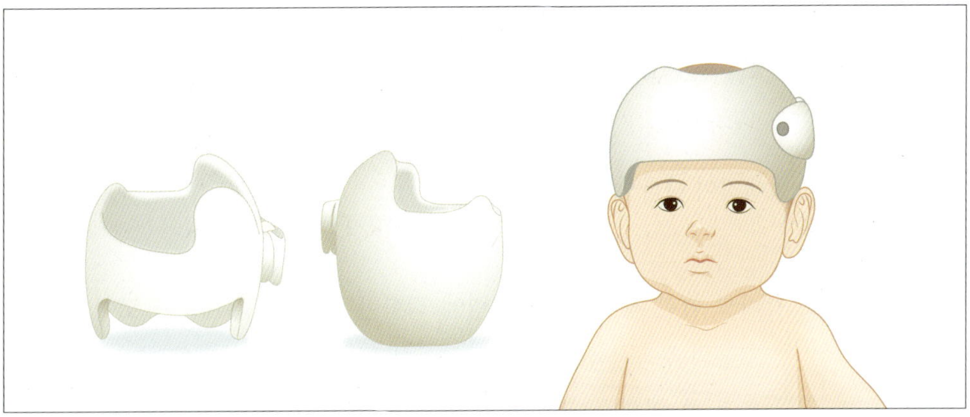

그림 11-12 생후 6개월의 왼쪽 기운목과 사두증이 있는 아기의 DOC 밴드 착용 모습

루 23시간 착용해야 하고 나머지 1시간은 피부 케어와 함께 수동적으로 목의 관절운동을 실시한다. 사두증이 있는 유아의 머리모양 재형성을 위하여 DOC 밴드는 그 효과가 탁월하다(그림 11-12). DOC 밴드는 흔히 헬멧이라 부르기도 한다.

4. 선천성근성기운목의 물리치료 사례

Case of physical therapy in congenital muscular torticollis - IW

이제 사례 IW를 들어 선천성근성기운목의 소아치료의 이해의 폭을 넓혀보자. IW의 기초정보는 박스 11-1에 나와 있다.

1) 검진

① 병력청취

엄마는 자궁 내에서 자세 때문에 고개가 한쪽으로 기운 것 같다고 생각하며 집에서 할 수 있는 홈 프로그램을 배우고 싶어 함

② 신체계통문진

- 비대칭적 머리 정렬상태

박스 11-1 왼쪽 선천성근성기운목 진단을 받은 IW의 기초 정보

IW는 생후 4개월 된 여아로 재태기간 38주, 몸무게 3.2kg, 제왕절개로 출생했다. 출생 시 특별한 의학적 문제는 없었다. 위로 언니가 1명 있다. 출생 초기에 엄마는 아이의 머리가 왼쪽으로 기울어진 것 같다고 느꼈으며 점차 비대칭성이 심해지는 것을 걱정하여 병원에 내원하였고 생후 4개월 때 왼쪽 기운목 진단을 받았다.

- 바로 눕기, 엎드리기, 앉기, 서기 등 모든 기본 자세에서 머리는 왼쪽으로 기울어지고 턱은 오른쪽으로 돌아가 있음

■ 두개안면비대칭: 왼쪽 뒤통수가 편평하고 오른쪽과 비교하여 턱 쪽으로 이어지는 경미한 비대칭이 나타남

■ 호흡패턴

- 바로 눕힌 자세에서는 연령에 적합한 횡격막호흡패턴을 보이지만 엎드린 자세에서는 호흡의 부속근육(accessory muscles)을 사용하는 것이 관찰됨
- 호흡 중 청색증, 갈비밑(subcostal) 뒤당김, 역 호흡(reverse breathing) 패턴은 관찰되지 않음

■ 연령에 적합한 횡격막호흡패턴

■ 왼쪽 목빗근: 촉진 시에 섬유 덩어리(fibrotic mass)가 만져지지 않았지만 근육을 약간 신장시켰을 때 긴장감(tension)과 연부조직의 제한이 느껴짐

③ 검사와 측정

■ 발달평가: K-AIMS 검사 결과에서 50백분위수로 운동발달 수준은 평균에 해당함

■ 관절가동범위

- 능동관절가동범위: 바로 누운 자세, 엎드린 자세, 앉은 자세에서 머리를 능동적으로 왼쪽으로 돌리는데 제한이 있음
- 수동관절가동범위는 왼쪽/오른쪽 가쪽 굽힘 55°/30°, 돌림 45°/95°; 상지와 하지 관절범위는 정상범위 내

■ 움직임 분석

- 엎드린 자세에서 머리를 바닥에서 90° 들 수 있음; 팔꿈치로 지지한 자세를 취하고 유지할 수 있음
- 바로 누운 자세에서 머리를 신체중심선에 오도록 두면 턱을 당길 수 있고 눈 높이에서 왼쪽으로 15° 오른쪽으로 90° 머리를 돌려 눈으로 장난감을 따라갈 수 있음
- 바로 누운 자세에서 끌어당겨 앉힐 때 팔 근육이 수축되지 않아 움직임을 보조하지 못 함
- 몸통을 잡고 앉히면 머리를 신체중심선에 유지하지 못함
- 선천성근성기운목과 연관성이 높은 엉덩관절 이형성증 검사: Galeazzi, Ortolani 검사 결과 음성

■ 반사 및 자세반응: IW의 반사와 자세반응의 결과는 표 11-2와 같다.

표 11-2
IW의 반사 및 자세반응의 초기검사 결과

반사/자세반응	없음	나타남	있음
손바닥파악반사			√
발바닥파악반사			√
모로반사			√
란다우반사			√
오른쪽으로 가쪽 목바로잡기반응		√	
왼쪽으로 가쪽 목바로잡기반응	√		

■ 비디오 및 사진촬영

- 사진을 찍어 측정한 머리기울기는 왼쪽으로 10° 기울어짐
- 비디오 및 사진은 아기 스스로 팔 · 다리 신체중심선 쪽으로 모으기, 대칭적 자세취하기, 자발적으로 움직이거나 자세를 유지할 때의 머리의 자세 등 기능적 발달상태를 모니터링 하기 위함

2) 평가, 진단, 예후 및 치료계획

물리치료 검사결과 엎드린 자세에서 항중력 머리 들기, 바로 누운 자세에서 스스로 턱 당김, 바로잡기 반응 출현 등 대운동기술은 연령에 적합하게 발달하고 있다. 왼쪽 목빗근의 타이트니스와 왼쪽으로 10° 머리 기울기, 모든 자세에서 머리가 왼쪽 굽힘, 오른쪽 돌림 되어 있는 것과 오른쪽 목빗근의 약화 등은 신체계통의 기능 및 구조상의 손상(문제점)이다.

선천성근성기운목의 보존적 치료는 관절범위의 제한 정도와 근육 내 섬유덩어리가 촉진되는지의 여부에 따라 약 3~12개월 정도의 기간이 걸린다. IW의 치료기간은 IW의 대운동발달상태가 생후 4개월의 발달에 맞기 때문에 평균 12개월 때 보행이 시작되는 것을 고려하면 지금부터 약 8개월 정도가 걸릴 것이며 걷기까지 균형과 안정성 기술이 불안정해질 때마다 오른쪽 목빗근의 약화가 항중력 머리자세에 영향을 미쳐 머리 기울기가 나타날 것이다. 물론 모든 기능적 활동 시에 머리를 신체중심선에 유지할 수 있다면 치료는 예상했던 기간보다 일찍 종료될 것이다. 치료횟수는 가급적 매일 실시하며 치료목표를 달성하는 것을 고려해서 주 1회로 차차 줄여나간다. 1~2개월 간의 단기치료목표는 다음과 같다.

■ 바로 누운 자세, 엎드린 자세, 앉은 자세에서 장난감을 신체중심선에서 왼쪽으로 90° 눈으로 따라가기

■ 바로 누운 자세, 엎드린 자세, 앉은 자세에서 왼쪽에서 오른쪽, 오른쪽에서 왼쪽으로

180° 눈으로 따라가기

- 자세적 보상 없이 양쪽 손, 아래복부, 허벅지에 대칭적으로 체중을 지지하고 손으로 지탱하고 엎드린 자세 취하기
- 양쪽으로 뒤집기
- 몸통을 살짝 지지하고 앉힌 상태에서 자세적 보상 없이 균형을 유지하며 팔을 사용해서 놀이탐색

3) 중재

중재는 수동적 목관절 굽힘, 폄, 가쪽굽힘, 돌림 스트레칭, 목관절 근력강화, 대운동기술을 바탕으로 움직임의 대칭성과 머리자세 신체중심선으로 유지하기를 촉진해주는 운동발달치료(motor development therapy) 등이 주로 이루어졌다.

- 부드러운 수동 목관절 스트레칭: 통증을 유발하지 않는 저강도 수동 목관절 스트레칭을 실시한다. 목의 견인, 오른쪽 가쪽 굽힘, 왼쪽 돌림한다.
- 근력강화운동: 장난감으로 아기의 관심을 유도해 스스로 오른쪽 목의 가쪽 굽힘과 왼쪽 돌림을 경험하게 하여 오른쪽 목빗근을 강화시킨다.
- 운동발달촉진: 머리를 신체중심선에 유지하면서 연령에 적합한 운동발달을 촉진하기 위한 목적이다. 바로 누운 자세에서 뒤집기, 옆으로 누운 자세에서 앉히기, 손으로 지지하고 엎드린 자세 등 머리를 똑바로 유지하며 이와 같은 자세와 움직임을 연습시킨다. 거울, 장난감 등 아이의 호기심을 유도하며 즐거운 활동이 될 수 있게 한다.
- 마사지: 주로 왼쪽 목 근육(목빗근, 위쪽 등세모근, 어깨올림근, 척추주위근)과 피하조직에서 통증의 유발 없이 움직이는 데 도움이 된다.
- DOC 밴드: 두개안면비대칭의 교정을 위하여 DOC 밴드(헬멧)를 사용하면 자연적 재형성 과정을 촉진해 머리모양을 바로 잡을 수 있다.
- 홈 프로그램: 먹이기, 안아주기, 안고 이동하기, 기저귀 갈기, 놀이자세 등 일상 속에서 목의 오른쪽 가쪽 굽힘, 왼쪽 돌림이 일어날 수 있게 늘 신경을 쓰도록 교육한다. 머리와 몸통이 신체중심선에 놓이는 자세를 촉진하는 방법 및 부드러운 능동 및 수동 목 관절운동 방법을 알려준다. 홈 프로그램은 선청성근성기운목 중재의 성공을 위한 핵심적인 부분이다.

4) 결과평가

치료 시작 후 2개월이 지나 생후 6개월이 되었을 때 수동관절가동범위가 왼쪽/오른쪽 가쪽 굽힘 65°/45°, 돌림 80°/100°이었다. 발달평가에서 AIMS 결과 50백분위수로 평균수준이었

고 뒤집기와 엎드린 자세에서 손으로 지지할 수 있었다. 머리 기울기는 왼쪽으로 5°였다.

앞으로도 IW가 독립적으로 보행할 때까지 포지셔닝, 정상관절가동범위 획득, 목빗근의 불균형 치료, 자발적 포지셔닝과 움직임에서 비대칭의 최소화, 머리와 몸통 근육 활성화를 통한 근력강화운동, 홈 프로그램 등의 중재와 함께 주기적인 모니터링이 필요하다.

요점정리

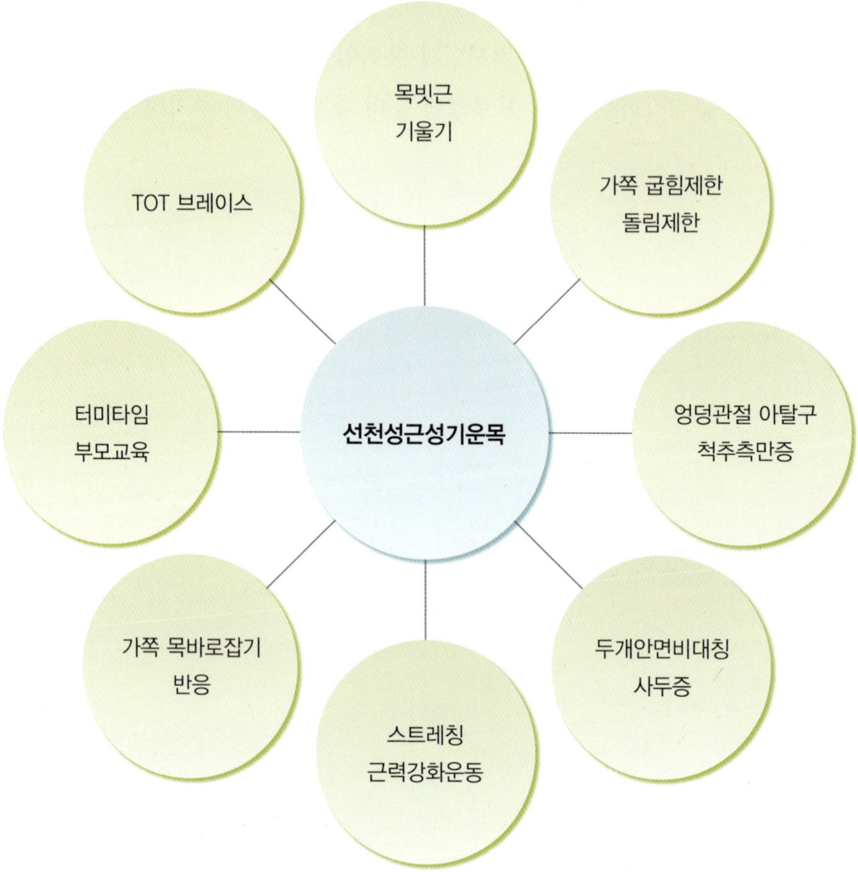

1. 선천성근성기운목이란 한쪽 목빗근의 단축에 의한 머리와 목의 자세를 말하는 것으로 머리가 단축된 목빗근 쪽으로 기울어지고 반대쪽으로 돌림된다.
2. 선천성근성기운목의 원인은 뚜렷하게 알려지지 않았지만 허혈, 출생 시 외상, 자궁 내 위치이상 등을 주된 원인으로 여긴다. 위험요인은 크게 태어나는 아기(large birth weight), 둔위 자세(breech position), 남아, 다태출산(multiple births), 초산, 난산, 겸자 분만(forceps delivery), 목에 탯줄 감기 그리고 모성자궁기형 등이다.
3. 사두증(plagiocephaly)은 선천성근성기운목의 약 80~90%에서 동반되는 손상이다.
4. 선천성근성기운목은 크게 목빗근 종괴, 근성기운목 그리고 자세성기운목 등 세 가지 타입이다.
5. 선천성근성기운목의 치료에는 수동스트레칭, 근력강화운동, 발달치료, TOT 브레이스, 홈 프로그램 그리고 수술 등이 있다.

연습문제

1. 오른쪽 기운목의 양상을 설명하시오.

2. 왼쪽 기운목의 양상을 설명하시오.

3. 목빗근에 종괴는 없지만 타이트한 부분이 느껴지는 기운목을 어떤 타입이라고 하는가?

4. 기운목 브레이스를 무엇이라 하는가?

5. 선천성근성기운목과 가장 많이 동반되는 합병증은 무엇인가?

참고문헌

1. Akbari MR, Nejad MK, Askarizadeh F, et al. Facial asymmetry in ocular torticollis. J Curr Ophthalmol. 2015;27(1-2):4-11.
2. Effgen SK. Meeting the physical therapy needs of children, 2nd edition, Philadelphia, PA, F.A. Davis Company, 2013.
3. Fradette J, Gagnon I, Kennedy E, et al. Clinical Decision Making Regarding intervention needs of infants with torticollis. Pediatric Physical Therapy. 2011;23(3):249-256.
4. Gray GM, Tasso KH. Differential diagnosis of torticollis: a case report. Pediatric Physical Therapy. 2009;21(4):369-374.
5. Kim SN, Shin YB, Kim W, et al. Screening for the coexistence of congenital muscular torticollis and developmental dysplasia of hip. Ann Rehabil Med. 2011;35(4):485-490.
6. Macdonald D. Sternocleidomastoid tumour and muscular torticollis. J Bone Joint Sugr Br. 1969;51:432-443.
7. Nilesh K, Mukherji. Congenital muscular torticollis. Ann Maxillofac Surg. 2013;3(2):198-200.
8. Petronic I, Badar R, Cirovic D, et al. Congenital muscular torticollis in children: distribution, treatment duration and outcome. European Journal of Physical and Rehabilitation Medicine. 2009;46(2):153-157.
9. Rahlin M. TAMO therapy as a major component of physical therapy intervention for an infant with congenital muscular torticollis: a case report. Pediatric Physical Therapy. 2005;17(3):209-218.
10. Tessmer A, Mooney P, Pelland L. A developmental perspective on congenital muscular torticollis: a critical appraisal of the evidence. Pediatric Physical Therapy. 2010;22(4):378-383.

12

다운증후군

Down syndrome

학습 목표

1. 염색체의 기본 구조를 이해하고 비분리형, 전위형 그리고 모자이크형 다운증후군(21번 삼염색체증)을 구별할 수 있다.
2. 다운증후군의 운동발달학적 임상특징을 이해한다.
3. 고리중쇠관절의 불안정성에 대해 이해하고 이와 관련하여 물리치료 시 주의할 점에 대해 이해한다.
4. ICF-CY 장애모델 각 영역 별로 다운증후군의 기능장애를 포괄적으로 이해한다.
5. 다운증후군의 물리치료를 검진, 평가, 진단, 치료계획 및 중재의 단계에 따라 체계적으로 이해한다.
6. 다운증후군 이외에 소아치료사가 알아야 할 대표적인 염색체질환들에 대해 이해한다.
7. 40개월 된 EY의 사례를 들어 다운증후군의 물리치료를 이해한다.

핵심 단어

다운증후군 Down syndrome

21번 삼염색체증 Trisomy 21

저긴장증 Hypotonia

인대의 느슨함 Ligament laxity

고리중쇠관절의 불안정성 Atlantoaxial instability

정신지체 Mental retardation

보상패턴 Compensation pattern

프래더윌리증후군 Prader-Willi syndrome

윌리암스증후군 Williams syndrome

취약X증후군 Fragile X syndrome

레트증후군 Rett syndrome

레쉬-니한증후군 Lesch-Nyhan syndrome

고양이울음증후군 Cri-Du-Chat syndrome

1. 다운증후군의 이해 Understanding of the down syndrome

1) 다운증후군의 정의

다운증후군(Down syndrome)은 1866년 John Langdon Down이라는 영국 의사에 의해 처음 보고되었고 이후 1959년 세포유전학자 Jerome Lejeune가 다운증후군 환자에게 21번 염색체가 1개 더 존재한다는 것을 발견한 이후로 다운증후군보다 'Trisomy 21(21번 삼염색체증)'라는 용어로 더 많이 쓰인다. 염색체는 세포핵에 포함되어 있으며 유전정보를 담고 있다(그림 12-1). 보통은 46개의 염색체가 쌍을 이루어 23쌍의 염색체를 갖고 있지만 다운증후군은 21번 염색체가 하나 더 있어 총 47개의 염색체를 가진다(그림 12-2). 그 결과 특징적인 얼굴 및 신체 구조와 운동장애를 비롯한 인지장애가 나타난다.

2) 다운증후군의 원인 및 유병률

임신 시 엄마, 아빠의 나이가 많을수록 위험요인으로 작용하며, 특히 산모의 나이가 40세, 42세, 45세, 47세, 48세 그리고 49세일 경우 각기 1/100, 1/70, 1/30, 1/20, 1/15 그리고 1/10명으로 다운증후군아기를 출산할 확률이 높아진다. 다운증후군은 평균적으로 출생아 700명 당 1명꼴로 발생한다. 다운증후군의 95%는 전형적으로 21번 삼염색체증을 갖는 비분리형(nondisjunction)이며 약 4%는 21번 염색체와 다른 염색체가 융합되어 있는 전위형(translocation) 그리고 약 1%는 가장 경미한 형태의 다운증후군으로 일부 세포에서만 삼염색체증을 보이는 모자이크형(mosaicism)이다.

3) 임상적 특징

아래와 같이 여러 특징들 중에서 아이에 따라 일부 또는 대부분의 특징을 보인다.

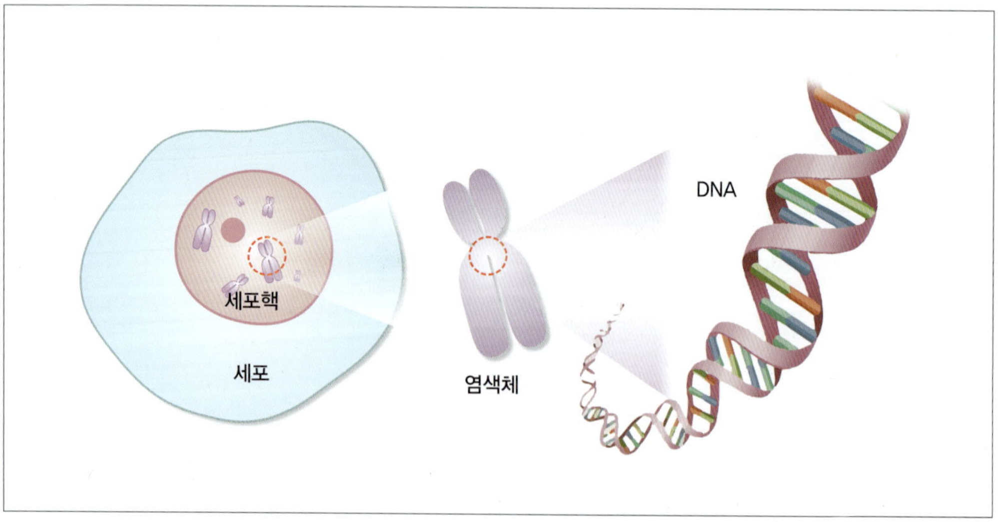

그림 12-1 염색체와 DNA

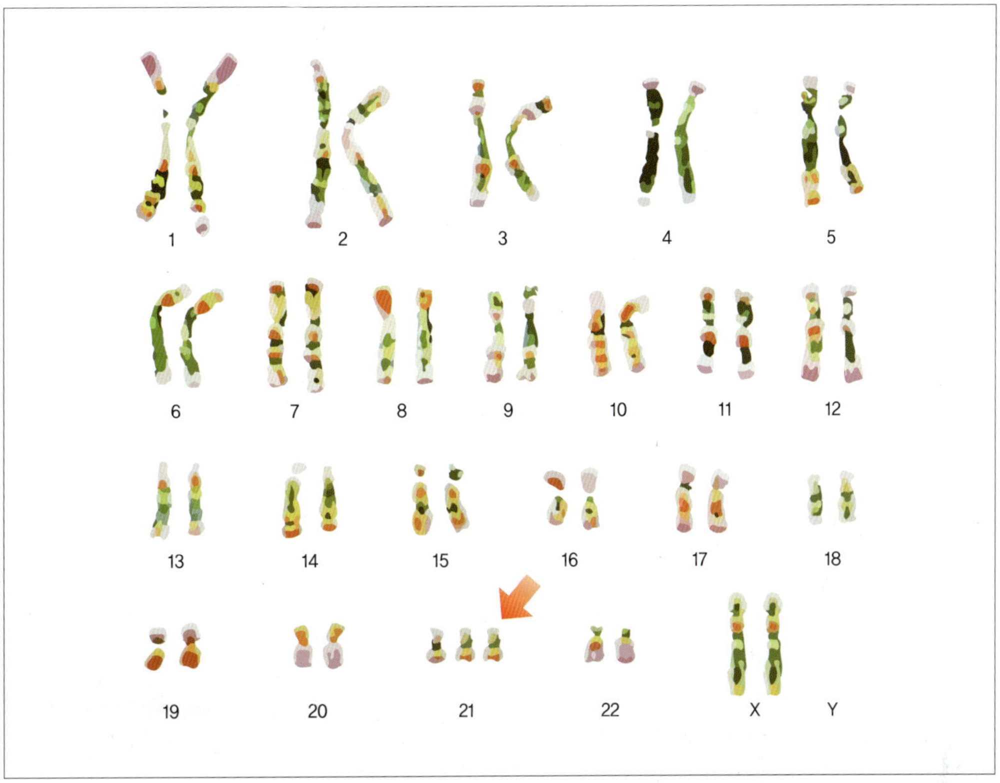

그림 12-2 다운증후군(21번 삼염색체증)

- 운동발달지연: 운동기술 학습의 어려움은 전반적 저긴장증(목, 몸통, 팔 · 다리의 주요 근육군 모두 포함)과 관절의 과다운동성 때문이다. 인대의 느슨함(ligamentous laxity)과 이에 따른 관절의 과다운동성은 콜라겐 결핍 때문으로 본다. 저긴장증과 인대의 느슨함으로 인해 머리 및 몸통 조절이 어렵다. 정상 유아의 경우 손, 팔꿈치, 무릎으로 체중을 지지하고 전 · 후, 좌 · 우로 체중을 이용하면서 근육의 안정성을 발달시키는 반면 다운증후군유아는 자세적 안정성(positional stability)으로 근육의 안정성을 대체한다. 예를 들어, 앉은 자세에서 체중 이동이 일어날 때마다 이에 대한 반응으로 몸통 근육을 수축시키는 대신에 W-앉기로 자세를 고정(fixing)하여 몸통의 안정성을 확보한다.

  다운증후군은 몸통의 돌림 근육의 활성화를 꺼려 엎드린 자세에서 앉을 때 그림 12-3 A~D처럼 다리를 넓게 벌리는 식으로 일어나 앉는다.

  표 12-1은 다운증후군아동의 대운동기술, 언어, 자조/사회성 발달 연령을 정상아동과 비교한 것이다.

- 신경병리: 다운증후군의 뇌 전체의 무게는 정상의 70% 정도이며, 특히 소뇌와 뇌줄기는 60% 정도이다. 특히 머리 모양이 비정상적으로 둥글고 짧은 소두증(microbrachycephaly)을 나타낸다.

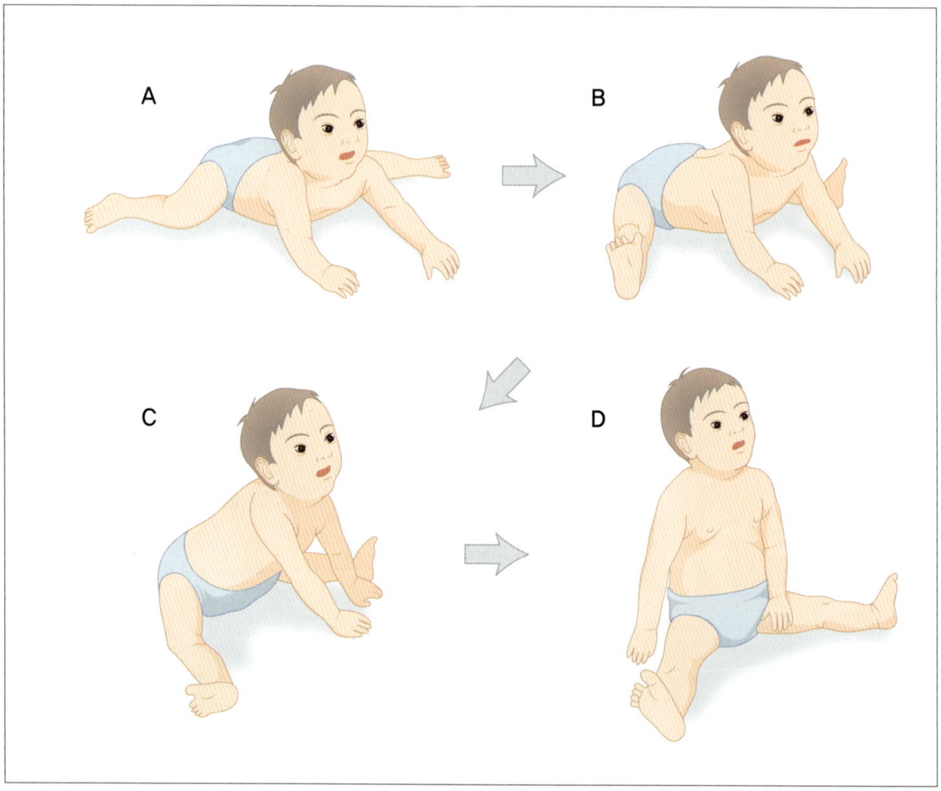

그림 12-3 다운증후군아동의 일반적인 엎드린 자세에서 앉기 패턴

표 12-1
다운증후군의 발달이정표

발달영역	발달시기	전형적 시기
대운동기술		
혼자 앉아있기	6~30개월	5~9개월
네발기기	8~22개월	6~12개월
서기	12~39개월	12~39개월
걷기	12~48개월	12~48개월
언어		
첫 단어 출현	12~48개월	8~23개월
두 단어 문장 사용	2~7$^1/_2$세	15~32개월
자조 및 사회성		
반응성 미소짓기	1$^1/_2$~5개월	1~3개월
손가락으로 먹기	10~24개월	7~14개월
컵으로 마시기	12~32개월	9~17개월
숟가락 사용	13~39개월	12~20개월
소변가리기	2~7세	16~42개월
혼자 옷 입기	3$^1/_2$~8세	3~5세

- 감각장애: 시각장애와 청각장애가 흔하며 물리치료 평가와 중재에 직접적인 영향을 미친다. 시각장애는 선천적인 것은 물론 성인기의 발생하는 백내장, 근시(50%), 원시(20%), 사시 그리고 안구진탕증 등이 포함되며, 이 외에도 홍채반점(brushfield spot)과 눈꺼풀코주름(epicanthal fold)이 나타나기도 한다. 다운증후군의 60~80%에서 경미한 수준의 중등도 청각소실이 있다.
- 특징적인 얼굴모양: 위로 올라간 기울어진 작은 눈, 아몬드 형태의 눈구석 주름, 작고 약간 낮은 코, 작은 입과 큰 혀, 작은 귀, 둥글고 납작한 얼굴 형태, 작은 머리, 납작한 뒤통수 등이 특징적이다. 구강이 작은 경우 혀가 돌출되어 보인다(그림 12-4).
- 특징적인 손과 발: 손금이 한 개의 선으로 되어 있는 경우가 많고, 손가락이 짧고 뭉뚝하며 새끼손가락이 안쪽으로 휘어져 있기도 하다. 발이 작으며 엄지발가락과 두 번째 발가락 사이가 넓게 벌어지고 발바닥에 주름이 많으며 대개의 경우 키가 작고 팔·다리가 짧다(그림 12-5).

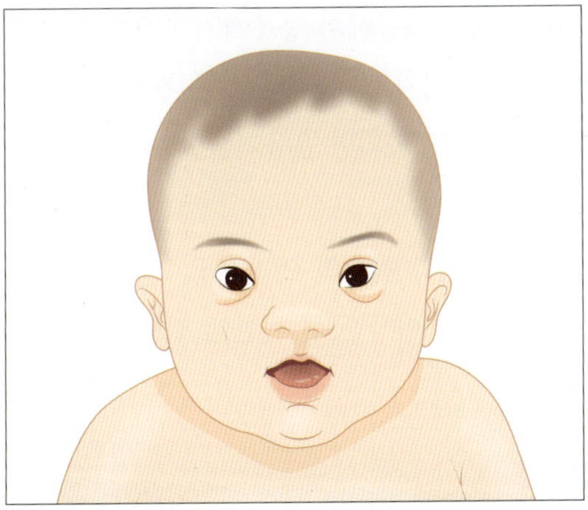

그림 12-4 다운증후군아동의 얼굴

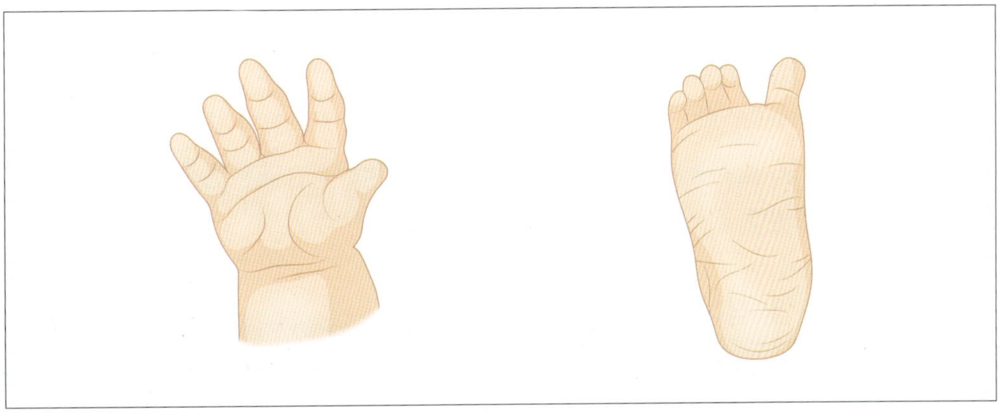

그림 12-5 다운증후군아동의 손과 발

- 고리중쇠관절의 불안정성: 저긴장증과 근육의 느슨함이 주된 원인으로 다양한 근육 · 골격계통의 이상이 따르지만, 고리중쇠관절의 불안정성(atlantoaxial instability)이 대표적이다. 치아인대(odontoid ligament)의 느슨함으로 C1의 운동성이 지나치게 커진 것으로 다운증후군의 10~15%에서 발생하므로 만 2세부터 목뼈의 x-선 검사를 주기적으로 실시하여 고리중쇠관절의 불안정성을 체크해야 한다. 고리중쇠관절의 불안정성이 의심되는 증상으로는 반사항진, 간대성경련, 바빈스키반사 양성반응, 기운목, 근력의 급진적 약화, 감각변화, 소변 또는 대변 조절능력 변화, 운동기술 퇴행 등으로 의심이 갈 때는 아이의 목이 아래로 향하는 활동이 포함된 치료 및 홈 프로그램은 절대적으로 금기증이다. 그리고 이와 같은 증상에 대하여 부모교육을 실시해야 한다.
- 인지장애: 정신지체는 다양한 수준으로 나타나며 경증(IQ 50~70), 중증(IQ 35~50) 그리고 심한 경우(IQ 20~35)로 나뉜다. 경증 정신지체를 보이는 다운증후군은 교육이 가능하여(educable) 읽기, 산수, 자조활동 그리고 독립적인 일상생활을 할 수 있다.
- 심장이상: 다운증후군 아동의 약 50%는 심장이상(방실간결손, 심방중격결손, 심실중격결손, 동맥관개존증 등)을 갖고 태어난다. 경증에서 중증까지 다양하므로 일부 경증의 심장질환은 시간이 흘러 자연적으로 좋아지기도 하지만, 심한 경우에는 약물 또는 수술치료가 필요하다. 만 3세까지 심장질환이 계속되면 운동기술발달에 매우 부정적인 영향을 미친다.
- 성인이 되면 갑상선저하증, 당뇨병, 비만, 척수의 압박손상, 알츠하이머병, 우울증, 간질, 승모판탈출증, 청각 소실, 눈의 굴절 이상 등의 질환에 걸릴 확률이 높고 수명은 60세 정도이다.

2. ICF-CY 장애모델과 다운증후군 ICF-CY disablement model and down syndrome

1) 신체기능 및 구조의 손상

다운증후군은 신경 · 근육계통에서 저긴장증, 근육에서 힘 생성능력의 감소, 비정상적인 관절가동범위 증가, 자세반응 감소, 반응시간 감소, 근육 · 골격계통에서 관절의 과다운동성, 인대의 느슨함, 발의 변형, 척추측만증, 고리중쇠관절의 불안정성 그리고 심폐계통에서 호흡기능 및 운동내성(exercise tolerance) 저하, 학습과정 손상 등의 신체기능 및 구조의 손상이 있다.

2) 활동 및 참여제한

다운증후군은 모든 발달영역에서 지연 및/또는 영구적인 장애를 보인다. 일상생활활동, 놀이터 활동, 자조활동 그리고 의사소통 등에 필요한 대운동기술 및 소운동기술의 발달 지연

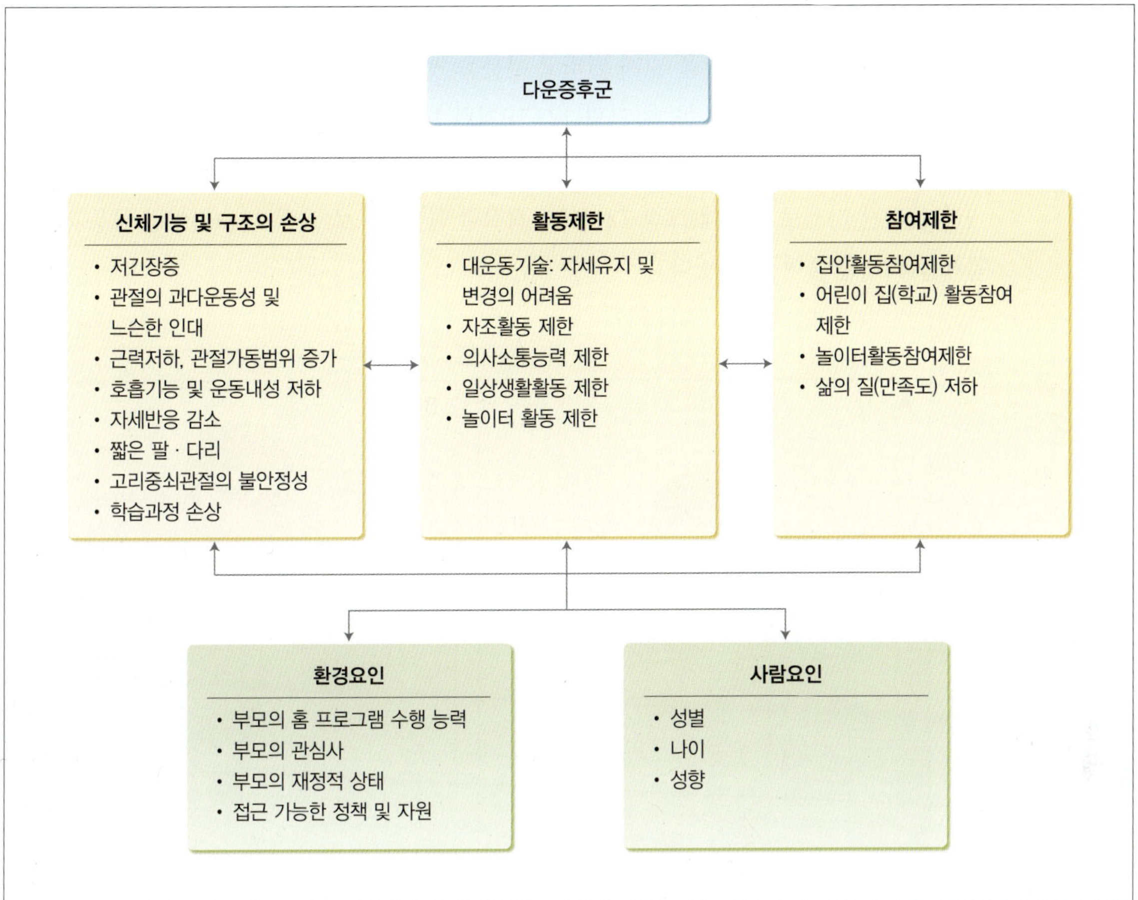

그림 12-6 ICF-CY 장애모델로 이해하는 다운증후군의 기능장애

으로 가정, 학교(어린이집), 동네에서 이루어지는 활동의 참여에 제한이 따른다.

ICF-CY 장애모델로 다운증후군의 중재에 관한 임상의사결정을 위하여 기능장애를 신체기능 및 구조의 손상, 활동제한, 참여제한의 영역 그리고 환경 및 개인요인이 다운증후군에 미치는 영향을 포괄적으로 이해하면 그림 12-6과 같다.

3. 다운증후군의 물리치료 Physical therapy in down syndrome

다운증후군 아동을 위한 물리치료의 목표는 운동발달을 가속화시키는데 있지 않다. 생후 21개월에 걷든 24개월에 걷든 3개월의 차이가 8~9살이 되었을 때의 장기적인 기능적 발달에 무슨 큰 차이가 있겠는가? 다운증후군 아동의 대운동기술 발달에는 저긴장증, 인대의 느슨함, 근력 저하, 짧은 팔과 다리 등 많은 요인들이 영향을 미치며 이런 요인들은 유전적 소인 그리고 물리치료에 의해서도 영향을 받는다. 그러므로 물리치료의 목표는 다운증후군 아동에서 발달하기 쉬운 보상적 움직임 패턴(compensatory movement patterns)의 발달을 최소화하는데 있다. 예를 들어, 다리 관절의 느슨함, 저긴장증, 근 약화로 인해 하지는 힙관절 벌림 및 가쪽 벌림, 무릎 과다 폄 그리고 발의 엎침 및 가쪽 번짐의 자세로 발달하기 쉬우며(그림 12-7A) 보행 패턴은 발을 넓게 벌리고 무릎을 뻣뻣하게 엄지발가락이 바깥을 향한 채로 걷는다. 하지만 물리치료를 통해 그림 12-7B처럼 보행문제를 최소화시켜 걷게 할 수 있다. 앉아 있을 때도 느슨한 인대, 저긴장증, 근력저하로 둥근 몸통자세, 골반 뒤쪽 기울임, 턱이 치켜 올라간 자세로 앉는데(그림 12-8A), 적절한 물리치료로 그림 12-8B처럼 몸통 자세의 문제를 최대한 줄여줄 수 있다.

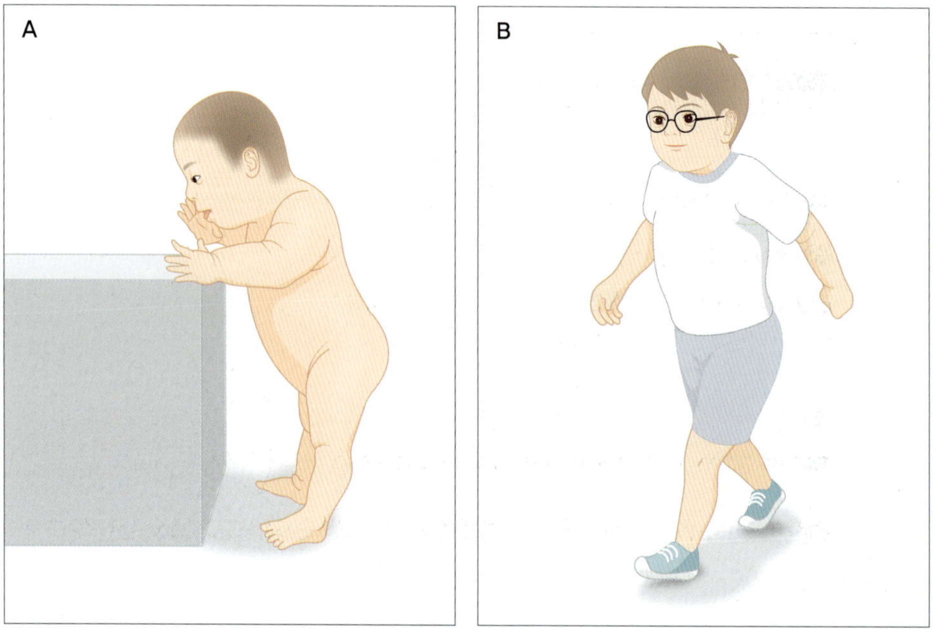

그림 12-7 A: 다운증후군 서기의 보상패턴. B: 물리치료로 향상된 보행패턴

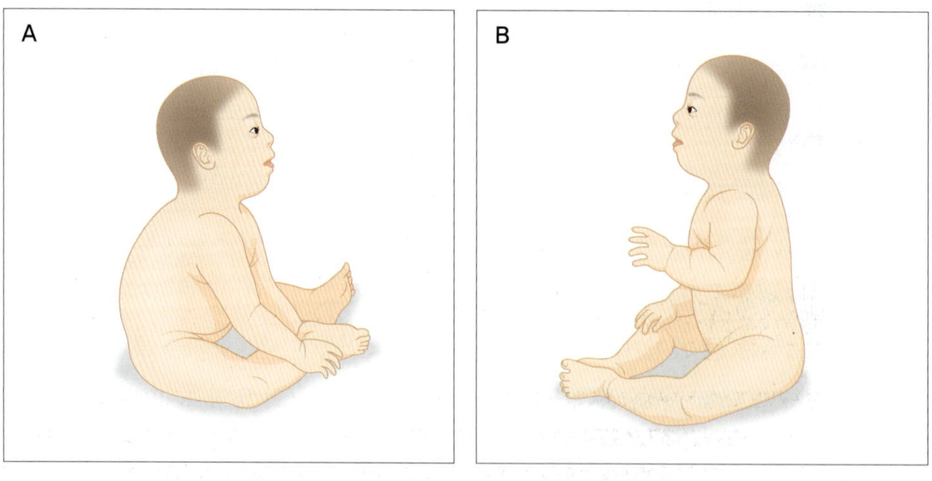

그림 12-8 A: 다운증후군 앉기의 보상패턴. B: 물리치료로 향상된 앉기 패턴

다운증후군 아동의 물리치료는 장기적인 기능적 발달에 관심을 가져야 한다. 다운증후군 아동에서 발달하기 쉬운 보상적 움직임 패턴에 대한 심도 깊은 이해를 바탕으로 미성숙한 (immature) 운동 패턴의 발달을 최소화시키고, 주요 근육군의 근력을 강화시켜 준다.

1) 검진, 평가, 진단

① 병력청취

- 기본정보: 출생일, 검사일, 성별, 재태기간, 출생 시 체중, 형제 자매의 수, 보호자가 주로 염려하는 부분 및 치료 목적, 아이의 전반적 건강상태, 다른 전문가의 진료(치료) 여부
- 출생 및 건강과 관련된 요인
  - 다운증후군 진단 시기 및 물리치료 시작 시기
  - 분만방식: 정상분만/제왕절개, 둔위 분만, 겸자 분만
  - 발달이정표 획득 시기
  - 심장병 등 합병증 및 치료 이력

② 신체계통문진

- 근육 · 골격계통: 신장, 체중, 관절가동범위, 근력
- 신경 · 근육계통: 균형, 협응력, 기능적 신경발달 수준
- 피부계통: (수술을 한 경우) 수술 후 흉터 확인
- 심폐계통: 심박수, 호흡수, 혈압 등 또래를 기준으로 비교
- 감각/인지계통: 감각처리과정, 집중력, 표현언어 및 수용언어, 의사소통 능력

③ 검사와 측정

- 움직임 패턴: 아이의 기능적 운동발달 수준에 따라 나타나는 자세와 움직임이 분절 별로 어떤 생리적 움직임으로 보상패턴을 나타내는지 자세하게 관찰 및 기록
- 관절가동범위 및 근력: 기능적 및 수동적 관절가동범위, 놀이를 통한 기능적 근력 검사
- 관절의 과다 운동성: 끌어당겨 앉히기 검사에서 탈구가 일어나지 않도록 주의
- 유산소 능력 및 지구력: 주기적인 보행거리 측정을 통한 비교
- 균형: 기능적 균형 능력 및/또는 PBS
- 인지능력
  - 유아기: 지각-운동기술(perceptual-motor skills)보다는 정보처리능력(information-processing capacity)을 평가한다. 새로운 환경(장난감)에 대한 반응, 이전에 경험한

자극에 대한 시각 또는 청각 기억력과 다양한 자극의 차이를 구별할 수 있는 능력 등을 검사한다. 자극에 대한 시각적 주의력은 Fagan Test of Infant Intelligence (FTII)로 검사하지만, 심박수의 변화, 미소 짓기도 유아의 정보 처리능력을 나타내는 지표로 볼 수 있다.

- 아동기: IQ 검사로는 아동용 웩슬러 아동용 인지검사 3판(Wechsler intelligence scale for children III)이 대표적이다.

- 발달평가: 대운동기능의 발달은 K-GMFM을 사용하고 이동성, 자조활동, 사회적 인지 등의 포괄적 발달평가는 PEDI로 한다.

- 적응행동: 환경의 요구에 대처하는 개인의 유효성(effectiveness)으로, 전문가적 판단에 주로 의존한다. 소아물리치료사는 자조 및 이동성 기술 그리고 보조장비를 사용했을 때 아이의 적응기술의 향상 여부 등을 바탕으로 적응 행동을 평가한다. 표준화된 검사도구를 사용할 때는 VABS-2 (Vineland adaptive behavior scale, 2nd edition, 바인랜드 적응행동척도-2)로 일상생활, 인지, 언어, 놀이 그리고 사회성 등을 평가한다.

- 상황요인: 다운증후군같이 인지장애를 동반하는 상황(맥락)에서 어떻게 기능을 수행하는지 수준을 고려해 환경요인과 개인요인을 평가한다.
  - 환경요인: 활동영역(집, 학교, 직장, 동네, 여가활동 장소) 및 주요환경(집에서는 거실, 학교에서는 매점, 직장에서는 회의실, 여가활동에서는 운동장 등), 활동(예: 집에서는 침대에서 일어나기, 학교에서는 점심먹기), 활동에 필요한 기술(예: 침대에서 일어나기 위하여 시계 알람소리에 반응하기, 이불정리, 앉은 자세 취하기, 휠체어로 이동)
  - 개인요인: 성별, 나이, 기질

2) 중재

① 팀 접근

물리치료사, 작업치료사, 언어치료사, 사회복지사 등을 포함하여 여러 발달영역의 전문가들이 팀을 이루어 포괄적 및/또는 특정 중재를 제공한다.

② 새로운 기술 또는 치료시간 아이와 의사소통 방법 결정

시각적, 구두적 및/또는 직접 손으로 의사소통 및 촉진

③ 다운증후군의 중재 시 고려할 학습스타일

- 다운증후군아동은 기술을 일반화(generalization)하는 능력이 부족하여 어느 한 환경에서 배운 기술을 다른 환경으로 전이(transfer)시키기가 어렵다. 예를 들어, 집에서는 계단을 올라갈 수 있지만 그 외의 장소에서는 계단을 올라가지 못하고 기어올라가는 식으로

퇴행을 보인다. 그러므로 활동에 필요한 한 가지 대운동기술을 다양한 환경에서 반복연습시킨다.

- 활동에 필요한 기술을 작은 단위로 과제 분석(task analysis)하여 연습하게 한다.

④ 유아기 및 아장아장 걷는 시기의 중재(출생~만 3세)

- 보상적 움직임 패턴의 발달 방지
- 생후 약 10개월부터 트레드밀 훈련 고려: 보행 발달의 지연을 감소시키고 독립적 이동성 획득의 촉진
- 서기 시작하면 자세 안정성 증진을 위하여 SMO(복사위보조기) 고려
- 환경의 구조화(예: 개조된 좌석시스템)로 자세 조절력을 증진시켜 뻗기 및 손 기능 촉진
- 발달 초기의 지각운동기술(눈 응시, 사람/장난감/환경에 동시 집중) 촉진

⑤ 취학 전 시기의 중재

- 어린이집(유치원) 선생님과 아이에게 필요한 운동기능을 원내 생활과 어떻게 통합시킬 것인지에 관해 협력적인 관계 유지(서면을 통한 의사소통)
- 홈 프로그램에 자전거, 수영 활동 포함
- 고위 운동기술 발달에 필요한 안정성이 제공될 수 있도록 보조기 고려
- 제스처를 통한 의사소통 방법 고려

⑥ 학령기의 중재

- 아이의 연령이 높아짐에 따라 발생할 수 있는 문제점 예방이 최우선
- 부모와 직접적으로 그리고 학교 선생님과 부모를 매개로 한 간접적인 방법을 통한 협력적인 관계를 유지하며 홈 프로그램과 학교 프로그램 모니터링
  - 자전거, 걷기, 수영 등 다양한 신체 활동과 함께 즐겁게 참여할 수 있는 기술 훈련
  - 신체 및 공간 인식력, 균형, 타이밍, 힘이 들어가지 않는 자연스런 움직임을 촉진할 수 있는 활동의 계획 및 연습
  - 게임의 규칙 훈련
  - 평생 즐길 수 있는 신체 활동의 계획 및 훈련

4. 다운증후군의 물리치료 사례 Case of physical therapy in down syndrome, EY

이제 사례 EY를 들어 다운증후군의 소아치료의 이해의 폭을 넓혀보자. EY의 기초정보는 박스 12-1에 나와 있다.

박스 12-1 다운증후군 아동 EY의 기초정보

EY는 현재 40개월 된 여아로 재태기간 40주 2일, 몸무게 3.1kg, 자연분만으로 출생하였다. 생후 2일 유전자검사 결과 다운증후군 진단을 받았다. EY를 임신했을 당시 엄마 32살, 아빠 34살이었다. EY는 생후 4주부터 지금까지 외래 물리치료와 홈프로그램으로 엎드린 자세 취하기, 엎드린 자세에서 환경탐색 놀이, 앉은 자세에서 장난감 가지고 놀기, 다양한 자세 번갈아 가며 취하기, 장난감 자동차/자전거 타기 등 연령에 맞는 기능적 물리치료를 받았다. 24개월에는 동맥관개존증(patent ductus arteriosus)으로 개심수술(open heart surgery)을 받았다. 대운동발달은 6개월에 팔꿈치로 지지하고 머리 90° 들기, 7개월에 뒤집기, 10개월에 팔로 짚고 앉기, 12개월에 혼자 독립적으로 앉기, 13개월에 배밀이, 잡고 일어서기, 17개월에 네발기기, 18개월에 가구 잡고 이동하기, 20개월에 혼자 10초 서기, 24개월에 혼자 5걸음 걷기, 27개월에 집안에서 독립보행, 32개월에 한 손 잡고 계단오르기, 36개월에 두 손 잡고 계단내려오기 등이다. 현재 집 밖에서 보행을 포함한 이동은 제한적인 상태이다.

1) 검진

① 병력청취

EY의 부모는 외래로 내원하여 어린이집에 보낼 계획과 함께 EY의 지구력, 이동성 등이 또래와 비해 떨어지는 것에 대해 염려하고 있다.

② 신체계통문진

- 심폐계통: EY의 안정 시 심박수 76/min, 혈압 90/60 mmHg, 호흡수 19/min으로 정상
- 피부계통: 제6~7번째 갈비뼈 부위 개심수술 후 길이 17cm, 너비 2.3cm 크기의 수술 상처가 잘 치유된 상태
- 근육 · 골격계통: 신장 및 체중은 45백분위수; 관절 과다운동성과 전반적 저긴장증
- 신경 · 근육계통: 균형 및 협응력 손상; 기능적 운동기술 발달 지연
- 인지: 주변환경에 대한 주의 각성 상태는 정상; 새로운 장난감을 보면 주의 깊게 살펴보고 적어도 15분 정도 소리 나는 장난감에 집중하며 놀이활동; 수용언어는 정상이지만 표현언어의 지연과 조음장애가 있음

③ 검사와 측정

- 지구력: 한 번에 90m 정도 걸을 수 있고, 어색해 보이지만 1.5m 정도는 뛸 수 있음, 수술 전에는 피로함, 숨가쁨, 전반적 근 약화 등으로 15m 밖에 걷지 못했음
- 보행, 이동, 균형
  - 선 자세의 운동형상학적 모습은 넓은 기저면, 힙관절 가쪽 돌림, 편평발; 발등 굽힘근의 편심성 수축의 부족으로 발뒤꿈치 닿기에 이어 발로 바닥을 때리듯이 보행함
  - 또래들과 놀이 활동에서 뻣뻣한 자세로 달리기를 시도함

- 계단을 오르고 내릴 때는 두 손으로 난간을 잡고 두 발로 한 계단씩 같이 올라가고 내려옴
- 앉은 자세와 선 자세에서 균형조절의 어려움이 따름
- 제자리에서 앞으로 점프할 때 한 발이 먼저 앞으로 움직임
- 한 발로 서서 두 손을 모은 채로 3초간 균형을 유지함
- 평지에서 세발자전거를 2m 정도 혼자 탈 수 있음

■ 운동기능
- 앉은 자세는 고리 앉기(ring sitting)로 힙관절 가쪽돌림, 척추 굽힘 그리고 머리 전방으로 내민 자세
- K-GMFM, PEDI 검사

■ 놀이활동: 놀이터에서 우레탄 바닥과 모랫 바닥 사이를 이동할 때 약 50% 빈도로 넘어지지만 집 안에서는 보다 익숙한 환경 탓에 넘어지는 확률이 30% 정도인 것으로 미루어보아 EY는 대운동기술을 새로운 환경에서 일반화될 수 있도록 반복훈련을 할 필요가 있음

2) 평가, 진단, 예후 및 치료계획

생후 40개월의 EY는 대운동기술, 인지 그리고 언어 영역에서 전반적인 발달지연을 보이고 있다. 대운동기술의 제한은 가정과 앞으로 시작될 어린이집 생활에 참여제한을 가져올 것이다.

3) 진단

EY는 운동기능, 균형, 운동계획, 인지, 표현언어, 기능적 독립성의 감소, 활동과 참여 제한 등의 기능장애가 있다. 근력손상, 근육긴장도 저하, 관절가동범위 증가 등이 걷거나 자세를 바꿀 때 적합한 범위 내에서 하지 조절을 어렵게 하고 계단보행을 제한한다.

4) 예후 및 치료목표

어린이 집에 입학하여 12개월 안에 독립적 운동기능을 획득하고 또래의 대운동기술을 따라갈 것이며, 이를 위한 치료목표는 다음과 같다.

■ EY는 난간을 잡지 않고 발을 번갈아 계단을 올라갈 것이다.

■ EY는 한 손으로 난간을 잡고 발을 번갈아 계단을 내려올 것이다.

■ EY는 어린이 집과 놀이터의 다양한 바닥(모래, 매트리스, 자갈 등)에서 거의 넘어지지 않고 활동할 것이다.

■ EY는 넘어지지 않고 집, 어린이집, 놀이터의 다양한 높이의 가구, 기구, 책상, 놀이터 장비 등에 올라가고 내려올 수 있을 것이다.

- EY는 공차기와 공 던지기를 할 수 있을 것이다.

5) 중재

여러 환경에서 기능적 활동의 일반화를 위하여 다양한 환경에서 계단보행, 기능적 균형활동을 반복 연습한다.

- 치료적 운동: 지구력, 균형 및 협응력(공차기로 목표물 맞추기, 콩주머니 던지기, 장애물 사이로 움직이기 등), 근력강화(복근운동, 계단보행, 세발자전거 타기, 걷기)에 초점을 두고 과제지향적 활동을 통해 상황에 필요한 기술의 연습
- 기능적 훈련: 점프, 계단 올라가기/내려오기, 문 턱 넘어가기, 경사로 올라가고 내려가기
- 홈 프로그램: 집안에서 몸을 돌려서 움직일 수 있는 활동(예: 식탁에 있는 우유 가져와서 거실 의자에 앉기)을 재미있게 연습하고 부모와 함께 공 차기와 던지기 놀이하기, 실내에서 세발자전거 타기, 놀이터의 다양한 놀이기구 올라가기/내려오기 등 치료적 운동과 기능적 훈련의 내용을 가정에서도 지속적으로 할 수 있게 함

6) 결과평가

YE는 치료목표를 달성하였으나 앞으로도 질적인 향상을 통해 보다 독립적으로 집, 어린이집, 동네에서 참여를 높여나갈 필요가 있다.

5. 기타 염색체 질환 Other chromosomal abnormalities

1) 프래더윌리증후군 Prader-Willi syndrome

15번 염색체 이상으로 유병률은 신생아 10,000명당 1명 또는 30,000명당 1명 꼴이다. 프래더윌리증후군은 미세결실(microdeletion)로 인한 대표적인 유전질환이다. 아이의 행동, 신체적 특징 그리고 유전자 검사의 결과로 진단한다. 유아기(출생~2세) 때는 출생 시 저체중, 심한 근육 약화, 저긴장증, 지나친 수면, 빨기/삼키기 문제, 호흡의 어려움, 삼각형 모양의 입, 아몬드 형태의 눈, 생식기관의 발육 부전, 운동/신체성장 발달 지연 등의 특징이 나타난다. 이후 2~6세에는 배고픔 단계(hunger stage)로 게걸스런 식성이 발달하고 신진대사율이 낮아 급격히 체중이 증가한다. 비만으로 호흡곤란과 청색증이 나타난다. 감정 기복, 떼쓰기(temper tantrum), 강박 장애(obsessive compulsive disorder)를 보인다. 인지수준은 평균 IQ 55~70 수준으로 경미한 수준의 정신지체가 따르지만 아이에 따라 다르다.

2) 윌리암스증후군 Williams syndrome

7번 염색체의 변이 또는 결실이 원인으로 출생아 20,000명 중에 1명 꼴로 발생한다. 신경

근육학적으로 저긴장증, 반사항진, 소뇌기능부전이 나타나고 얼굴의 특징으로 치켜 올라간 코와 작은 턱을 들 수 있다. 정신지체, 칵테일 파티 인성(cocktail party personality)을 보인다. 칵테일 파티 인성은 매우 사교적인 성격을 말하지만, 윌리암스증후군에서 칵테일파티 인성이 나타나는 이유는 이마엽 조직이 부족하기 때문으로 보고 있다. 청각에 매우 예민하고 음악적 능력이 뛰어나다. 고혈압, 심장질환이 많다.

3) 취약X증후군Fragile X syndrome

다운증후군 다음으로 정신지체를 일으키는 흔한 유전성 질환이다. X염색체 장완의 말단부위에 간극이 생겨 발생하는 것으로 다운증후군 다음으로 정신지체를 일으키는 흔한 유전성 질환이다. 남아에서는 4,000~9,000명 중에 1명, 여자에서는 6,000~8,000명 중에 1명의 발생빈도를 보인다. 머리둘레의 증가, 돌출된 이마, 전신적 저긴장증, 기운목, 척추측만증 그리고 승모판일탈증후군(mitral valve prolapse) 등을 특징으로 한다.

4) 레트증후군Rett syndrome

원인에 대해서는 아직 확실히 밝혀지지 않았지만, MeCP2 단백질을 지정하는 MeCP2 유전자의 돌연변이에 그 가능성이 있을 것으로 보고 있다. 신생아 22,800명당 1명의 빈도로 발생한다. 레트증후군은 약 생후 1세까지는 정상적으로 발달하다가 차차 획득한 기술이 퇴행하여 목적 있는 손 기술 소실, 상동적인 손 움직임(박수치기, 주먹 쥐기, 손 비틀고 흔들기 등), 실행증, 이빨 갈기, 경기가 나타난다. 척추의 측만증, 후만증, 뼈 무기질 감소, 과호흡과 숨 멈춤 같은 불규칙한 호흡패턴을 보인다.

5) 레쉬–니한증후군Lesch-Nyhan syndrome

X염색체의 DNA의 구성 물질인 퓨린 대사 과정에 관여하는 효소인 하이포잔틴–구아닌 포스포리보실 트랜스퍼라제(hypoxanthine–guanine phosphoribosyl transferase, HPRT) 결핍에 의해 발생한다. 처음에는 저긴장증을 보이지만 차차 경직, 무도증, 무정위증이 나타나며 강박적인 자해행위를 한다.

6) 고양이울음증후군Cri-Du-Chat syndrome

5번 염색체 단완의 다양한 크기의 결손에 의해 발생한다. 출생아 20,000~50,000명 중에 1명의 빈도로 발생한다. 한 연구결과에서 시설에서 생활하는 정신지체 중 1%를 고양이울음증후군으로 보고하였다. 임상적 특징은 고양이 울음 같은 소리, 심한 정신지체, 소두증, 눈 사이의 넓은 간격 등이다. 고양이 울음소리는 주로 유아기 때의 특징으로 후두의 기형에서 기인한 것으로 성장하면서 좋아진다. 주로 만삭아로 태어나지만 자궁 내 성장지연으로 재태기간에 비해 작게 태어난다.

요점정리

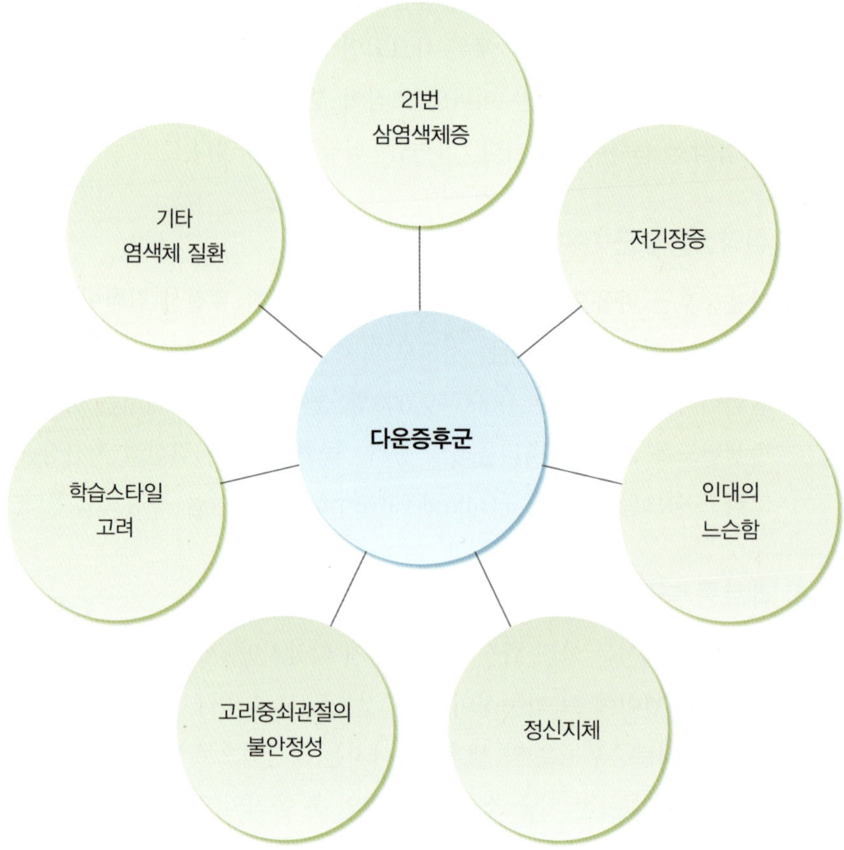

1. 다운증후군은 21번 염색체 이상으로 비분리형, 전위형 그리고 모자이크형 다운증후군(21번 삼염색체증) 등으로 구분하며 모자이크형의 증상이 가장 경미하다.
2. 다운증후군의 전반적인 저긴장증, 관절의 느슨함 그리고 팔 · 다리의 구조적 짧음 등이 대운동기술 발달 지연에 영향을 미친다. 시기가 늦더라도 걷기를 통한 독립적 이동성을 획득하므로 물리치료의 목표는 운동 기술을 가속화시키기 보다는 보상적 움직임 패턴의 발달을 최소화시키는 데 있다.
3. 치아인대의 느슨함에 따른 C1의 운동성의 과도한 증가로 다운증후군의 약 15%에서 고리중쇠관절의 불안정성이 발달할 수 있다. 반사항진, 간대성경련, 바빈스키반사 양성반응, 기운목, 급진적 근력 약화, 감각변화, 소변 · 대변 조절능력 변화, 운동기술 퇴행 등의 고리중쇠관절의 불안정성이 의심되는 증상이 나타날 때는 아이의 목이 아래로 향하는 활동이 포함된 치료 및 홈 프로그램은 절대 금기증이다.
4. 다운증후군의 얼굴의 특징은 위로 올라간 기울어진 작은 눈, 아몬드 형태의 눈구석 주름, 작고 약간 낮은 코, 작은 입과 큰 혀, 작은 귀, 둥글고 납작한 얼굴 형태, 작은 머리, 납작한 뒤통수 등이며, 구강이 작은 경우 혀가 돌출되어 보인다.
5. 다운증후군 이외에 저긴장증과 정신지체를 동반하는 임상에서 접할 수 있는 대표적인 염색체질환으로 프래더윌리증후군, 윌리암스증후군, 취약×증후군, 레트증후군, 레쉬-니한증후군 그리고 고양이울음증후군 등이 있다.

연습문제

1. 다운증후군은 몇 번째 염색체 이상인가?

2. 다운증후군의 운동발달에 있어 신경운동학적으로 불리한 점 두 가지를 답하시오.

3. 다운증후군의 물리치료 목표를 기술하시오.

4. 신생아 22,800명당 1명의 빈도로 발생하며 생후 약 1세까지는 정상발달을 하지만 차차 퇴행하여 목적 있는 손 기술 소실, 상동적인 손 움직임(박수치기, 주먹 쥐기, 손 비틀고 흔들기 등), 실행증, 이빨 갈기, 경기 등이 나타나는 염색체 질환은 무엇인가?

5. 15번 염색체 이상으로 심한 근육 약화, 저긴장증, 삼각형 모양의 입, 아몬드 형태의 눈, 생식기관의 발육 부전, 운동/신체성장 발달 지연 그리고 비만 등의 특징을 갖는 증후군은 무엇인가?

참고문헌

1. Aranha VP, Samuel AJ, Saxena S. Reliability and sensitivity to change of the timed standing balance test in children with down syndrome. J Neurosci Rural Pract. 2016;7(1):77-82.
2. Briggs A. Primary care of a child with Rett syndrome. J Am Assoc Nurse Pract. 2014;26(9):471-480.
3. Cobo-Lewis AB, Oller DK, Lynch MP, et al. Relations of motor and vocal milestones in typically developing infants and infants with Down syndrome. American Journal of Mental Retardation. 1996;100(5):456-467.
4. Copes LE, Pober BR, Terilli CA. Description of common musculoskeletal findings in Williams Syndrome and implications for therapies. Clin Anat. 2016;29(5):578-589.
5. Harris SR. Motor development and neuropsychological patterns in persons with down syndrome. Developmental Medicine and Child Neurology. 1981;23(5):477-483.
6. Herredo D, Einspieler C, Panvequio Aizawa CY, et al. The motor repertoire in 3- to 5-month old infants with Down syndrome. Res Dev Disabil. 2017;67:1-8.
7. Huang HH, Chen CL. The use of modified ride-on cars to maximize mobility and improve socialization-a group design. Res Dev Disabil. 2017;61:172-180.
8. Jung HK, Chung E, Lee BH. A comparison of the function, activity and participation and quality of life between down syndrome children and typically developing children. J Phys Ther Sci. 2017;29(8):1377-1380.
9. Palisano RJ, Walter SD, Russell DJ. Gross motor function of children with down syndrome: Creation of motor growth curves. Archives of Physical Medicine and Rehabilitation. 2001;82(4):494-500.
10. Malak R, Kostiukow A, Krawczyk-wasielewska A, et al.Delays in Motor Development in Children with Down Syndrome. Med Sci Monit. 2015;21:1904-1910.
11. Vicari S. Motor development and neuropsychological patterns in persons with down syndrome. Behavior Genetics. 2006;36(3):355-364.

13

발달성협응장애

Developmental coordination disorder, DCD

학습 목표

1. 발달성협응장애의 정의를 이해한다.
2. 발달성협응장애의 4가지 진단기준과 감별진단의 필요성을 이해한다.
3. 발달성협응장애의 감각/지각, 운동, 운동조절 그리고 운동학습 등의 손상을 이해한다.
4. 발달성협응장애아동의 참여제한의 기전과 그 영향에 대해 이해한다.
5. 발달성협응장애의 물리치료 목표를 이해한다.
6. 발달성협응장애 중재에서 과제지향 또는 활동중심접근법의 필요성에 대해 이해한다.

핵심 단어

협응력 Coordination

주의력결핍 과잉행동장애 Attention deficit hyperactive disorder, ADHD

서투름 Clumsiness

뻣뻣함 Stiffness

운동발달지연 Motor development delay

소뇌 Cerebellum

피로 Fatigue

균형 Balance

낮은 근육긴장도 Low muscle tone

넘어짐 Falling

버텀-업접근법 Bottom-up approaches

톱-다운접근법 Top-down approaches

기능적 기술 Functional skills

Cognitive orientation to daily occupational performance(CO-OP)

1. 발달성협응장애의 이해 Understanding of the developmental coordination disorder

발달성협응장애는 뚜렷한 신경학적 질환 없이 낮은 근육긴장도, 근력감소, 지구력 저하 등으로 협응된 패턴으로 움직임을 수행하지 못한다. 전반적인 발달과 학업의 성취를 저해하는 요인으로 작용해 평생에 걸쳐 치료 및 관리가 필요하다. 소아치료관점에서 보면, 발달성협응장애 아동은 정상/비정상 운동조절, 운동학습 그리고 운동발달 등에 대한 이해를 바탕으로 한 적합한 검사와 중재가 필요하다.

1) 발달성협응장애의 정의, 유병률

심한 협동운동실조(incoordination)를 나타내는 아동들을 발달성협응장애(developmental coordination disorder, DCD), 발달성 실행증(developmental dyspraxia), 지각운동장애(perceptual motor difficulties), 운동협응장애(motor coordination difficulties) 그리고 서툰아이증후군(clumsy child syndrome) 등 다양한 이름으로 불렀지만, 1994년 국제적인 합의에 따라 발달성협응장애란 용어로 통일되었다.

협응력(coordination)은 목표로 하는 운동과제(예: 걷기)를 구성하는 요소들을 부드럽고 쉽게 그리고 조절된 형태로 자연스러운 모습으로 완성하는 능력으로 이에 필요한 힘, 속도, 방향, 시간 그리고 타이밍 조절 등이 정확하게 이루어져야 한다.

발달성협응장애의 정의는 학업과 자조활동 과제를 포함하는 일상생활에 필요한 숙련된 움직임의 수행력(performance)에 영향을 미치는 대운동기술, 자세 및/또는 소운동기술의 손상과 관련된 만성적인 기능장애이다. 유병률은 출생아 100명당 4~5명 또는 학령기 아동의 5~6%의 빈도로 남아와 여아의 비율은 2 : 1이다. 조산아와 저체중아로 태어난 아이에서 유산소 활동 감소, 근력 감소 그리고 신체활동수준 저하 등과 같은 발달성협응장애의 신체적 특성이 나타나는 경향이 있다.

또한 발달성협응장애는 주의력결핍 과잉행동장애(attention deficit hyperactive disorder, ADHD), 단순언어장애(specific language impairment, SLI), 언어에 기초한 학습장애(language-based learning disabilities, LDs) 특히 읽기 장애와 관련성이 높아 위의 어느 한 가지 진단을 받은 아이의 약 50%에서 발달성협응장애가 함께 발생한다.

2) 발달성협응장애의 진단

발달성협응장애는 다음의 4가지 진단기준에 부합해야 한다.

- 운동협응력이 필요한 다음의 일상생활활동이 연령과 지능수준에 비해 현저히 떨어진다.
  - 앉기, 네발기기, 걷기 등의 운동발달의 뚜렷한 지연
  - 물건 놓치기
  - 동작의 어눌함

- 스포츠 활동의 어려움
- 서툰 글씨체

- 운동기술 손상이 학업성취 또는 일상생활활동에 심각한 방해가 된다.
- 운동기술 손상이 의학적 문제(예: 뇌성마비, 편마비, 근위축증)에 의한 것이 아니며, 전반적발달장애(pervasive developmental disorder, PDD)의 진단 기준에 맞지 않는다.
- 인지손상이 함께 있더라도 운동기술의 문제는 그 인지손상과 연관 지어 설명할 수 없으며 보다 심각한 수준이다.

박스 13-1에 나열된 증상 및/또한 질환들은 발달성협응장애와 감별진단이 필요하다.

3) 발달성협응장애의 원인

아직까지 발달성협응장애의 병리적 진행과정 또는 관련된 신경해부학적 구조에 관해 밝혀진 바는 없지만 이중과제를 주제로 한 다수의 행동연구(behavioral studies)에서 그 기전에 관해 논하고 있다. 2007년 Noemi Cantin은 발달성협응장애와 소뇌의 기능부전 사이의 연관성을 가정하고 발달성협응장애아동은 집중력에 대한 요구가 높아지면 움직임을 자동적으로 수행하기가 어렵다는 연구결과를 통해 운동의 자동 수행력 및 운동과제 학습에 중요한 역할을 하는 소뇌가 발달성협응장애와 병리적 기전일 것이라는 가능성을 시사하였다. Peter

박스 13-1 발달성협응장애 감별진단

- 최근의 머리 손상 또는 외상
- 이미 획득한 기술의 퇴행
- 두통, 눈의 통증, 흐릿한 시야
- 전반적 발달 지연
- 근육긴장도 증가, 변화하는 근육긴장도 또는 심한 저긴장증
- 비대칭적 근육긴장도 또는 근력
- 근육 · 골격계통의 문제
- 신경 · 피부계통의 병변
- 눈 맞춤의 회피
- 사회적 관계형성 거부
- 가우어 사인(Gower's sign)
- 실조증, 발음장애(Dysarthria)
- 심부 건 반사 소실
- 다운증후군
- 뇌성마비
- 듀센형근이영양증
- 시력 저하
- 발달지연
- 자폐증
- 외상성뇌손상
- 납, 살충제 중독

H Wilson은 2002년 발달성협응장애 아동의 운동심상(motor imagery) 손상에 관한 연구에서 피드포워드 기전의 손상을 그 원인으로 보고 뒤마루걸질(posterior parietal cortex)과의 연관성에 대해 보고하였다. 또한 2003년 R. Chris Miall은 내부모델(internal model)이 손상되었다는 가정 하에 운동조절의 포워드 모델링(forward modeling)이 제대로 작용하지 못해 내부모델의 형성, 접근 또는 업데이트가 되지 못하므로 에러 수정(error correction) 능력이 떨어져 궁극적으로 운동과제의 학습에 부정적인 영향을 미치게 되는 것으로 보았다. 내부모델이란 목적하는 운동행위의 시공간적 조직(spatial-temporal organization)에 대한 신경표상(neural representation)을 말한다.

2. ICF-CY 장애모델과 발달성협응장애

발달성협응장애아동의 신체기능 및 구조 수준에서 관찰 가능한 감각, 인지 그리고 운동 손상은 기술 획득, 과제 수행 또는 활동제한을 초래할 수 있어 다양한 역할 참여에 제한을 가져올 수 있다.

1) 신체기능 및 구조의 손상

물리치료와 연관된 감각/지각, 운동, 운동조절 그리고 운동학습 손상 등의 일차적 손상과 운동, 사회, 정서 그리고 행동발달 상에 나타날 수 있는 이차적 손상에 대해 알아보자.

① 일차적 손상

a. 감각/지각 손상

시각, 운동감각, 고유수용감각의 정보처리 그리고 시공간적 정보를 처리(processing)하는데 어려움이 있고 운동과제의 수행은 주로 시각적 되먹임에 의존한다. 운동학습의 관점에서 보면 시각적 되먹임에 기초한 운동수행은 환경의 요구에 따라 협응된 패턴으로 자동적으로 움직임을 수행하기까지 가장 초기 단계의 운동학습 형태이다.

b. 운동기능 손상

움직임의 질적인 측면에서 볼 때 몸을 서툴고(clumsy) 느릿느릿하게 그리고 뻣뻣하게(stiff) 움직인다. 사람이나 물건에 자주 부딪히거나 넘어지고 손으로 물건을 잡을 때도 빈번히 물건을 놓친다. 식사를 하는 도중에 음식물을 잘 흘리고 젓가락질이 서툴다(그림 13-1). 균형 조절력이 부족하여 한발 서기 자세를 유지하는데 어려움이 있고 대체로 특정한 자세를 잘 유지하지 못한다. 이런 안정성의 부족을 보상적 운동패턴 전략으로 대체하여 연합움직임(associated movements)이 나타난다. 근육긴장도 역시 정상아동에 비해 낮다. 발달성협응장애 아동은 앞에서 설명한 감각/지각손상과 함께 운동기능의 손상으로 운동조절 및 운동학습이 제대로 발달하기 어려운 것

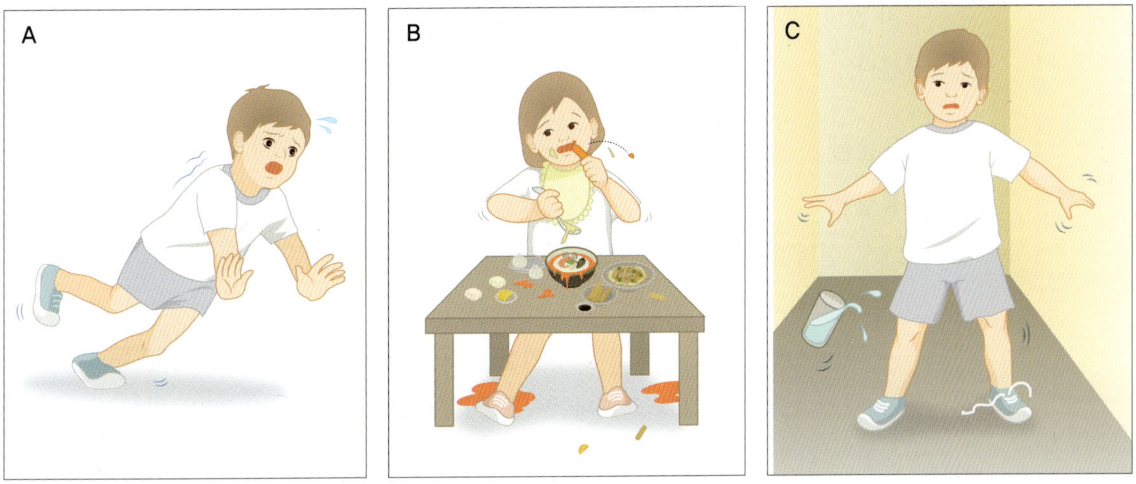

그림 13-1 발달성협응장애아동의 운동기능 손상의 예. A: 자주 넘어짐, B: 음식물 흘림, C: 물건 놓침

으로 본다.

c. 운동 손상

발달성협응장애 아동은 비정상인 운동패턴으로 근육을 활성화하고, 이에 따라 자세를 취하고 움직임을 이어나간다. 즉, 기능적 자세와 움직임의 수행에 요구되는 관절(분절)의 역동적 상호작용 대신에 관절을 고정(fixing)하는 방식으로 운동과제를 수행하므로 움직임이 뻣뻣하고 어색하며 부자연스러워 보인다. 관절을 고정하기 위하여 불필요하게 많은 힘(extra effort)을 쏟기 때문에 쉽게 피로감을 느끼고 움직임의 속도, 방향, 타이밍 그리고 힘 조절 등이 정확하게 이루어지지 않는다.

d. 운동학습 손상

운동조절의 어려움과 함께 움직임의 레퍼토리가 제한적이고 일상의 운동행위에서 환경의 변화에 대한 적응력과 유연성도 부족하다. 학습한 운동기술을 유사한 다른 움직임으로 응용하거나 특정한 환경조건에서 학습한 운동기술을 다른 환경으로 전이(transfer)하거나 일반화하는데 어려움이 있다. 운동학습을 고유수용정보보다는 주로 시각적 정보에 의존하기 때문에 늘 운동학습의 초기단계에 있는 것과 같아 자동적이고 습관적인 움직임이 아닌 실제 연령보다 어린 아이의 움직임의 질 또는 운동패턴으로 움직인다. 마지막으로 끊임없이 변화하는 일상생활의 요구에 따라 운동과제의 구성요소를 예측적으로 조정하며 자연스런 패턴으로 대처하기가 어려운데 이것은 발달성협응장애 아동이 피드포워드식 예측적 자세조정(anticipatory postural adjustment, APA) 전략을 사용하기 보다는 주로 피드백기전으로 움직임을 조절하기 때문으로 보인다. 정리하면, 발달성협응장애 아동은 운동기술을 수행할 때 정상적인 운동패턴에서 벗어나더라도 이를 감지하고 바로 수정하거나 예측하여 미리 조정하기가 쉽지 않다. 특히 복잡한 운동과제를 수행하거나 공간변수가 작용할 때 더욱 어려움이 따른다.

② 이차적 손상

a. 운동발달

위에서 설명한 일차적 손상으로 인해 협응된 패턴으로 움직임을 조절하는데 어려움이 따르며 피로감, 근력감소, 파워 감소 그리고 지구력 감소 등의 이차적 손상이 수반된다. 발달성협응장애 아동은 어린이집(학교), 놀이터 활동에 필요한 운동과제를 수행할 때 또래의 다른 아이들보다 많은 힘을 쏟아야 하므로 피곤함을 많이 호소한다. 일정한 시간에 걸쳐 자세를 유지하는 데서 피로를 느끼므로 벽이나 다른 아이에게 자주 기대려고 하며 앉아 있을 때는 앞으로 구부정한 자세를 취한다. 2001년 Annette J. Raynors의 연구결과에 따르면 발달성협응장애 아동은 6세에서 9세가 되는 시기에 근력과 파워가 점진적으로 감소한다. 위와 같은 이차적 손상은 발달성협응장애 아동이 또래의 스포츠, 놀이 활동에 참여를 제한하는 주요한 요인으로 작용한다.

b. 사회, 정서, 행동 발달

발달성협응장애 아동의 기질은 다소 극단적인 양면을 보인다. 매우 소극적이거나 반대로 아주 활발한 아이도 있다. 체육 또는 신체활동 시간에 새로운 운동기술을 배우는 일은 언제나 큰 도전(challenges)이 되므로 이를 회피하기 위하여 일부러 아픈 척을 하거나 말썽을 부리는 행동을 하기 일쑤다. 글씨쓰기를 피하고 싶을 때는 연필심이 뾰족하지 않아 글씨를 못 쓰겠다고 한다거나 괜한 질문을 많이 하고 옆 친구를 간섭하며 딴청을 피우기도 한다. 집, 어린이집(학교) 활동 시 매사에 쉽게 포기하고 화를 잘 내며 공격적인 행동이 나타나기도 한다.

2) 활동 및 참여제한

발달성협응장애 아동은 정확성과 정교한 눈-손의 협응력을 필요로 하는 기술과 지속적인 피드백 모니터링이 요구되는 기술을 습득하기가 어렵기 때문에 대운동기술 및/또는 소운동기술의 발달에 제한이 따르므로 집, 학교(어린이집) 그리고 놀이터 등 아이가 주로 시간을 보내는 익숙한 환경에 참여하는 것도 제한적이기 쉽다.

균형유지와 자세조절력의 부족으로 자전거타기, 그네타기 같은 새로운 운동기술을 배우는데 많은 시간이 걸리고 달리기, 한 발씩 번갈아 뛰기, 깡충 뛰기, 점프 그리고 계단 보행 등과 같은 고급 운동기술(advanced motor skills)을 협응된 패턴으로 수행하기 어렵다. 특히 주변에 다른 또래나 어른이 있을 때 더욱 힘들어한다. 몸 전체를 사용하면서 눈-손의 협응력이 요구되는 던지기, 받기 그리고 공차기를 정확히 수행하기 어렵다. 또한 계속해서 자세를 바꾸거나 변화하는 환경에 적응이 요구되는 야구, 테니스, 줄넘기 그리고 신체 양쪽을 협응된 패턴으로 사용해야 하는 방망이로 공치기 같은 대운동기술의 수행도 어려워한다. 발달성협응장애 아동의 신체기능 및 구조의 손상과 활동제한을 연결지어 보면 표 13-1과 같다.

발달성협응장애 아동을 자녀로 둔 부모의 입장에서 가장 염려되는 부분은 참여제한이다. 운동기술이 빠르고 자연스럽지 못해 운동이나 스포츠 활동을 싫어하는데다 학교(어린이집)에서 손 씻기, 식사 같은 자조활동에 보통의 아이들에 비해 시간이 오래 걸린다. 그러므로 서툰 운동기술과 함께 놀이터 활동에 더디게 참여하기가 쉬워 또래들과 사회적 관계를 형성할 수 있는 기회가 제한적이다. 이렇듯 발달성협응장애 아동은 정상적으로 발달하는 아이들에 비해 신체적인 면에서 경쟁력이 떨어져 실패감을 느낄 때가 많아 신체활동을 피하려고 한다. 신체적 활동 부족은 과체중과 비만의 중요한 위험요인이다. Jone Cairney는 2014년 발달성협응장애와 비만 간의 연관성에 대하여 발달성협응장애 아동이 정상아동에 비해 체질량지수가 높고 허리 둘레가 크며 체지방율이 높다고 하였다. 남아와 여아 간에 차이도 존재한다. 발달성협응장애 남아는 정상 남아에 비해 아동기와 성인 초기에 과체중/비만이 될 위험이 높았지만 발달성협응장애 여아와 정상 여아 간에는 차이가 없었다.

발달성협응장애 아동의 기능장애를 ICF-CY 장애모델로 포괄적으로 설명한다면 그림 13-2와 같다. 각 영역의 구성영역(항목) 간의 연관성을 화살표의 굵기와 방향을 강조하여 표시하면 검사와 중재에 대한 의사결정의 방향을 정할 수 있다.

표 13-1
발달성협응장애의 신체기능 및 구조의 손상과 활동제한의 예

활동	활동제한	연관된 신체기능 및 구조의 손상
자조활동	• 자주 흘리기, 지저분하게 먹기 • 식탁에 기대기 • 단추 채우기/풀기 어려움 • 신발 왼쪽 오른쪽 바꿔 신기	• 신체 인식 감소 • 자세긴장도 감소 • 신체 인식 및 고유수용감각 감소 • 접촉 지각, 연속 동작의 어려움
학업활동	• 서툰 글씨쓰기 활동 • 서툰 쥐기 • 회피 행동 • 동아리활동 시 혼자 책상에 앉아 있기	• 근육긴장도와 자세 문제 • 시각에 지나친 의존 • 낮은 근육긴장도, 피로 • 자세조절 감소
여가활동	• 공 놓치기, 공에 맞기 • 느린 반응 • 피로 • 놀기보다는 수동적으로 바라보기	• 타이밍 문제 • 실수 교정, 일반화의 어려움 • 수동적 대처기전 • 실패와 무시에 대한 회피행동

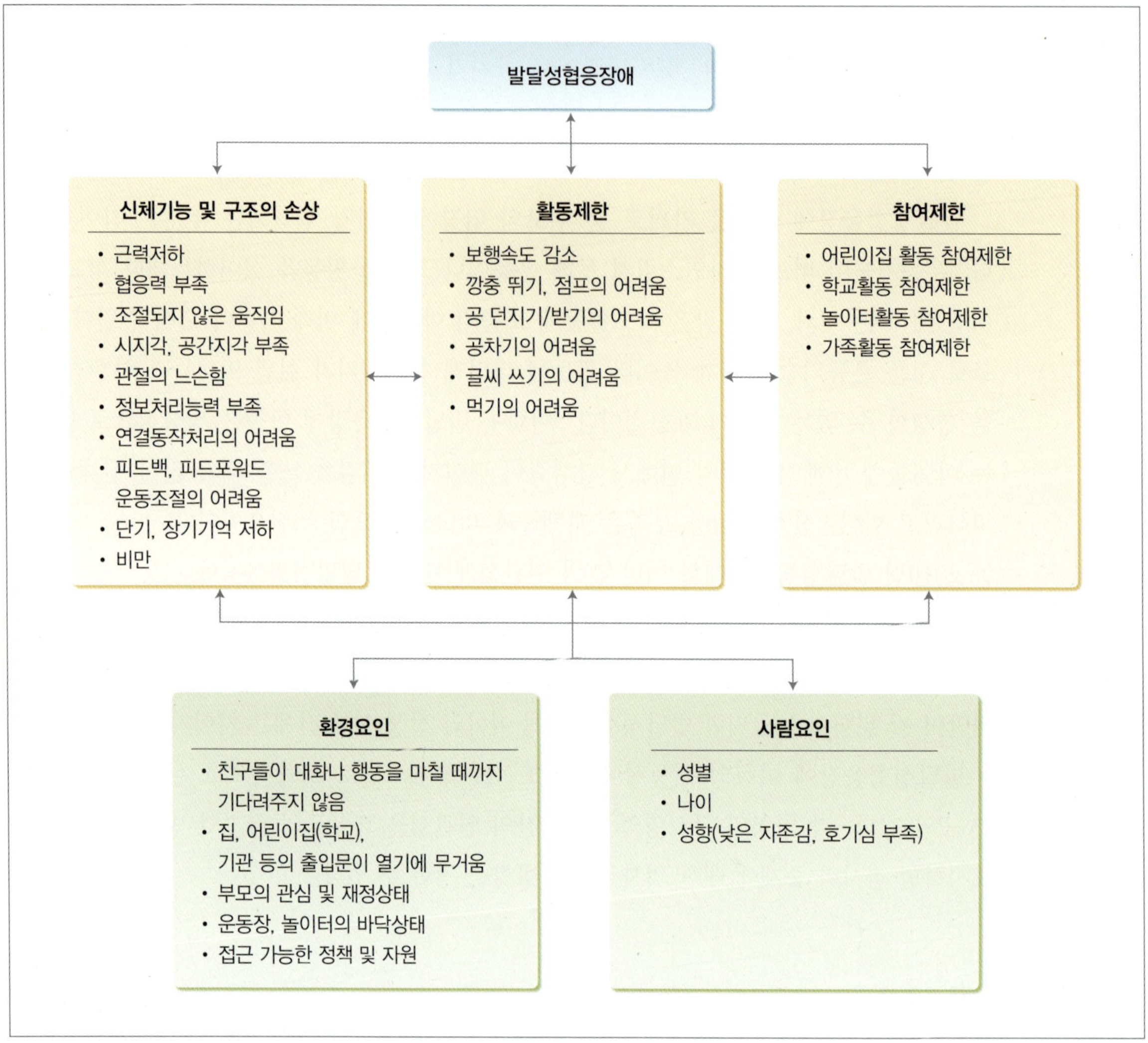

그림 13-2 ICF-CY 장애모델로 이해하는 발달성협응장애의 기능장애

3. 발달성협응장애의 물리치료

발달성협응장애 아동은 예측적 자세조정능력의 저하로 자세를 고정하는 패턴으로 서툴고 뻣뻣하게 움직이고 이런 문제점은 성인기까지 계속 이어진다. 최근 들어 조산아에서도 발달성협응장애의 발생 빈도가 증가하고 있다. 발달성협응장애의 물리치료 목표는 보상적인 움직임 패턴의 발달과 자존감 약화에 따른 사회적 역할 수행의 제한 정도를 최소화시켜 주면서 운동기술의 수준을 최대로 높여주는데 있다.

1) 검진, 평가, 진단

먼저, 평가와 진단을 위한 자료 수집을 한다. 발달성협응장애의 이질적 특성을 고려하여 다양한 정보와 검사가 필요하다.

① 병력청취

- 발달 및 의학적 이력: 임신, 출산, 과거 및 현재의 건강상태
- 이전의 근육·골격계통 및 신경·근육계통 검사 이력
- 가족이 염려하는 부분
- 대운동기술 획득 시기

② 신체계통문진

- 성장과 발달: 신장, 체중
- 심폐계통: 심박수, 호흡수, 혈압
- 피부계통: 피부 상태
- 근육·골격계통: 관절가동범위, 신체정렬, 근력
- 신경·근육계통: 근육긴장도, 균형, 협응력, 기능적 신경발달수준
- 언어, 정서, 인지, 학습방법: 아이의 의사소통기술, 성격, 학습형태

③ 검사와 측정

능동 및 수동 관절가동범위, 근력, 근육긴장도, 원시반사, 협응력, 대운동기술을 비롯하여 표준화된 운동기술검사를 실시한다. 발달성협응장애 아동의 평가에는 Movement ABC가 국제적으로 가장 많이 쓰인다. Movement ABC-2는 양손 사용의 숙련성, 공 조작 기술, 정전/동적 균형 등을 측정한다. 발달성협응장애를 평가하는 도구로는 Movement ABC-2 이외에도 TGMD-2, PDMS-2, BOT-2 등이 있다.

2) 치료계획 및 중재

치료를 계획할 때 중재의 전체적인 접근법에 대해 생각하면서 현재 아이에게 나타나는 운동발달의 지연 문제를 해결하기 위하여 가장 먼저 고려할 요소가 무엇인지 결정한다.

발달성협응장애의 물리치료는 버텀-업접근법과 톱-다운접근법으로 이루어진다. 버텀-업접근법은 신체기능중심(body function-oriented) 또는 손상중심(deficit-oriented) 중재법과 같은 의미로 신경발달치료나 감각통합치료가 이에 해당한다. 톱-다운접근법은 과제중심(task-oriented) 또는 활동중심(activity-oriented) 접근법을 말한다. 손상중심중재법은 운동장애의 원인을 치료하는데 중점을 두어 치료적 이점은 있지만 운동과제 수행의 향상이 일상에 필요한 기능적 기술로 전이(transfer)되는 데는 제한적이다. 반면, 과제지향접근법은 기능적 기술을 바탕으로 한 활동이 치료계획에 포함되므로 손상중심중재법에 비해 효과적이라 할 수 있다.

기능적 기술이란, 일상생활과 삶의 질 수립에 필요한 기술로 개인 스스로 이 기술을 수행하지 못하면 타인의 도움이 필요한 상태가 된다. 여기서 기능적 기술이란 기능적 운동기술로 앉기, 서기, 걷기, 계단 오르기, 먹기, 글씨 쓰기 등 일상생활에 필요한 기술들을 뜻한다. 손상중심접근법을 적용할 때도 신경촉진접근법에 운동학습의 개념을 통합시키도록 했다. 그 이유는, 발달성협응장애는 반복과 경험을 통해 습득한 운동능력을 일반화(generalization)하고 다른 운동기술과 통합하는 능력이 부족하기 때문이다. 예를 들어, 신경발달치료를 통해 균형능력을 향상시키고자 할 때 기능적 균형(걷기, 코너 돌기, 한 발 들고 서 있기 등) 훈련의 개념에서 핸들링을 적용한다.

과제지향접근법의 핵심은 운동학습의 개념하에서 과제의 특정 기능적 운동기술을 적절한 피드백과 함께 연습하는 것이다. Cognitive orientation to daily occupational performance (CO-OP) 프로그램은 과제지향접근법의 한 가지 예로 발달성협응장애의 운동기술의 증진을 목적으로 운동학습의 개념과 역동체계이론을 통합적으로 적용한 것이다.

이 외에도 그룹치료(group therapy)에서 자기효능감이 높아졌으며 태권도, 축구, 탁구 같은 스포츠에 기반한 활동들이 운동기술을 증진시키는데 도움이 된다는 연구결과가 있다. 홈 프로그램으로 운동심상치료(motor imagery therapy), 가상현실치료 그리고 기능적 놀이활동(functional play activities) 등이 있다. 기능적 놀이활동에서는 아이라는 특성을 고려하여 놀이의 개념하에 기능적 기술을 재미있게 연습한다. 예를 들어, 이동 중 장애물에 걸려 넘어지는 횟수를 줄이기 위해 발을 높게 들면서 걷는 것이 목표라면 몸을 이리 저리 움직이며 공 차기 놀이를 통해 이 목표에 다가갈 수 있을 것이다. 치료실에서는 집안이나 아이가 주로 활동하는 환경의 유사성을 고려하여 연습하고 집안 또는 밖에서도 그 공간적 환경을 염두에 두고 부모, 형제자매와 함께 즐겁게 반복적으로 연습할 수 있도록 가족중심 케어의 관점에서 홈 프로그램을 제공한다면 운동기술의 전이를 촉진할 수 있다. 또한 치료사 관점에서는, 치료실과 가정에서 연습하는 과제의 유사성으로 인해 일상생활이라는 실제적인 관점에서 아이의 운동기술 향상 정도를 모니터링할 수 있다.

4. 발달성협응장애의 물리치료 사례

Case of physical therapy in developmental coordination disorder, AZ

이제 사례 AZ를 들어 발달성협응장애의 소아치료의 이해의 폭을 넓혀보자. AZ의 기초정보는 박스 13-2에 나와 있다.

1) 검진

① 병력청취

AZ의 담당 소아치료사는 부모와 병력청취를 시작하기 전에 의무기록지를 검토하고 기본적인 정보들을 확인하였다. 현재, AZ의 부모는 아이의 머리의 비대칭적 자세, 움직임의

박스 13-2 발달성협응장애아동 AZ의 기초정보

AZ는 5세 남아, 재태기간 40주, 3.7kg으로 태어났다. 출생 직후 선천성 안구진탕증이 나타났고 앉기, 기기, 서기 그리고 걷기 등은 또래에 비해 지연 없이 발달하였다. 만 2세 때 안구진탕증의 영향으로 머리를 한쪽으로 돌리는 경향이 심해 먹기에 필요한 도구 사용법을 배우는데 시간이 오래 걸렸다. 현재 어린이집에 다니고 있다. 근육 약화, 비전형적인 자세, 지구력 저하, 호흡조절의 어려움 그리고 비협응적 움직임 패턴 등의 문제로 물리치료를 받기 위해 소아치료실에 내원하였다.

비협응적 패턴, 또래와 함께 하는 신체활동에서 피로감을 호소한다는 점 등을 걱정하고 있다. 현재 AZ는 자르기와 글씨 쓰기 기술을 학습하기 위하여 일주일에 한 번 작업치료를 받고 있다.

② 신체계통문진

- 심폐계통: AZ는 안정 시 심박수 96/min, 호흡수 29/min으로 정상 범위에 속하지만 지구력과 호흡조절의 어려움으로 체력과 호흡조절능력에 대한 자세한 평가가 필요함
- 피부계통: 타박상, 멍 또는 다른 피부문제는 없음
- 근육 · 골격계통: 상 · 하지의 관절운동범위가 증가되어 있으며, 머리는 약간 왼쪽으로 기울어지고 오른쪽으로 돌아간 것 같고, 허리뼈 앞굽음증이 증가되고 날개뼈가 약간 돌출된 것 같으므로 자세 및 근력에 대한 자세한 평가가 필요함
- 신경 · 근육계통
  - 몸통과 팔 · 다리의 저긴장증이 느껴짐
  - 근육긴장도의 감소가 움직임과 기능에 영향을 미치는 것 같음
  - 사물(대상)을 쳐다보려고 할 때 양쪽 눈에서 안구진탕증이 심해짐
  - 초점을 맞춰 대상(물)을 쳐다보기 어려워 교정용 안경을 착용하고 있음
- 인지, 언어, 학습방식
  - 언어기술에는 문제가 없지만 말을 할 때 호흡이 가빠짐
  - 인지능력이 평균 최저 수준으로 보임
  - 구조화된 물리치료 과제에 집중하기 어려움
  - 안구진탕증으로 신체중심선에서 눈을 사용하는 것이 어려움
  - 눈을 응시해서 주변환경을 탐색하지 못 하는 것 같음

③ 검사와 측정

AZ의 나이, 부모가 염려하는 점 그리고 신체계통문진 등의 결과를 종합하여 다음과 같은

검사와 측정을 진행하였다.

■ 지구력

- 수면 및 먹기 습관 양호함
- 숨이 차서 짧은 문장으로 이야기함
- 저 강도의 대운동활동 시 호흡패턴: 빠르고 얕은 호흡, 어깨 올라감, 숨쉬는 소리가 들릴 정도로 큼
- 심호흡: 숨을 부드럽게 들이쉬지 못하고 여러 번에 걸쳐 짧게 들이 마심, 호기는 9.13초, 가슴우리의 움직임은 적절함
- TUDS: 치료실의 18계단을 이용하여 지구력과 속도를 측정한 검사에서 발을 번갈아 계단을 올라가고 내려오는 패턴으로 24.9초가 걸렸으며 이 결과는 또래의 정상아동과 비교했을 때 최저평균에 해당함

■ 보행, 이동, 균형

- 팔의 사용: 편평한 바닥과 계단 보행에서 팔 벌림, 가쪽 돌림 형태로 불규칙하게 흔듦
- 보행패턴 분석: 보행 시 발자국 분석(foot print analysis) 검사에서 기저면이 넓으며 일직선을 따라 걷지 못 함
- 달리기: 몸통을 앞으로 내밀고 팔은 몸통 뒤쪽으로 뻗으며 양쪽 발을 발바닥 굽힘 패턴으로 달리고, 멈추어 서라는 지시에 바로 달리기를 멈추지 못하고 다섯 발자국을 더 움직이고 멈춤
- 균형: K-PBS의 '한 발로 서기' 항목에서 3초간 유지하여 2점[만점(4점): 10초 유지]

■ 운동기능: Movement ABC-2 검사에서 5백분위수 미만으로 움직임의 손상/장애가 심함

■ 근육 수행력

- 근육 긴장도: 몸통과 몸쪽 팔 · 다리 근육의 긴장도의 감소로 앉은 자세에서 몸통이 구부정하고 어깨, 팔꿈치, 힙, 무릎 관절의 유연성 증가 및 허리뼈 앞굽음증이 증가되어 있음
- 근력
  - 어깨: 어깨 날개뼈의 벌림 상태와 던지기 및 90° 위로 팔 뻗기에서 날개어깨뼈가 돌출되는 양상으로 어깨 근육의 약화가 뚜렷하게 나타남
  - 몸통: AZ는 배 근육과 척추 폄근의 약화로 앉은 자세에서 몸통이 앞으로 구부정하고 선 자세에서는 다리를 넓게 벌리고 골반이 앞쪽으로 기울어지며 달리기 시에는 날개뼈가 모음 됨
  - 하지: 다리 근육의 약화로 선 자세에서 무릎이 과다 폄 됨

■ 감각통합: 시각 손상과 근육긴장도의 감소가 환경과 상호작용 및 되먹임 기전에 영향을

미쳐 달리기를 할 때 팔을 뒤로 뻗어 안정성을 확보하고, 계단을 올라갈 때 쿵쿵 소리를 내며 무겁게 올라가며, 빙빙도는 동작(spinning)을 많이 함

- 관절가동범위/자세: 상 · 하지의 능동관절범위는 정상범위이지만, 수동관절범위 검사에서 양쪽 팔꿈치와 무릎이 과다 펌 됨
- 자조활동 및 집에서의 생활: PEDI의 자조활동 영역 검사 결과 양말, 신발 신기와 화장실 사용에서 소운동 조절과 신발끈을 묶고 푸는 조작활동(manipulation)에 어려움이 있어 도움이 필요했지만 AZ가 받은 원 점수 55점은 또래와 비교했을 때 평균수준에 해당함
- 놀이활동: 바깥활동을 좋아하지만 두발자전거를 타지 못하고 방과 후 축구교실에서 축구에 집중하지 못하며 빈번히 주변 환경에 주의를 빼앗기고 피로를 호소함

2) 평가, 진단

AZ는 5세 남아로 근력, 지구력, 협응력 그리고 시각손상 등의 문제로 집, 어린이집 그리고 놀이터 등에서 또래 수준의 운동활동에 참여하는데 어려움이 있다.

① 활동 제한

어린이집 복도에서 친구나 물건에 부딪히거나 바닥에 걸려 넘어지는 일이 잦다. 신체 양쪽을 협응적으로 사용해야 하는 기능적 기술의 수행이 어렵고 선 자세에서 작은 공이나 장난감을 잘 다루지 못하고 눈–손 또는 눈–발 협응력이 필요한 운동과제에서 눈으로 집중하는 것을 어려워한다. 또한 지구력 저하로 놀이터에서 친구들과 어울리기에 제한이 있고 가족들과 외출을 할 때는 유모차를 타는 경우가 많다.

② 참여제한

연령에 적합한 놀이활동(예: 축구)에 참여하기가 어렵다. 언어발성 문제로 친구들과 대화하기가 어려워 실망감을 느낀다.

3) 예후 및 치료목표

AZ는 밝은 성격으로 주변에 관심을 가지며 어른과의 관계에도 협조적이다. AZ는 운동활동을 좋아하며, 새로운 기술을 학습하는데 관심이 있고 비교적 지시사항을 잘 따를 수 있어 앞으로 물리치료의 예후는 양호할 것이다. 구체적으로 물리치료를 통해 근력, 협응력 그리고 지구력 등을 향상시켜 집, 어린이집 그리고 놀이터에서 독립적 활동 및 참여의 수준이 높아질 것이다.

앞으로 6개월 안에 성취할 치료목표는 다음과 같다.

- AZ는 찍찍이가 붙은 운동화를 혼자 신고 벗을 것이다.

- AZ는 공놀이를 할 때 2m정도 떨어진 거리에서 날아오는 공을 받을 수 있을 것이다.
- AZ는 두발 자전거를 30m정도 탈 수 있을 것이다.
- AZ는 2주 안에 집 주변을 중간에 쉬지 않고 돌아다닐 수 있을 것이다.

4) 중재

인지 및 과제중심접근법을 위주로 하면서 일반 중재를 포함한 외래 물리치료가 일주일에 한 번 6개월에 걸쳐 시행될 것이다. 아이와 엄마가 가장 염려하는 부분이나 기대하는 부분 그리고 치료사가 실시한 검사 결과들을 종합적으로 고려하여 실현 가능한 수준에서 목표 달성에 필요한 기능적 운동과제들을 정한다. 먼저 선택한 운동과제들에 대한 AZ의 수행 능력을 분석하여 다양한 상황에서 운동과제 자체 또는 그 구성과제로의 능동적 참여를 이끌며 연습시킨다.

- 필요하다면 엄마를 통해 어린이집 선생님, 작업치료사와 소통한다.
- 중재법: 근 약화, 에너지소비 감소, 심폐 지구력 감소 등의 문제는 신체 인식 감소, 운동기술 발달 감소 그리고 신체놀이활동 감소 등에 영향을 끼치므로 지구력, 협응력, 자세, 근력, 호흡 그리고 과제지향활동 등의 향상 및 촉진에 초점을 둔다.
  - 자세운동: 머리와 몸을 가운데로 유지하는 운동이 필요하다. 거울을 보면서 몸의 분절별 정렬상태를 바르게 하고, 양측 팔 또는 다리를 써서 가지고 놀 수 있는 장난감을 이용한다(그림 13-3). 또한 일주일에 한 번 태권도 수업에서 발차기 연습과 팔과 다리

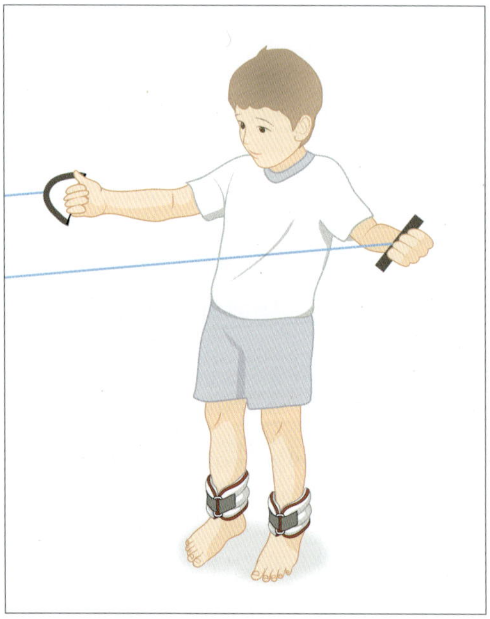

그림 13-3 양팔 활동

의 여러 관절을 반복적으로 사용하는 움직임을 연습한다.

- 운동과제훈련: 5세의 연령에 적합하게 공 던지기, 받기 그리고 발차기 능력 등을 향상시키기 위하여 다양한 환경에서 위의 기술들을 반복해서 연습하고 수행한 결과와 운동패턴에 대해 바로 되먹임을 제공한다.
- 근력, 파워 그리고 지구력훈련: 어린 아동의 경우 자기 체중, 낮은 부하를 이용한 근력강화활동이 가장 안전하고 효과적이다. AZ의 근력강화프로그램은 윗몸 일으키기, 손수레 걷기(wheelbarrow walking)(그림 13-4), 발목에 500g 모래주머니 달고 경사로 걷기 그리고 무거운 물건 밀기 등이다.
- 심폐건강: 발달성협응장애는 연령이 높아짐에 따라 심폐기능이 감소하는데 그 치료적 접근법에 대해서는 뚜렷이 알려진 바가 없다. AZ의 경우에는 호흡 패턴의 효율성과 유효성을 높여주면서 호흡근육 강화와 지구력이 향상될 수 있는 활동에 참여를 촉진시킨다. 빨대로 휴지집기 놀이를 통해 흡기의 협응력과 효율성을 높일 수 있으며 풍선불기를 포함해 다양한 놀이로 호기를 늘리는 훈련을 한다. 공차기 놀이에서 공을 찰 때 힘껏 숨을 내쉬도록 하여 횡격막과 복부의 근육을 강화시킨다.

■ 홈 프로그램: 일주일에 세 번 가족과 함께 걷기, 수영 그리고 자전거 타기 등의 유산소 운동을 한다.

5) 결과평가

6개월간 물리치료 후 AZ는 2m 거리에서 던지는 공을 받을 수 있고 두발 자전거를 탈 수 있었고 집 앞 공원까지 피로해하는 모습 없이 걸을 수 있게 되었다. AZ는 초기에 계획한 치료 목표의 80%를 달성하였다. 이제 운동화를 혼자서 신고 벗기를 포함하여 앞으로의 목표를 새롭게 수정할 것이다.

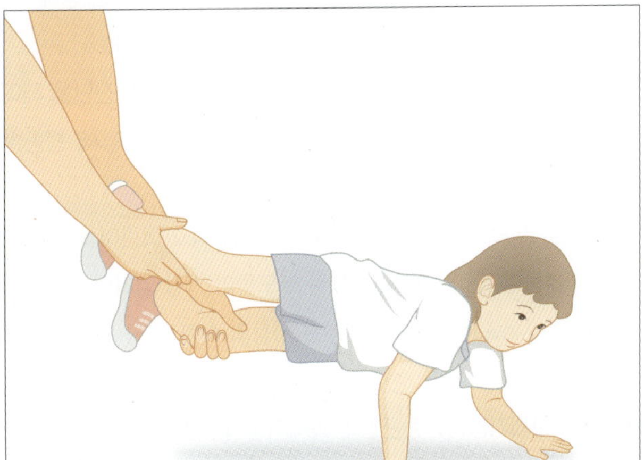

그림 13-4 손수레 걷기

요점정리

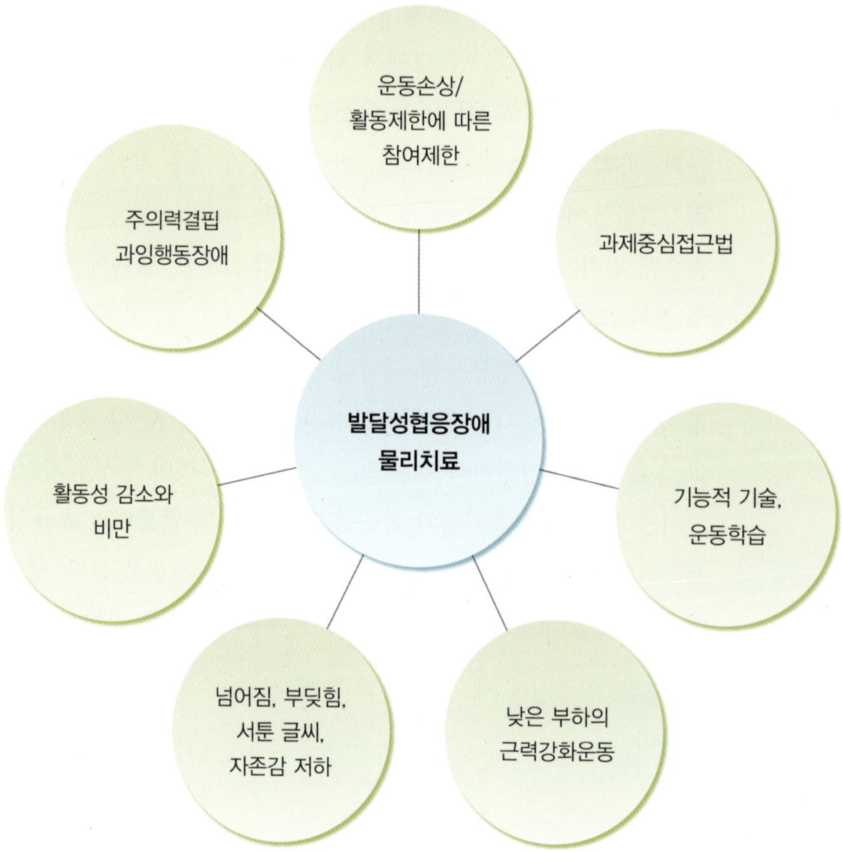

1. 발달성협응장애는 학업, 자조활동 과제를 비롯하여 일상생활의 숙련된 움직임을 수행하는데 영향을 미치는 대운동기술, 자세 및/또는 소운동기술의 손상과 관련된 만성 기능장애이다.
2. 발달성협응장애 아동은 운동발달의 뚜렷한 지연, 물건 놓치기, 동작의 어눌함, 스포츠 활동의 어려움, 서툰 글씨체 등 운동기술의 손상이 있고, 이는 일상생활활동이나 학업성취에 심각한 방해가 된다. 인지손상이 있더라도 운동기술의 문제는 그 인지손상과 연관이 없으며 더 심각한 수준이다.
3. 발달성협응장애는 뇌성마비, 근위축증 그리고 자폐증 등 의학적 질환과 감별진단을 해야 한다.
4. 발달성협응장애의 일차적 손상에 따른 이차적 손상으로 운동발달 및 사회, 정서, 행동발달 등에서도 문제가 나타난다.
5. 발달성협응장애 아동은 대운동 및 소운동기술의 서투름으로 집, 학교(어린이집) 그리고 놀이터 활동 등의 참여에 제한이 따르며 발달성협응장애 아동을 자녀로 둔 부모들이 가장 염려하는 점이 바로 이 부분이다.
6. 발달성협응장애의 평가도구로는 Movement ABC-2(양손 사용의 숙련성, 공 조작 기술, 정적/동적 균형능력)가 대표적이다.
7. 발달성협응장애의 중재법으로 신체기능중심접근법과 과제지향접근법은 모두 기능적 기술을 바탕으로 한다.

연습문제

1. 협응력의 정의는 무엇인가?

2. 기능적 기술이란 무엇인가?

3. 발달성협응장애와 감별진단이 필요한 의학적 질환에는 무엇이 있는가?

4. 발달성협응장애의 운동기술 상의 문제점으로는 어떤 것들이 있는가?

5. 손상중심(운동기능중심)중재법과 활동중심(과제지향)접근법의 차이점은 무엇인가?

참고문헌

1. Cairney J, Hay JA, Faugh BE, et al. Developmental coordination disorder and overweight and obesity in children aged 9-14y. Int J Obes (Lond). 2005;29(4):369-372.
2. Cantin N, Polatajko HJ, Thach WT, et al. Developmental coordination disorder: Exploration of a cerebellar hypothesis. Human movement science. 2007;26:491-509.
3. Fong SS, Tsang WW, Ng GY. Taekwondo training improves sensory organization and balance control in children with developmental coordination disorder: a randomized controlled trial. Res Dev Disabil. 2012;33:85-95.
4. Miall RC. Connecting mirror neurons and forward models. NeuroReport. 2003;14:2135-2137.
5. Polatajko H, Mandich A. Enabling occupation in children: the cognitive orientation to daily occupational performance (CO-OP) approach. Ottawa: CAOT publications ACE: 2004.
6. Raynor AJ. Strength, power and co-activation in children with developmental coordination disorder. Developmental Medicine and Child Neurology. 2001;43:676-684.
7. Tsai CL. The effectiveness of exercise intervention on inhibitory control in children with developmental coordination disorder: using a visuospatial attention paradigm as a model. Res Dev Disabil. 2009;30:1268-1280.
8. Tsai CL, Wang CH, Tseng YT. Effects of exercise intervention on event-related potential and task performance indices of attention networks in children with developmental coordination disorder. Brain Cogn. 2012;79:12-22.
9. Williams J. Thomas PR, Maruff P, Wilson PH. The link between motor impairment level and motor imagery ability in children with developmental coordination disorder. Hum Mov Sci. 2008;27:270-285.
10. Wilson PH, Thomas PR, Maruff P. Motor imagery training ameliorates motor clumsiness in children. Journal of Child Neurology. 2002;17:491-498.

14

듀센형근이영양증

Duchenne muscular dystrophy

학습 목표

1. 듀센형근이영양증이 주로 남아에게 발생하는 유전질환이라는 점을 이해한다.
2. 듀센형근이영양증의 원인으로 디스트로핀 단백질 결핍에 따른 근육 약화를 이해한다.
3. 듀센형근이영양증의 진단시기와 방법을 이해한다.
4. 듀센형근이영양증의 성장 시기별 신체계통의 기능 및 구조의 손상을 이해한다.
5. 듀센형근이영양증의 성장 시기별 활동 및 참여제한에 대해 이해한다.
6. 듀센형근이영양증의 진행과정에 따른 시기별 물리치료의 목표에 대해 이해한다.
7. 듀센형근이영양증의 물리치료, 약물치료 그리고 수술치료에 대해 이해한다.

핵심 단어

- 듀센형근이영양증 Duchenne muscular dystrophy
- 근육 약화 Muscle weakness
- X-염색체 열성 질환 X-linked recessive diseases
- 디스트로핀 Dystrophin
- 보인자 Carrier
- 가우어 사인 Gower's sign
- 가성비대 Hypertrophy
- 크레아틴 키나제 Creatine kinase, CK
- 트랜스아미나아제 Transaminase
- 구축 Contracture
- 척추측만증 Scoliosis
- 스테로이드 치료 Steroid therapy
- 골절 Fracture
- 폐합병증 Pulmonary complication
- 심근증 Cardiomyopathy
- 학습장애 Learning disability
- 변비 Constipation
- 비그노스분류척도 Vignos classification scale
- 발끝 걷기 Toe-walking
- 오리걸음형태보행 Waddling gait
- 호이어리프트 Hoyer lift
- Bipap 호흡보조장치 Bipap ventilator

1. 듀센형근이영양증의 이해 Understanding of the Duchenne muscular dystrophy

1) 듀센형근이영양증의 정의, 유병률

듀센형근이영양증은 일정한 패턴으로 근육의 구조와 기능의 퇴행에 따른 근육 약화, 진행성 근 위축, 구축, 변형 그리고 진행성 기능장애 등을 특징으로 하는 X염색체 열성(X-linked recessive) 유전 질환이다. 듀센형근이영양증은 디스트로핀(dystrophin) 단백질의 결핍이 원인이다. 디스트로핀은 골격근 섬유의 세포막에 존재하는 막대기꼴 모양(rod-shaped)의 세포골격단백질의 일종으로 액틴 필라멘트와 세포 밖 기질(extracellular matrix, ECM)을 연결 짓는 다리 역할을 하며 골격근의 구조와 통합성을 유지시킨다(그림 14-1). 이와 같이 듀센형근이영양증은 근육 단백질 결핍을 원인으로 근육세포가 쉽게 손상 받기 때문에 근원섬유(myofibril)의 점진적 소실에 따른 근육 약화가 대표적인 손상이다.

듀센형근이영양증의 유병률은 남아 출생아 3,500~6,000명당 1명의 빈도로 발생하며 매우 드물지만 여아에서도 발생하는 유전질환이다. 듀센형근이영양증의 원인이 되는 디스트로핀단백질은 'X염색체 열성'유전자이다. 여성(XX)은 부모로부터 각 1개씩 두 개의 X염색체를 갖는다. 대개의 경우 잘못된 디스트로핀 유전자를 물려받은 여성에서는 아무런 증상이 나타나지 않는다. 왜냐하면 한 쪽 X염색체의 정상 디스트로핀이 우세하게 작용하여부족한 디스트로핀을 생산하기 때문이다. 여성 중에서 한 개의 X염색체에 비정상적인 디스트로핀을 가진 여성을 보인자(carrier)라 하며 자녀에게 유전된다. 보인자가 결혼하여 딸을 낳

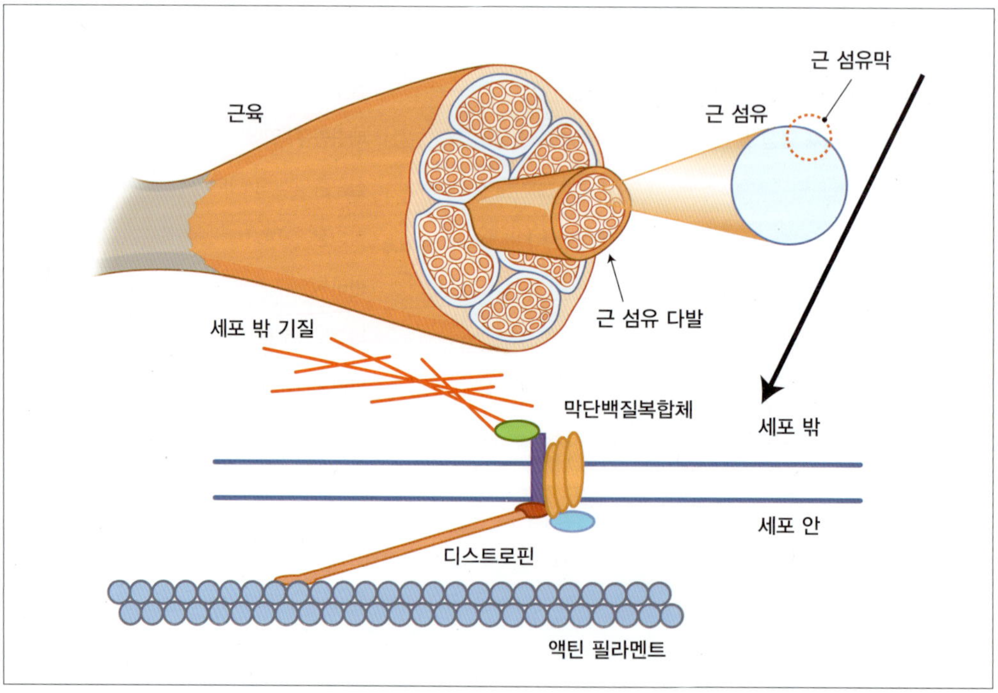

그림 14-1 디스트로핀의 역할: 근육 구조와 통합성 유지

을 경우 그 딸이 보인자가 될 가능성은 50 : 50으로 X염색체 한 개는 정상 디스트로핀 유전자를 갖고 다른 하나는 비정상 디스트로핀 유전자를 갖는다. 드물게 여성 보인자에서 어깨와 힙 근육에 경미하게 약화가 나타난다. 남성(XY)은 어머니로부터 X염색체 1개와 아버지로부터 Y염색체 1개를 받는다. 만일 어머니가 잘못된 디스트로핀 보인자라면 이 유전자가

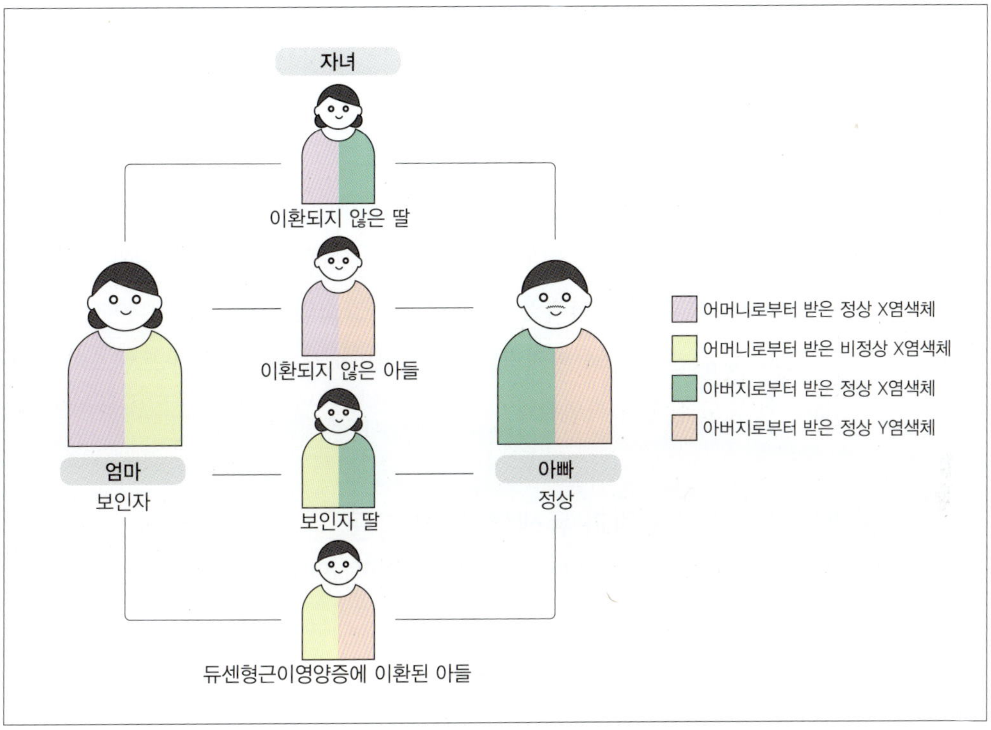

그림 14-2 듀센형근이영양증의 유전

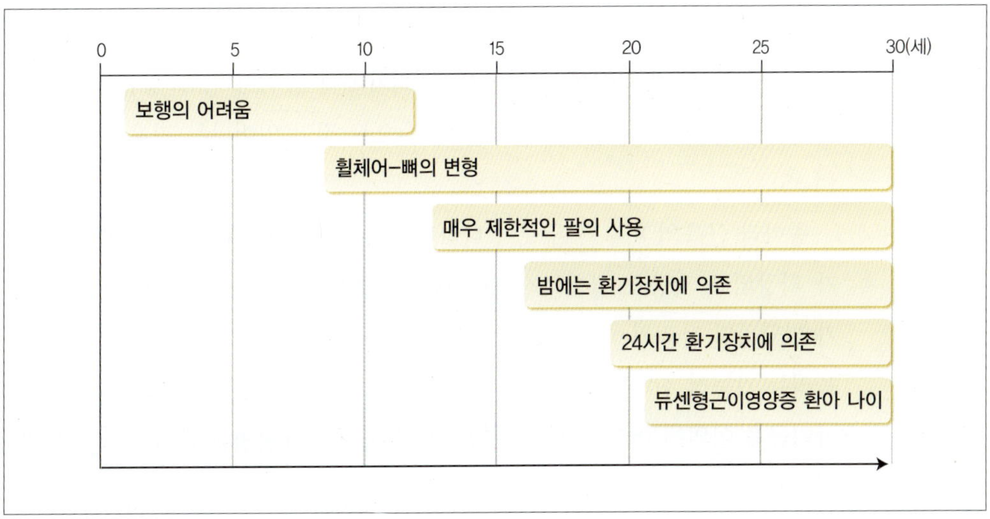

그림 14-3 듀센형근이영양증의 진행

유전되어 듀센형근이영양증에 이환될 확률은 50 : 50이다. 왜냐하면 여성과 달리 잘못된 디스트로핀 유전자를 대체할 다른 X염색체가 없기 때문이다(그림 14-2). 듀센형근이영양증 남성이 비보인자 여성과 결혼해 자식을 낳을 경우 아들은 듀센형근이영양증에 걸리지 않고 딸은 모두 보인자가 된다.

듀센형근이영양증 남아는 주로 호흡부전(respiratory insufficiency)으로 대개 20~25세 사이에 사망하지만 기계적 환기보조, 심장근증 치료와 척추고정술로 30대까지 생존하기도 한다(그림 14-3).

2) 듀센형근이영양증의 진단

가우어 사인(Gower's sign)과 근육의 가성비대(pseudohypertrophy)가 나타나면 듀센형근이영양증을 의심할 수 있지만 정확한 진단을 위해 혈액검사, 유전자 검사 그리고 근육 조직 검사(biopsy)를 한다. 혈액검사에서는 근육효소인 크레아틴 키나제(creatine kinase, CK)의 농도 상승(근육 세포 파괴가 증가)과 아미노기 전달효소인 트랜스아미나아제(transaminase)의 농도 상승이 확인된다.

2. ICF-CY 장애모델과 듀센형근이영양증
ICF-CY disablement model and Duchenne muscular dystrophy

1) 신체기능 및 구조의 손상

근육 약화는 듀센형근이영양증에서 활동제한을 가져오는 일차적 손상이다. 듀센형근이영양증 임상조사그룹(clinical investigation of Duchenne dystrophy group)에서 5~15세 환아 100명을 대상으로 1년 동안 추적 조사(follow-up)를 한 연구에서 근육약화가 진행되는 패턴에 대해 조사하였다. 몸쪽에서 먼 쪽으로 일정한 패턴을 따라 근육 약화가 진행되며 초기에는 목, 어깨, 위팔근육, 힙 그리고 허벅지 근육들부터 침범된다(그림 14-4). 몸쪽 근육들의 약화로 인해 바닥에서 일어서기, 의자에서 일어서기, 균형유지 그리고 팔 들기 등이 어려워진다. 특히 바닥에서 일어날 때 손으로 짚고 일어나는 가우어 사인이 나타난다(그림 14-5).

종아리 근육의 비후가 뚜렷이 나타나지만 실제로 근 부피가 증가한 것이 아니라 근 섬유가 확장되고 지방과 결합조직으로 채워진 것으로 가성비대라 한다(그림 14-6). 가성비대가 발달하면 달리기, 점프, 깡충 뛰기, 계단 오르기 그리고 어린이집(학교)에서 친구들과 어울리는 기능적 신체활동이 어려워진다. 이 시기가 되면 부모들도 염려를 하기 시작한다. 종아리근육 이외에 어깨세모근, 넙다리네갈래근, 아래팔폄근군 등에도 가성비대가 나타날 수 있다.

병 진행의 초기에 비대칭적인 패턴으로 근육의 약화가 진행되며 굽힘근보다 폄근이 더

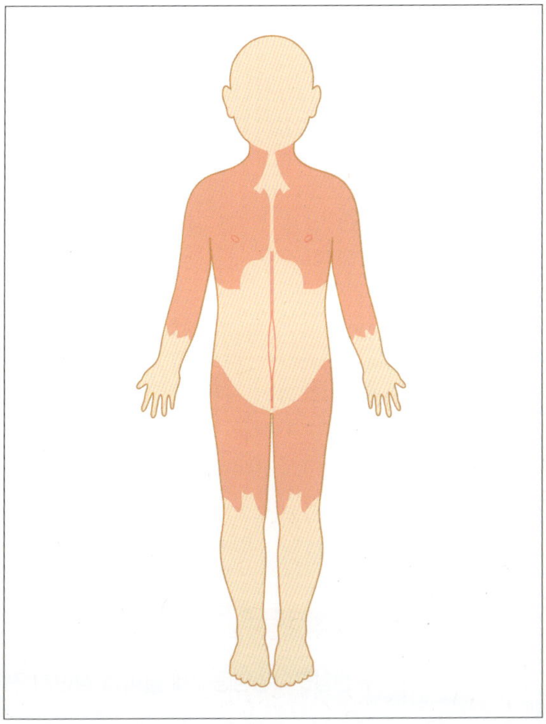

그림 14-4

몸쪽에서 먼 쪽으로 근육 약화

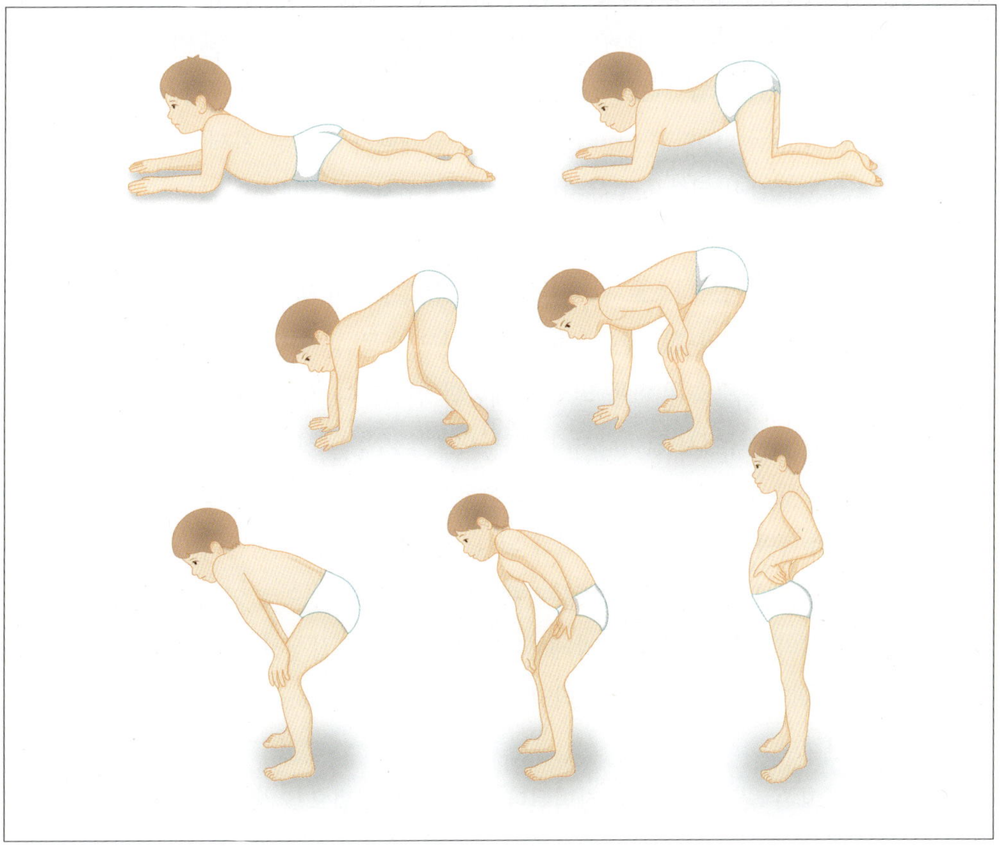

그림 14-5 가우어 사인(방식)

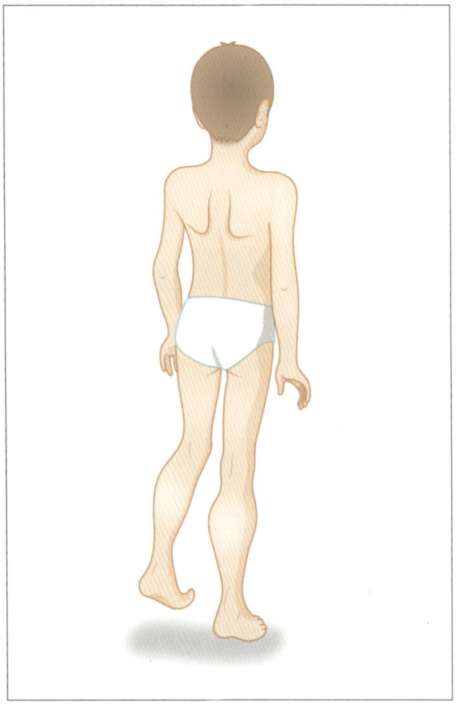

그림 14-6

듀센형근이영양증 7세 남아의 장딴지근육 가성비대(비후)

약하고 이차적으로 진행성 근육 타이트니스와 관절 구축이 발달한다. 듀센형근이영양증 임상조사그룹의 연구결과에 의하면, 6살 때 발목과 힙에 구축이 생기면 장딴지근/가자미근, 엉덩정강띠, 넙다리근막긴장근 그리고 힙 굽힘근에 타이트니스가 발달하기 쉽다. 선 자세에서 앞굽이증이 증가하고 경미하게 날개뼈가 돌출된 자세(winging scapular)로 무게중심을 엉덩관절 뒤쪽으로 유지하여 선 자세에서 안정성을 찾는다.

9살이 되면 뒤넙다리근의 타이트니스로 무릎에 구축이 발달하고 팔꿈치 굽힘근과 손목 굽힘근 타이트니스로 팔꿈치와 손목에도 구축이 발달하며 휠체어에 앉아서 지내는 시간이 늘어남에 따라 힙, 무릎, 팔꿈치 그리고 손목 등에 발생한 구축은 더욱 심해진다. 이런 근육 약화와 구축은 활동 및 참여제한과 연결된다. 8~10세 사이에 듀센형근이영양증 남아의 50%가 바닥에서 일어나거나 계단 오르기 기능을 상실한다.

보통 8~12세 사이에 독립적 이동성을 잃는다. 휠체어에서 생활하는 시간이 늘어나면서 척추측만증이 가장 큰 문제가 된다. 듀센형근이영양증 남아 80%가 10대 후반이 되면 척추측만증이 심각한 수준으로 진행된다. 척추측만증으로 인해 폐 기능, 편안한 앉기 그리고 상지의 기능적 활동을 방해한다. 서기 기능을 상실하면 뼈의 감소증(osteopenia)과 골절의 위험이 높아지고 코르티코스테로이드(corticosteroid)치료를 하는 경우 그 위험은 더욱 커진다.

호흡 및 심장근육도 침범된다. 호흡근의 침범으로 생후 첫 10년 동안 호흡기능이 또래와 비교하여 낮고 10살 이후부터는 더욱더 나빠진다. 호흡기능의 약화로 간단한 감기에 걸려도 심각한 호흡문제가 초래되며 듀센형근이영양증의 70% 이상이 폐 합병증으로 사망한다.

표 14-1
듀센형근이영양증의 비그노스분류척도(Vignos classification scale)

점수	상지	하지	필요한 보조장비
1	• 팔을 완전히 벌려서 머리 위로 팔을 들 수 있다.	• 걸을 수 있고 보조 없이 계단을 올라간다.	• 없음
2	• 어깨의 부속근육(accessory muscles)들을 사용해 머리 위로 팔을 들 수 있다.	• 걸을 수 있고, 난간을 잡고 계단을 올라간다.	• (계단을 오를 때) 난간
3	• 머리 위로 팔은 들지 못하지만 양손으로 180ml 물컵을 들어 입으로 가져갈 수 있다.	• 걸을 수 있고 난간을 잡고 느리게 계단을 올라간다(네 계단에 12초).	• (계단을 오를 때) 난간 • 나이트스프린트(night splint)용 AFO
4	• 양손을 입으로 가져가지만 180ml 물컵은 입으로 가져갈 수 없다.	• 보조 없이 걷고 의자에서 일어나지만 계단을 올라가지 못 한다.	• 나이트스프린트(night splint)용 AFO
5	• 양손을 입으로 가져갈 수 없고 펜이나 동전을 집지 못 한다.	• 보조 없이 걷지만 의자에서 일어나거나 계단을 올라가지 못 한다.	• 장거리이동 시 매뉴얼휠체어 • 나이트스프린트용 AFO 또는 KAFO • 타이드한 손가락굽힘근에 손안정부목 (resting hand splint)
6	• 양손을 입으로 가져갈 수 없고 손을 기능적으로 사용할 수 없다.	• 보조를 받거나 긴다리보조기 (long leg brace)를 신어야 걸을 수 있다.	• 장거리이동 시 밀어주는 보조와 함께 매뉴얼휠체어 • 나이트스프린트용 AFO 또는 KAFO • 타이드한 손가락굽힘근에 손안정부목
7		• 긴다리보조기를 신고 걸을 수 있지만 균형을 잡는데 보조가 필요하다.	• 장거리이동 시 밀어주는 보조와 함께 매뉴어휠체어 또는 전동휠체어 • 나이트스프린트용 AFO 또는 KAFO • 타이트한 손가락굽힘근에 손안정부목
8		• 긴다리보조기를 신고 설 수 있지만 보조를 받아도 걷지 못 한다.	• 전동휠체어 • 침대나 욕실용전동식 이동장비 • 먹기와 쓰기 보조도구 • 야간 기계적환기보조 및 기계적기침보조 • 나이트스프린트용 AFO 또는 KAFO • 타이트한 손가락굽힘근에 손안정부목
9		• 휠체어를 사용한다.	• 전동휠체어 • 침대나 욕실용 전동식 이동장비 • 먹기와 쓰기 보조도구 • 흡기, 호기, 기침보조를 위한 기계적환기장치 • 나이트스프린트용 AFO 또는 KAFO • 휠체어사용시 AFO 착용이 필요하기도 함 • 타이트한 손가락굽힘근에 손안정부목

표 14-1
듀센형근이영양증의 비그노스분류척도(Vignos classification scale)(계속)

점수	상지	하지	필요한 보조장비
10		• 침상에서 생활한다.	• 전동휠체어 • 침대나 욕실용 전동식이동장비 • 먹기와 쓰기용 이동식팔지지도구 • 흡기, 호기, 기침보조를 위한 기계적환기장치 • 나이트스프린트용 AFO 또는 KAFO • 휠체어사용시 AFO 착용이 필요하기도 함 • 타이트한 손가락굽힘근에 손안정부목

심장근육의 침범으로 듀센형근이영양증 남아의 30% 미만에서 부정맥(arrhythmia) 및/또는 심근증(cardiomyopathy)이 발생하여 결국 사망에 이르게 된다.

위장관의 민무늬근(smooth muscles)이 침범되면 변비와 장막힘(impaction)이 문제가 된다. 디스트로핀이 뇌에 어떤 작용을 하는지 그 정확한 기전에 대하여 아직 정확하게 밝혀진 바는 없지만 듀센형근이영양증의 약 30%에서 학습장애를 보여 특수교육과 관련된 서비스가 필요하다.

2) 활동 및 참여제한

듀센형근이영양증은 유전질환으로 유전적 결함을 갖고 태어나지만 가족력이 없는 경우 3~7세경에 특히 계단 오르기에 어려움이 나타날 때 주로 진단된다. 평균 5세가 듀센형근이영양증의 진단 시기이다. 뒤집기, 앉기 그리고 걷기 같은 생후 초기의 발달이정표는 또래의 수준을 따라가지만 이동성의 발달에 지연을 보이기도 한다. 표 14-1의 비그노스분류척도(Vignos classification scale)는 듀센형근이영양증에서 상 · 하지의 기능적 활동이 점차적으로 감소되는 양상을 상지는 1~6점 그리고 하지는 1~10점으로 분류한 것으로 기능 소실에 따라 필요한 보조장비에 대해서도 함께 설명하고 있다. 활동제한이 심해짐에 따라 사회적 역할에의 참여도 제한된다.

3. 듀센형근이영양증의 물리치료 Physical therapy in Duchenne muscular dystrophy

듀센형근이영양증의 물리치료의 목표는 아이의 기능을 최대화시켜 집, 지역사회처럼 익숙한 환경에서 연령에 적합한 사회적 역할을 안전하게 수행할 수 있도록 하는 데 있다. 구체적으로는 낮과 밤 24시간에 걸쳐 포지셔닝을 최적화하여 구축의 발달을 최소화하고 하지의 근력, 관절가동범위, 지구력을 증진 및 유지하고 호흡의 기능적 수준을 유지하며 휠체어, 욕실, 화장실에서 이동을 최적화하고 선 자세의 유지 및 이동성을 증진하여(필요할 경우 보조도구 사용) 안전과 기능적 독립성을 최대로 높여주며 마지막으로 자기효능감을 높여주기 위함이다.

1) 병력청취, 신체계통문진

출생일, 검사일, 성별, 재태기간, 출생 시 체중, 분만방식, 형제 자매의 수, 진단시기, 가족 유전이력, 현재 가장 염려되는 부분 및 치료 목적, 전반적인 건강상태, 다른 전문가의 진료(치료) 여부 그리고 발달이정표 획득 시기 등을 확인한다.

신체계통문진에서 성장과 발달(신장, 체중), 근육 · 골격계통(관절가동범위, 신체정렬, 근력), 신경 · 근육계통(근육긴장도, 균형, 협응력, 기능적 활동수준), 심폐계통(심박수, 호흡수, 혈압), 피부계통(피부색, 피부상태) 그리고 언어, 정서, 인지계통(의사소통기술, 성격) 등을 체크하여 전반적인 신체 기능을 스크리닝하고 이어서 이루어질 검사와 측정의 방향을 정한다.

2) 검사와 측정, 중재

① 유아기에서 취학 전 시기

듀센형근이영양증은 보통 약 5세 경에 진단되므로 특별한 가족력이 없는 경우 이 시기에는 물리치료 검사 및 중재가 이루어지지 않는 것이 일반적이다.

② 취학전 시기에서 학령기 초기

듀센형근이영양증의 초기 활동제한으로 5세 정도에는 다음의 증상들이 뚜렷이 나타난다. 보행에서 몸통을 가쪽으로 흔들면서 걷는 오리걸음 패턴(waddling gait pattern)이 나타나며 달리려고 하면 이 패턴이 더욱 확실해진다. 장딴지근육의 구축으로 발끝걷기(toe–walking)를 하고 엉덩허리근의 약화를 보상하기 위해 넙다리근막긴장근의 작용으로 안쪽 들린 흰발증(in–toeing)이 발달하며 점진적 근육약화로 빈번히 넘어지며 걷다가 피로를 호소하는 빈도가 8~10세 사이에 뚜렷이 증가한다. 폐기능 감소와 최대폐활양(maximalvital capacity)의 감소도 두드러지는 시기이다.

a. 검사

근력 약화는 도수근력검사와 악력측정계(handheld dynamometer)를 이용해 주요 근육군(major muscle groups)의 약화의 진행수준을 검사한다. 구축은 관절각도계를 사용하여 관절가동범위를 측정하여 확인한다. 호흡기능은 호흡, 가슴벽 팽창 정도(테이프 측정법), 기침능력, 분비물 청결관리 수준 그리고 휴대용 폐활량계(portable spirometer)로 호기량을 측정한다. 노력성폐활량이 연령 기준에 비하여 30% 이하로 떨어지면 척추측만증 수술을 고려해야 하는 적응증이 된다.

활동제한을 검사하기 위하여 해당하는 경우 6분보행검사를 실시하고 운동기능평가도구로 비그노스분류척도(Vignos classification scale), 운동기능평가(motor function measure, MFM), 에겐분류척도(Egen Klassification Scale, EK scale), 아동용일상생활기능독립측정 그리고 소아장애평가 도구 등을 사용한다.

b. 중재

- 최대하운동프로그램(Submaximal exercise program): 듀센형근이영양증에서 운동의 효과는 그 이점과 부작용에 관해 전문적 견해가 엇갈리고 있지만 부모가 원한다면 배근육, 힙 폄근 및 벌림근 그리고 무릎 폄근군을 대상으로 안전하면서도 효과가 기대되는 최대하운동프로그램을 치료적으로 고려할 수 있다. 높은 저항이 주어지는 편심성운동은 피해야 한다.

- 자전거, 수영, 걷기: 전반적으로 컨디션을 유지하고 증진하는데는 자전거타기와 수영이 효과적이다. 하루에 적어도 2~3시간에 걸쳐 서기 또는 걷기를 권장한다.

- 호흡 운동: 가슴벽 타이트니스에 대한 운동으로 능동 몸통 돌림, 수동 몸통 역돌림 그리고 매뉴얼 스트레칭을 실시한다(그림 14-7). 경우에 따라 폐 속에 잔존하는 분비물을 제거하기 위해 타진법과 함께 체위배담법을 실시한다. 폐활량과 강제날숨유속(forced expiratory flow rate)의 감소를 늦추기 위한 홈 프로그램을 제공한다. 예를 들어 풍선불기는 재미있는 놀이처럼 가족과도 함께 할 수 있는 유용한 방법이다.

- 전기자극치료: 저빈도의 전기자극 치료는 근육위축의 진행을 늦춰주고 기능의 향상을

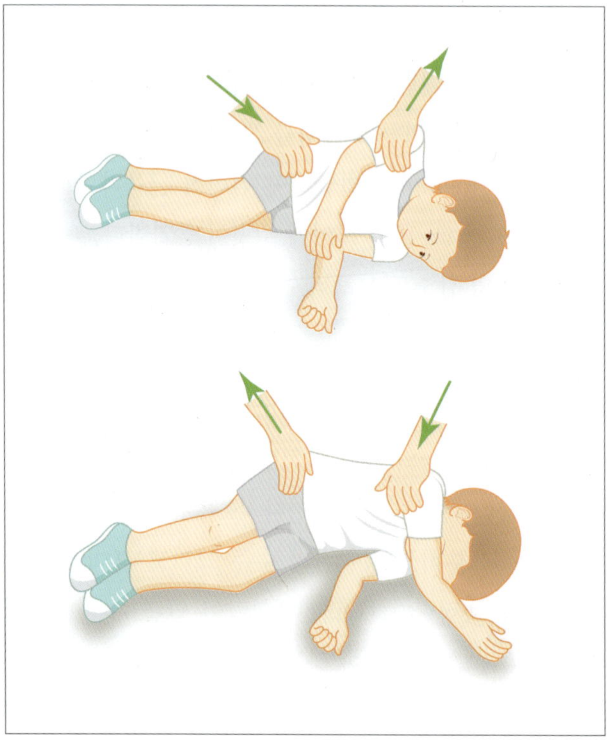

그림 14-7

가슴벽 스트레칭. 능동 몸통 돌림, 수동 몸통 역돌림 그리고 손으로 하는(manual) 스트레칭

기대할 수 있다.

- 관절운동: 장딴지근육과 넙다리근막긴장근의 스트레칭이 중요하며, 프로그램으로도 실시해야 한다. 이 근육들의 구축이 진행됨에 따라 걸을 때 기저면이 넓어지고 발끝으로 걷게 된다(toe-walking). 엉덩허리근의 유연성을 유지하기 위하여 토마스 검사 자세로 엉덩허리근을 신장시킨다.
- 나이트 스프린트(Night splint): 발목 구축의 진행을 지연시키는데 도움이 된다.
- 포지셔닝: 밤에 엎드린 자세로 포지셔닝을 하면 힙과 무릎의 구축의 진행을 늦추는데 도움이 된다.
- 자세검사: 척추측만증은 보행능력을 상실하는 약 12세 이후에 발생하지만 취학 전 시기부터 정기적으로 척추 검사를 실시한다[예: 전방굽힘검사(forward bending test)].
- 안전문제(Safety issues): 8~10세 사이에는 보행 중 넘어짐과 피로를 호소하는 빈도가 증가하므로 일반 보행과 계단 보행 시에 감독이 필요하다.

③ 청소년기

근육약화와 구축의 발달로 주된 이동수단이었던 보행능력을 잃게 되는 시기로 매뉴얼휠체어(manual wheelchair)나 전동식 이동기구가 필요하다.

몸통과 힙 근육의 약화가 두드러지고 힙 굽힘근, 넙다리근막긴장근 그리고 장딴지근 등의 구축이 더욱 진행되어 약 12세가 되면 보행이 어려워진다. 하지근력의 50% 감소, 도수근력검사 시 힙 폄근 3 이하 또는 발등굽힘근 4 이하는 보행능력의 상실을 예측하는 지표이다. Michael H. Brooke과 그 연구진에 의하면 계단을 올라가는데 5~12초가 걸리면 평균 2.4년 이내에 그리고 12초 이상이 걸리면 평균 1.5년 이내에 독립보행을 할 수 없게 된다고 한다. Irwin M. Siegel의 예측적 진단법에 의하면 앉은 자세에서 능동 무릎 폄과 엎드린 자세에서 능동 힙 폄의 범위 제한을 합해서 90° 이상이면 수 개월 내로 독립보행이 종료된다(그림 14-8). 청소년 시기에는 주로 앉은 자세에서 시간을 보내므로 구축 진행에 대한 세심한 모니터링과 관리가 이루어져야 보행능력의 상실시기를 조금이라도 늦출 수 있다.

더 이상 보행을 할 수 없게 된 이후에는 치료의 초점이 상지의 능동보조 및 능동운동으로 옮겨간다. 휠체어 사용에 필요한 어깨 내림근과 위팔세갈래근, 먹기 및 위생처리에 필수적인 어깨 굽힘근 및 벌림근, 팔꿈치 굽힘근 등이 주요 관심 근육이다. 16살이 되면 위팔 근육의 약화로 옷입기, 먹기 그리고 위생처리 같은 일상생활활동이 몹시 어려워진다. 이 시기의 관절운동으로는 아이가 불편함을 덜 느끼도록 하지 관절은 물론 어깨와 팔꿈치 관절을 부드럽게 스트레칭해준다.

아이의 성장에 따라 체중과 신장이 증가하면 호이어리프트(hoyer lift)(그림 14-9) 같

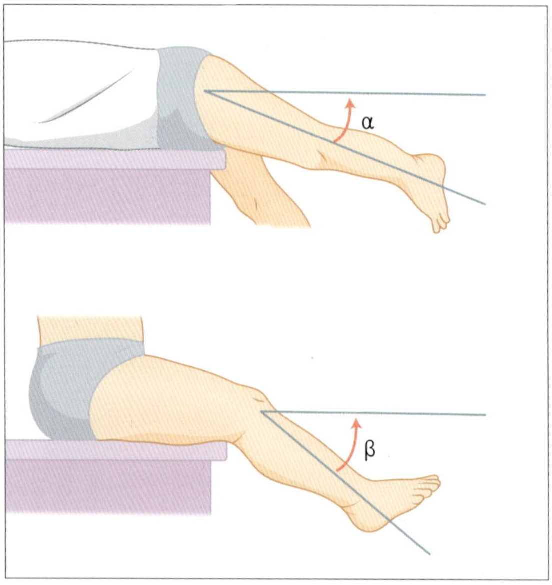

그림 14-8

Siegle의 독립보행 상실 예측법. 그림에서 처럼 능동 무릎 폄과 힙 폄의 힘 부족으로 둘을 합해(α+β) 그 범위가 90°를 넘으면 수개월 내에 독립보행을 못 하게 된다.

이 아이를 운반할 수 있는 리프트를 이용하거나 전동식 휠체어를 운반할 수 있도록 차량을 개조할 필요가 있다.

④ 성인기

보조테크놀로지(assistive technology)에 더욱 의존하게 되는 시기로 주변환경 개조와

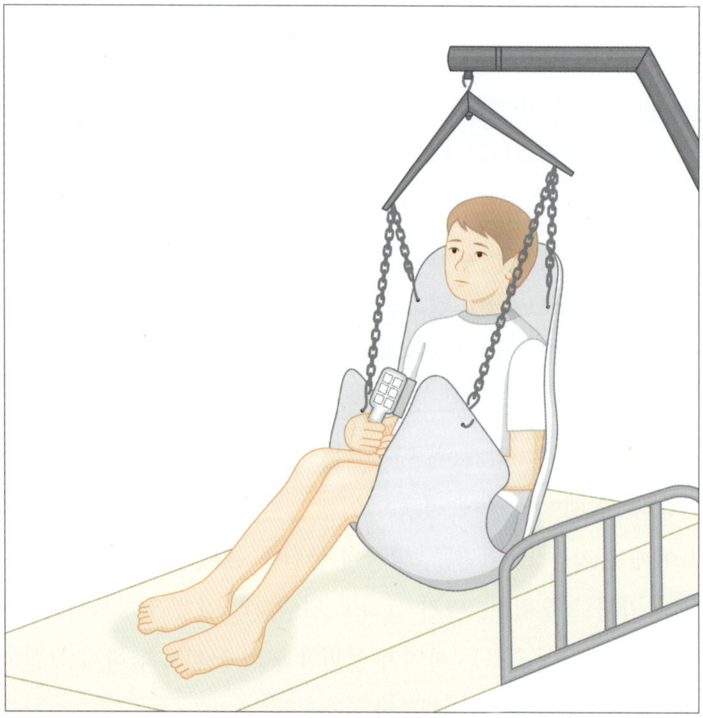

그림 14-9 호이어리프트(Hoyer lift)

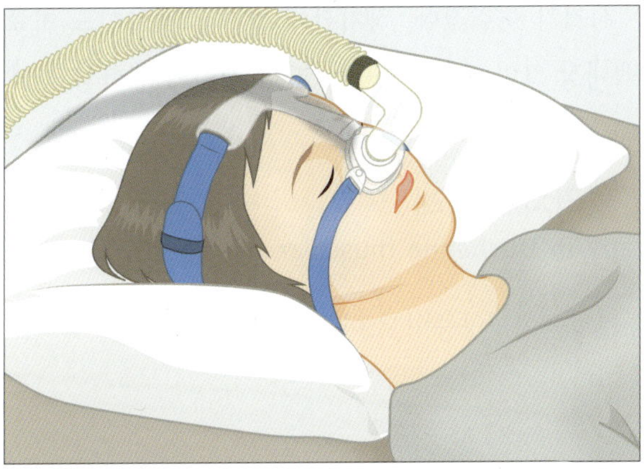

그림 14-10

Bipap 호흡보조장치

함께 일상생활에서도 타인의 도움이 더욱더 필요하다. 폐 기능에 따라 호흡운동, 체위배담법, 타진법(percussion) 또는 간헐적 압박호흡치료가 이루어진다. 또한 밤에는 Bipap 호흡보조장치에 의존해 호흡한다(그림 14-10). 듀센형근이영양증 사망 원인으로 폐 감염증이 75%를 차지하므로 호흡기능을 주의깊게 관찰해야 한다. 전동식경사조절용 침대를 사용하면 침대 머리를 높일 수 있어 호흡관리, 먹기 그리고 옷 갈아 입히기 등에 효과적이다.

4. 듀센형근이영양증의 의학적 치료

1) 척추측만증의 수술

10세 이후 독립적 이동성을 상실한 후에는 약 90%의 듀센형근이영양증 환자에서 척추측만증이 발달하며 치료를 하지 않을 경우 잦은 입원으로 이어지고 삶의 질에 부정적인 영향을 미친다. 수술은 아직 폐 기능이 양호하고 심근증의 악화로 부정맥이 발생할 위험이 생기기 전에 하는 것이 좋다. 그 외로 수술은 Cobb 각도가 30~50°일 때 시행한다. 노력성폐활량 FVC > 40%일 때 수술 후 예후가 가장 좋다고 보며 절대폐활량(absolute vital capacity, AVC)이 < 1,900ml인 경우 척추측만증이 빠르게 진행되고 예후가 좋지 않다.

2) 스테로이드 치료

경구용 코르티코스테로이드(corticosteroid)는 근육의 부피를 증가시키고 근육의 퇴행속도를 늦춰준다. 보통 경구용 스테로이드치료는 5~15세 사이 평균나이 8세 경에 시작한다. 당질코르티코이드(glucocorticoid)를 5.5~8년 동안 장기복용했을 때 듀센형근이영양증의 진행에 미치는 영향을 연구한 결과에서 당질코르티코이드 치료를 일찍 시작한 아동에서 신경근육기능이 오래 유지되었다. 당질코르티코이드 치료를 받은 환자군에서 그렇지 않은 군에 비해 보행능력이 2~3년 더 길게 유지되었다. 다른 효과로는 척추고정술의 필요성 감소, 폐 기능부전 발생률의 감소 그리고 간헐적양압환기(intermittent positive pressure ventilation, IPPV)를 적용하는 시기가 늦춰졌다. 장기간에 걸친 스테로이드 치료의 부작용으로는 신장 감소, 체중 증가, 백내장 그리고 척추와 팔 · 다리 골절의 위험성 등이 있다.

5. 듀센형근이영양증의 물리치료 사례

Case of physical therapy in Duchenne muscular dystrophy, JH

이제 사례 JH를 들어 듀센형근이영양증의 소아치료의 이해의 폭을 넓혀보자. JH의 기초정보는 박스 14-1에 나와 있다.

1) 검진

① 병력청취

JH는 집, 어린이집에서 옷 입기, 식사하기 그리고 씻기 등 연령에 적합한 자조활동을 스스로 할 수 있다. 놀이터 활동 중에 바닥으로부터 일어설 때 손으로 짚고 일어서야 하는 어려움이 있지만 친구들과 잘 어울리는 편이다.

② 신체계통문진

- 성장과 발달: 신장, 체중이 또래와 비교하여 정상범위에 해당함
- 심폐계통: 심박수, 호흡수, 혈압은 정상범위에 해당하지만, 듀센형근이영양증에서는 흔히 폐와 심장 문제가 발생하므로 노력성폐활량과 심전도(electrocardiogram) 검사 결과를 확인해야 한다.
- 피부계통: 피부색, 피부상태는 정상
- 근육 · 골격계통: 허리뼈 앞굽음증과 날개뼈가 돌출되어 있고 종아리가 비후해진 상태이며 듀센형근이영양증 진단에 따라 자세한 관절가동범위와 근력 검사가 필요하다.
- 신경 · 근육계통: 균형, 협응력, 감각통합 그리고 근육긴장도 등은 정상수준으로 보이지만 연령에 적합한 기능적 활동의 수행에 대한 검사가 필요하다.

박스 14-1 듀센형근이영양증아동 JH의 기초정보

JH는 5세 남아로 여동생 1명과 부모와 함께 살고 있다. JH는 놀이터에서 친구들과 함께 달리기, 점프, 미끄럼틀, 계단 올라가기 등에 어려움이 있다. 임신, 출생이력, 뒤집기, 앉기, 이동하기 또는 말하기 같은 생후 초기의 운동발달은 정상이었다. 현재 종아리 근육이 비후해진 상태이고 바닥에서 일어서는데 어려움을 보이며 가우어 사인(Gowers' sign)이 나타난다. 혈액검사에서 크레아틴키나아제 수치가 1,000배 이상 높았고 염색체검사에서 엑손 51 결실이 있었다. JH는 듀센형근이영양증 진단을 받았다. 가족력은 없었다.

- 인지, 의사소통: 연령에 적합한 의사를 표현하고 이해하며 소아치료사의 지시사항에 잘 따른다.
- 이동성: 집안과 밖의 평지와 도로의 턱을 안전하게 이동할 수 있고 동네에서 친구들과 어울려 걷고 자전거를 타기도 하지만 달리기 활동이 들어간 놀이에서는 친구들을 따라가기가 어렵다. 보행패턴은 무릎을 뻣뻣하게 과다 폄하고, 발뒤꿈치 닿기에서 발바닥 닿기로의 진행이 정상보다 빠르게 이루어지며, 팔을 약간 크게 흔들고 걷는다.
- 난간을 잡고 계단을 올라가고 내려간다.

③ 검사와 측정

JH의 나이와 진단명을 고려하여 듀센형근이영양증의 진행 과정을 바탕으로 근력은 도수근력검사, 관절가동범위는 관절각도계 검사, 운동기능 그리고 노력성폐활량 등을 아래와 같이 검사한다.

- 근력: 초기에 침범되는 목 굽힘근, 힙 폄금/벌림근/굽힘근, 무릎 폄근의 도수근력검사는 11등급(5, 5−, 4+, 4, 4−, 3+, 3, 3−, 2, 1, 0) 측정체계를 사용한다. 검사결과 목 굽힘근/힙 폄근/힙 벌림근/힙 굽힘근/무릎 폄근의 근력은 2/4−/4−/4/4이다.
- 관절가동범위: 발목 굽힘 및 무릎 폄의 관절범위, 토마스검사(힙 굽힘근의 타이트니스 검사), 오버검사(엉덩정강띠/넙다리근막긴장근타이트니스검사) 등을 한다. 검사결과 발목 굽힘/힙 폄/무릎 폄/엉덩정강띠와 넙다리근막긴장근의 범위는 10°/20°/정상범위/정상범위이다.
- 운동 검사: 바닥에 누운 상태에서 일어서는데 걸리는 시간 3초, 9m 뛰는데 걸리는 시간 5초, 네 계단 올라가는데 걸리는 시간 3초이다.
- 환기 및 호흡: 노력성폐활량은 근위축증 환자의 호흡기능을 가장 간단하게 평가할 수 있는 방법이다. JH의 노력성폐활량은 1,200ml이다.

2) 평가

5세 남아 JH의 신장, 체중, 혈압, 호흡수 그리고 심박수 등은 정상범위이다. 목 굽힘근, 힙 굽힘근/폄근/벌림근 그리고 무릎 폄근 등에 약화가 있다. 관절범위는 정상범위에 속하지만 장딴지근/넙치근의 타이트니스가 시작되었다. 다리이음뼈(pelvic girdle) 근육들의 약화로 바닥에서 일어설 때 그림 14−5처럼 가우어 사인이 나타난다. 보행은 가능하고 뛰려고 하면 다리를 넓게 벌려 기저면을 넓게하고 중간볼기근의 약화로 오리걸음 형태(waddling pattern)가 나타난다. 계단은 난간을 붙잡고 올라가고 내려온다. 이때 교대적 발 패턴 대신에 한 계단에 왼발 오른발이 모두 놓이는 식으로 올라가고 내려온다. 노력성폐활량은 1,200

ml로 또래 연령을 정상 기준으로 했을 때 80% 수준이다. 이상의 결과들을 종합해 볼 때 듀센형근이영양증의 기능장애의 기준에 부합된다.

3) 진단

물리치료 진단으로 자세, 관절가동범위, 근력, 호흡기능, 이동, 활동제한 그리고 참여제한 등의 기능장애가 확인된다.

4) 예후 및 치료목표

JH의 의학적진단명에 따라 장기적 예후는 좋지 않을 것이다. 관절가동범위의 점진적 제한은 최소한 주 4~6회 스트레칭, 포지셔닝 그리고 스프린팅 등으로 그 진행속도를 느리게 할 수 있을 것이다. 단기적으로, 최대하근력강화운동으로 근력을 향상시킬 수 있을 것이다. 하지만 최대하근력강화운동이 듀센형근이영양증의 근력 유지와 증가에 효과적이라는 수준 높은 연구결과는 많지 않다. 무용성 위축을 피하기 위하여 최대하근력강화운동, 기능적 움직임 그리고 수영 같은 여가활동이 효과적일 것이다. 호흡기능은 연령에 비해 감소된 상태지만 10대 까지는 더 나빠지지 않고 향상도 기대할 수 있다.

JH의 물리치료 장기목표는 집, 어린이집 그리고 동네에서 기능적 활동을 최대로 수행하면서 근력과 관절가동범위의 감소를 늦추거나 방지하는데 있다. 앞으로 3개월 동안 단기적인 치료목표는 다음과 같다.

- JH는 현재의 근력과 관절가동범위 수준을 유지할 것이다.
- JH는 집, 학교, 동네에서 편평한 바닥 또는 고르지 않은 바닥에서도 독립적 보행수준을 유지할 것이다.
- JH는 독립적으로 계단보행을 계속 할 것이다.
- JH는 어린이집에서 친구들과 어울리기 위해 원내 그리고 어립이집 마당의 작은 놀이터에서 장애물을 피해 움직이며 이동하는 능력을 유지할 것이다.
- JH는 자전거를 타고 옆 동네 친구 집을 방문하여 놀이 활동을 지속할 것이다.
- JH는 홈 프로그램으로 매일 엎드려 누운 자세를 유지하는 포지셔닝을 실시해 힙 폄 범위를 유지할 것이다.
- JH는 현재의 기능적 활동 수준을 유지할 것이다.

5) 중재

듀센형근이영양증은 진행성 기능장애로 아이가 피로감을 느끼지 않는 수준에서 지속적인 관리가 필요하다. 이 같은 맥락에서 부모교육 및 홈프로그램의 계획 및 모니터링이 중요하다.

- 의사소통: 소아치료사는 JH의 엄마를 통해 어린이집 선생님과 어린이집 생활에 필요한 운동기능 수준과 고려할 사항에 대하여 지속적으로 소통할 것이며 필요한 경우 이메일이나 문서를 활용한다.
- 부모교육 및 홈 프로그램: 아이의 부모에게 기능적 신체 활동과 저강도 운동의 필요성 및 중요성에 대해 쉽게 설명하고 이해시킨다. 최대하운동은 병의 초기에는 효과적일 수 있지만 후기로 진행될수록 근육이 지방조직과 결합조직으로 대체되므로 피하는 것이 좋고 편심성 또는 고강도의 저항운동 역시 무리한 근 수축이 유발되므로 근 손상의 위험이 높아 피해야 한다. 운동 후 24시간 내에 근육 통증, 마이오글로빈뇨증(myoglobulinuria)이 나타난다면 근육을 무리하게 사용했다는 징후이므로 운동 강도를 낮춰야 한다.
    - 발목의 관절범위를 유지하기 위하여 적어도 하루에 한 번 발목을 수동으로 스트레칭한다.
    - 힙 굽힘근의 타이트니스 발달을 늦추기 위하여 적어도 하루에 한 번 30분 동안 엎드린 자세를 취해 힙을 수동으로 폄 시킨다(JH가 TV를 볼 때 실시하는 것도 좋은 방법).
    - 근력과 기능적 활동 수준을 유지하기 위하여 친한 친구들과 어울려 수영수업에 참여한다.
- 중재: 현재의 근력, 관절가동범위 그리고 보행 유지를 목적으로 기능적 놀이활동을 통해 JH의 능동적인 참여를 유도한다. 그림 14-11은 엉덩허리근, 엉덩정강띠 그리고 넙다리근막긴장근 등을 스트레칭하는 방법이다.

6) 결과평가

검사단계에서 시행한 검사와 측정 평가 항목들을 일정기간의 치료 후에 재평가 및/또는 주기적으로 후속평가를 실시해 치료목표의 달성수준을 확인하고 기능수준의 변화를 모니터링한다.

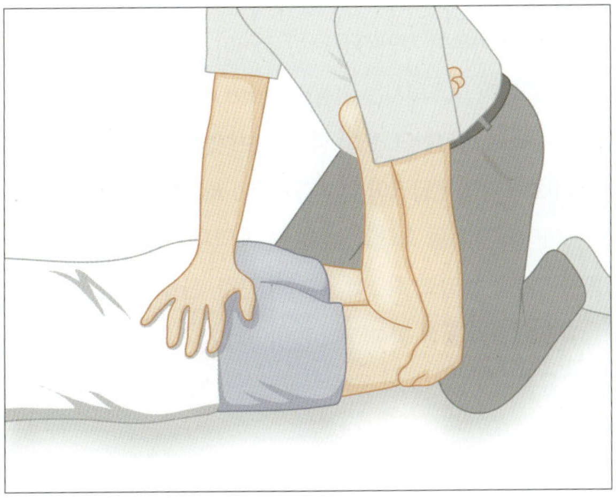

그림 14-11

엎드린 자세에서 엉덩허리근, 엉덩정강띠, 넙다리근막긴장근의 스트레칭. 먼저 힙을 약간 벌림하고 최대로 힙을 폄한 다음 모음한다. 무릎을 펴하면 엉덩정강띠, 넙다리근막긴장근이 더욱 신장된다.

요점정리

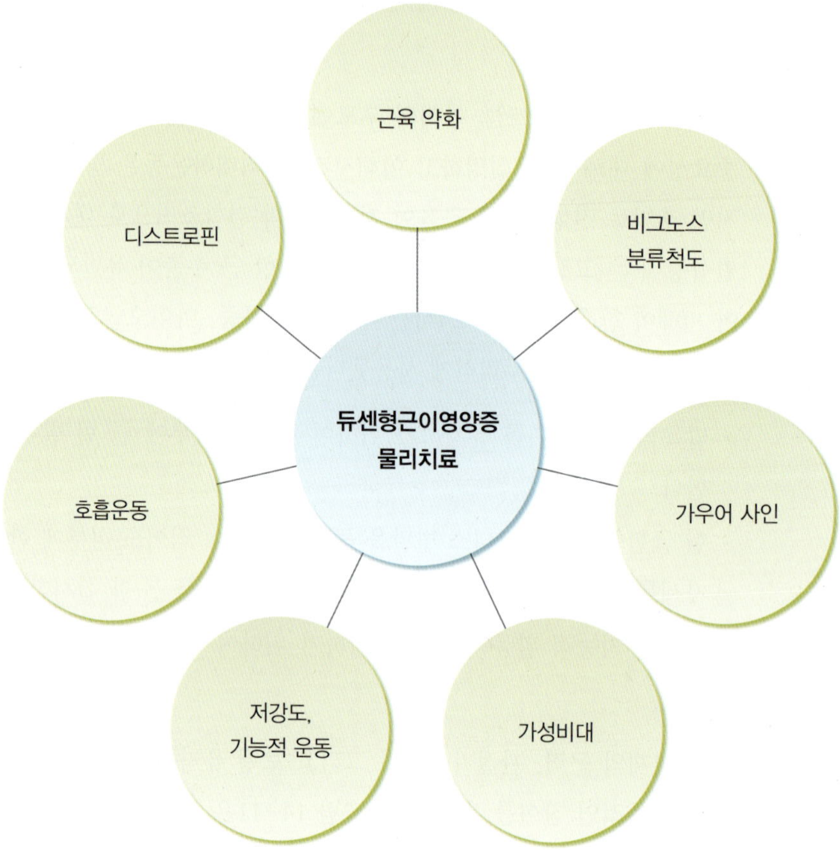

1. 듀센형근이영양증은 X염색체 열성의 유전성 질환으로 디스트로핀 결핍에 의한 근육 약화가 일차적인 손상이다.
2. 듀센형근이영양증의 유병률은 남아 출생아 3,500~6,000명당 1명의 빈도로 발생하지만 드물게 여아에게도 발생한다.
3. 듀센형근이영양증은 평균 5세 경에 계단 올라가기가 힘든 증상이 나타나면서 진단되며 호흡부전에 따른 폐합병증으로 대개 20~25세에 사망에 이른다.
4. 듀센형근이영양증에서 나타나는 신체기능 및 구조의 손상은 다양하다. 근육약화는 몸쪽에서 먼쪽으로 진행되며 다리이음뼈 주변의 근육 약화로 바닥에서 일어날 때 가우어 사인(Gowers' sign)이 나타나며 중간볼기근의 약화로 보행 시에 오리걸음패턴으로 걷는다. 또한 종아리 근육이 비후해지는 가성비대(pseudodohypertrophy), 근육약화에 따른 이차적 손상으로 근육의 타이트니스와 관절 구축이 발달한다. 12살 경에는 보행능력이 상실되어 휠체어 생활을 하기 쉽고 척추측만증이 발달한다. 10대 후반부터 호흡기능이 급격이 떨어져 Bipap 호흡보조장치에 의존하여 호흡한다.
5. 듀센형근이영양증의 물리치료의 목표는 아이의 기능을 최대화 시켜 집, 지역사회에서 사회적 역할을 안전하게 수행할 수 있게 하는 것으로 포지셔닝을 통한 구축의 발달의 최소화, 하지의 근력, 관절가동범위, 지구력 등의 증진 및 유지, 호흡의 기능적 수준 유지, 일상생활에 필요한 이동성 향상 그리고 아이의 자기효능감 증진 등에 초점을 둔다.
6. 듀센형근이영양증의 중재로는 근 손상이 유발되는 고강도의 운동은 피하도록 하며 부모교육과 홈 프로그램을 강조하며 스테로이드치료, 척추측만증 수술이 있다.

연습문제

1. 듀센형근이영양증의 원인은 무엇인가?

2. 여아와 남아중에서 주로 누구에서 듀센형근이영양증이 발생하는가?

3. 주로 어느 근육에서 가성비대가 발달하는가?

4. 가우어 사인이란 무엇인가?

5. 가성비대가 일어난 근육은 어떤 조직으로 대체되는가?

6. 스테로이드치료의 부작용은 주로 무엇인가?

7. 진단은 주로 몇세 경에 이뤄지며 이때 운동발달 상의 뚜렷한 특징은 무엇인가?

8. 듀센형근이영양증의 상지와 하지의 기능을 분류하는 평가도구는 무엇인가?

9. 중간볼기근의 약화로 나타나는 보행패턴은 무엇인가?

참고문헌

1. Ansved T. Muscualr dystrophy: influence of physical conditioning on the disease evolution. Curr Opin Clin Nutr Metab Care. 2003;6(4):435-439.
2. ATS consensus statement. Respiratory care of the patient with Duchenne muscular dystrophy. American thoracic society documents. 2004.
3. Backman E, Hendriksson KG. Low-dose prednisone treatment in Duchenne muscular dystrophy. Neumuscul Disord. 1995;5:233-241.
4. Barr AE, Diamond BE, Wade CK, et al. Reliability of teasting measures in Duchenne or Becker muscular dystrophy. Arch Phys Med Rehabil. 1991;72:315-319.
5. Brooke MH, Griggs RC. Mendell JR, et al. Clinical trial in Duchenne dystrophy: 1. The design of protocol. Muscle and Nerve. 1981;4:186-197.
6. Brooke MH, Griggs RC, Mendell JR, et al. Clinical investigations in Duchenne dystrophy. Part 2. Determination of the power of therapeutic trials based on the natural history. Muscle and nerve. 1983;6:91-103.
7. Bushby K, Finkel R, Brinkrant DJ, et al. Dignosis and management of Duchenne muscular dystrophy, part 1: Implementation of multidisciplinary care. Lancet Neurology. 2010a;9:77-93.
8. Emery AEH. Duchenne muscular dystrophy (2nded). Oxford: Oxford University Press. 2003.
9. Lyager S, Steffensen B, Juhl B. Indicators of need for mechanical ventilation in FDuchenne muscular dystrophy anf spinal muscular dystrophy. Chest. 1995;108:779-785.
10. McDonald CM, Mcdonald DA, Bagley AM, et al. Relationship between clinical outcome measures and parent proxy reports of health-related quality of life in ambulatory children with Deuchenne muscular dystrophy. J Child Neurol. 2010;25(9):1130-1144.
11. Moxley RT 3rd, Pandya S, Ciafaloni E, et al. Change in natural history of Duchenne muscular dystrophy with long-term corticosteroid treatment: implications for management. J Child Neurol. 2010;25:1116-1129.
12. Siegel IM. The management of muscular dystrophy: a clinical review. Muscle and Nerve. 1978;1:453-460.
13. Vignos PJ, Spencer GE Jr, Archibald KC. Management of progressive muscular dystrophy in childhood. JAMA. 1963;184:89-96.

연습문제 정답

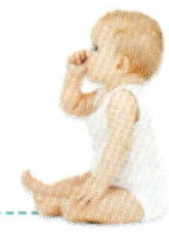

CHAPTER 1 소아치료의 경향 및 이론적 틀

1. 뇌의 가소성을 바탕으로 연습과 반복을 통한 기능의 향상을 위하여 홈 프로그램의 제공, 교육, 모니터링을 강조한다. 치료의 대상을 아동은 물론 가족까지 포함시키며 치료 결과에서도 가족의 만족도를 고려한다.

2. 신경성숙이론

3. 아동: 성별, 나이, 기능수준, 뇌 손상 정도, 근력, 관절범위, 근긴장도, 성격, 건강상태 등
   과제: 앉기, 서기, 걷기 등의 목표하는 운동과제
   환경: 가족의 지지, 친구관계, 장애관련법, 치료실의 위치, 치료용 벤치의 높이, 중력, 소음, 시각적 자극, 열린공간, 닫힌공간, 치료용 소도구, 치료사 등

4. 치료목표와 관련된 운동과제 예를 들어 '앉은 자세에서 일어서기'라면 치료실에서 이 과제 또는 유사한 과제를 반복적으로 연습할 때 치료실, 학교, 집에서도 의자에서 일어서기가 가능해지는 긍정적 전이가 일어난다.

5. 임신 6.5주 경에 신경세포가 생성되기 시작하여 뇌 기질부분에서 출생 전에 수백만 신경세포가 모두 만들어진다. 이 신경증식의 시기는 임신으로부터 약 25주 정도까지 이다. 생성된 신경세포는 중추신경계내의 유전적으로 정해진 자신의 자리로 이동해가는 신경이주가 임신 약 30주 정도까지 일어난다. 소뇌세포가 될 신경세포는 소뇌자리로 대뇌겉질로 태어난 세포는 대뇌겉질로 이주한다. 그 다음은 신경조직화이다. 각자의 자리로 이주한 신경세포는 시냅스형성, 세포예정사, 시냅스 배출의 과정을 거치며 뇌의 각 구조물의 특성을 갖춰 조직화된다. 이 시기는 임신 10주를 전후로 시작되어 각 단계마다 시기는 다르지만 시냅스형성과 시냅스배출은 40세가 지나서도 지속된다. 마지막으로 신경수초화는 신경조직화를 바탕으로 축삭 주변을 수초막이 감싸는 것으로 운동기술의 반복수행과 경험에 따라 수초막이 두꺼워지며 출생 전부터 시작되어 출생 후 약 12개월까지 가장 활발히 일어나지만 성인기를 지나서도 계속된다.

CHAPTER 2 소아치료 임상의사결정

1. 사례CY의 경우 이상의 내용에 따라 신체기능영역에서는 신경계통, 귀, 심폐계통, 호흡계통, 움직임과 관련된 계통에 문제가 있다. 활동 및 참여영역에서는 지식학습과 적용, 의사소통, 이동성, 사람 간의 상호작용 및 관계 그리고 주요생활영역에 문제가 있다. 환경요인으로는 필요장비와 테크놀로지, 지지와 관계가 CY의 기능에 영향을 미치고 있다. 이와 같이 CY가 보이는 발달학적 문제점을 ICF-CY 틀의 영역별로 분류함으로써 앞으로 초점을 맞춰야 할 부분에 대한 우선순위를 정하기가 쉬워진다. ICF-CY 틀에 이 내용을 영역대로 기록해 보는 것이 좋다.

2. • 제1단계: 검진-병력 청취, 신체계통문진, 테스트 및 측정을 실시한다.
   • 제2단계: 평가-검사단계에서 수집한 자료를 분석, 비평, 조직화하는 사고과정이다.
   • 제3단계: 물리치료진단-평가단계의 사고과정의 결론으로 구체적인 물리치료진단(기능장애)이 이루어진다.
   • 제4단계: 예후 및 치료계획-앞으로 제공될 중재의 결과로 도달할 수 있는 기능의 향상 정도, 즉 목표와 이의 달성에 걸리는 시간에 대한 예측과 치료계획이 포함된다.
   • 제5단계: 중재-아동/보호자, 재활 팀 간에 원활한 의사소통 및 기록', '직접중재(절차적 중재)' 그리고 '부모교육' 등으로 이루어진다.
   • 제6단계: 결과 평가-중재의 효과를 측정하는 것으로 신체 기능 및 구조의 손상, 활동제한, 참여제한 수준에서 아동의 기능에 미치는 영향을 평가한다.

3. '가설'이란 기능장애의 원인이 무엇일까에 대한 치료사의 추측이다. '알고리즘'이란 과학적, 단계적 문제처리순서(단계)이다.

4. • 제1단계: 임상질문작성
   • 제2단계: 근거수집
   • 제3단계: 수집한 근거 비교 · 분석 · 선택
   • 제4단계: 선택한 근거 적용
   • 제5단계: 근거중심소아치료의 효과 평가

5. S(주관적정보단락): 병력 청취, 의무기록지를 통해 수집한 정보를 기술한다.

   O(객관적정보단락): 치료사가 관찰한 내용을 수치나 등급으로 정량화 할 수 있는 평가결과와 기능적 자세와 움직임의 패턴을 분절별로 운동형상학적 방법(예: 관절가동범위)으로 기록한다.

   A(사정단락): 물리치료진단, 문제리스트(참여제한, 활동제한, 손상, 장벽요인), 예후, 장 · 단기 치료목표 등을 기록한다.

   P(치료계획단락): 선택한 중재법, 중재실행방법(빈도, 시간, 강도, 기간), 홈프로그램의 내용 등을 기록한다.

CHAPTER 3 발달의 이해

1. 대학생 BC가 '소아물리치료 강의를 잘 들었다'라고 할 수 있으려면 다음과 같이 각 발달영역의 기능이 긍정적으로 잘 통합되어야 한다.

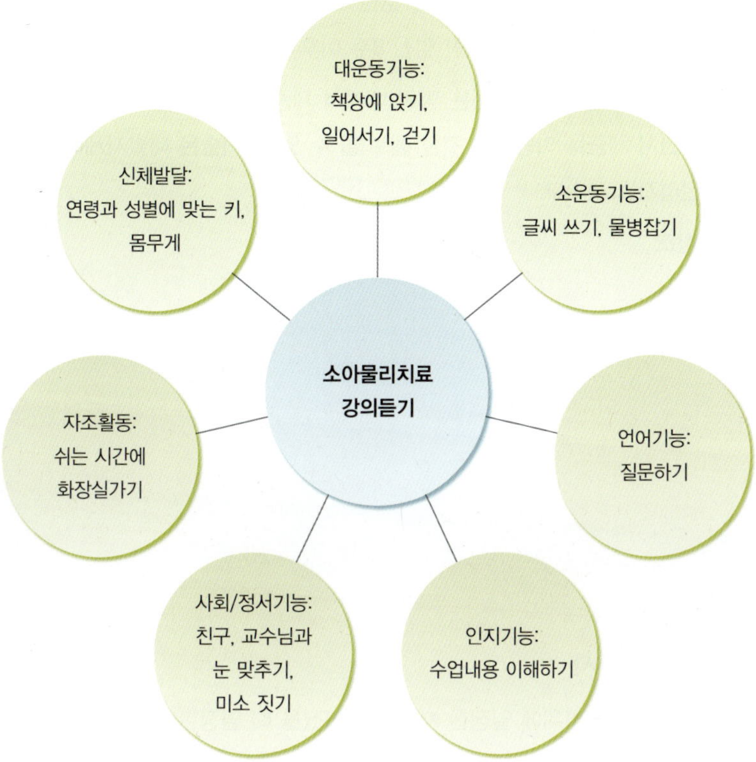

각 발달영역의 통합적 작용으로 소아물리치료 강의듣기

2. 표 3-1 참조

3. 사람의 움직임은 수의적(voluntary), 목적지향적(purposeful) 움직임으로 분절적 분리(segmentally dissociated) 및 돌림(rotation) 요소를 갖기 때문에 일상생활에 필요한 다양한 자세와 움직임을 취할 수 있다.

4. 운동면은 시상면, 이마면 그리고 수평면의 순서로 발달한다. 우리 몸의 각 관절은 몇 개의 운동면에서 움직임이 일어나는지에 따라 자유도(degree of movement) 1, 2 또는 3을 갖는다. 예를 들어, 안정성 제공에 중요한 몸통은 자유도가 3이므로 시상면에서 폄과 굽힘, 이마면에서 가쪽 굽힘 그리고 수평면에서 가쪽/안쪽돌림이 일어난다. 각 운동면에서 일어나는 폄/굽힘, 가쪽 굽힘(벌림/모음), 가쪽/안쪽 돌림 등을 생리적 움직임이라 한다. 운동면의 발달 순서대로 생리적 움직임도 폄/굽힘 → (가쪽 굽힘)벌림/모음 → 가쪽 돌림/안쪽 돌림 등의 순으로 발달한다.

CHAPTER 4 운동발달

1. 배종기는 수정란이 자궁벽에 착상하는 데 걸리는 약 2주간의 시기이다. 일단 수정란이 자궁벽이 착상하면 임신이 된 것으로 이때부터 수정란이 아니라 배아로 부른다. 배아기는 수정란이 자궁벽에 착상하기 시작하는 임신 2~3주부터 약 임신 8주까지의 시기이다. 이 시기에 모든 조직과 기관이 폭발적으로 발달한다. 태아기는 대략 임신 8주 이후부터 출생 때까지(임신 38~42주)이다.
2. 조절된 이동성은 자세를 유지하는 범위 내에서 체중을 이동하는 단계로 네발자세를 취하고 몸을 앞뒤고 흔들면서 체중을 이동하는 것을 예로 들 수 있고, 기술은 네발자세에서 무릎서기자세로 자세가 완전히 달라지는 것이다.
3. 표 4-7 참조

CHAPTER 5 유아반사

1. 반사란 일정한 신체부위에 일정한 자극을 주어졌을 때 일정한 반응이 나타나는 것으로 정의한다.
2. 모로반사는 유아의 머리 또는 몸을 순식간에 밑으로 낮추면 이에 대한 반응으로 등, 팔, 손을 편 다음 가운데로 가져온다. 놀람반사는 머리 위치의 빠른 변화 또는 큰 소리에 대하여 머리, 몸통, 팔과 다리가 짧은 순간 갑자기 굽힘 되면서 손은 거의 주먹을 쥔 상태가 된다.
3. 비대칭성긴장성목반사, 대칭성긴장성목반사I, II, 긴장성안뜰반사–바로 누운 자세, 긴장성안뜰반사–엎드린 자세
4. 머리바로잡기반응이란 코는 바닥에 수직, 입은 바닥과 수평상태를 유지하는 것으로 정적인 자세에서뿐 아니라 동적인 움직임에서도 몸통의 축 회전과 함께 위와 같이 코와 입의 위치를 유지하는 것이다. 시각, 청각, 안뜰감각 그리고 후각 등 다양한 감각자극에 대하여 머리바로잡기반응이 일어난다.
5. 경사반응과 평형반응 모두 균형반응의 일종이다. 경사반응은 외부의 동요(sway)에 대해 균형을 유지하는 것이고 평형반응은 개인(아동)이 스스로 움직일 때 기저면 내로 무게중심을 유지하는 균형반응이다.

CHAPTER 6 유아 및 아동의 발달평가

1. 현재의 발달 수준 확인, 치료목표 설정 및 중재프로그램 계획 그리고 기능변화의 모니터링 등이다.
2. 신경계통: 근육긴장도, 원시반사, 바로잡기반응, 평형반응, 경미한 신경학적 증상, 균형

   근육 · 골격계통: 관절가동범위, 도수근력검사, 근 파워, 기운목, 척추측만증, 척추뒤굽이증, 척추앞굽이증, 하지의 정렬상태(젖힌 무릎, 과도한 밖굽이 무릎, 안굽이 무릎, 편평발, 휜발, 말발 등)

   심장 · 혈관계통: 신체활력징후(심박수, 호흡수, 동맥혈 산소포화도), 운동기능검사
3. GMFM
4. 평가도구가 측정하고자 하는 내용을 얼마나 정확히 오차 없이 측정하는지에 대한 평가도구의 일관성(consistency)을 뜻한다. 신뢰도는 검사자간신뢰도(inter-rater reliability), 검사자내신뢰도(intra-rater reliability), 검사-재검사신뢰도(test-retest reliability) 등 세 가지이다.

CHAPTER 7 운동기능 향상을 위한 소아치료중재

1. 견인반응, 란다우반응, 겨드랑이걸치기반응, 보이타반응, 파이퍼 이스베르트 역수직반응, 콜리스 수평현수반응 그리고 콜리스 역수직반응
2. 보이타치료에서 반사적 뒤집기와 반사적 기기를 유발시키기 위하여 특정한 자세와 몸의 특정부분, 즉 '유발점(zone)'을 눌러 자극한다. 보이타치료에서는 11개의 운동유발점(주요유발점 6군데, 보조유발점 5군데)이 있다.
3. 단단한 표면 위에 아기를 한 자세를 편평하게 눕히는 것을 방지하는 모든 활동을 말한다. 터미타임의 이점은 목과 어깨 근육의 발달, 목 근육이 뻣뻣해지는 것과 머리 뒤 부분이 납작해지는 것 방지 그리고 초기의 운동발달(목 가누기, 뒤집기, 앉기, 기기)의 촉진 등이다.

CHAPTER 8 소아용 보조장비의 이해 및 적용

1. 파라포디움
2. 후방 워커
3. SMO
4. 지면반발발목보조기(FRAFO)
5. 고정된 발목보조기(SAFOO)

CHAPTER 9 조산아–고위험군 아기

1. 조산아는 임신 37주 이전에 태어난 신생아를 말하며, 저체중아는 출생 시 체중이 2,500g 미만인 신생아를 뜻한다.
2. 뇌초음파
3. 경직형양지마비
4. 포지셔닝은 엄마 자궁 속에서 느꼈던 안정적 울타리를 제공하는 것으로 그림 9.10처럼 자율신경기능, 의식상태, 자세와 움직임, 능동적 참여 등 아기의 내재적 및 외재적 환경 간에 긍정적 상호작용을 촉진할 수 있는 효과적인 중재법 중 하나이다.

CHAPTER 10 뇌성마비

1. 뇌의 병변은 일회성으로 발생하며 진행적인 의미가 아니므로 생명에는 지장이 없다.
2. 생후 2–5년 사이
3. 운동장애는 뇌성마비아동 100%에서 나타나는 주된 장애이지만 동반장애는 운동장애 이외에 나타나는 문제점으로 인지, 시각, 청각 등이 장애가 모든 뇌성마비에서 발생하지는 않는다.
4. 무정위형뇌성마비
5. 손상중심접근법과 활동중심접근법이 있다.

CHAPTER 11 선천성근성기운목

1. 머리가 오른쪽으로 기울어지고 왼쪽으로 돌림 되어 있다.
2. 머리가 왼쪽으로 기울어지고 오른쪽으로 돌림 되어 있다.
3. 근성기운목
4. TOT브레이스
5. 사두증

CHAPTER 12 다운증후군

1. 21번 염색체
2. 전반적 저긴장증, 느슨한 인대
3. 다운증후군 아동에서 발달하기 쉬운 보상적 움직임 패턴의 발달을 최소화하는데 있다.
4. 레트 증후군
5. 프래더윌리증후군

CHAPTER 13 발달성협응장애

1. 협응력은 목표로 하는 운동과제(예: 걷기)를 구성하는 요소들을 부드럽고 쉽게 그리고 조절된 형태로 수행하는 능력이다.
2. 기능적 기술은 일상생활에 필요한 앉기, 서기, 걷기, 계단 오르기, 먹기, 글씨 쓰기 기술 등이다.
3. 전반적 발달 지연, 자폐증, 뇌성마비, 근위축증 등은 발달성협응장애와 감별진단이 필요한 대표적인 질환들이다.
4. 움직임의 질적인 면에서는 근육긴장도가 정상아동보다 낮고, 어눌하고 뻣뻣한 패턴으로 움직인다. 사람이나 물건에 자주 부딪히거나 넘어지고 손으로 물건을 잡을 때도 빈번히 물건을 놓친다. 식사를 하는 도중에 음식물을 잘 흘리고 젓가락질이 서툴다. 자세 안정성이 부족하다.
5. 손상중심(운동기능중심)중재법은 운동장애의 원인을 치료하는데 중점을 두어 치료적 이점은 있지만 운동과제 수행의 향상이 일상에 필요한 기능적 기술로 전이(transfer)되는 데는 제한적인 반면 활동중심(과제지향)접근법은 기능적 기술을 바탕으로 한 활동이 치료계획에 포함되므로 손상중심중재법에 비해 효과적이라 할 수 있다.

CHAPTER 14 듀센형근이영양증

1. 디스트로핀 단백질의 결핍
2. 남아
3. 가성비대는 주로 종아리근육에 발달하지만 어깨세모근, 넙다리네갈래근 그리고 아래팔폄근군 등에도 발달할 수 있다.
4. 몸 쪽 근육들의 약화로 바닥에서 일어날 때 손으로 바닥을 짚고 이어서 무릎, 허벅지 등을 짚고 일어서는 방법이다.
5. 지방조직, 결합조직
6. 골절
7. 듀센형근이영양증의 진단은 3~7세 사이 평균 5세 경에 아이가 계단을 올라가는데 어려움을 보일 때 이루어진다.
8. 비그노스분류체계
9. 오리걸음형태의 보행

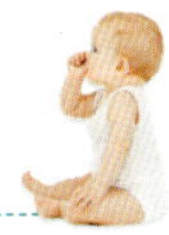

Index

Index

Index

Index